妇产科皮肤病学

Obstetric and Gynecologic Dermatology

(第3版)

注　意

医学在不断进步。虽然标准安全措施必须遵守，但是由于新的研究和临床实践在不断拓展我们的知识，在治疗和用药方面做出某些改变也许是必需或适宜的。建议读者核对本书所提供的每种药品的生产厂商的最新产品信息，确认药物的推荐剂量、服用方法与时间及相关禁忌证。确定诊断、决定患者的最佳服药剂量和最佳治疗方式以及采取适当的安全预防措施是经治医师的责任，这有赖于他（她）们的个人经验和对每一位患者的了解。在法律允许的范围内，出版商和编著者对于因与本书所包含的资料相关而引起的任何人身损伤或财产损失，均不承担任何责任。

出版者

妇产科皮肤病学

Obstetric and Gynecologic Dermatology

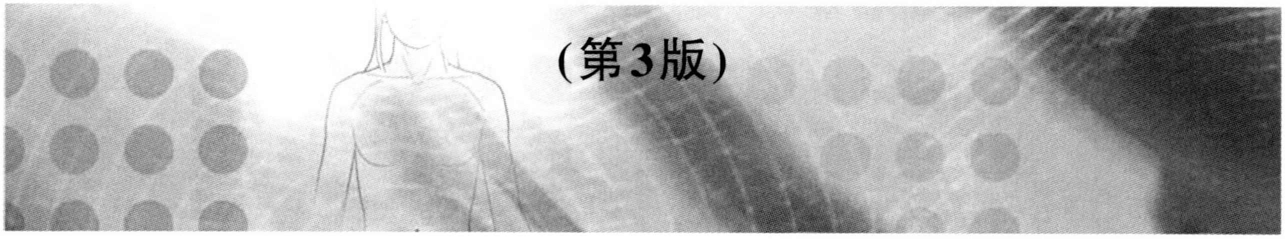

(第3版)

主　编　Martin Black

Christina Ambros-Rudolph

Libby Edwards

Peter Lynch

主　译　廖秦平　李　航

北京大学医学出版社

Peking University Medical Press

FUCHANKE PIFUBINGXUE

图书在版编目（CIP）数据

妇产科皮肤病学：第3版/（英）布莱克（Black，M.）等编著；廖秦平等译. —北京：北京大学医学出版社，2011. 12

书名原文：Obstetric and Gynecologic Dermatology

ISBN 978-7-5659-0306-9

Ⅰ. ①妇… Ⅱ. ①布… ②廖… Ⅲ. ①妇产科病：皮肤病—诊疗 Ⅳ. ①R71 ②R751

中国版本图书馆CIP数据核字（2011）第240841号

北京市版权局著作权合同登记号：图字：01-2011-6990

Obstetric and Gynecologic Dermatology，3rd Edition
Martin Black，Christina Ambros-Rudolph，Libby Edwards and Peter Lynch
ISBN-13: 978-0-7234-3445-0
ISBN-10: 0-7234-3445-X

Elsevier(Singapore) Pte Ltd.
3 Killiney Road, #08-01 Winsland House I, Singapore 239519
Tel: (65)6349-0200, Fax: (65)6733-1817

First Published 2012
2012 年初版

妇产科皮肤病学（第3版）

主　　译：廖秦平　李　航
出版发行：北京大学医学出版社（电话：010-82802230）
地　　址：（100191）北京市海淀区学院路38号　北京大学医学部院内
网　　址：http://www.pumpress.com.cn
E-mail：booksale@bjmu.edu.cn
印　　刷：北京圣彩虹制版印刷技术有限公司
经　　销：新华书店
责任编辑：马联华　**责任校对：**金彤文　**责任印制：**张京生
开　　本：889 mm × 1194 mm　1/16　**印张：**22　**字数：**692千字
版　　次：2012年1月第1版　2012年1月第1次印刷
书　　号：ISBN 978-7-5659-0306-9
定　　价：272.00元

目　录

附录

译者前言

第一次看到《妇产科皮肤病学》这本书时感到非常费解：书是写给皮肤科医生看的呢，还是写给妇产科医生看的呢？后来恍然大悟，这本书是一本非常有意义的交叉学科读物，可以说它填补了我们临床工作的空白。

妇产科患者出现皮疹时，通常会被要求到皮肤科会诊，皮疹理所应当由皮肤科医生诊治。但是，皮肤科医生也在忽视女性外阴皮肤病及孕期相关皮肤病的诊治，认为这些疾病妇产科多见，且妇产科处置更有经验。总之妇产科相关皮肤病在某些情况下容易成为医学领域关注的空白。然而，妇产科皮肤病学不仅种类繁多，而且涉及领域非常广，从感染到免疫和炎性病变，再到肿瘤。妇产科皮肤病学还涉及优生优育、母婴保健等。因此，无论是作为皮肤科医生，还是作为妇产科医生，甚至病理科医生及全科医生，都应对妇产科皮肤病学给予足够重视。这也正是我们翻译这本《妇产科皮肤病学》（第3版）的初衷。

这是一本非常实用的工具书。首先，其内容丰富。在书中，女阴炎性、感染性疾病和肿瘤都有所介绍，对妊娠期皮肤病及妊娠对其他常见皮肤病的影响也有详细阐述。其次，其概括性表格丰富、清晰，可以帮助读者丰富临床经验，提高临床诊断水平。另一方面，本书详细介绍了国际相关疾病诊治共识的演变。书中的名词、疾病分类等内容都是目前最被认可的国际共识。此外，本书著者在相关领域颇具权威性，均为国际知名专家。

本书的翻译工作由妇产科医生和皮肤科医生合作完成的。在校稿过程中，两个科的医生相互审校，保证了译稿同时得到妇产科和皮肤科医生的认可。翻译工作的牵头单位，即北京大学第一医院皮肤科和妇产科，均是教育部重点学科单位，参与翻译工作的医生都具有硕士以上学历，这些背景保证了这本译著的翻译质量。总之，我们希望为读者呈献一本高质量且实用的交叉学科译著，希望这本书能够在妇产科医生和皮肤科医生中发挥临床指导作用。

由于译者水平所限，书中难免存在缺陷甚至错误，敬请广大读者指正。妇产科皮肤病学领域发展非常迅速，期待以此书为基础，将来不断为读者呈献该领域的最新进展。

北京大学第一医院妇产科　廖秦平
北京大学第一医院皮肤科　李　航
2011年11月

著者前言

作为第一本专门针对妇科和产科中遇到的皮肤疾患进行全面介绍的书籍，这本著作的第 1 版和第 2 版已得到了广泛好评。在即将出版的第 3 版中，所有章节都进行了全面更新，对每一个主题都进行了基本而合理的讲述。我们非常荣幸能够邀请到两位长期从事外阴皮肤病工作的杰出皮肤科医生：Peter Lynch 博士和 Libby Edwards 博士，他们为我们带来了他们的大量经验总结，并且全面彻底更新和重写了外阴皮肤病和肿瘤这些章节。本书所有章节都包含大量插图，并提供了大量的常见病和少见病临床表现的病例。希望这种图解和文字格式有助于读者将临床或诊所中遇到的皮肤问题与书中的图片联系起来。

第 3 版还进一步强调了诊断方法中的一些实用建议，并概述了详细的实用治疗建议。

另外，我们还要特别感谢我们的同事 Christina Ambros-Rudolph 博士能作为合编者参与本书的编写工作，以及 Samantha Vaughan Jones 博士同我们的密切合作。

我们相信，这本包含图谱和详尽文字描述的书籍能够继续得到皮肤科会诊医生和非皮肤科医生的欢迎。特别是，我们认为这本书对于所有与妇女健康保健工作有关的临床医生都是一本有用的参考书。

Martin M. Black
Christina Ambros-Rudolph
Peter Lynch
Libby Edwards

著者名单

Christina M. Ambros-Rudolph MD
Associate Professor of Dermatology and Venereology
Department of Dermatology
Medical University of Graz
Graz
Austria

Martin M. Black MD FRCP FRCPath
Emeritus Professor of Dermatological Immunopathology
Honorary Consultant Dermatologist
St. John's Institute of Dermatology
St. Thomas's Hospital
London
UK

Peter R. Braude PhD FRCOG F Medsci
Professor of Obstetrics & Gynecology
Chairman & Head of Department
United Medical & Dental Schools of Guy's & St. Thomas's Hospital
London
UK

Libby Edwards MD
Associate Professor of Dermatology
University of North Carolina, Chapel Hill;
Chief of Dermatology
Carolinas Medical Center
Mid-Charlotte Dermatology and Research
Charlotte, NC
USA

Emma Fox FRCP
Consultant Virologist
Department of Infection
Guy's and St. Thomas' NHS Foundation Trust
Guy's Hospital
London
UK

Hope K. Haefner MD
Professor
Department of Obstetrics and Gynecology
The University of Michigan Hospitals
Ann Arbor, MI
USA

Diana Hamilton-Fairley MD FRCOG
Joint Head of Women's Health Services Delivery Unit
Guy's and St. Thomas' NHS Foundation Trust
St. Thomas' Hospital
London
UK

Rachel E. Jenkins BSc MD FRCP
Consultant Dermatologist
Dermatology Department
West Suffolk Hospital
Bury St Edmonds
Suffolk
UK

Diana N. J. Lockwood BSc MD FRCP
Consultant Physician & Leprologist
Hospital for Tropical Diseases, Copper Street
London
UK

Peter J. Lynch MD
Program Director and
Frederick G. Novy, Jr. Professor of Dermatology
Department of Dermatology
University of California, Davis
Sacramento, CA
USA

Eithne MacMahon MD FRCPI MRCPath
Consultant in Infectious Diseases and Virology
Department of Infectious Diseases and Virology
St. Thomas' Hospital
London
UK

Lynette Margesson MD
Assistant Professor
Division of Dermatology
Queens University
Kingston, ON
Canada

Catherine Nelson-Piercy MA FRCP MB BSc FRCOG
Consultant Obstetric Physician
Women's Health Services Directorate
St. Thomas' Hospital
London
UK

Daghni Rajasingham MBBS MRCOG
Consultant Obstetrician
Women's Health Services Directorate
St. Thomas' Hospital
London
UK

Jeff K. Shornick MD MHA
Private Practice
Groton, CT
USA

Catherine J. M. Stephens MBBS FRCP
Consultant Dermatologist
Poole Hospital NHS Trust
Poole
Dorset
UK

Samantha Vaughan-Jones MD FRCP
Consultant Dermatologist
Department of Dermatology
Ashford and St. Peter's NHS Trust
Chertsey
Surrey
UK

译者名单

主译

北京大学第一医院妇产科　　廖秦平

北京大学第一医院皮肤科　　李　航

参译者

北京大学第一医院妇产科　　张　岩

北京大学第一医院皮肤科　　林志淼

北京大学第一医院妇产科　　史阳阳

昆明医学院附属第一医院皮肤科　　汤　諹

北京大学第一医院妇产科　　张阳阳

吉林大学中日联谊医院皮肤科　　孙　晶

北京大学第一医院妇产科　　张　楠

北京大学第一医院妇产科　　卜晓萌

第一部分

产科皮肤病学

第 1 章

青春期、妊娠期和绝经期的激素变化

Peter Braude
Diana Hamilton-Fairley

引言

本章总结了发生于青春期、月经周期、妊娠期和绝经期的激素变化以及这些变化对皮肤生理的影响。

所有儿童都将经历由儿童期至成人期这一转变所产生的激素变化。然而，只有女性将持续经历激素环境的变化，这种变化有时是周期性的，如每月排卵后月经来潮，也可为妊娠所致。此后，在其生命的后 1/3 时间内，女性将面临绝经后雌激素水平下降所引起的变化。绝经期前激素的变化是紊乱的，一旦进入围绝经期，这些变化也将引发一系列问题。

大多数女性都能察觉到在她们一生中不同阶段皮肤所发生的变化。

下丘脑-垂体轴

要了解女性的周期性和长期的激素变化，就必需首先理解下丘脑、腺垂体和卵巢三者之间的相互关系。

下丘脑位于腺垂体上方，启动调节卵巢功能多肽的释放。如果没有来自腺垂体的启动信号，卵巢将不能产生成熟的卵母细胞（卵子），而停滞于未成熟状态或发生功能紊乱。卵巢的生物反馈机制精确地调节着女性的生殖周期，并可改变下丘脑和垂体的活性。下丘脑 - 垂体轴功能的正常生理变化会引起女性一生中四个主要的生殖内分泌时期的激素变化：青春期、月经期、妊娠期和围绝经期。

初潮（第一阶段）是发生于青春期的事件之一，而绝经（最后阶段）是标志生育功能下降的事件之一（围绝经期或绝经期）。

青春期

青春期是指儿童性腺由幼稚型逐渐向成人型发展成熟过程中所发生的生理学、形态学和行为学方面的改变，它将影响到男性和女性儿童的大多数身体器官。

生理变化主要分为两方面：生长变化和激素变化。尽管这些变化在不同个体开始出现的时间各不相同，但其出现的顺序相似。在女性，青春期的开始与体重密切相关，初潮时的平均体重是47kg。在美国，自1840年到20世纪40年代，初潮的平均年龄从17岁提前至13.5岁，现在为12.5岁，但初潮的平均体重却几乎没有变化。

生长突增

青春期生长突增是指全身骨骼的加速生长。最高增长速度(peak height velocity，PHV)为每年9 ~ 10cm，并持续2年左右。PHV没有男女差异，在青春期期间增长幅度均为25 ~ 28cm。但女孩开始生长突增的时间比男孩早2年，且生长突增时的平均身高比男孩低10cm，这是成年男女身高差异的原因。

身高的快速增长是由腺垂体分泌的生长激素(growth hormone，GH）增加引起的。生长激素的分泌频率和幅度在夜间均显著增加，同黄体生成素(luteinizing hormone，LH)的脉冲式分泌模式相似(图1.1)。

激素变化

青春期激素变化主要产生两种效应：卵巢逐渐成熟，从而具备了生殖能力；以及逐渐形成第二性征（乳房、腋毛和阴毛）。

在儿童期，血清促性腺激素——黄体生成素(luteinizing hormone，LH）和卵泡刺激素（follicle-stimulating hormone，FSH）的水平均很低。而在青春期早期和中期，夜间睡眠时LH脉冲分泌的量和频率都显著增加（见图1.1)。青春期后期，LH日间分泌的量也有所增加，但不如夜间增加显著。青春期结束后，LH每日的脉冲式分泌将不再波动，而建立起稳定的成人模式，即脉冲式分泌在卵泡期约为每90分钟一次，在黄体期则为每120 ~ 180分钟一次。

青春期的这一系列变化可能是由于下丘脑的成熟和开始分泌促性腺激素释放激素（gonadotrophin-releasing hormone，GnRH）所引发的，但是由于有悖人类的伦理道德，引发青春期的所有事件精确的先后顺序无法验证。

LH和FSH的活性增加可启动卵巢的功能，刺激其分泌雌二醇。出生时即存在的原始卵泡（卵母细胞和周围的支持细胞）逐渐成熟为被覆颗粒细胞的窦状卵泡，这一成熟过程需要10周。LH主要作用于包绕卵泡的卵泡膜细胞，使其产生睾酮；然后，在FSH的作用下，芳香化酶于颗粒细胞内将睾酮转化为雌二醇。

雌二醇分泌的增加可刺激乳房的发育。乳房发育的五个阶段共需要大约4年的时间(图1.2)。初潮（第一次月经）一般发生于乳房充分发育的第Ⅲ和第Ⅳ阶段[1]。快速的乳房发育或乳房增大多见于妊娠期，偶尔也见于服用口服避孕药时，可形成牵拉纹，尤其是乳房侧面，有时会引发年轻女性的担忧。

青春期还将发生一些其他变化，对于理解皮肤的生理性改变很重要。首先是肾上腺功能初现，即肾上腺雄激素、脱氢表雄酮（dehydroepiandrosterone，DHEA）及其硫酸盐（DHEAS）的分泌增加，这一现象在两性中均为8岁开始出现，持续至13 ~ 15岁。在两性中，毛发的生长和皮脂腺分泌的变化均主要由雄激素进行调控。因此，肾上腺功能初现可刺激腋毛和阴毛的生长。肾上腺雄激素水平增加可引起阴毛和腋毛的生长，一般早于乳房的发育，但两者几乎同时到达成熟阶段。在LH的作用下，同男孩一样，女孩的睾酮水平也增加，但大多数均转化为雌二醇。

在青春期，女性体内的雌二醇水平增加，但主要的性激素结合蛋白（性激素结合球蛋白，sex hormone-binding globulin，SHBG）的水平在两性中均下降[2]。SHBG对睾酮的亲和力较雌二醇强，因此，在大多数女性，循环中超过90%的睾酮都与SHBG结合，从而削弱了睾酮的外周作用。在两性中均发现，胰岛素水平升高可引起SHBG水平的下降[3]。

多囊卵巢综合征

有些女性体内睾酮可产生过多，伴有卵巢形态的改变，这一现象即为多囊卵巢（polycystic ovaries，PCO）[4]。典型表现为无法建立规律的月经周期，毛发

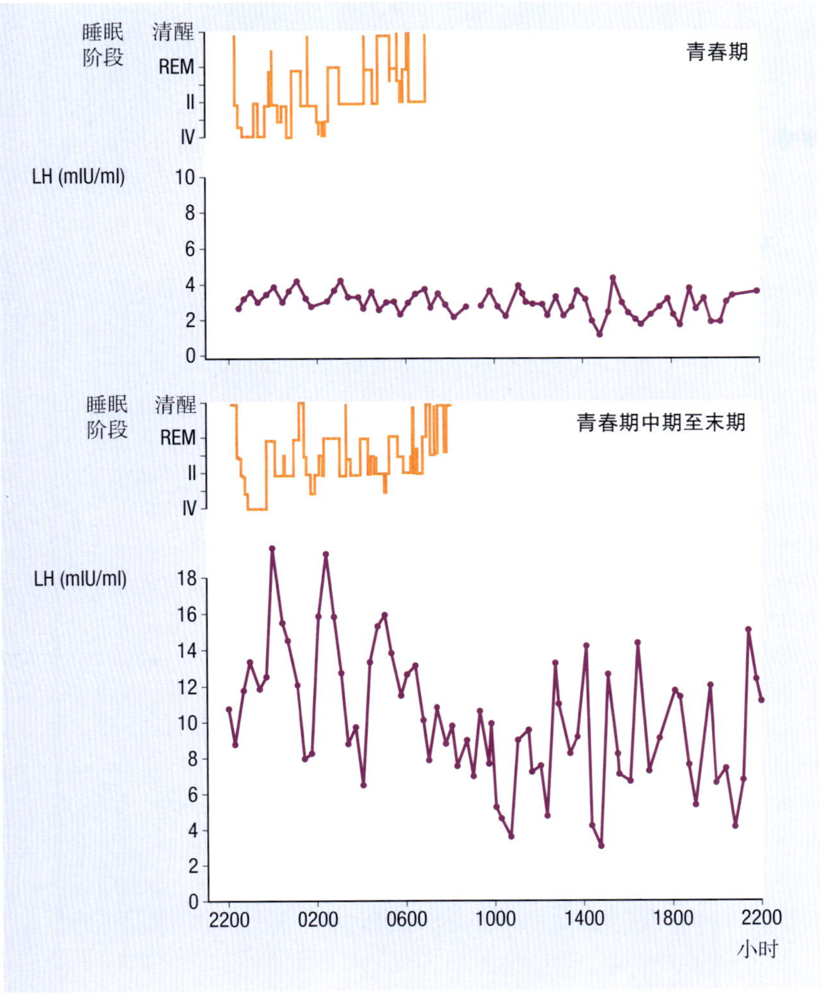

图 1.1 青春期黄体生成素（LH）的水平。黄体生成素的脉冲式分泌频率和幅度在青春期的变化。REM：快动眼时相。

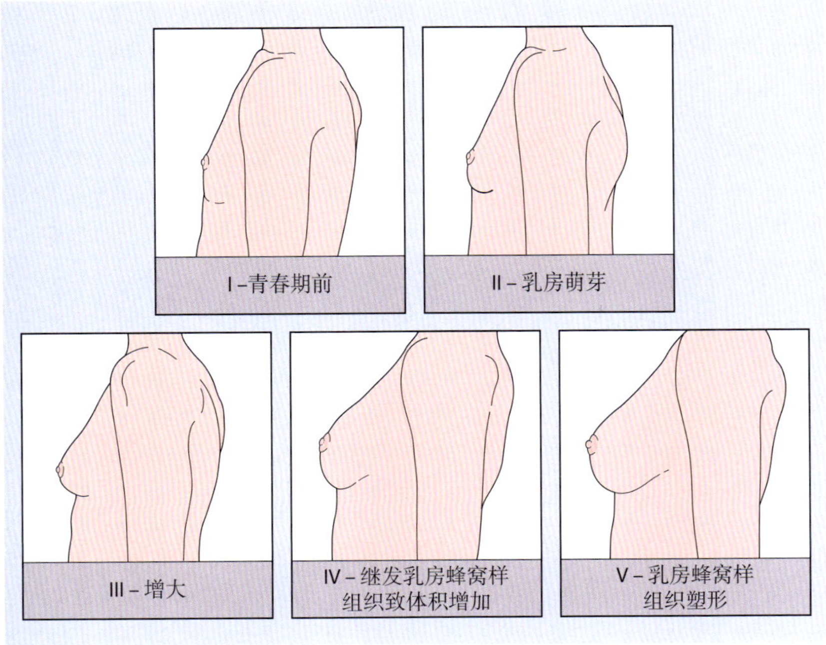

图 1.2 乳房发育：乳房发育的 Tanner 分期 I ~ V。

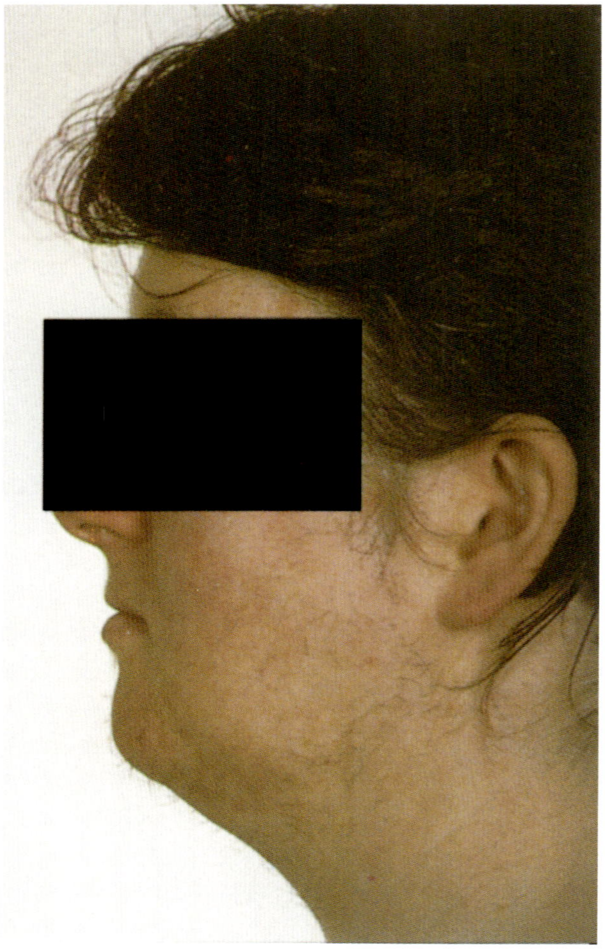

图 1.3 多囊卵巢综合征。与多囊卵巢综合征相关的面部多毛症。

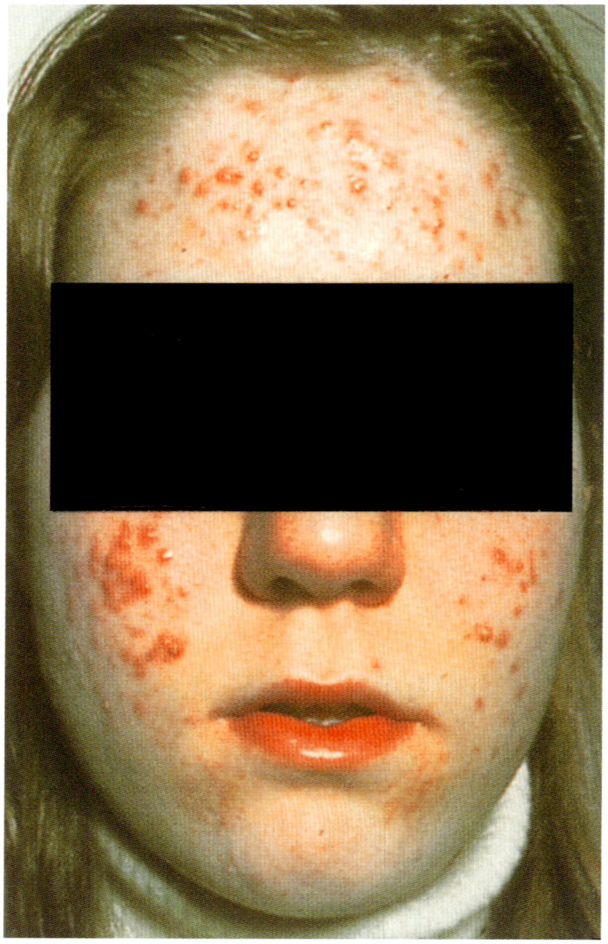

图 1.4 寻常痤疮。

过度增生，类似于男性，如下腹部体毛呈盾形分布，长有胡须和面毛等（图 1.3）。他们还可发生痤疮。许多具有痤疮和（或）多毛症的女性都患有多囊卵巢综合征。与相同体重的对照组相比，她们体内的胰岛素水平较高而 SHBG 水平较低[5]。

SHBG 水平的下降和循环睾酮水平的增加可导致游离睾酮的水平升高。正是游离睾酮的外周活性对皮肤、皮脂腺和毛囊发挥着作用。

痤疮

睾酮对毛囊和皮脂腺发挥主要作用。青春期前的儿童体内肾上腺功能正常，从不发生寻常痤疮[6]（图 1.4）和多毛症，这进一步证明了是青春期的相关变化引起了这些现象。尽管没有证据表明发生痤疮的男性体内雄激素增加，但在大多数患有痤疮的女性，其卵巢分泌的雄激素增加而 SHBG 的水平下降。当然，遗传因素也很重要。青春期毛囊皮脂腺分化更为精细，体积增大且皮脂成分也发生改变。这些变化在头皮、鼻子周围、下颌、双颊、胸部上部和后背最为显著（见第 2 章）。痤疮在青春期和性成熟期前发展至高峰，因而认为是肾上腺提供了最初的诱发因素。

月经周期

月经周期被分为两个时期，根据两种不同的角度分别命名：

- 卵泡期和黄体期——根据卵巢的变化划分
- 增生期和分泌期——根据子宫内膜的变化划分

由于子宫内膜的变化取决于卵巢激素的变化，本章采用术语“卵泡期”和“黄体期”。

卵泡期

月经来潮之前数天，在下丘脑分泌的 GnRH 的作用下，FSH 的水平开始上升（图 1.5），从而诱发数个窦状卵泡开始产生雌二醇。超声扫描可见这些卵泡，其内充满由颗粒细胞产生的卵泡液，且颗粒细胞形成一层包裹卵泡的独立结构。卵泡膜细胞是围绕卵泡的第二层单细胞结构，颗粒细胞利用卵泡膜细胞产生的睾酮，进一步生成雌二醇。

在卵泡早期，颗粒细胞具有 FSH 受体，而卵泡膜细胞则受 LH 的调控。卵巢产生的雌二醇被释放进入血循环。脑垂体存在大量的雌二醇受体，其被激活后将于卵泡中期抑制 LH 和 FSH 的产生。颗粒细胞还分泌抑制素，可增强雌二醇对 FSH 的负反馈作用。此外，排卵后的黄体也可分泌抑制素。作为这种作用的结果，卵巢内的小卵泡停止生长，逐渐闭锁。

在卵泡期，仅有一个卵泡（偶尔为两个或多个）直径可以达到 10 ~ 12mm，被称为优势卵泡。优势卵泡的颗粒细胞将产生 LH 受体，因此，受 LH 和 FSH 二者的共同调控。卵泡直径以每天 2mm 的速度增长。雌二醇水平快速升高，颗粒细胞在卵母细胞外聚集成数层。

排卵

当卵泡直径达到大约 18 ~ 20mm，雌二醇水平达到 800 ~ 1000pmol/L 时，其对脑垂体的负反馈作用将逆转，从而使促性腺激素水平快速升高，主要是 LH 水平升高，FSH 也有小幅增长。此后，颗粒细胞发生黄体化，并开始分泌黄体酮。这一变化使卵泡壁破裂，卵母细胞在 LH 峰后 24 ~ 36 小时被排入腹腔。卵泡期即于排卵时结束，持续时间为 12 ~ 16 天不等。

黄体期

排卵标志着黄体期的开始。排卵后，颗粒细胞在数小时内重新封闭卵泡壁的破口，并形成黄体。颗粒细胞（现在为黄体颗粒细胞）产生黄体酮，黄体酮水平在排卵后 5 ~ 8 天达到峰值。黄体酮对子宫内膜的作用表现为增加子宫内膜腺体的表面积并通过使小动

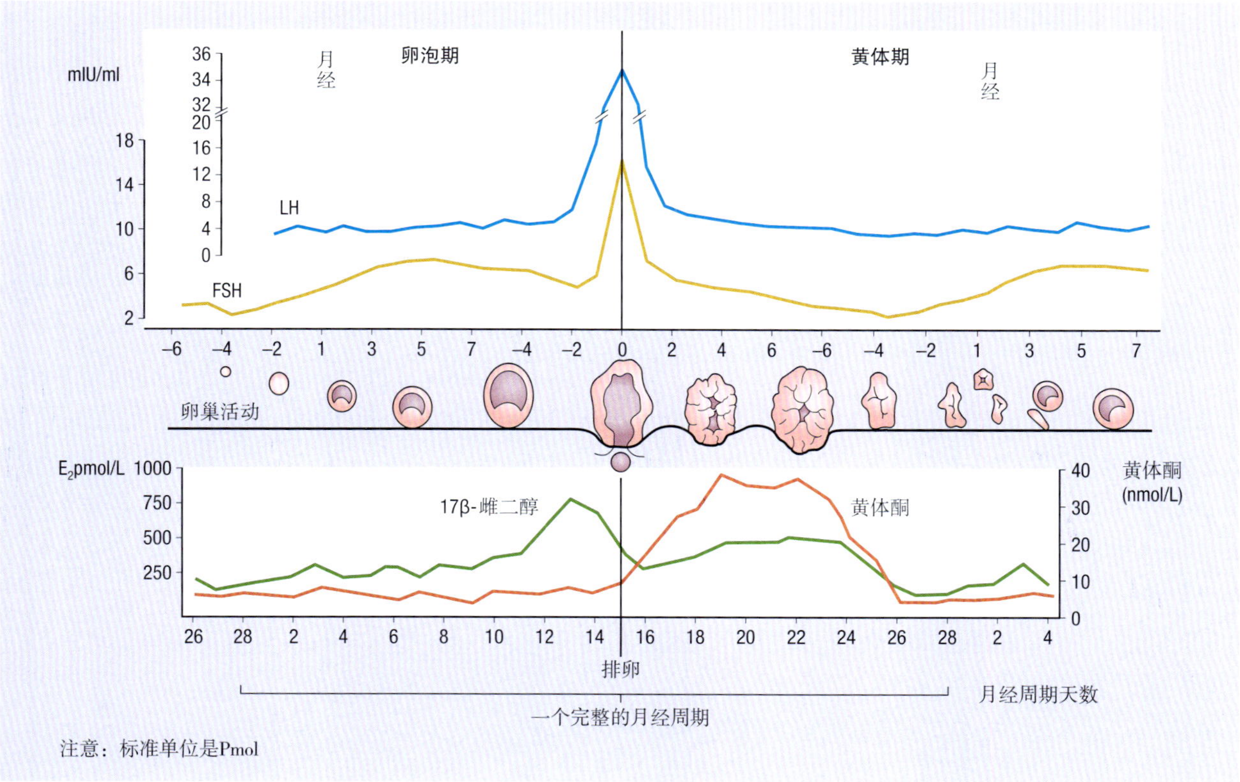

图 1.5 月经周期的激素变化。LH：黄体生成素；FSH：卵泡刺激素。

脉螺旋化增加子宫内膜的血供。同时，内膜也开始分泌大量糖原，如果卵子受精，这些糖原将成为胚胎早期发育的重要营养物质。

如果卵子受精、种植，黄体酮水平将持续升高。当原始胎盘植入子宫内膜后，胚胎滋养细胞产生的人绒毛膜促性腺激素（human chorionic gonadotropin，hCG）将使黄体酮维持于较高水平。如果卵子未受精，则 LH 的水平不足以维持黄体产生黄体酮。黄体酮水平下降，子宫内膜发生缺血坏死，内膜表层脱落。同时伴有为内膜供血的螺旋小动脉破裂出血，即月经来潮。

因此，当激素水平和内膜状态回复至初始情形时，即完成一个完整月经周期的循环。整个过程将重新开始。

皮肤变化

月经周期中皮肤的变化是短暂而轻微的，如月经前皮脂分泌增加可引起面部痤疮，有时痤疮也可见于背部。

掌握有关下丘脑、垂体和卵巢激素变化的知识将有助于理解改变或去除激素环境治疗的原理。数种强效的 GnRH 类似物(如布舍瑞林、戈舍瑞林、那法瑞林)，可(在短暂的刺激 FSH 分泌后)竞争性结合 GnRH 受体，从而阻断 FSH 和 LH 的产生，可每日喷鼻或每月皮下注射。因此，使用这些药物可有效地引起女性可逆性闭经，可用于研究与月经周期相关的事件，如周期性痛经、皮疹或孕激素的敏感性等（见第 2 章）。但由于会产生雌激素过低可引起骨质丢失等不良反应，此类药物使用不能超过 6 个月。

妊娠

在妊娠的最初几周，黄体酮水平升高。黄体酮主要由黄体产生，妊娠滋养细胞产生的 hCG 将维系黄体的功能。

受精后很快即可在母体血循环中检测到 hCG，后者在妊娠的 60 ~ 90 天达到高峰。此时，hCG 的水平每 2 ~ 3 天增长一倍，达到高峰后逐渐下降至一平稳水平并持续整个孕期。

黄体持续产生黄体酮、17- 羟黄体酮、雌酮和雌二醇，并使它们的水平不断增加。此外，hCG 还可促使黄体产生抑制素和松弛素。抑制素可使 FSH 的水平降低，因此，一旦胚胎植入子宫内膜，即可导致其他卵泡的生长发育受阻。同时，抑制素也可能是早期胚胎的生长因子。而松弛素在减弱子宫肌层收缩性方面与黄体酮具有协同作用。

所有上述激素的水平均随 hCG 的水平增加而平行上升，但卵巢仅是阶段性分泌这些激素。从妊娠第 7 周左右开始，它们即由胎膜和胎盘组织产生。同样，自妊娠第 7 周开始，卵巢分泌的类固醇激素减少，胎盘转而行使这个功能。这一变化可以解释为何妊娠第 8 周前去除黄体可导致流产而妊娠第 9 周后去除黄体则无不良影响。

胎盘

胎盘是一个复杂的器官，它不仅供给胎儿营养，排出废物，还于妊娠的各个阶段通过激素调节母体的代谢。至妊娠第 12 周末时，胎盘的组织结构即达到成熟水平。其功能单位是绒毛膜绒毛，是由疏松结缔组织形成的中央轴和大量毛细血管组成。这些绒毛与胎儿循环相连，并为胎儿和母体循环的相互交换提供了宽大的面积。中央轴外周包绕着两层滋养细胞，即外层的合体细胞（合体滋养层）和内层的独立细胞（细胞滋养层）。

在妊娠期间，胎儿和胎盘形成了一种相互依赖的关系并共同调节孕期的内分泌 - 代谢过程。因此，胎儿 - 胎盘单位成为内分泌系统，可产生多种不同的激素（表 1.1）。

在过去数年中，为探求胎盘功能不足的标志物，测定了多种胎盘产物，其中包括雌三醇和人胎盘泌乳素（human placental lactogen，hPL），它们的水平在整个孕期稳定上升，但其正常范围过宽，对预测妊娠结局的临床意义不大。

胎儿娩出后，所有激素均在数天内恢复至正常水平。孕期 hCG、黄体酮、雌三醇、雌二醇和 hPL 的分泌如图 1.6 所示。虽然孕期能检测这些激素的水平，但对于它们在维持妊娠和（或）发动分娩中的作用还知之甚少。

妊娠期的皮肤变化

妊娠纹

妊娠纹是线形紫红色皮损，随着时间延长，其色

表1.1 胎儿-胎盘单位产生的激素

肽类	抑制素
	松弛素
	人胎盘生乳素
神经肽类	促性腺激素释放激素
	促肾上腺皮质激素释放激素
	促甲状腺激素释放激素
类固醇激素	黄体酮
	雄激素
	雌二醇
	雌酮
	雌三醇
肽类生长因子	胰岛素样生长因子-Ⅰ和Ⅱ

素沉着减退并发生萎缩，形成瘢痕样组织。妊娠纹可见于 50% ～ 90% 的孕期妇女，可引起瘙痒和不适感。其发生机制尚不明确，目前主要有两种观点。一种观点认为，随着子宫增大，皮肤的过度牵拉导致胶原纤维和真皮弹力纤维的断裂，从而产生妊娠纹；然而，一项小样本研究却表明，有相当数量的妇女是在妊娠 24 周之前即产生妊娠纹[7]。另一观点认为是激素的变化导致产生妊娠纹，例如 Cushing 综合征和使用类固醇激素治疗，目前对此领域的研究尚较少。但有一项研究表明，妊娠纹的产生与妊娠前在大腿或乳房产生的皮纹之间有强相关关系，似乎此组青少年最易产生严重的皮纹[8]。

黄褐斑

黄褐斑也被称为“妊娠面斑”，主要引起面部皮肤色素沉着的增加，特别是双侧颊部。黄褐斑的发生可能与激素水平变化有关，可见于 70% 的妊娠妇女和 5% ～ 34% 的服用口服避孕药的女性；据报道，在使用激素软膏、某些化妆品和某类药物的女性中也有发生。黄褐斑通常于产后消退，这也证实了它的激素起源性[9]。

围绝经期和绝经

绝经（月经停止）标志着女性生育期的结束。英国女性的平均绝经年龄是 50.3 岁。在围绝经期（过去称更年期）时，血循环中 FSH 水平升高而雌二醇水平下降[10]。雌二醇对 FSH 的负反馈仍旧存在，但 FSH 的静息水平较年轻女性高。月经中期和黄体晚期的 FSH 水平也升高。LH 水平倾向于直到绝经前均保持在正常范围。在 FSH 水平明显升高以后，仍有可能再出现排卵周期，这提示卵巢对促性腺激素的反应逐渐在下降。随着卵巢窦状卵泡的耗竭[11,12]，卵巢对 FSH 不再有反应。月经来潮时间将变得更加不规律，且大多数月经周期都无排卵。

随着雌二醇水平的逐渐降低，内膜将不再增生并逐渐萎缩。因此，内膜不再发生周期性脱落而绝经。在雌二醇水平下降的同时，雄激素水平也由平均 1.6nmol/L 下降到 0.5nmol/L。雄激素水平的下降可能

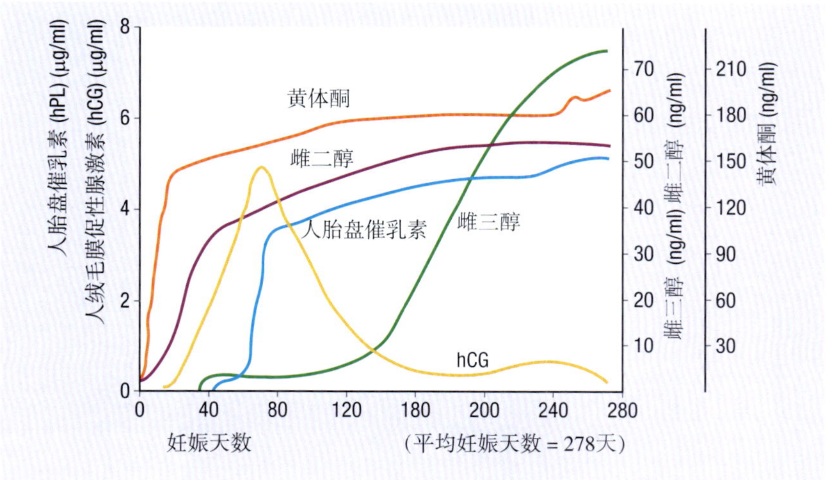

图 1.6 妊娠期的激素变化。黄体酮、雌二醇、雌三醇、人绒毛膜促性腺激素和人胎盘生乳素的分泌变化。

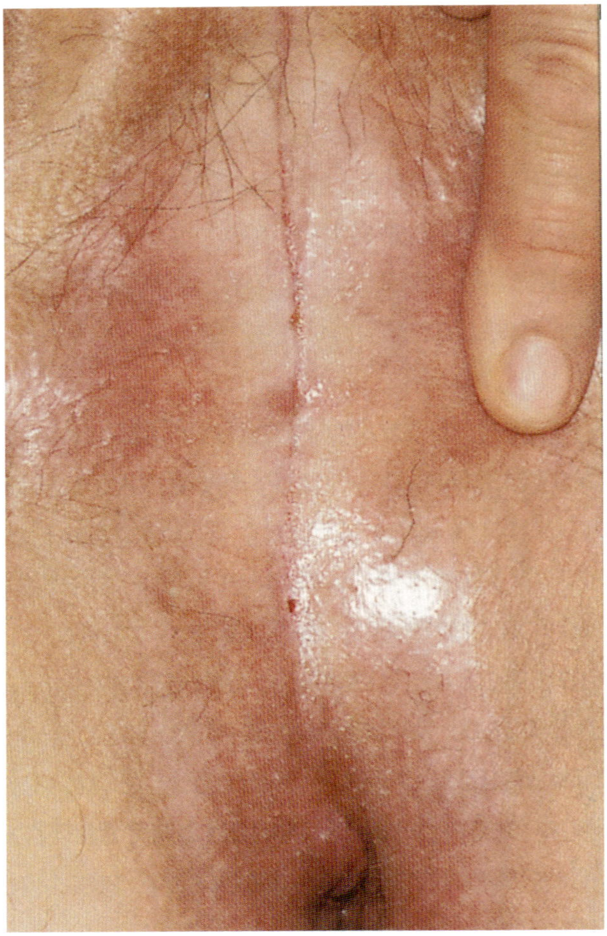

图 1.7　阴唇融合。这种状况继发于绝经后皮肤的变化。

是绝经后女性性欲下降的原因。

雌二醇水平下降后，由于缺乏对腺垂体的负反馈作用，FSH 和 LH 水平升高。绝经后，卵巢仅分泌极少量的雌二醇，却持续分泌相当数量的睾酮，卵巢间质细胞也分泌一定数量的雄烯二酮。

这些雄激素，尤其是肾上腺分泌的雄烯二酮，将在外周组织中被芳香化酶转化为雌酮。转化的程度取决于年龄和体重（脂肪量）。较胖的女性的转化率较高且血循环中雌激素水平较高。绝经期女性的平均转化率为 2.8%，是绝经前女性转化率的 2 倍。在老年女性，雌激素和雄激素之间的平衡的相对变化可能是多毛症发生率增加的原因[13,14]。

绝经后的皮肤变化

绝经后最显著的皮肤变化是进行性真皮萎缩和皮肤结构改变，导致褶皱和皱纹产生。这些变化出现的程度存在较大的个体差异，主要取决于遗传和环境因素。全身性的皮肤老化过程也累及阴道和外阴。雌二醇对于维持阴道的弹性和润滑很重要。大多数与绝经相关的外阴和阴道变化都继发于雌二醇水平低下，局部应用雌二醇可改善症状。外阴和阴道的皮肤由于免受紫外线照射，表皮将变得菲薄。皮肤的毛细血管数减少，小动脉的弹性也发生变化。随着雌激素水平的不断下降，阴道黏膜褶皱消失，黏膜变薄且较脆弱，对损伤敏感，易于出血。这是引起女性绝经后出血的常见原因之一，尤其是在年老的女性。

外阴的萎缩性变化使其易受损伤。外阴的损伤常继发于严重的瘙痒，可引起外阴溃疡或愈合后形成瘢痕。在少数女性，这可导致大阴唇的融合（图 1.7 和 1.8）。

激素替代治疗（hormone replacement therapy，HRT）可增加皮肤表面脂质的水平和皮肤的保水能

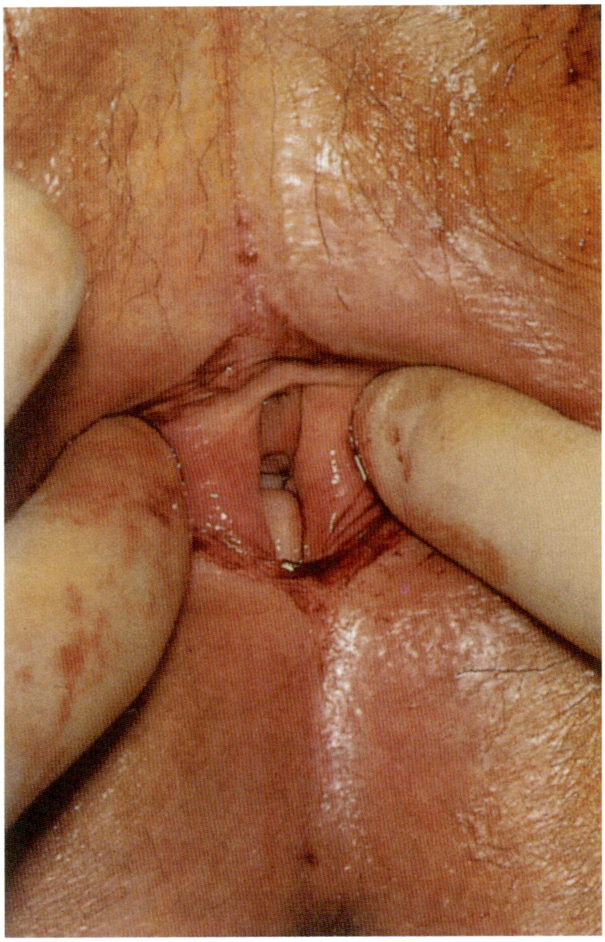

图 1.8　外科矫正融合的阴唇。与图 1.7 为同一患者，于外科行切开术后。

力，从而可以改善皮肤的屏障功能并减少皮肤干燥感。另有报道指出，HRT 可使真皮胶原蛋白的含量增加 6.5%[15]。

结论

女性一生中皮肤受多种激素变化的影响，而个体受影响的程度取决于遗传和环境因素。一些有力的研究均支持激素是一些皮肤变化的基础。了解其激素内环境变化状态对于认识一些皮肤相关病变的病因非常重要。然而，同时也不能忽略女性的血清内分泌变化，而将许多其他状况均归为生理性变化，这点在妊娠期尤为重要。

参考文献

1. Tanner, J. M. and Whitehouse, R. H. Clinical longitudinal standards for height, weight, height velocity, weight velocity, and stages of puberty. *Arch. Dis. Child*. 1976; **51**: 170–179.
2. Cunningham, S. K., Loughlin, T., Culliton, M., *et al*. Plasma sex hormone binding globulin levels decline during the second decade of life irrespective of pubertal status. *J. Clin. Endocrinol. Metab*. 1984; **58**: 915–918.
3. Smith, C. P., Archibald, H. R., Thomas, J. M., *et al*. Basal and stimulated insulin levels rise with advancing puberty. *Clin. Endocrinol*. 1988; **28**: 7–14.
4. Balen, A. H., Conway, G. S., Kaltsas, G., *et al*. Polycystic ovary syndrome: the spectrum of the disorder in 1741 patients. *Hum. Reprod*. 1995; **10**: 2107–2111.
5. Burghen, G. A., Givens, J. R., and Kitabchi, A. E. Correlation of hyperandrogenism with hyperinsulinism in polycystic ovarian disease. *J. Clin. Endocrinol. Metab*. 1980; **50**: 113–116.
6. Brown, S. K. and Shalita, A. R. Acne vulgaris. *Lancet* 1998; **351**: 1871–1876.
7. Chang, A. L., Agredano, Y. Z., and Kimball, A. B. Risk factors associated with striae gravidarum. *J. Am. Acad. Dermatol*. 2004; **51**: 881–885.
8. Atwal, G. S. S., Manku, L. K., Griffiths, C. E. M., *et al*. Striae gravidarum in primiparae. *Br. J. Dermatol*. 2006; **155**: 965–969.
9. Elling, S. V. and Powell, F. C. Physiological skin changes in the skin during pregnancy. *Clin. Dermatol*. 1997; **15**: 35–43.
10. Gougeon, A. Ovarian follicular growth in humans: ovarian ageing and population of growing follicles. *Maturitas* 1998; **30**: 137–142.
11. Lee, S. J., Lenton, E. A., Sexton, L., *et al*. The effect of age on the cyclical patterns of plasma LH, FSH, oestradiol and progesterone in women with regular menstrual cycles. *Hum. Reprod*. 1988; **3**: 851–855.
12. Faddy, M. J. and Gosden, R. G. A mathematical model of follicle dynamics in the human ovary. *Hum. Reprod*. 1995; **10**: 770–775.
13. Richardson, S. J. and Nelson, J. F. Follicular depletion during the menopausal transition. *Ann. N.Y. Acad. Sci*. 1990; **592**: 13–20.
14. Rannevik, G., Jeppsson, S., Johnell, O., *et al*. A longitudinal study of the perimenopausal transition: altered profiles of steroid and pituitary hormones, SHBG and bone mineral density. *Maturitas* 1995; **21**: 103–113.
15. Hall, G. and Phillips, T. J. Estrogen and skin: the effects of estrogen, menopause and hormone replacement therapy on the skin. *J. Am. Acad. Dermatol*. 2005; **53**: 555–568.

第 2 章

经前期皮疹，自身免疫性黄体酮性皮炎，自身免疫性雌激素性皮炎

Martin M. Black
Catherine J. M. Stephens

引言

许多皮肤病的活动周期与月经周期有关。一些皮疹仅在月经前期出现，并被视为经前期综合征的一部分。而许多慢性皮肤病也于经前期加剧。月经周期受性激素调控，故经前期皮肤病的加剧被认为是黄体酮作用所致，后者是维持月经周期的主要循环激素。对黄体酮过敏已在部分自身免疫性黄体酮性皮炎[1]病例中得到证实。此外，对雌激素过敏的病例，即自身免疫性雌激素性皮炎[2]，尽管更为罕见，亦可发生。

性激素与皮肤

皮肤对性类固醇激素非常敏感，包括雌激素、黄体酮和雄激素。

已有（研究）显示，雌激素可抑制脂质分泌活动，而对顶泌汗腺作用甚微。雌激素可提高皮肤透明质酸水平，从而增加皮肤含水量、降低真皮胶原蛋白分解，其机制可能与促进可溶性胶原蛋白转化为不可溶性胶原蛋白有关。雌激素亦可刺激表皮黑素生成，诱发经前短暂性色素沉着过度，这种现象在眼周和乳头周围（皮肤）尤为明显。同样，雌激素可减缓毛发生长速度。此外，源于其本身的抗炎特性，雌激素可在迟发性超敏反应中降低皮肤的反应性。

天然黄体酮对皮肤的作用机制尚不清楚。在月经周期的后半期，皮肤血管分布显著增加；并且，皮脂腺活性增强，可引起皮脂溢出和频繁出现的轻度经前期痤疮。尽管机制尚不明确，上述效应可能都是由黄体酮所致。

经前期皮炎

经前期综合征

经前期皮疹共分为三类。仅见于月经期前的周期性皮疹可被视为经前期综合征(PMS)的一部分(表 2.1)。

PMS 的内分泌学病因至今尚未明确，涉及内啡肽、前列腺素和催乳激素[3]的改变，但是因为 PMS 与月经周期中的黄体期暂时性相关，研究人员高度怀疑黄体酮异常是致病因素。现阶段已有一些有关黄体酮致病的假说，如黄体酮缺乏[4]、雌孕激素水平相对失衡以及黄体酮过敏[5]，但均未得到证实。

寻常型痤疮是皮肤科最常见的疾病之一。它是一种毛囊皮脂腺单元疾病，可形成开放性或闭合性粉刺、丘疹、脓疱、结节以及囊肿。表皮非炎性皮损包括开放性粉刺（黑头粉刺）和闭合性粉刺（白头粉刺）。炎性皮损包括丘疹和脓疱。而囊肿、结节和偶发性深部脓疱则构成深部皮损。在多数患者几种皮损可同时存在。轻度痤疮以散在性粉刺和（或）带有一些脓疱的丘疹居多。中度痤疮则可见更多丘疹和脓疱（图 2.1），而重度痤疮则以结节和囊肿为主。

据报道，多达 70% 的妇女患有轻度经前期面部痤疮，并常伴有头皮油脂过多。而青春期少女则以频发周期性口周皮炎居多。此外，手足水肿以及更为罕见的皮肤色素沉着斑亦可作为 PMS 的一部分短暂出现。

经前期痤疮如需治疗，可局部外用抗菌 - 角质剥脱剂（如过氧化苯甲酰）或抗生素（如 1% 的克林霉素溶液），通常有效。二者对排卵以及由此而来的排卵后黄体酮大量释放也有抑制作用。因而口服避孕药的选择非常关键，一些合成黄体酮（如炔诺酮、左炔诺黄体酮）可使痤疮加重（图 2.2）。对于易患痤疮的患者，推荐使用含有孕二烯酮、去氧孕烯或诺孕酯的复合药物。然而，这些孕激素并未显示出对皮脂腺分泌的刺激作用。相反，它们可增加性激素结合蛋白水平，从而降低游离睾酮，产生临床抗雄激素效应[6]。

尽管在疑似天然黄体酮功能不足的 PMS 综合征患者中，黄体酮被作为处方药频繁应用[4]，但是其在经前期痤疮的治疗中仍然没有得到认可。

表2.1 经前期综合征

- 皮脂溢出，寻常型痤疮
- 水肿，体重增加
- 恶心，呕吐
- 便秘，尿频
- 乳房胀，乳房压痛
- 头疼，偏头痛
- 兴奋，易激惹
- 困倦，乏力，沮丧

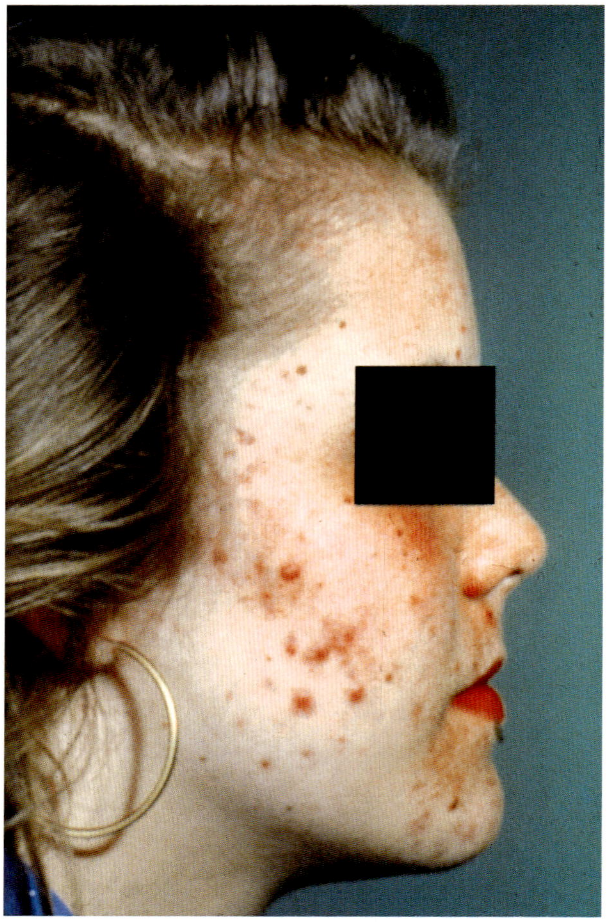

图 2.1 寻常性痤疮，经前期暴发十分常见。

经前期已有皮肤病的加重

许多妇女已有的皮肤病会在经前期周期性加重（表 2.2）。这是一种普遍现象。炎性皮损，特别是分布于面部者，在经前期变得更加活跃且易于发作。这种现象在一定程度上源于激素所致的皮肤血管扩张、皮脂溢出以及真皮水肿。寻常型痤疮（见图 2.1）、酒渣鼻（图 2.3）和各类红斑狼疮（图 2.4）等都是值得关注的例子。一些年轻女性患者在月经前期还

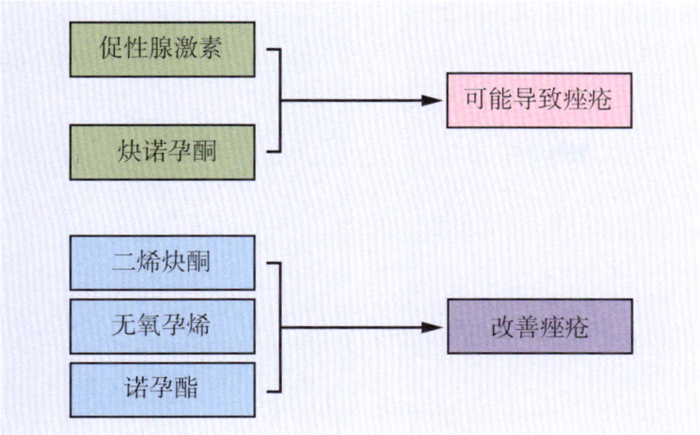

图 2.2 复合口服避孕药中的合成黄体酮可以影响痤疮。

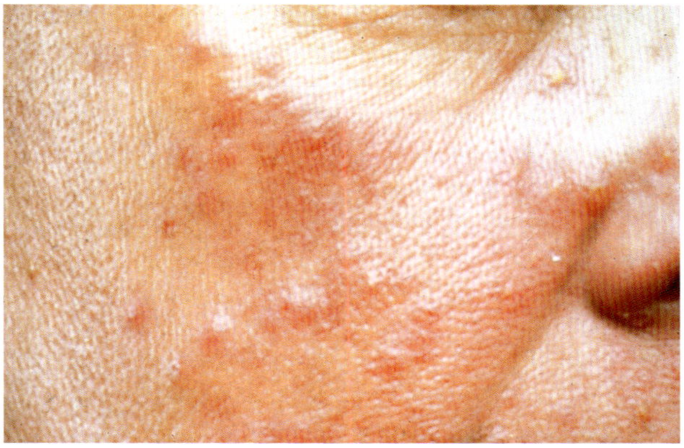

图 2.3 玫瑰痤疮可能在经前期加重。

表2.2 可能在月经前期暴发的皮肤病

寻常型痤疮
玫瑰痤疮
红斑狼疮
银屑病
异位性皮炎
扁平苔藓
疱疹样皮炎
汗疱疹
荨麻疹
多形红斑
外阴瘙痒症
妊娠类天疱疮

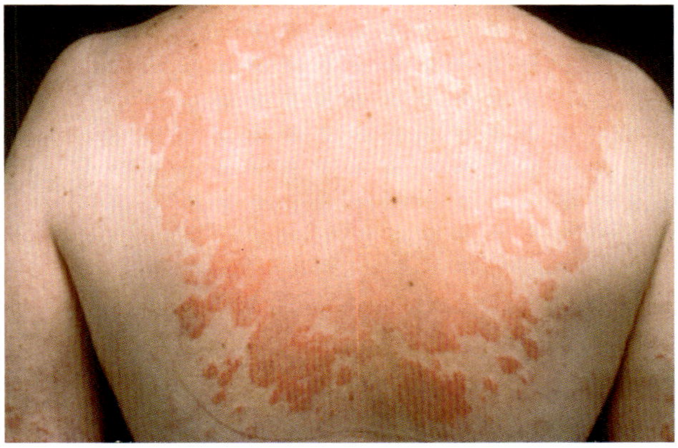

图 2.4 亚急性皮肤性红斑狼疮。

可出现已有的银屑病、异位性皮炎（图 2.5）、扁平苔藓、疱疹样皮炎[7]、汗疱疹和荨麻疹明显加重。妊娠性类天疱疮（妊娠疱疹）可持续至产后，并最终发展成经前期加重的一类皮肤病[8]。单纯疱疹和口疮病虽然频繁复发，但通常无严格的周期性。

月经期前，皮肤血管扩张和代谢率加快可加重瘙痒症状（如在湿疹和外阴瘙痒症）。一般而言，有经前期紧张的妇女对皮肤病的耐受性往往也在月经周期的这个阶段降低。

自身免疫性黄体酮性皮炎

自身免疫性黄体酮性皮炎（AIPD）是一种罕见疾病，其特征为复发性经前期皮肤病急性加重以及（可被证实的）对黄体酮过敏[1]。

历史

1921 年，Géber[9] 报道了首例对内源性性激素过敏的周期性皮疹病例。该月经性荨麻疹患者注射自体月经前血清后，皮疹可重现。1945 年，Zondek 和 Bromberg[10] 报道了一些与月经期和围绝经期有关的病例，包括周期性荨麻疹。自此性激素致敏的概念得到了拓展。鉴于皮肤反应素的被动皮肤转运和脱敏效应的临床抑制，他们证实，皮内注射黄体酮诱发的迟发超敏反应仅可见于（AIPD）病变人群，而健康对照组没有。

1951 年，Guy 等[11] 报道，1 例有经前期荨麻疹的患者皮内注射黄体生成素提取物后，诱发了强烈反应，而后经脱敏治疗成功治愈。1964 年，Shelley 等[12] 终

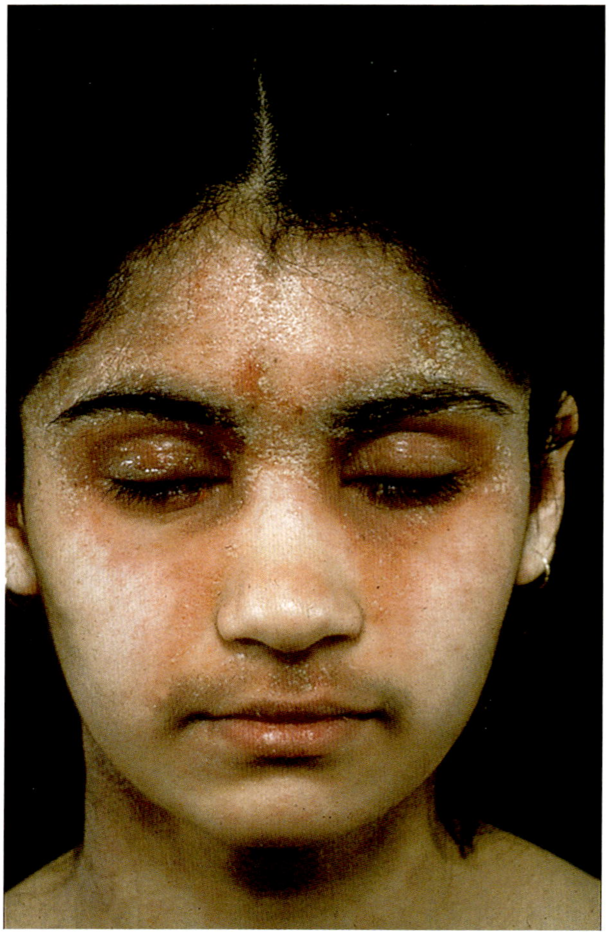

图 2.5 异位性皮炎在经前期比较难以控制。这里，皮炎累及眼睑以及其他更典型的部位，如肘窝和腘窝。

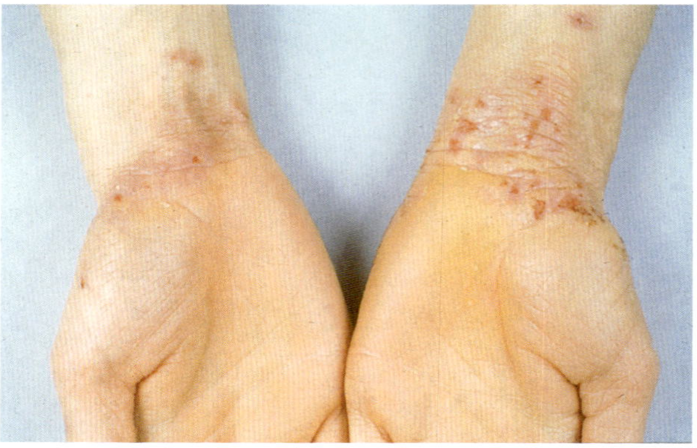

图 2.6 自身免疫性黄体酮性皮炎，屈侧苔藓样皮炎。

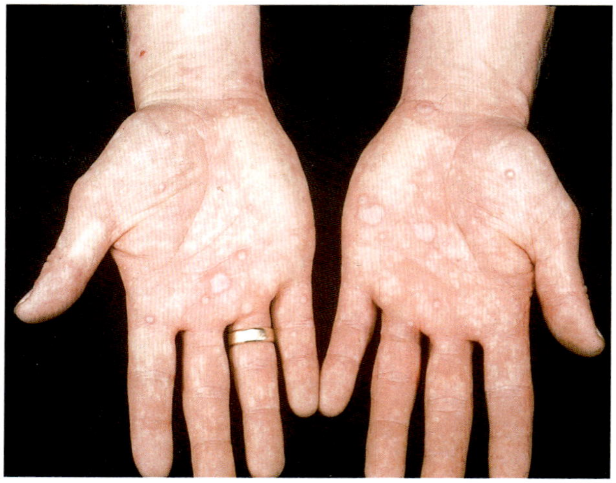

图 2.7 自身免疫性黄体酮性皮炎。

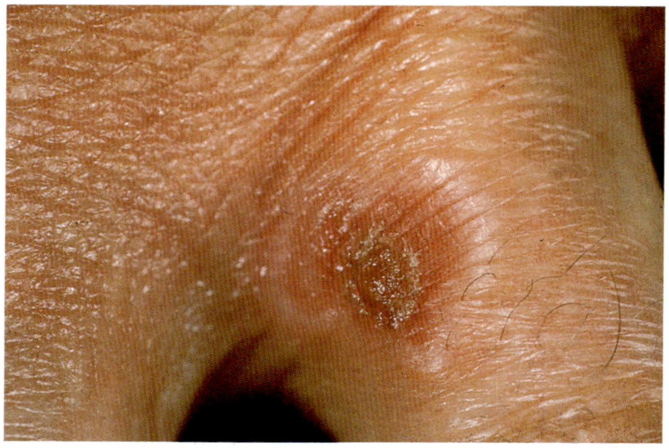

图 2.8 多形红斑。

于引入了“自身免疫性黄体酮性皮炎”这一术语，并首先报道，AIPD 在一定程度上对雌激素有反应，并可通过卵巢切除术而获得治愈。

临床表现

AIPD 可有多种临床形态学特征，如湿疹（图 2.6）[13-15]、多形红斑（图 2.7 和 2.8）[10,15-18]、荨麻疹（图 2.9）[11,15,19-21]、汗疱疹[15-22]、口腔炎[23]以及疱疹样皮炎（图 2.10）[7]（表 2.3）。不常见的类型包括类似离心状环形红斑和周期性发作的瘀斑型紫癜[24,25]。这些皮损在形态学以及组织学上均与非周期性皮损没有差异。AIPD 仅见于有排卵的妇女，常始于成年早期，偶尔发生于正常妊娠后。病变持续时间长短不一，可自行缓解。2/3 的患者发病前有外源性黄体酮摄入史（以口服避孕药的形式）[15]。典型皮损在月经周期的后半期加重，经前期达到高峰，随着月经流出自行消退。皮损在月经周期的前半期不明显，甚至不出现。依照定义，皮损在每个排卵周期临床复发。然而，对于月经不规律或子宫内膜异位症患者，则临床诊断难以作出[26]。

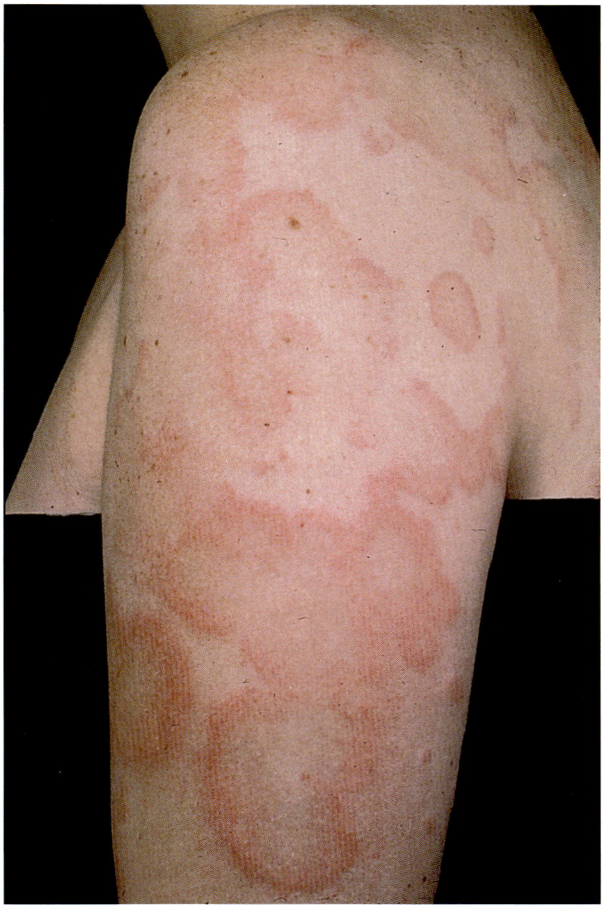

图 2.9 自身免疫性黄体酮性皮炎，多环性荨麻疹损害。

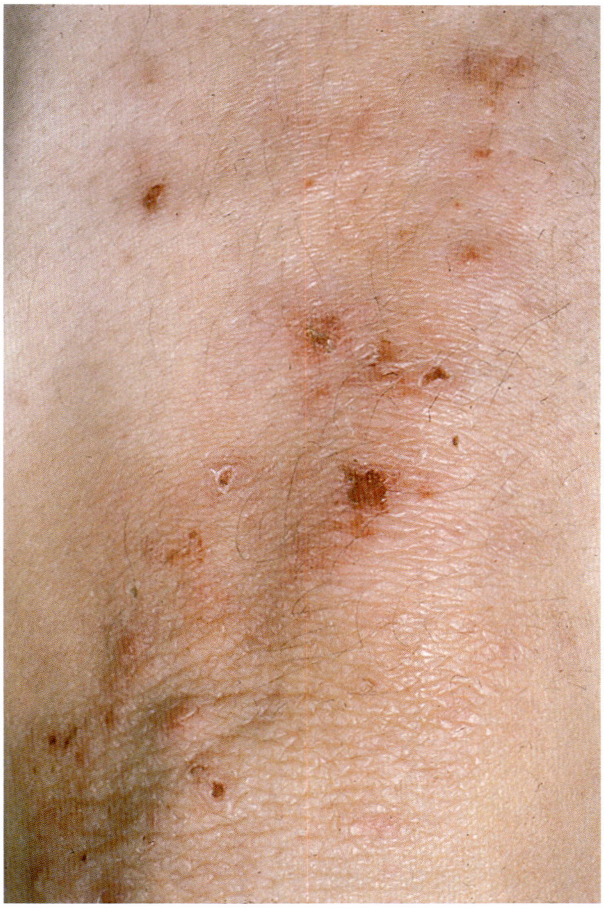

图 2.10 自身免疫性黄体酮性皮炎，肘部表皮剥蚀性丘疹，类似于异位性皮炎。

致敏机制

女性对自体黄体酮过敏的发病机制尚不明确。一种常被引用的假说认为，预先应用外源性黄体酮可诱发内源性黄体酮过敏。研究表明，合成黄体酮具备足以刺激(机体）产生抗体的抗原性，而这些抗体可与天然黄体酮产生交叉反应，使经前期免疫应答得以持续[15]。然而，并非所有 AIPD 患者都暴露于合成黄体酮中。Schoenmakers 等[15]对 19 位对皮质类固醇激素敏感的女性中的 5 位应用氢化可的松和 17- 羟黄体酮进行了皮肤试验，其中 2 人出现了 AIPD 症状，证实了类固醇交叉过敏的存在，提示后者可能是 AIPD 的致敏机制之一。而 Stephens 等[28]则未能在 5 位 AIPD 患者中证实类固醇交叉过敏的存在，亦未获得对 17- 羟黄体酮呈阳性反应的证据。

与妊娠的关系

与在月经期前一样，3 例病例报道皮疹在妊娠期出现或加重[18,29,30]。这并非意料之外，因为在整个妊娠过程中黄体酮和雌激素水平稳定上升。2 例病例报道称与自然流产有关。然而，亦不乏皮损在妊娠期内自行缓解或消退的病例报道[13,19,20]。

表2.3 自身免疫性黄体酮性皮炎
湿疹
多形红斑
荨麻疹，血管性水肿
汗疱疹
口炎
疱疹样皮炎
远心性环形红斑
非特异性丘疹性红斑

妊娠可改善一些过敏状态，这提示母体免疫反应在妊娠期间处于低水平。这也可能源于该时期皮质醇水平的升高。在一些个体中，妊娠期逐渐升高的激素水平亦可导致带来脱敏。

黄体酮过敏的证据

所有 AIPD 患者均表现为周期性经前期皮损加重（图 2.11），准确的日志研究显示，这种现象与排卵后血清中黄体酮水平升高相符。此外，皮损往往对常规疗法耐药；但不论何种临床类型，均对抗排卵药物有反应性。这提示性激素过敏存在，但对黄体酮的抗体介导的免疫反应并不一定存在。

黄体酮过敏现象可通过皮内对照试验、肌注或口服黄体酮激发或证明黄体酮[14,31]或黄体素[19,31]的循环抗体的存在来证实。2 例病例报道[32,33]证实，其与 17-羟黄体酮的一种血清结合因子有关。

黄体酮皮内试验

据报道，应用合成黄体酮进行皮内试验，部分病例可迅速出现荨麻疹阳性反应，但迟发性超敏反应更为常见。笔者认为，皮内试验虽然常被使用，但其具有不可预知性，因为黄体酮不溶于水，而且其稀释液有高度刺激性。因此，试验结果常常难以解释且假阳性反应时有发生（图 2.12）。再者，皮肤测试点常发生坏疽和形成瘢痕（图 2.13）。然而，局限于测试点的持续性迟发性超敏反应则意味着黄体酮过敏。

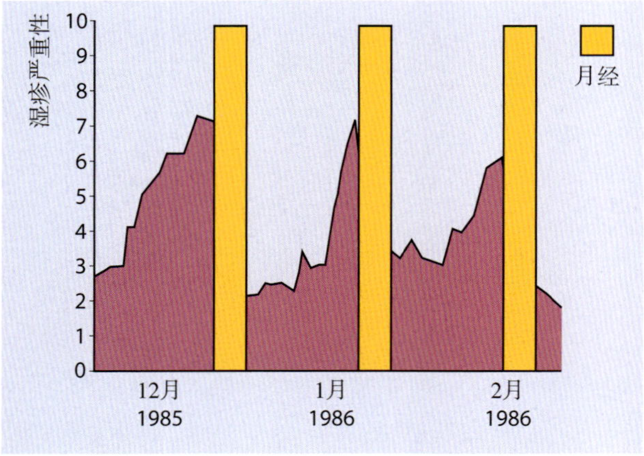

图 2.11 自身免疫性黄体酮性皮炎，患者的日记卡确认了月经前期复发性湿疹加重现象。

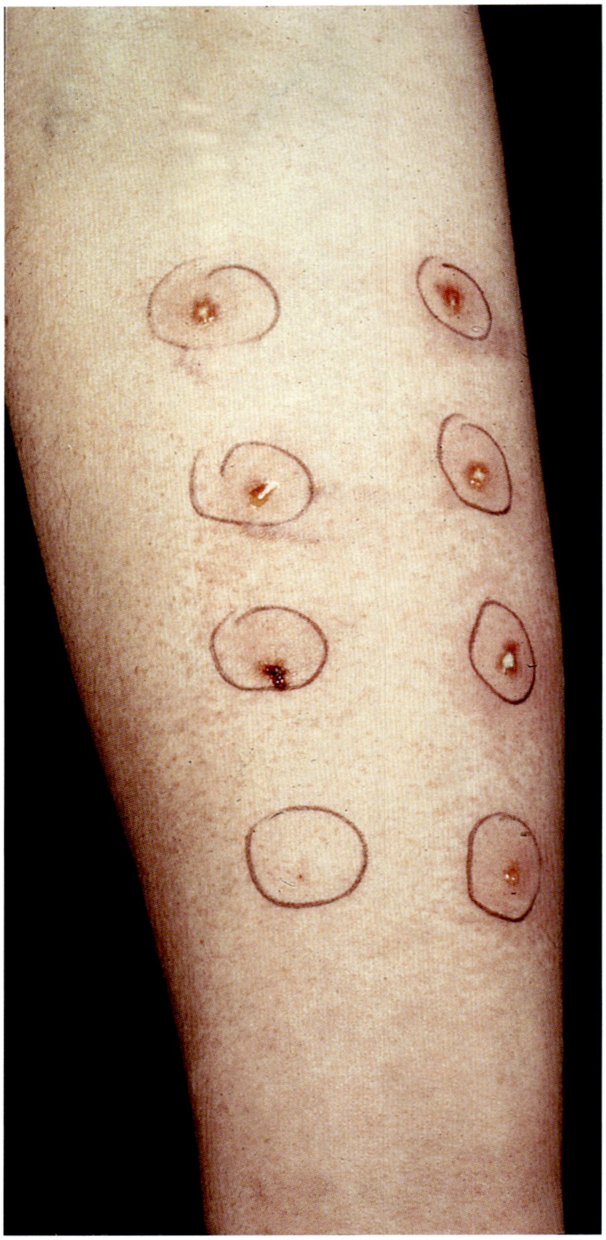

图 2.12 黄体酮皮内注射检测，出现注射部位刺激性反应，伴有坏死。这种结果无法解读。

推荐的黄体酮皮内试验的流程

逐一经皮内注射不同浓度的黄体酮溶液 0.2ml 以及等量的纯稀释液对照，在前臂前方形成界限清楚的凸起性皮丘。测试液的配制：将纯黄体酮粉溶于 60% 的酒精 - 盐溶液内配制成 1%、0.1% 和 0.01% 的测试液。将 60% 的酒精 - 盐溶液和生理盐水分别作为对照。

可应用炔雌醇和上述稀释液同步进行雌激素敏感性研究。在以下时间记录读数：前 0.5 小时内每 10 分钟 1 次，随后 3.5 小时内每 30 分钟 1 次，在 24 小时

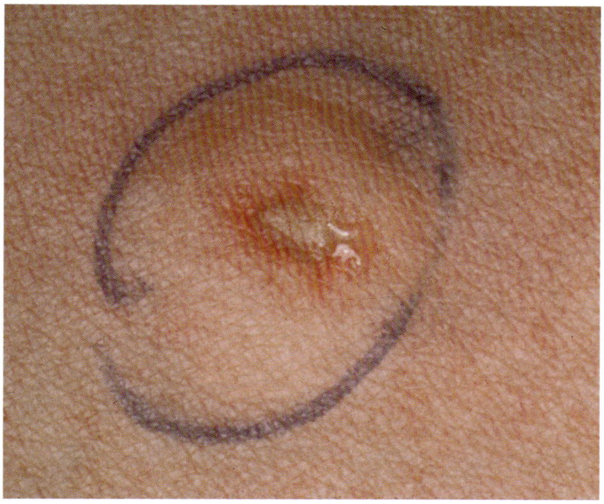

图 2.13 自身免疫性黄体酮性皮炎，皮肤坏死常见于黄体酮皮内注射检测的部位。

和 48 小时各一次。如患者对单纯稀释液出现即刻刺激反应，则该患者的测试点的全部早期反应均判为无效。

黄体酮试验阳性判定：24 ～ 48 小时之间仅在黄体酮测试点出现了持续性风团和潮红反应（表 2.14）。

肌注和口服黄体酮测试

据报道，行黄体酮肌注试验的 6 例受试者均成功诱导了皮疹发作。这种测试应在月经周期的前半期施行，即在皮疹处于静息状态时施行。应仔细观察受试者，因为尽管非常罕见，伴有血管性水肿的严重荨麻疹型皮疹可能发生。笔者曾以25mg/ml 黄体酮成功施行了肌注测试。

此外，若在月经周期的前半期施行，安慰剂对照口服试验可能同样有价值。口服炔诺酮 10mg/d，连用 7 日；或左炔诺黄体酮乳糖胶囊 500mg/d（含左炔诺黄体酮 30μg），连用 7 日，随后继续服用只含乳糖的胶丸 7 日。由于皮疹不甚明显，结果难以解释。与肌注法相比，口服试验的可信度不高。

化学卵巢切除术试验

化学卵巢切除术试验为 AIPD 的最佳鉴别方法。只有当患者病情严重到需考虑卵巢切除时，方可推荐应用。即皮下注射促黄体生成素释放激素（LHRH）拮抗剂持续 6 个月，再施行化学性卵巢切除。其后，伴随不排卵的激素证据，皮损一并消退。这个试验可

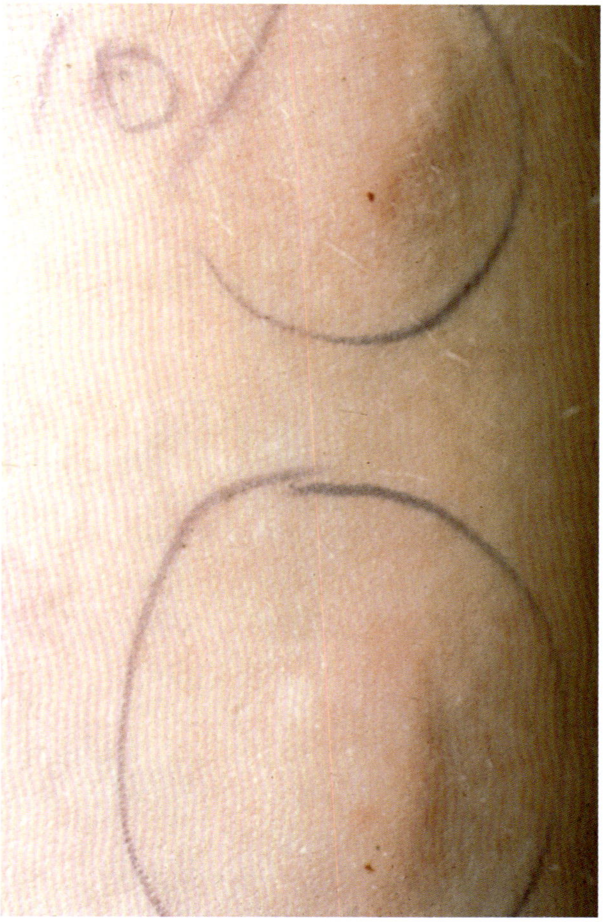

图 2.14 黄体酮皮内注射检测的阳性结果。患者在两个注射部位出现风团损害。

选用戈舍瑞林（诺雷德）3.6mg 皮下注射。若此试验导致皮疹暴发，则为黄体酮过敏的确切证据。

治疗

尽管口服较高剂量的泼尼松（泼尼松龙）可能适度缓解，大多数 AIPD 患者对常规治疗疗效不佳[13,17,22]。然而，许多患者对共轭雌激素颇为敏感，这可能与抑制排卵以及抑制排卵后黄体酮水平的升高有关。如考虑到患者的年龄因素，雌激素疗法在临床应用中颇为受限。当雌激素治疗不成功时，抗雌激素性排卵抑制剂他莫昔芬可以一试。当他莫昔芬治疗剂量为 30mg 时，皮损可完全消退[13,18,24]，但随之患者出现闭经现象。1 例应用相对低剂量的患者亦获得临床治愈，其后月经复潮但无皮疹复发，亦未见明显不良反应。合成雄激素达那唑（在预期月经 1 ～ 2 日前开始服用，

剂量为 200mg，每日 2 次，连用 3 日）在 2 例患者中获得较好疗效 [35]。

在一些严重病例，当患者不能耐受药物治疗时，卵巢切除术可成为清除皮疹、治疗疾病的选择 [12,36]。而以 LHRH 类似物布舍瑞林行化学卵巢切除，亦可抑制 AIPD 的荨麻疹样皮疹 [37]。

依笔者观察，许多成功治愈的病例经过一段时间后，可自行缓慢复发。

自身免疫性雌激素性皮炎

一般认为，雌激素过敏可导致类似 AIPD 的临床综合征。其临床表现多种多样，包括丘疱疹、湿疹、荨麻疹型皮损以及局限性瘙痒（外阴或肛周）或泛发性瘙痒症状。与 AIPD 相比，自身免疫性雌激素性皮炎更为罕见。其特征亦为月经前（皮疹）周期性发作 [2]。已有报道显示，炎性丘疱疹常位于颈部、上肢以及臂部。这种分布体现了雌激素受体在皮肤的分布密度，即以面部及其周围区域分布密度最高 [38]。

皮内（雌激素）试验是确立诊断的必要依据。皮内试验需将测试液注入表皮下形成皮丘，并尽量降低快速淋巴清除。Shelley 等 [2] 建议注射灭菌雌酮混悬液（0.1ml 纯雌酮 1：1000 稀释），并选用 27 号针用结核菌素注射器注射。丘疹持续时间超过 24 小时者判为阳性结果。应用炔雌醇亦可行口服试验，但阳性结果仅支持雌激素激化性皮炎的诊断。需要行皮内注射试验以显示真正的过敏。

1 例自身免疫性雌激素性皮炎患者在妊娠早期发病 [39]。

即使伴有自身免疫性黄体酮性皮炎（AIPD），自身免疫性雌激素性皮炎仍可通过他莫昔芬（10mg，日 2 次）成功治愈，为控制皮损发作，后者仅需间歇性应用。从根本上讲，这种疾病有趋于缓解的倾向。

参考文献

1. Herzberg, A. J., Strohmeyer, C. R., and Cimillo-Hyland, V. A. Autoimmune progesterone dermatitis. *J. Am. Acad. Dermatol*. 1995; **32**: 335–338.
2. Shelley, W. B., Shelley, E. D., Talanin, N. Y., *et al*. Estrogen dermatitis. *J. Am. Acad. Dermatol*. 1995; **32**: 25–31.
3. Strickler, R. C. Endocrine hypothesis for the aetiology of premenstrual syndrome. *Clin. Obstet. Gynaecol*. 1987; **30**: 377–383.
4. Dalton, K. *The Premenstrual Syndrome and Progesterone Therapy*. 2nd edn. Year Book Medical Publishers, Chicago, 1984.
5. Maxson, W. S. The use of progesterone in the treatment of PMS. *Clin. Obstet. Gynaecol*. 1987; **30**: 465–477.
6. Anonymous. Starting oral contraceptives – which, when and how? *Drug Ther. Bull*. 1992; **30**: 41–44 (erratum in *Drug Ther. Bull*.1992; 30: 56).
7. Leitao, E. A. and Bernhard, J. D. Perimenstrual nonvascular dermatitis herpetiformis. *J. Am. Acad. Dermatol*. 1990; **22**: 331–334.
8. Holmes, R. C. and Black, M. M. The specific dermatoses of pregnancy – a reappraisal with specific emphasis on a proposed simplified clinical classification. *Clin. Exp. Dermatol*. 1982; **7**: 65–73.
9. Géber, H. Einege Daten zur Pathologie der Urticaria menstruationalis. *Dermatol. Z*. 1921; **32**: 143–150.
10. Zondek, B. and Bromberg, Y. M. Endocrine allergy: allergic sensitivity to endogenous hormones. *J. Allergy* 1945; **16**: 1–16.
11. Guy, W. H., Jacobs, F. M., and Guy, W. B. Sex hormone sensitisation (corpus luteum). *Arch. Dermatol*. 1951; **63**: 377–378.
12. Shelley, W. B., Prencel, R. W., and Spoont, S. S. Autoimmune progesterone dermatitis: cure by oophorectomy. *J.A.M.A*. 1964; **190**: 35–38.
13. Stephens, C. J. M., Wojnarowska, F. T., and Wilkinson, J. D. Autoimmune progesterone dermatitis responding to tamoxifen. *Br. J. Dermatol*. 1989; **121**: 135–137.
14. Jones, W. N. and Gordon, V. H. Autoimmune progesterone eczema: an endogenous progesterone hypersensitivity. *Arch. Dermatol*. 1969; **99**: 57–59.
15. Hart, R. Autoimmune progesterone dermatitis. *Arch. Dermatol*. 1977; **113**: 426–430.
16. Stone, J. and Downham, T. Autoimmune progesterone dermatitis. *Int. J. Dermatol*. 1981; **20**: 50–51.
17. Torras, H., Fenaudo, H., and Mallolas, J. Postovulation dermatitis (dermatitis caused by progesterone). *Med. Cutan. Ibero Lat. Am*. 1980; **8**: 15–21.
18. Wojnarowska, F., Greaves, M. W., and Peachey, R. D. Progesterone induced erythema multiforme. *J.R. Soc. Med*. 1985; **78**: 407–408.
19. Farah, F. S. and Shbaklu, Z. Autoimmune progesterone urticaria. *J. Allergy Clin. Immunol*. 1971; **48**: 357–361.
20. Georgouras, K. Autoimmune progesterone dermatitis. *Aust. J. Dermatol*. 1981; **22**: 109–111.
21. Tromovitch, T. and Heggli, W. Autoimmune progesterone urticaria. *Calif. Med*. 1967; **106**: 211–212.
22. Anderson, R. H. Autoimmune progesterone dermatitis. *Cutis*. 1984; **33**: 490–491.
23. Berger, H. Ulcerative stomatitis caused by endogenous progesterone. *Ann. Intern. Med*. 1955; **42**: 205–208.
24. Halery, S., Cohen, A. D., Lunenfield F., *et al*. Autoimmune progesterone dermatitis manifested as erythema annulare centrifugum. *J. Am. Acad. Dermatol*. 2002; **47**: 311–313.
25. Wintzen, M., Goor-van Egmond, M. B. T., and Noz, K. C. Autoimmune progesterone dermatitis presenting with purpura and petechiae. *Clin. Exp. Dermatol*. 2004; **29**: 316.
26. Baptist, A. P. and Baldwin, J. L. Autoimmune progesterone dermatitis in a patient with endometriosis.: case report and review of the literature. *Clin. Mol. Allergy* 2004; **2**: 10–15.
27. Schoenmakers, A., Vermorken, A., Degreef, H., *et al*. Corticosteroid or steroid allergy. *Contact Dermatitis* 1992; **26**: 159–162.
28. Stephens, C. J. M., McFadden, J. P., Black, M. M., *et al*. Autoimmune progesterone dermatitis. Absence of contact sensitivity to glucocorticoids, oestrogen and 17-OH-progesterone. *Contact Dermatitis* 1994; **31**: 108–110.
29. Mayou, S. C., Charles-Holmes, R., Kenney, A., *et al*. A premenstrual eruption treated with bilateral oophorectomy and hysterectomy. *Clin. Exp. Dermatol*. 1988; **13**: 114–116.

30. Bierman, S. M. Autoimmune progesterone dermatitis of pregnancy. *Arch. Dermatol.* 1973; **107**: 896–961.
31. Veda, T., Matuda, M., Yambe, H. *et al.* Two cases of autoimmune progresterone dermatitis. In Wilkinson, D. S., Mascaro, J. M., and Orfanos C. E. (eds). *Clinical Dermatology. The CMD Case Collection*, pp. 214–215. Schattauer Stuggart, New York, 1987.
32. Pinto, J. S., Sobrinho, L., da Silva, M. B., *et al.* Erythema multiforme associated with autoreactivity to 17 hydroxyprogesterone. *Dermatologica* 1990; **26**: 159–162.
33. Cheesman, K. L., Gaynor, L. V., Chatterton, R. T.Jr., *et al.* Identification of a 17-hydroxyprogesterone-binding immunoglobulin in the serum of a woman with periodic rashes. *J. Clin. Endocrinol. Metab.* 1982; **55**: 597–599.
34. Nabai, H. and Rahbari, H. Autoimmune progesterone dermatitis treated with tamoxifen. *Cutis* 1994; **54**: 161–162.
34. Nabai, H. and Rahbari, H. Autoimmune progesterone dermatitis treated with tamoxifen. *Cutis* 1994; **54**: 161–162.
35. Shahar, E., Bergman, R. and Pollack, S. Autoimmune progesterone dermatitis: effective prophylactic treatment with danazol. *Int. J. Dermatol.* 1997; **36**: 708–711.
36. Ródenas, J. M., Herranz, M. T., and Tercedor, J. Autoimmune progesterone dermatitis: treatment with oophorectony. *Br. J. Dermatol.* 1998; **139**: 508–511.
37. Yee, K. C. and Cunliffe, W. J. Progesterone-induced urticaria: response to buserelin. *Br. J. Dermatol.* 1994; **130**: 121–123.
38. Hasselquist, M. B., Goldberg, N., Schroeter, A. *et al.* Isolation and characterisation of the estrogen receptor in human skin. *J. Clin. Endocrinol. Metab.* 1980; **50**: 76–82.
39. Lee, A. Y., Lee, K. H. and Lim, Y. G. Oestrogen urticaria associated with pregnancy. *Br. J. Dermatol.* 1999; **141**: 774.

第 3 章

妊娠期皮肤的生理性改变

Samantha Vaughan Jones

妊娠可引起皮肤、毛发和指（趾）甲的一系列生理性改变，识别这些变化非常重要，可以避免与真正的皮肤病混淆。这些生理性改变可分为以下几类（表 3.1）。

色素沉着

约 90% 的妊娠期妇女发生局部或全身的色素沉着，肤色深的孕妇变化较肤色浅的孕妇变化更为显著。最常见的部位是下腹部腹中线，即白线颜色变黑；这在产科教科书中被列为妊娠的早期改变。但这一现象在妊娠最初几个月内可能并不明显，尤其是在初次妊娠时。变黑的中线一般自耻骨联合至脐部，并可向上延伸到剑突（图 3.1 至 3.4）。再次妊娠者出现的时间较初次妊娠者早。

乳头和乳晕（见图 3.2 至 3.4）以及外生殖器和腋窝（图 3.5）也发生色素沉着。有些孕妇颈部会变黑（图 3.6），使其受到很大困扰，但同其他妊娠期色素沉着改变一样，这些色素产后会逐渐减退。妊娠纹（“牵拉纹”）很常见，而且在敏感个体，妊娠纹与其他瘢痕、痣和斑点一样颜色会变深（图 3.7），产后将逐渐减退。妊娠期还可能发生外阴黑变病（图 3.8），目前认为黑色素生成增加的现象是由 α - 和 β - 黑素细胞刺激素（melanocyte-stimulating hormone，MSH）、β - 内啡肽、雌激素和孕激素水平升高所致[1]。

表3.1　皮肤、毛发和指（趾）甲的生理性变化

色素沉着过多	毛发和指（趾）甲的变化
黑斑病	血管的变化
膨胀纹	顶浆分泌腺/外分泌腺的活性
妊娠性瘙痒症	免疫性皮肤变化

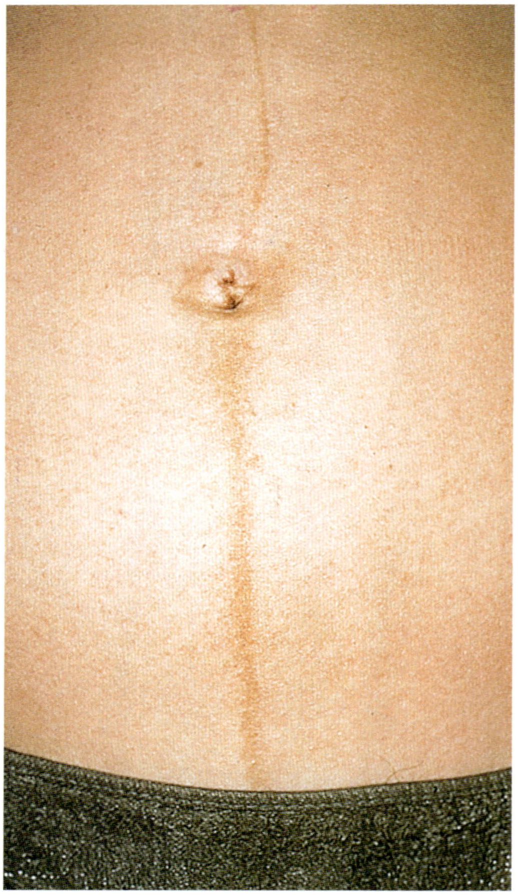

图 3.1 色素沉着。妊娠期腹白线自耻骨联合至胸骨剑突颜色变深。(Reproduced from C. M. Lawrence and N. H. Cox Color Atlas and Text of Physical Signs in Dermatology (Fig. 6.28), Wolfe, London, 1993.)

某些肤色较深的人（男性和女性）在上臂外部和（或）腿的后部有色素分界线（也被称为 Voigt 或 Futcher 线），这一现象往往在妊娠期当全身的色素沉着使其变得更明显时才被发现（图 3.9 和 3.10）。

黑斑病

黑斑病（过去称为黄褐斑或“妊娠面斑”）是指面部对称性斑状色素沉着过多（图 3.11），根据色素沉着的分布可表现为三种形式：位于面部中央、两侧颊部或下颌部。虽然颊部黑斑病最为典型，但大多数患者整个面部中央均受累，包括前额、面颊、上唇、鼻部和下颌部。3/4 的孕妇于孕中期发生黑斑病，其中 1/3 的患者服用过口服避孕药（oral contraceptive pills, OCP）。目前认为黑斑病是由激素变化引起的，日晒可使其加重，常于妊娠后或停用口服避孕药一年后消退。在组织学方面，可于表皮或真皮巨噬细胞内见到过多的黑色素沉积[2]。

不论是由妊娠还是由使用含雌激素的口服避孕药引起的黑斑病，在大约 30% 的患者，病变将持续存在。产后，局部使用氢醌软膏和维 A 酸对表皮色素（Wood 灯试验可使之明显）进行漂白治疗效果最佳。孕期的治疗应包括：使用防晒指数高的防晒霜、避免紫外线

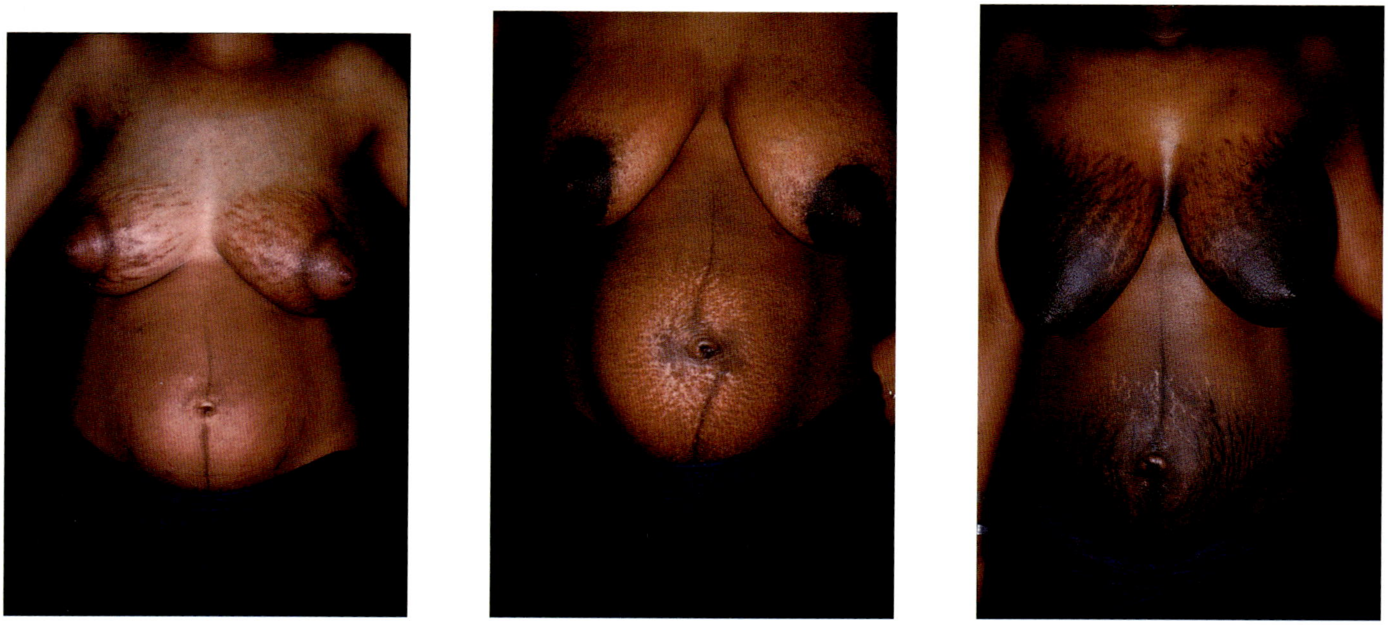

图 3.2-3.4 色素沉着。非裔美国女性分娩后三种不同的皮肤颜色变深形式。注意腹部和乳房的皮纹不同，腹白线、乳头和乳晕的形式、色素沉着也不同。

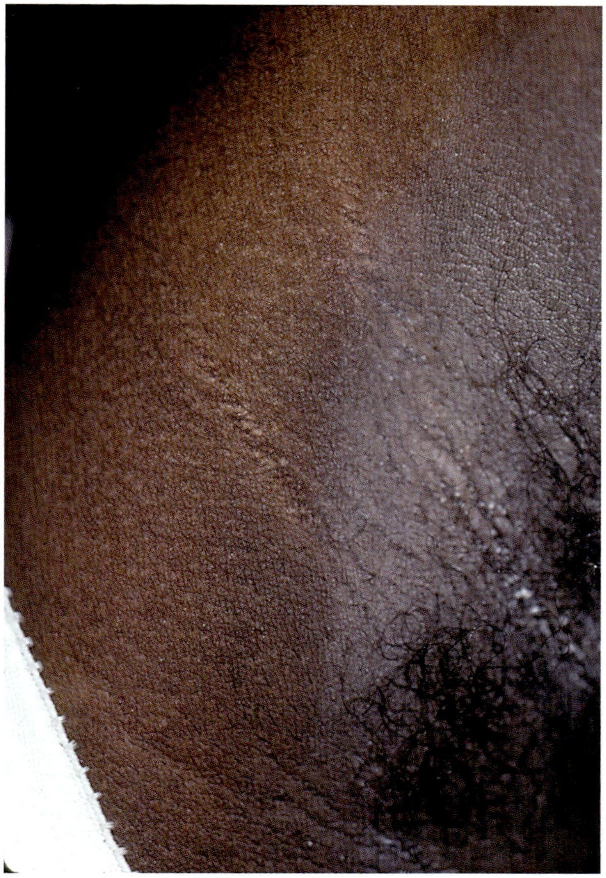

图 3.5 色素沉着。另一位非裔美国女性的腋部发生的假性棘皮病性色素沉着，同时其外阴皮肤颜色变深。

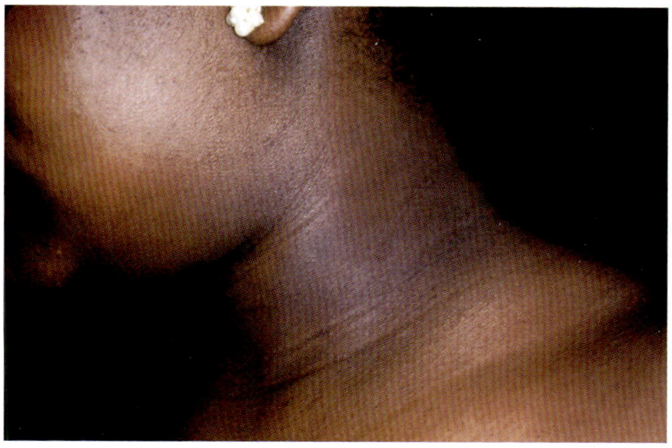

图 3.6 色素沉着。一位非裔美国女性的颈部颜色变黑，这在一些女性会产生美容方面的困扰，但可以逐渐减退。

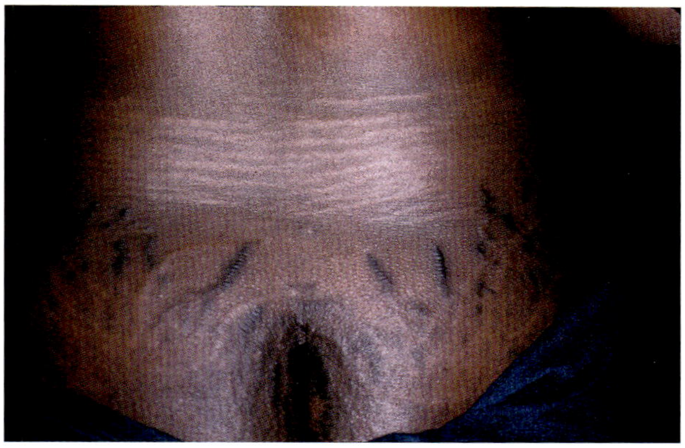

图 3.7 膨胀纹。妊娠期间新产生的皮纹发生色素沉着，既往陈旧的皮纹呈现灰色。

照射和避免使用具有刺激性的化妆品。

膨胀纹

几乎所有孕妇于妊娠中、晚期都会出现膨胀纹，也称为牵拉纹。膨胀纹是指出现于腹部、乳房、臀部、大腿和腹股沟的垂直于皮肤张力线的线形的、粉色或紫色萎缩性条纹（图 3.12 和 3.13）。同样的皮纹也可见于 Cushing 综合征、类固醇治疗和体重迅速变化者。膨胀纹在黑人和亚裔妇女中少见，可能有家族素因[3]。典型的红色条纹随着时间延长会逐渐变为肤色或灰白色（局部用或不用各类软膏），虽然产后萎缩线可变细，但不会完全消失。其表面局部外用 0.1% 或 0.025% 的维 A 酸软膏是否有效尚有争议，文献报道的结论不一[4,5]。孕期禁用维 A 酸类药物，其应用也可能产生刺激反应。

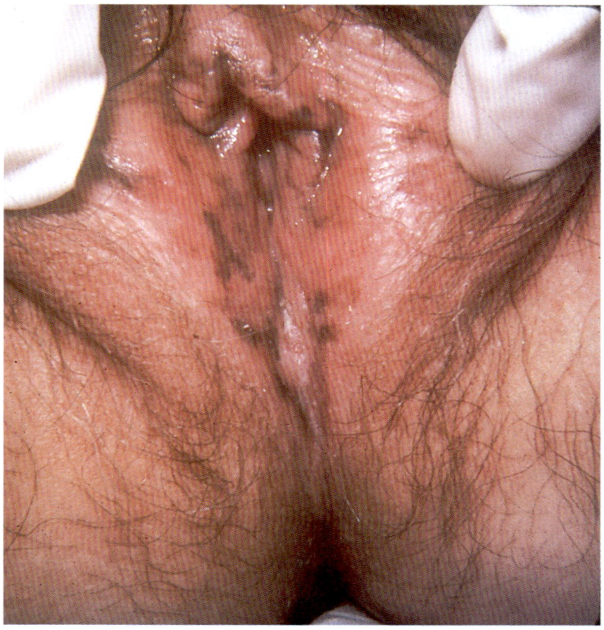

图 3.8 外阴黑变病。这一良性变化出现于妊娠期，无需治疗。

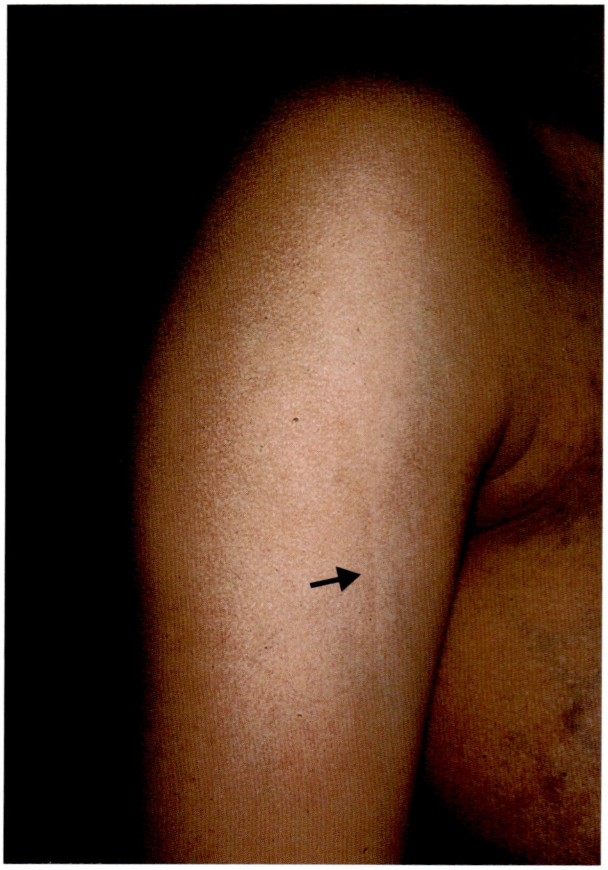

图 3.9 色素沉着性分界线。这一现象可见于上臂，于妊娠期变得更为显著。

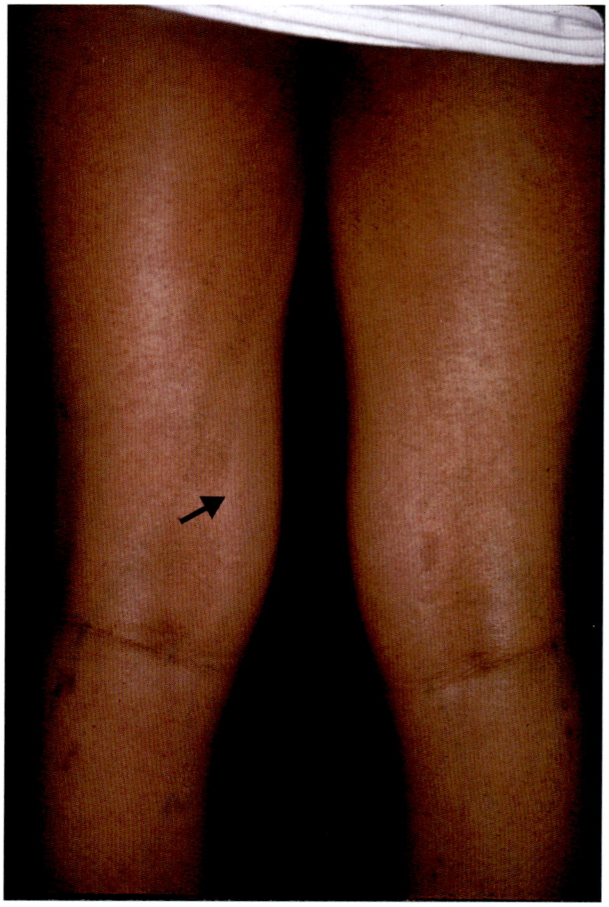

图 3.10 色素沉着性分界线。这些线也被称为 Voigt 或 Futcher 线，可见于腿后面，一般于妊娠期颜色变深时才被患者发现。

毛发和指（趾）甲的变化

大多数妊娠妇女可见体毛过度生长，这一现象在肤色较黑和（或）体毛较多的妇女更为明显。这一现象被认为是由于孕期卵巢产生的雄激素增加所致。众多短的软毛会使皮肤呈现“多毛”的外观，这种现象将于产后随着静止期脱发的发生而消失。如产后持续存在明显的多毛现象，应考虑是否存在多囊卵巢综合征和分泌雄激素的卵巢肿瘤。治疗是为了使患者放心，必要时可于产后进行美容去毛治疗（如脱毛膏、电解或红宝石激光治疗）。

静止期脱发可导致产后大约 1 ~ 5 个月的脱发，在新发再生前可持续 1 年或 1 年以上 [6]（图 3.14）。对此现象最好的解释是妊娠影响了正常的头发脱落周期，使较多头发于孕期保持于生长期。直至分娩前，由于进入静止（脱落）期的头发减少，头发生长得比较厚密 [6]。分娩后，毛囊迅速恢复其正常的头发脱落周期，因而导致过多的头发脱发。在大多数患者，这种脱发是均匀的，但少数可仅发生于顶额部，类似于男性的脱发，但患者不会发生秃发。

指甲的变化通常开始于早孕期，可见指甲变脆、变软，且生长较快。孕期还可见指甲出现横或纵沟及远端甲剥离，但这些变化的发生机制尚不清楚。此外，有报道称可见纵行的黑甲现象 [7]。

血管变化

妊娠期妇女的血管系统会发生明显的变化以适应胎儿及其生长。孕妇的血容量、血管扩张性、毛细血管通透性和新生血管形成能力均明显增加 [8]。黏膜部位（图 3.15 和 3.16）或手指（脚趾）可发生化脓性肉

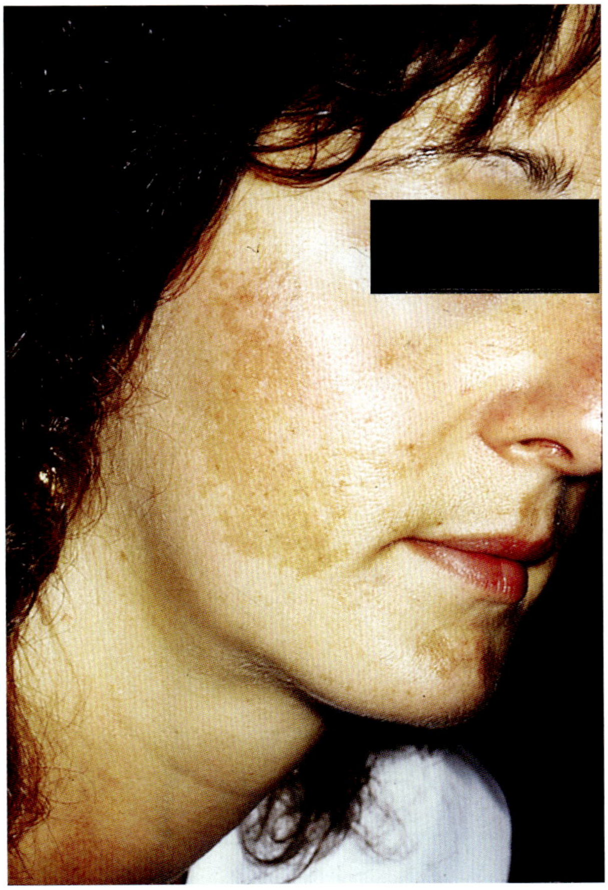

图 3.11 黑斑病。典型的“妊娠面斑”位于面部中央。(Reproduced from C. M. Lawrence and N. H. Cox Color Atlas and Text of Physical Signs in Dermatology (Fig. 6.27), Wolfe, London, 1993.)

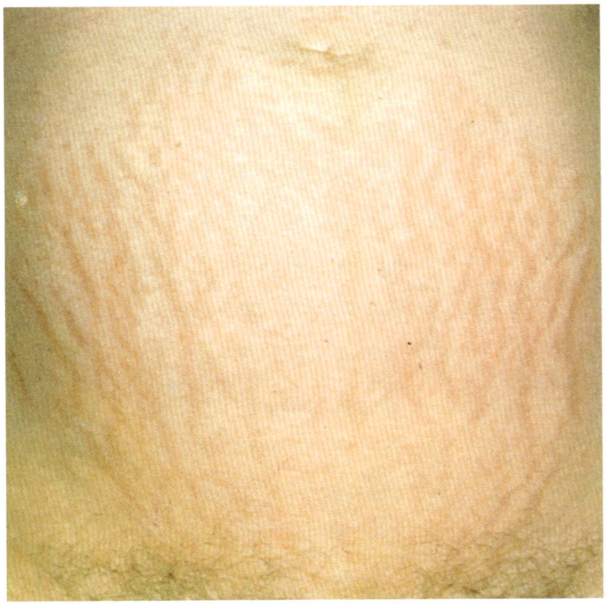

图 3.12 膨胀纹。位于浅肤色妇女腹部的皮纹或牵拉纹。(Reproduced from G. M. Levene and C. D. Calnan Color Atlas of Dermatology (Fig. 464), Mosby-Wolfe, London, 1994.)

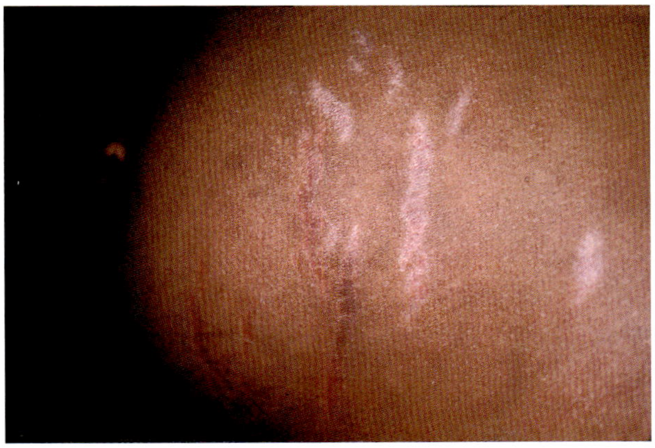

图 3.13 膨胀纹。一位非裔美国女性的无色素性皮纹。

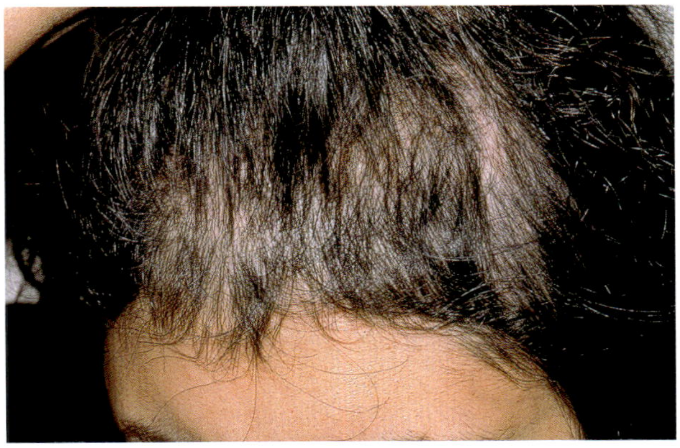

图 3.14 静止期脱发。

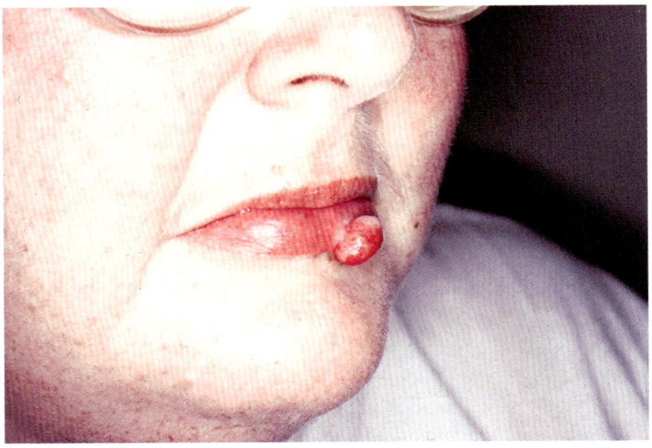

图 3.15 唇部化脓性肉芽肿。

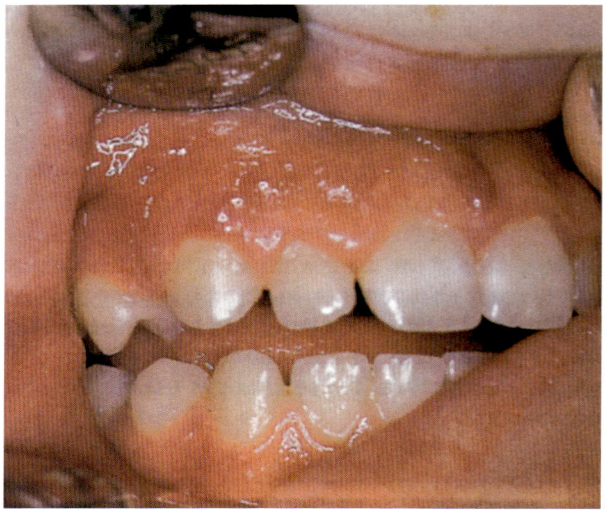

图 3.16 牙龈化脓性肉芽肿。(Reproduced from W. R. Tyldesley Color Atlas of Oral Medicine (Fig. 146), Mosby-Wolfe, London, 1994.)

芽肿。近半数孕妇会出现静脉曲张（图 3.17），尤其是在肛周区域（痔）和腿部，腿和踝关节水肿也较为常见，并可伴有手和眼睑的肿胀。对于腿部的静脉曲张和肿胀，可通过抬高下肢和穿弹力袜来缓解。患者也应尽量避免长时间站立或久坐。

蜘蛛样血管瘤（蜘蛛痣）常见于早孕期和中孕期，可出现于躯干上部，其中央为红斑伴放射状分支，较易识别，可见于 2/3 的妊娠期白人妇女（图 3.18）。红掌也较为常见，可见于同样比例的患者，多位于大鱼际或小鱼际(图 3.19)。目前，二者的发生机制尚不清楚，据认为可能与雌激素或血管生成因子相关。这些变化通常于产后消失。单侧的痣样毛细血管扩张综合征为表皮蜘蛛痣聚集所形成，多位于颜面和颈部，可见于妊娠期、酒精肝病和口服避孕药治疗过程中[9,10]。

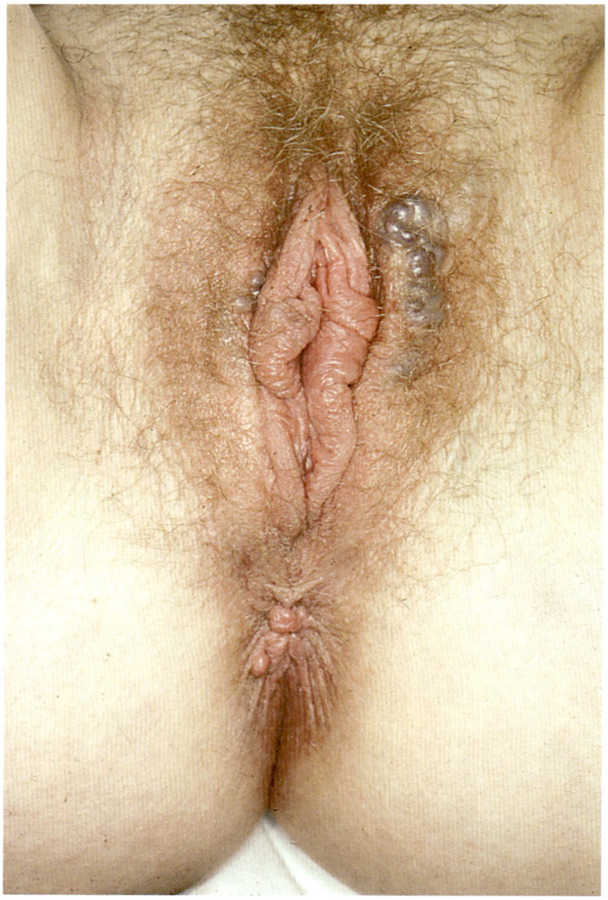

图 3.17 发生于妊娠期的痔和外阴静脉曲张。

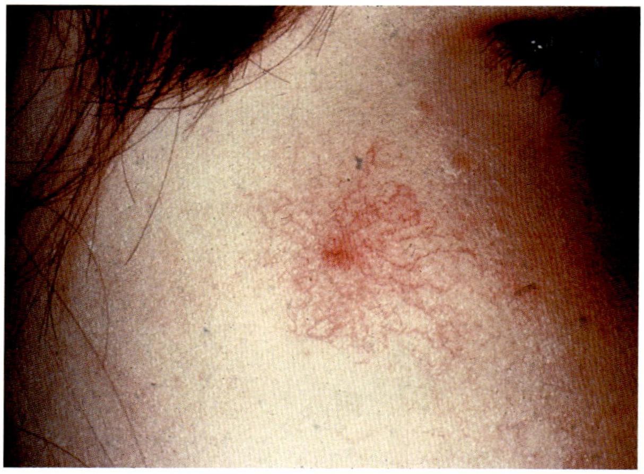

图 3.18 蜘蛛痣。

外分泌腺/顶浆分泌腺活性

妊娠期外分泌腺活性增强，可导致多汗症和汗疱湿疹发生增多；而顶浆分泌腺活性降低，因而 Fox-Fordyce 病（汗腺毛囊角化病）和化脓性汗腺炎常得到缓解。皮脂腺的活性也增强，尤其是在孕晚期，可导致寻常痤疮发生和加重。孕期皮脂分泌率增加并于产后恢复正常[11]。在早孕期，30% ~ 50% 的孕妇的乳晕处可见棕色丘疹，即蒙氏结节，是由皮脂腺增生所致，于产后消失。

免疫系统的变化

妊娠期孕妇的免疫系统将发生一些重要变化，以使胎儿存活。这些变化也是妊娠对皮肤的影响以及妊

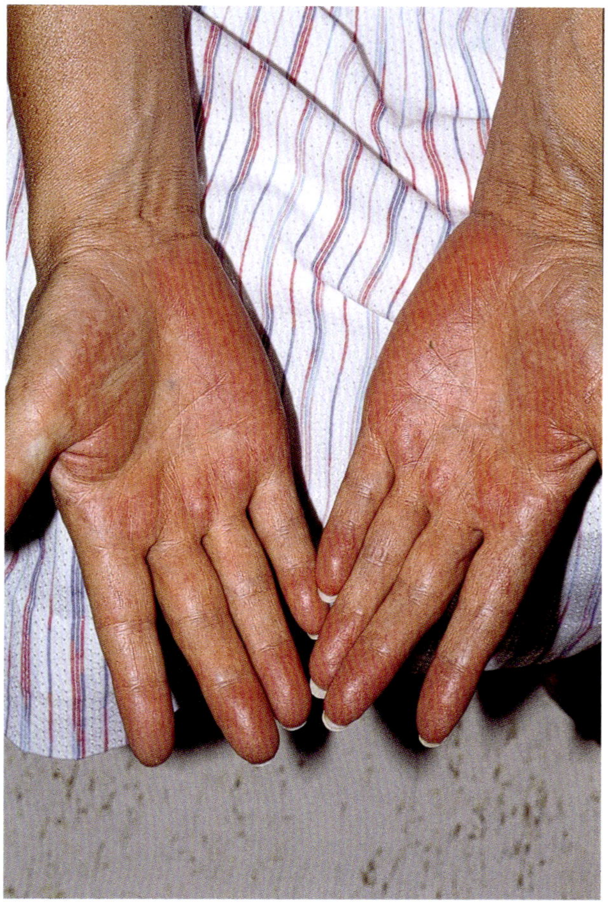

图 3.19 掌红斑。

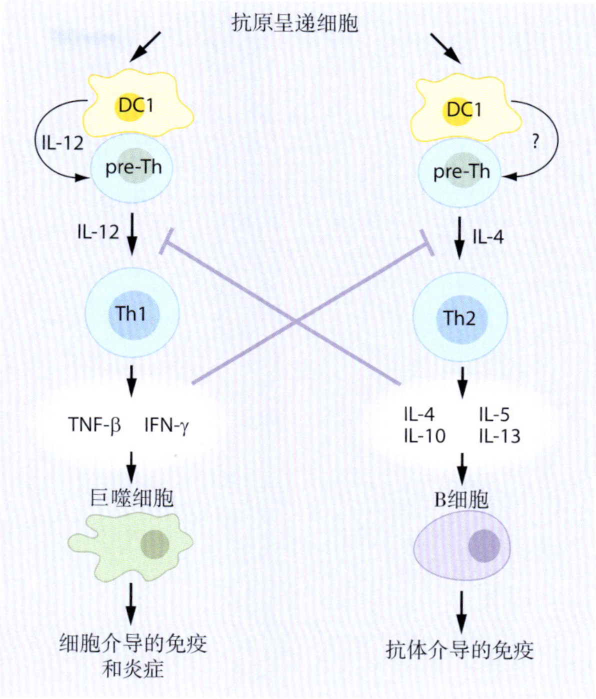

图 3.20 显示 Th1 和 Th2 通路和负反馈的线图。

娠期孕妇对某些皮肤病易感性增强的原因。

Th2（$CD4^+$ 细胞亚型）细胞因子与抗体应答相关，提示 Th2 型细胞因子在母体免疫应答的调节中占主导地位。多种白介素（IL-3、IL-4、IL-5、IL-10 和 IL-13）都是 Th2 细胞因子。动物研究表明，这些细胞因子在整个孕期的胎盘组织中都可检测到。IL-10 可抑制 Th1 介导的细胞免疫。尽管存在父源性主要组织相容性复合体抗原，但胎盘内自 Th1 细胞因子向 Th2 细胞因子的转换可使胎儿耐受并存活[12]。同时也存在负反馈，以便 Th2 细胞因子可以抑制 Th1 细胞因子的产生（图 3.20）。

因此，妊娠期免疫应答主要为产生抗体，而非细胞介导的免疫反应，从而使胎儿（同种异体移植物）得以存活并避免发生排斥反应。这也许就是孕期自身免疫性皮肤病和皮肤感染发生率明显增加的原因。孕期常见银屑病（Th1 介导的）好转和特应性湿疹（Th2 介导的）加重也是源于免疫系统的这些变化。

参考文献

1. Wong, R. C. and Ellis, C. N. Physiologic skin changes in pregnancy. *J. Am. Acad. Dermatol.* 1984; **10**: 929–940.
2. Sanchez, N. P., Pathak, M. A., Sato, S., *et al.* Melasma: A clinical, light microscopic, ultrastructural and immunofluorescent study. *J. Am. Acad. Dermatol.* 1981; **4**: 698–710.
3. Chang, A. L. S., Agredano, Y. Z., and Kimball, A. B. Risk factors associated with striae gravidarum. *J. Am. Acad. Dermatol.* 2004; **51**: 881–885.
4. Elson, M. L. Treatment of striae distensae with topical tretinoin, *Dermatol. Surg. Oncol.* 1990; **16**: 267–270.
5. Pribanich, S., Simpson, F. G., Held, B. *et al.* Low dose tretinoin does not improve striae distensae: a double blind, placebo-controlled study. *Cutis* 1994; **54**: 121–124.
6. Winton, G. B. Skin diseases aggravated by pregnancy *J. Am. Acad. Dermatol.* 1989; **20**: 1–13.
7. Fryer, J. M. and Werth, V. P. Pregnancy-associated hyperpigmentation: longitudinal melanonychia. *J. Am. Acad. Dermatol.* 1992; **26**: 493–494.

8. Chanco Turner, M. L. The skin in pregnancy. In Burrow, G. N. and Duffy, T. P. (eds) *Medical Complications During Pregnancy*, 5th edn, pp. 453–468. W. B. Saunders, Philadelphia, 1999.
9. Woollons, A. and Darley, C. R. Unilateral naevoid telangiectasia syndrome in pregnancy. *Clin. Exp. Dermatol.* 1996; **21**: 459–460.
10. Wilkin, J. K., Smith, J. G., Cullison, D. A. and *et al* Unilateral dermatomal superficial telangiectasia. Nine new cases and a review of unilateral dermatomal superficial telangiectasia, *J. Am. Acad. Dermatol.* 1983; **8**: 468–477.
11. Graham-Brown, R. A. C. Pregnancy, childbirth and the puerperium. In Rook, A., Wilkinson, D. S., and Ebling, F. J. G. *Textbook of Dermatology*, 6th edn. pp 3268–3275 Oxford: Blackwells; 1998; 3268–3275.
12. Garcia Gonzales, E., Ahued-Ahued, R., Arrayo, E., *et al.* Immunology of the cutaneous disorders of pregnancy. *Int. J. Dermatol.* 1999; **38**: 721–729.

第 4 章

妊娠期皮肤病的系统研究

Christina M. Ambros-Rudolph
Martin M. Black

引言

在妊娠过程中，皮肤病颇为常见。妊娠的生理体征（见第 3 章）常常包含皮肤和黏膜改变，后者有时能为妊娠提供有力证据。

虽然瘙痒是妊娠期皮肤病的首要症状，然而瘙痒本身对于诊断意义不大。因此，为了确立诊断或排除共存的其他皮肤病或感染的可能，需要采集全面的临床病史并进行详尽的体格检查。表 4.1 总结了妊娠期瘙痒症的临床意义。妊娠对其他皮肤疾病的影响将在第 10 章继续论述。本章着重阐述妊娠性特异性皮肤病的费解术语。

研究背景

妊娠性特异性皮肤病为一组与妊娠和（或）产后一段时间有关的异质性严重瘙痒性炎症性皮肤病。数十年来，其诊断混淆不清。1982 年前，随着几种描述相似临床症状的名字的出现（表 4.2 和 4.3），诊断术语更混乱 [1-10]。笔者广泛回顾了所有现有文献，全面研究了大量患者，涵盖了全部现有疾病病例。Holmes 和 Black 在 1982 年 [11] 和 1983[12] 年发表妊娠性特异性皮肤病的临床简化分类建议之前，也曾进行过类似的工作。他们的分类方法将妊娠性特异性皮肤病分为四类：(1) 妊娠性类天疱疮（妊娠疱疹）(PG)；(2) 妊娠性多形疹（PEP；亦称妊娠瘙痒性荨麻疹性丘疹和斑块，PUPPP)；(3) 妊娠期痒疹（PP)；(4) 妊娠期瘙痒性毛囊炎（PF)。美国倾向应用妊娠疱疹和 PUPPP 这些术语，而在欧洲 PG（强调自身免疫性发病机制，与疱疹病毒无关）和 PEP（突出形态学范畴）这些术语得到了更广泛接受。遗憾的是，除 PG 外，至今尚无鉴别妊娠性特异性皮肤病的可靠标准 [13]。

随着时间的推移，文献中报道的“新”病种不断涌现。但是迄今为止，

表4.1 妊娠瘙痒的临床提示

正常皮肤 （“妊娠瘙痒症”）
提前存在的皮肤情况
继发于妊娠的皮肤情况
妊娠期特殊皮肤病
妊娠类天疱疮(PG)
妊娠性多形疹 (PEP)
妊娠肝内胆汁淤积症 (ICP)
妊娠异位性皮损 (AEP)

表4.2 不同作者描述的妊娠期皮肤病的历史命名清单

疾病	参考	年
妊娠疱疹	Milton[1]	1872
疱疹样脓疱病	Hebra[2]	1872
妊娠痒疹	Besnier等[3]	1904
多形红斑	Gross[4]	1931
环形痒疹	Davis[5]	1941
妊娠毒血症皮疹	Bourne[6]	1962
妊娠丘疹性皮炎	Spangler等[7]	1962
妊娠早发性及迟发性痒疹	Nurse[8]	1968
妊娠期瘙痒性荨麻疹样丘疹及斑块	Lawley等[9]	1979
妊娠瘙痒性毛囊炎	Zoberman和Farmer[10]	1981

这些基本上仍然都是单个的病例报道。例如，疱疹样脓疱病当前被认为是脓疱性银屑病的一种亚型（见第10章）。Alcalay 等 [14] 建议用“妊娠性线性 IgM 皮肤病”这个术语，并报道了 1 例妊娠晚期出现强烈瘙痒的毛囊丘疹单个病例。真皮表皮交界处可检出线性 IgM 沉积，但后者在分娩后消失。然而从临床角度来看，该病例则恰好符合 PF 的分类。而且 Holm 和 Black 提出的简化分类法在国际上得到广泛认可 [13]。一项包含 3192 名有瘙痒症状的孕妇的前瞻性研究发现，依照这种分类方法，仅有 7 例严重病例不能进行特异性亚型归类 [15]。

1998 年 Shornick[16] 提议对 Holmes 和 Black 的分类方法进行了一些修订。他建议将 PF 归入 PP 组，因为原始报告 [17] 中所有 PF 患者均存在丘疹性皮炎，并且完全是依据其组织病理学特征划分的（即无菌性毛囊炎）。自有原始描述以后，PF 仅有少数病例报道，如今，丘疹性皮炎已被归入 PP 组。更重要的是，Shornick 进一步在其分类方法中纳入了妊娠性肝内胆汁淤积症（ICP，亦称孕期胆汁淤积）[16]。该病通常被妊娠性皮肤病分类方法遗漏，因为 ICP 本身不是一种原发性皮肤病，而是由于搔抓导致的继发性皮肤损害。Shornick 认为，没有把存在瘙痒和表皮脱落的丘疹的妊娠期妇女考虑为 ICP 的诊断，可能是因为术语解释上有问题 [16]。Roger 等 [15] 亦支持将 ICP 归入妊娠性皮肤病的分类中是十分重要的，他们在病例观察中发现，ICP 的高发病率与重大的胎儿风险和不良妊娠结局相关。作为一个重要的鉴别诊断，若诊断不及时或误诊，有可能导致胎儿风险增加，因此，将 ICP 纳入妊娠皮肤病分类是明智的。

学术界普遍认为，妊娠性类天疱疮、PEP 与 ICP 在免疫病理学、临床表现以及实验室检查方面均有本质不同，但 PP 组却不然。尽管自 Besnier 等 [3] 首次报道以来，PP 被反复强调可能与特应性相关，但 Holmes 和 Black[12] 已最先提出，PP 可能仅是特应性妊娠期妇女的瘙痒症的结果而不是一种疾病。但有趣的是，一项关于妊娠性瘙痒性皮肤病的前瞻性研究显示了特应性湿疹的高发性 [18]。在他们的包含 200 例患者的病例研究中，特应性湿疹是最常见的皮肤病，使其成为一个关键的鉴别诊断，而迄今为止，任何分类方法均未对此给予充分认识。

近期的一项对超过 500 例妊娠性瘙痒性皮肤病患者的回顾性研究表明，妊娠湿疹、PP 和 PF 三种疾病之间在临床表现和组织病理学改变上有明显重叠（共占全部统计病例的 50%）[19]。基于上述观察，所有有妊娠湿疹、PP 和 PF 的患者都可以概括为一种新的综合征，作者将其命名为“妊娠特应性皮炎”（AEP），列在“妊娠性多形疹”之后。与“妊娠期湿疹”或妊娠期痒疹（PP）以及妊娠期瘙痒性毛囊炎（PF）这类描述性术语相比，AEP 这个术语可以更精确地描述此类妊娠期疾病的多样性表现。其结果是形成了一种对妊娠性特异性皮肤病的新的、更合理的分类，即：

- 妊娠性类天疱疮
- 妊娠性多形疹
- 妊娠性肝内胆汁淤积症
- 妊娠性特应性皮炎

此外，还有许多皮肤病可能在妊娠期发病，且可

表4.3 妊娠期特殊皮肤病的鉴别诊断

诊断	临床表现	实验室检查	风险及并发症	治疗
妊娠类天疱疮（PG）（见第5章）	腹部（脐周受累）、手掌、足跖和其他地方的红斑、风团和水疱	直接免疫荧光阳性（皮肤基底膜带和羊膜）	母亲：不适和其他自身免疫疾病的风险增加； 胎儿：水疱，小体重初生儿	泼尼松［0.5～2 mg/（Kg·d）］，血浆去除术
妊娠多形性皮疹（PEP）（见第6章）	腹部丘疹荨麻疹性皮疹（通常位于腹纹，散在脐周），晚期多形性改变	直接免疫荧光阴性	无，除了母亲不适感以外	中强效外用皮质类固醇，± 口服抗组胺药
妊娠期肝内胆汁淤积症（ICP）（见第7章）	瘙痒，伴有其他因搔抓引起的继发性改变（抓痕-痒疹性损害）	直接免疫荧光阴性 血清总胆汁酸水平升高	母亲：不适感 胎儿：胎儿窘迫、早产、死胎	熊去氧胆酸［15 mg/kg·d］
妊娠期异位性皮损（AEP）(第8章)	20%原有的异位性皮炎加重；80%第一次出现异位性皮炎的损害（E型，P型）	直接免疫荧光阴性±血清总IgE水平升高	无，除了母亲不适感以外	中强效外用皮质类固醇，± 口服抗组胺药

能与妊娠期特异性皮肤病极为相似（表4.4），这些都应在鉴别诊断中考虑。

妊娠性瘙痒性皮肤病的系统研究

瘙痒是妊娠性特异性皮肤病的最主要症状，但也可见于正好发生于妊娠期的其他皮肤病，如荨麻疹、药疹、接触性皮炎、玫瑰糠疹和疥疮，这些都是需要首先排除的。然后，再对四种妊娠性特异性皮肤病进行鉴别。明确的诊断试验，即免疫荧光法和实验室检查仅适用于妊娠性类天疱疮和ICP。然而，对有严重瘙痒和皮损的孕妇需要进行快速临床病理学诊断并确定对胎儿可能造成的危害。最好能在首诊当日取得实验室和活组织检查报告之前作出诊断。一项大样本回顾性分析显示以下显著性差异有利于鉴别[19]。在PEP患者中，初次妊娠和多胎妊娠者尤为多见。ICP患者常有既往妊娠过程中发生的类似皮损史。ICP是唯一一种瘙痒为唯一的临床表现、随后所有患者出现特有的继发性皮损的疾病。尽管妊娠性类天疱疮、PEP以及ICP特征性地出现于妊娠晚期，AEP的起病明显提前，75%的患者在妊娠晚期之前发病。最后从累及部位分析，腹部皮损主要见于妊娠性类天疱疮和PEP，而肢端皮损以ICP患者居多，AEP累及躯干和四肢者大致相等。

表4.4 可能模拟妊娠期皮肤病的常见皮肤疾病

疾病	临床表现
过敏性	
荨麻疹	不出现水疱，皮疹为一过性
药疹	药物摄入史
接触性皮炎	皮疹外观，过敏原过敏史
常见皮疹	
玫瑰糠疹	躯干上的长椭圆形的轻度鳞屑性斑块，“母斑”见于发疹前1～2周。表现可与二期梅毒高度类似；考虑梅毒血清学检测。
结节性红斑	胫前和小腿压痛性结节，偶尔见于妊娠期
痱子	“汗疹”，酷热天气中位于四肢或躯干的小水疱
昆虫叮咬及疥疮	蚤咬通常位于腿部，在敏感性患者中可表现为水疱。疥疮可于指蹼间、肘部和皱褶部位出现线状丘疹

结论

毫无疑问，妊娠性特异性皮肤病仍有许多发病机制有待阐明。鉴于这种情况，笔者建议使用简化的临床分类法。笔者亦曾尝试设计用以指导妊娠性特异性皮肤病的鉴别诊断、检查和治疗流程图（图4.1）[19]。

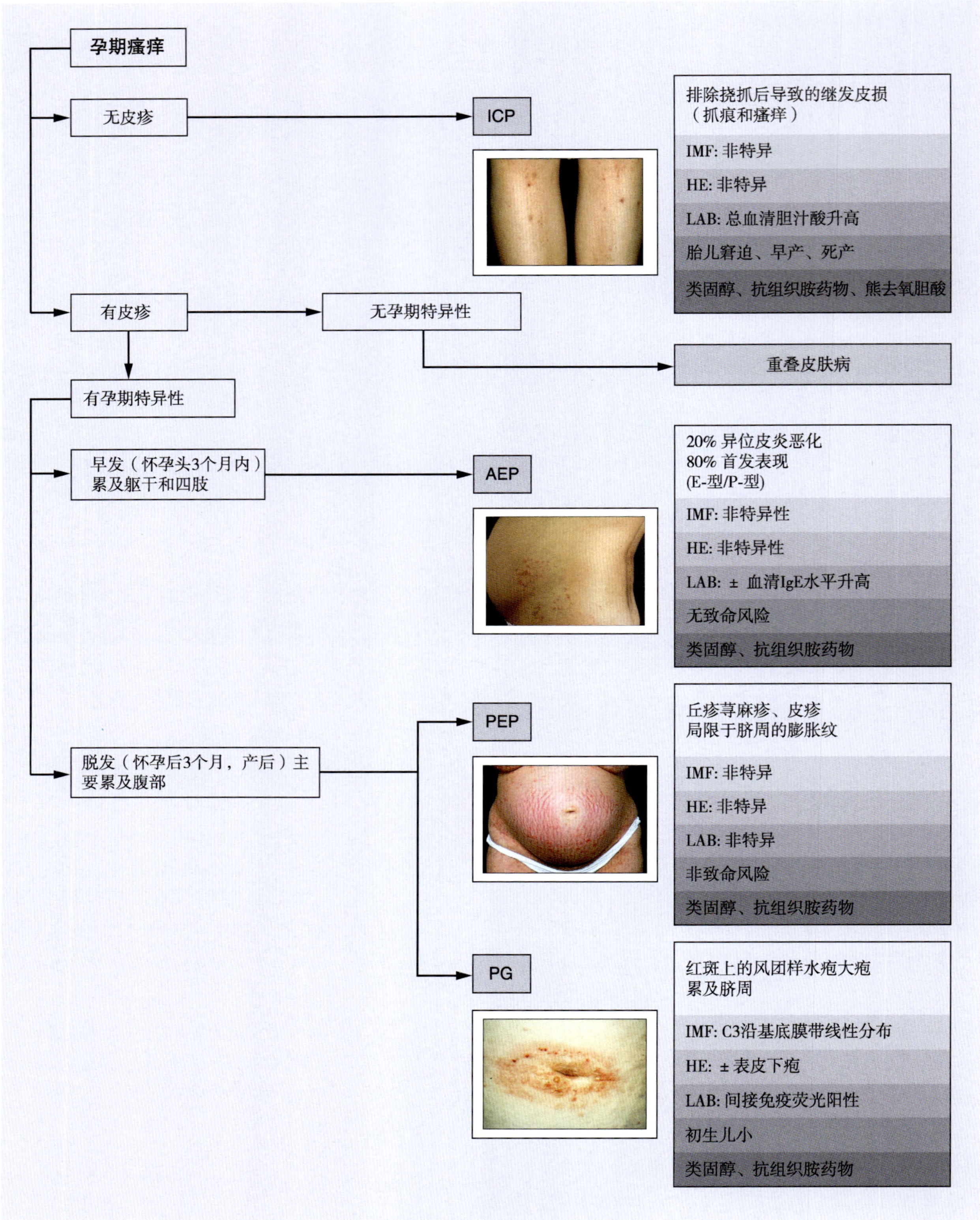

图 4.1 伴有妊娠期瘙痒性疾病的诊断流程[19]。ICP：妊娠期肝内胆汁淤积症；AEP：妊娠期异位性皮疹；PEP：妊娠多形性皮疹；PG：妊娠类天疱疮；IMF：免疫荧光；HE：组织病理；LAB：实验室检查。

这将为患者的管理提供足够的临床诊断信息。以下章节将针对各型妊娠性特异性皮肤病做详细介绍。

参考文献

1. Milton, J. L. *The Pathology and Treatment of Disease of the Skin*, p. 205. Robert Hardwicke, London, 1872.
2. Hebra, F. Herpes impetiginiformis. *Lancet* 1872; **i**: 399–400.
3. Besnier, E., Brocq, L., and Jacquet, L. *La Pratique Dermatologique*, p. 75. Masson, Paris, 1904.
4. Gross, P. Erythema multiforme gestationis. *Arch. Dermatol. Syphilis* 1931; **23**: 567.
5. Davis, J. H. T. Prurigo annularis. *Br. J. Dermatol.* 1941; **53**: 143–145.
6. Bourne, G. Toxaemic rash of pregnancy. *Proc. R. Soc. Med.* 1962; **55**: 462–464.
7. Spangler, A. S., Reddy, W., Bardavil, W. A., *et al.* Papular dermatitis of pregnancy. *J.A.M.A.* 1962; **181**: 577–581.
8. Nurse, D. S. Prurigo of pregnancy. *Australas. J. Dermatol.* 1968; **9**: 258–267.
9. Lawley, T. J., Hertz, K. C., Wade, T. R., *et al.* Pruritic urticarial papules and plaques of pregnancy. *J.A.M.A.* 1979; **241**: 1696–1699.
10. Zoberman, E. and Farmer, E. R. Pruritic folliculitis of pregnancy. *Arch. Dermatol.* 1981; **117**: 20–22.
11. Holmes, R. C. and Black, M. M. The specific dermatoses of pregnancy: a reappraisal with special emphasis on a proposed simplified clinical classification. *Clin. Exp. Dermatol.* 1982; **7**: 65–73.
12. Holmes, R. C. and Black, M. M. The specific dermatoses of pregnancy. *J. Am. Acad. Dermatol* 1983; **7**: 104–110.
13. Borradori, L. and Saurat, J. H. Specific dermatoses of pregnancy: towards a comprehensive view? *Arch. Dermatol* 1994; **130**: 778–780.
14. Alcalay, J., Ingber, A., Hazaz, B., *et al.* Linear IgM dermatosis of pregnancy. *J. Am. Acad. Dermatol* 1988; **18**: 412–415.
15. Roger, D., Vaillant, L., Fignon, A., *et al.* Specific pruritic diseases of pregnancy: a prospective study of 3192 pregnant women. *Arch. Dermatol.* 1994; **130**: 734–739.
16. Shornick, J. K. Dermatoses of pregnancy, *Semin. Cutan. Med. Surg.* 1998; **17**: 172–181.
17. Zoberman, E. and Farmer, E. R. Pruritic folliculitis of pregnancy. *Arch. Dermatol.* 1981; **117**: 20–22.
18. Vaughan Jones, S. A., Hern, S., Nelson-Piercy, C., *et al.* A prospective study of 200 women with dermatoses of pregnancy correlating the clinical findings with hormonal and immunopathological profiles. *Br. J. Dermatol.* 1999; **141**: 71–81.
19. Ambros-Rudolph, C. M., Müllegger, R. R., Vaughan Jones, S. A., *et al.* The specific dermatoses of pregnancy revisited and reclassified: results of a retrospective two-center study on 505 pregnant patients. *J. Am. Acad. Dermatol.* 2006; **54**: 395–404.

第 5 章

妊娠性类天疱疮（妊娠疱疹）

Rachel E. Jenkins
Jeff Shornick

病因学

妊娠性类天疱疮（PG）是发生于妊娠期和产褥期的一种罕见的自身免疫性大疱性疾病，偶尔与滋养细胞肿瘤、葡萄胎和绒毛膜癌有关[1]。组织学上该病曾有多个命名，1872 年，Milton 首先应用了“妊娠疱疹”这个术语（表 5.1）。从临床和免疫病理学角度看，妊娠性类天疱疮与大疱类疾病的类天疱疮密切相关，因此，“妊娠性类天疱疮”这个命名比“妊娠疱疹”更确切，因为后者可能会与病毒性疾病混淆。尽管与疱疹样皮损临床表现类似，妊娠性类天疱疮迄今未见病毒感染的证据。

临床特征

妊娠性类天疱疮在孕妇中的发病率约为 1/ 4 万～ 1/ 6 万[1]。尽管有研究表明，在不同人群中，其发病率可能随人白细胞抗原（HLA）-DR3

表5.1　妊娠性类天疱疮的历史术语

术语	初始证据
子痫天疱疮	von Martius，1829
瘙痒性天疱疮	Chausit，1852
环状大疱性疱疹	Wilson，1867
癔症性天疱疮	Hebra，1868
妊娠疱疹	Milton，1872
妊娠性多形性皮炎	Allen，1889
妊娠性类天疱疮	Holmes 和 Black，1982

和 DR4 的不同而不同，该病未见种族差异性[2]。

起病情况

妊娠性类天疱疮可在妊娠第 9 周至产后 1 周的任何时间起病，但以孕中晚期多见。约 18% 始发于妊娠早期，34% 始发于妊娠中期，另有 34% 始发于妊娠晚期[3]。另有 14% 始发于产褥期，其皮疹可能为“暴发性的”，若起病迟于产后第 3 天，则妊娠性类天疱疮的诊断会非常困难[3]。若皮损早现且色泽鲜明，则表示疾病复发。妊娠中期起病者，往往在产前最后几周获得相对缓解，但在产后急性加重[1,3,4]。

少数妊娠性类天疱疮患者在以后的妊娠中免于发作。这种“略过性妊娠”的发生率约为 8%，但是基于现有数据的前瞻性分析仍无法预期是否会发病[3]。然而，毫无疑问，复发不是绝对的。既往研究认为，此种妊娠（“略过性妊娠”）可能更多见于更换性伴侣之后或当母婴 HLA-D 位点完全相容时，但是，此推论并不绝对[1,5]。

皮疹特征

妊娠性类天疱疮的典型临床表现为瘙痒、红斑、风团丘疹和斑块，继而可出现靶样皮损，最后发展成单环状或多环状水疱。在瘙痒发生后数日至数周内，皮损在皮肤红斑基础上进展为簇状水疱、大疱。临床上未受累的皮肤上可出现新大疱。疱壁常紧张，内含浆液；脓疱虽少见，但亦可出现。在 90% 的患者，皮损最初仅限于脐周（图 5.1 至 5.3），随后扩展至腹部（图 5.4 至 5.6）、大腿（图 5.7）、手掌和足底（图 5.8）[3]。随后皮疹常泛发并蔓延，但面部（图 5.9）和口腔黏膜一般不受累。水疱倾向于先行消退，红斑会持续更久。若无继发感染，皮损消退后一般不留瘢痕。

自然病史

在少数患者，在妊娠后期皮损会自行消退，仅在分娩时发作。在 50% ~ 75% 的患者，妊娠性类天疱疮呈产后急性发作，主要在分娩后 24 ~ 48 小时之内。发作持续时间各异，多从数周至数月不等。一些患者甚至可持续 11 ~ 12 年[6]。

迁延至产后的妊娠性类天疱疮的病变持续时间是不确定的，且病变活动性与血清抗体滴度未见相关。病变消退后，常在月经期发作。部分妇女（20% ~ 50%）口服避孕药（雌激素类或孕激素类）可引起本病复发。

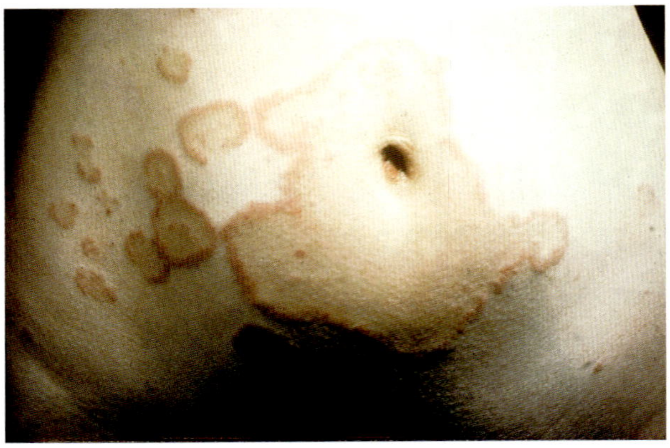

图 5.1 妊娠 28 周出现的早期妊娠性类天疱疮。瘙痒性多环状荨麻疹样皮损出现在脐周。

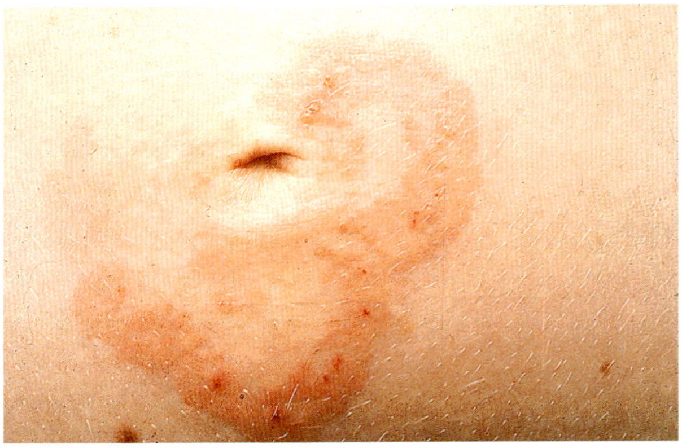

图 5.2 脐周的早期妊娠性类天疱疮。荨麻疹开始发展为小水疱。

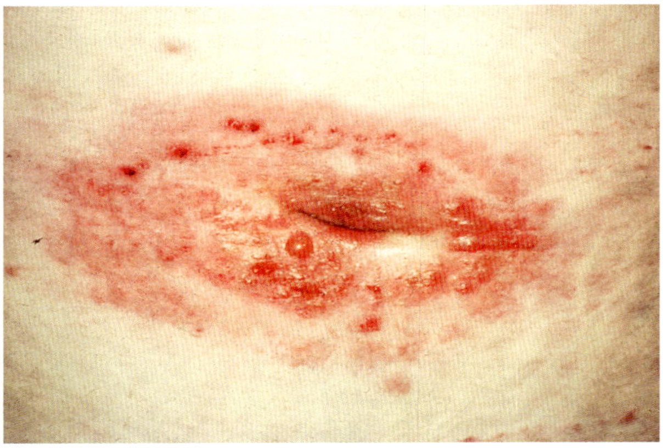

图 5.3 妊娠性类天疱疮。脐周出现明显的大疱。

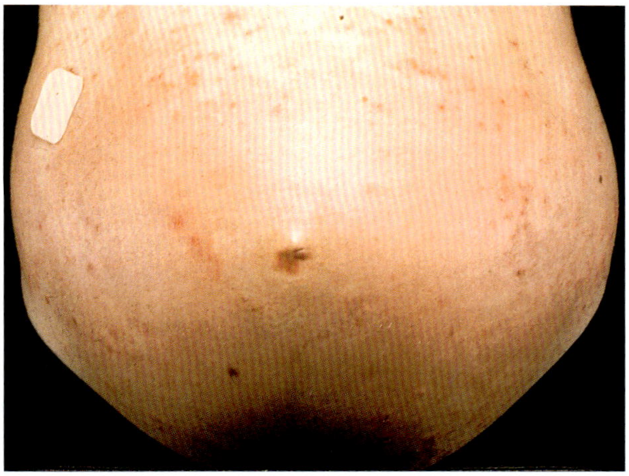

图 5.4 妊娠 34 周出现的妊娠性类天疱疮。瘙痒性荨麻疹样皮损出现在整个腹部。

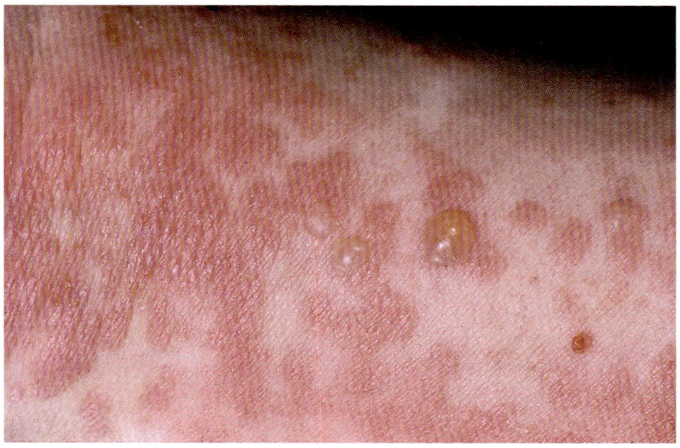

图 5.6 妊娠性类天疱疮。与图 5.5 为同一患者。风团样红斑区出现水疱。

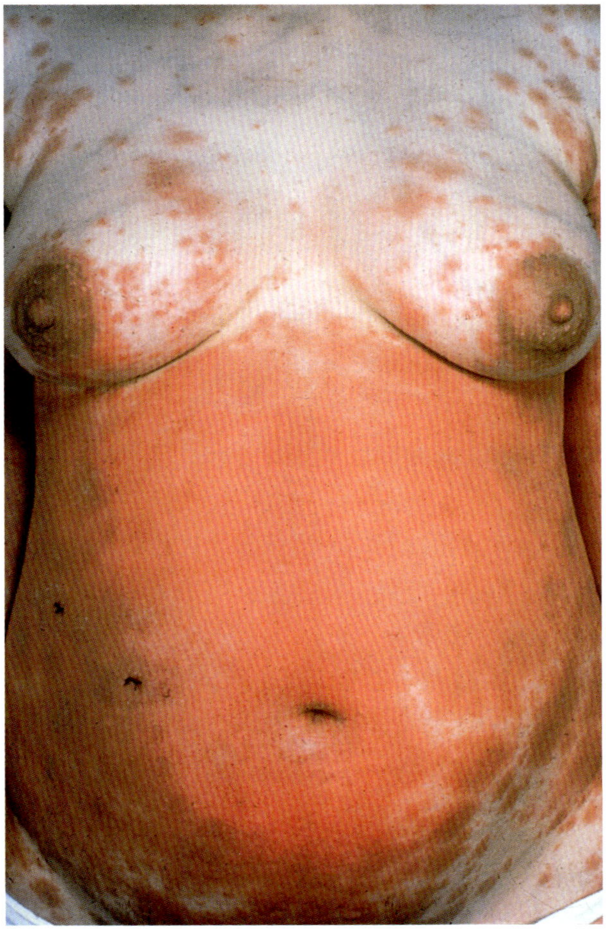

图 5.5 妊娠性类天疱疮。瘙痒性荨麻疹样皮损扩展至胸部。

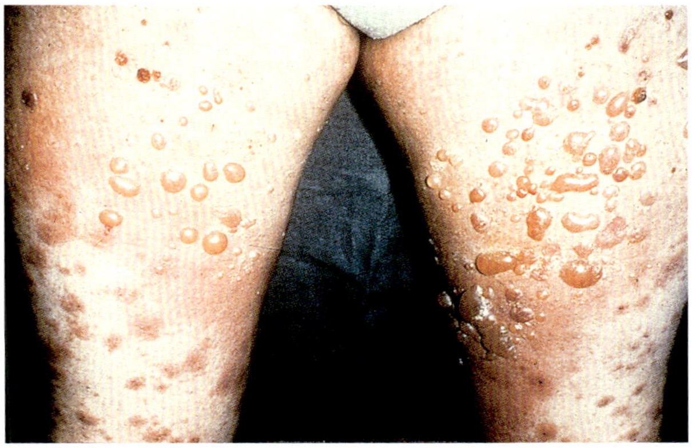

图 5.7 严重的妊娠性类天疱疮，发展至下肢前部。

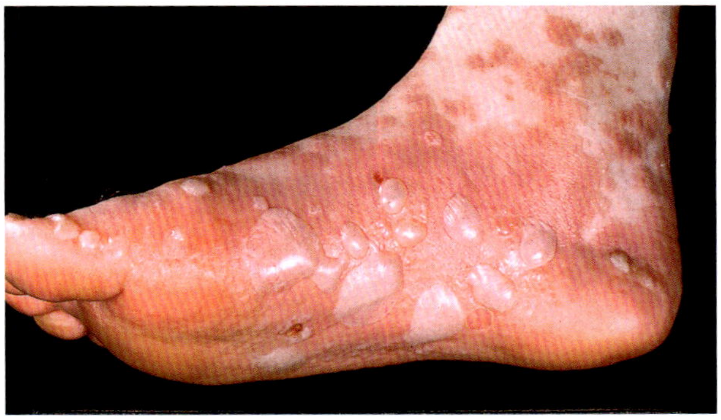

图 5.8 妊娠性类天疱疮。脚掌出现大泡。

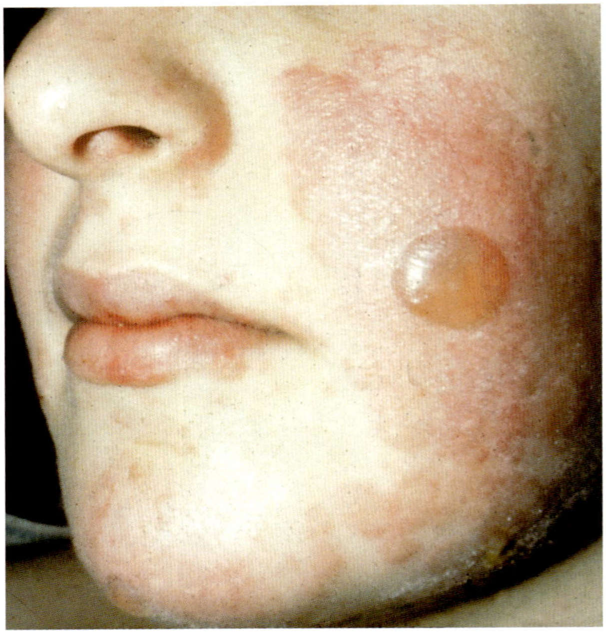

图 5.9 严重的妊娠性类天疱疮，面部出现大疱和荨麻疹样皮损。

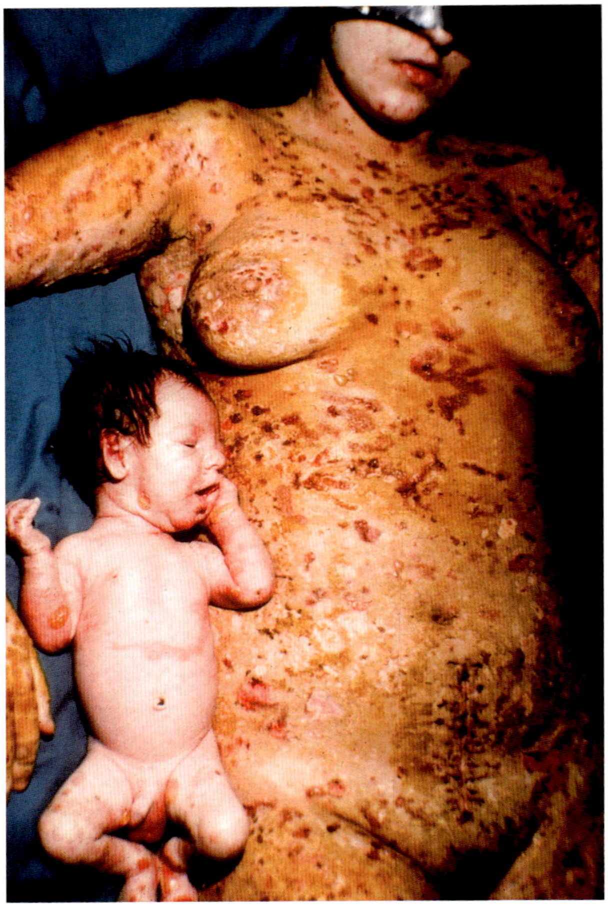

图 5.10 母婴传播。母亲患有严重妊娠性类天疱疮，但是新生儿仅出现轻微的一过性病变。（Courtesy of Professor Ernesto Bonifazi, Bari, Italy.）

与葡萄胎和绒毛膜癌的关系

妊娠性类天疱疮很少与诸如葡萄胎和绒毛膜癌的滋养细胞肿瘤有关[1]。后者常常是由于父方提供了双倍染色体导致的，因此既无胎儿组织也无羊膜[7]。有趣的是，至今未见男性类妊娠性类天疱疮样疾病患者并发绒毛膜癌的报道。这种恶性肿瘤相当常见，从生物化学角度看与正常妊娠类似。细胞遗传学研究表明，男性中绒毛膜癌的染色体也完全源自父方[7]。因此，胎盘组织在疾病发生发展过程中是必需的，而不仅是出现胚芽组织或真性胚胎。

胎儿和新生儿疾病

妊娠性类天疱疮孕妇所产婴儿中，大约 5% ~ 10% 患有皮肤损害[1]。一过性荨麻疹或水疱最为常见，可在 3 周左右内自行消退，据推测可能与转移的母亲抗体被分解代谢有关（图 5.10）。迄今为止，尚无受累母亲所生子女有长期后遗症的报道，亦无其他自身免疫疾病发病率增加的报道。

新生儿妊娠性类天疱疮是由于母体 IgG 抗基底膜区自身抗体的跨胎盘转运导致的。这些抗体可被证明存在于脐带血和胎儿皮肤中。尽管缺乏临床表现，但自从胎儿皮肤的直接免疫荧光测定常规呈阳性以来，亚临床疾病可能是很普遍的。到出生后 1 个月末，婴儿的皮肤活检样本是正常的，且循环中 IgG 抗基底膜区自身抗体不再能检测出来。

关于妊娠性类天疱疮是否与胎儿患病率或死亡率有关一直存在争论。1969 年 Kolodny 提出没有证据显示死产率或自然流产率的增加与妊娠性类天疱疮有关[8]。相反，Lawley 等[9]回顾了 41 例免疫学证实的妊娠性类天疱疮病例，报告其胎儿患病率或死亡率增加。然而，这个回顾研究主要是基于已报道的病例。一项包括 50 例患有妊娠性类天疱疮的孕妇的研究表明，小于胎龄儿发生率轻微增加，并且因为这种婴儿的患病率和死亡率增高，作者推断妊娠性类天疱疮孕妇的胎儿预后欠佳。一项近期的大样本研究发现，没有证据证明自然流产率或死亡率增加，但确实有证据证明，早产和小于胎龄儿增加。这些结果与轻度胎盘功能失调相符。

与自身免疫疾病的关系

少数妊娠性类天疱疮患者可合并其他自身免疫性疾病（如斑秃、Crohn 病），但并不常见。然而，近期一项包含 87 例妊娠性类天疱疮患者的研究报告，13.8% 的妊娠性类天疱疮患者合并有 Graves 病[3]（图 5.11）。作为一种 DR3 相关疾病，Graves 病在女性中的发病率为 0.4%。该研究还证实，妊娠性类天疱疮患者的其他自身抗体滴度亦呈轻度上升，包括抗甲状腺抗体和抗血小板抗体。另外，在妊娠性类天疱疮患者的亲属中，自身免疫疾病的发病率高达 25%，尤其是 Graves 病、桥本甲状腺炎和恶性贫血[12]。

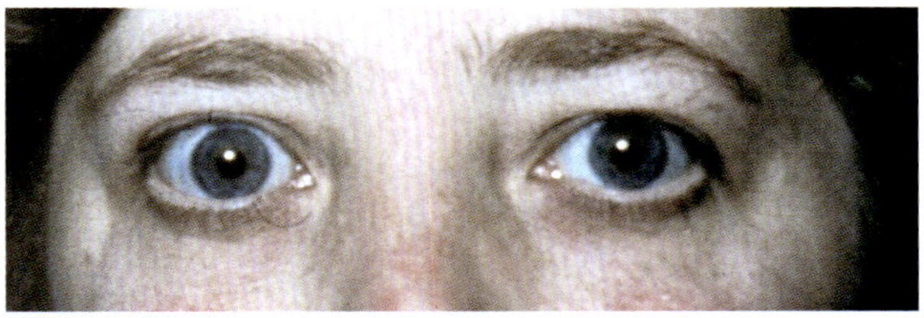

图 5.11 甲状腺毒症（Graves 病），与图 5.9 为同一患者。严重妊娠性类天疱疮出现 10 年后发生甲状腺功能亢进。

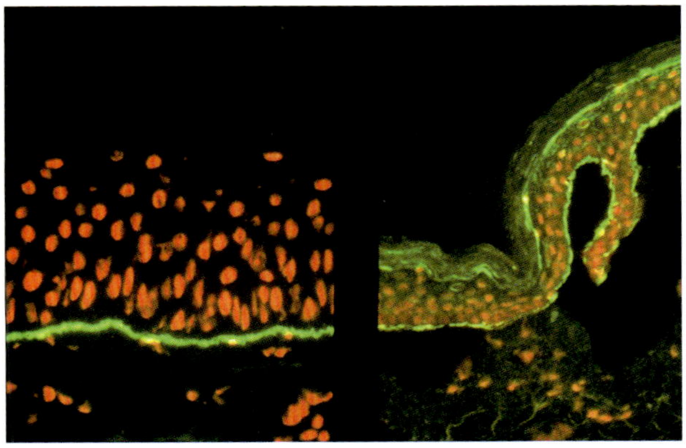

图 5.12 妊娠性类天疱疮的直接免疫荧光表现。沿着表皮一侧的皮肤的基底膜出现高亮度的线性 C3 沉积（类天疱疮表现）。

病理学

组织病理学

妊娠性类天疱疮的典型组织病理学表现为：表皮下水疱形成，疱液内见嗜酸性粒细胞；真皮上水肿，内含混合的、血管周围的、淋巴组织细胞浸润以及嗜酸性粒细胞，虽然这些特征性表现只见于少数病例。更常见的表现包括棘细胞层水肿的小水疱形成或嗜酸细胞性海绵样水肿。可见嗜酸性粒细胞、中性粒细胞或偶尔淋巴细胞沿 BMZ 排成一行。嗜酸性粒细胞的存在是妊娠性类天疱疮的最稳定的特征，几乎每例都可见。早期荨麻疹皮损的特征是明显的表皮和真皮乳头层水肿。表皮下分离是由于基底细胞坏死导致表皮下水疱。严重的真皮乳头层水肿可引起球状、泪珠状真皮乳头。

免疫病理学

妊娠性类天疱疮中最具特征的免疫病理学表现为沿病灶周围皮肤的 BMZ 分布的伴有或不伴有 IgG 的 C3 线状沉积。直接免疫荧光显示，在所有妊娠性类天疱疮患者的临床未受累皮肤中，其 BMZ 都有 C3 沉积（图 5.12），大约 25% 有线状 IgG 沉积。IgG 沉积通过精细的多步骤技术可见于常规 IF 检测呈阴性的患者。例如，即使传统直接免疫荧光结果呈阴性，应从透明层化学分开的皮肤切片样本，也可显示透明层的 IgG 沉积。在只有补体沉积和除补体沉积之外还有 IgG 沉积的患者之间，疾病的表现似乎没有区别。

妊娠疱疹因子，现在被认为是妊娠性类天疱疮因子，是一种直接作用于皮肤基底膜正常细胞表面的自身抗体 IgG_1[1]。相比之下，大疱性类天疱疮中主要的自身抗体是 IgG_4 亚类。应用间接免疫荧光技术可以在大约 25% 的患者中测得有循环抗基底膜 IgG 存在，并且后者是黏附在氯化钠法皮肤切片的表皮侧；其滴度倾向于与疾病严重程度不相关。

已有一些妊娠性类天疱疮患者的非典型免疫荧光染色报告，其重要性有待证实[13,14]。

免疫遗传学

妊娠性类天疱疮之前一直被认为与 HLA 抗原 DR3 和 DR4 有关：61% ～ 80% 的患者表达 DR3，52% ～ 53% 的患者表达 DR4，43% ～ 50% 的患者两者均表达，而正常对照组为 3%[15]。先进的分子分析技术，例如，限制性片段的长度多形性（RFLP）和特异性寡核酸序列探测已经运用到 HLA 等位基因的鉴定中，而之前通过血清学检验很难确定。例如，HLA-DRB1*0301（DR3） 和 DRB1*0401/040X（DR4；X 表示 DR4 的组合亚型，而不是 0401 的）已被证明与妊娠性类天疱疮有关[16]。HLA 类型和临床严重程度、起病时间、病程或复发之间无明显关系，且 HLA 和应用直接免疫荧光测定的有否沿基底膜的 IgG 之间也无关系。父源 HLA-DR2 抗原的大量增加表明：父源 HLA 型和母源 HLA 抗体在妊娠性类天疱疮发展中都很重要。主要组织相容性复合物（MHC）2 级基因（DR、DP 和 DQ）定位在 3 级基因直接相邻处，3 级基因编码补体成分 C4 以及其多倍异构体 C4A 和 C4B、因子 B 和 C2。无功能的 C4 失效等位基因片段总是出现在妊娠性类天疱疮患者中[17]。可见 C4A 而不是 C4B 失效等位基因片段，且可能削弱免疫复合物降解。然而，由于 C4 位点和 DR 位点相邻，都在 6 号染色体上，伴有强连接失衡，很难确定下列哪个是妊娠性类天疱疮的主要基因标记：DRB1*0301、DRB1*0401/040X 或 C4 失效等位基因片段。

免疫发病机制

应用免疫电子显微镜的研究已证实，抗基底膜 IgG 趋向于是一种存在于基底膜透明层上部，半桥粒下方的成分。免疫沉淀法此前也证实，大多数（超过 95%）BP 血清可与 230-kDa 表皮多肽（即 BPAg1）起反应[18]，大约 50% 也与 180kDa 的次级表皮抗原（即 BPAg2）起反应[19]。大多数妊娠性类天疱疮血清能识别 BPAg2，也有一些与 BPAg2 和 BPAg1 均起反应。克隆和测序已证实，这两种抗原是位于不同染色体的完全不同的基因产物，*BPAG1* 位于 6p11-12[20]，而 BPAG2 位于 10q24.3[21]。最近 *BPAG2* 又被确定也位于 *COL171A1*[22]。因此，妊娠性类天疱疮和 BP 似乎共有抗原决定物，但在妊娠性类天疱疮中，抗体普遍直接作用于 180-kDa 抗原，而在 BP 中，抗体更常作用于 230-kDa 抗原。

应用免疫金技术的免疫电镜已显示，BPAg2 是半桥粒的Ⅱ型横跨膜成分，其细胞外存在胶原纤维片段，因此，它也被称为 XⅦ型胶原蛋白[23]。另一方面，BPAg1 是一种位于细胞内的细胞质斑成分[24]。妊娠性类天疱疮中实际的靶抗原决定基已被定位于 BPAg2 细胞外区域的 NC16A 区，位置紧邻半桥粒的浆膜[25]。这种优势免疫表位可被超过 50% 的 BP 血清和 70% 的妊娠性类天疱疮血清识别出来。它已被进一步绘制成 16- 氨基酸多肽。

由于 BPAg1 被限制在基底角质形成细胞的细胞内间隔中，它不能直接与循环抗体接近。因此，抗 BPAg1 自身抗体可能会作为次级因素对基底角质形成细胞的原始刺激产生应答而升高。相比之下，BPAg2 是一种跨膜蛋白，可被妊娠性类天疱疮和 BP 自身抗体识别。因此，抗 BPAg2 自身抗体在妊娠性类天疱疮和 BP 的表皮下水疱形成中可能都具有启动作用。妊娠性类天疱疮和 BP 中的循环自身抗体都有可能接近这个新确定的位于完整角质形成细胞表面的抗原位点。

在大多数妊娠性类天疱疮病例的病程中，结合于皮肤的循环自身抗体可与绒毛膜上皮和羊膜的基底膜发生交叉反应，在胎盘中可发现免疫复合物沉积（图 5.13）。此外，在有父系基因来源的羊膜绒毛基质细胞和滋养层细胞存在的胎盘中，有 MHC Ⅱ级抗原的异常表达[26]。在皮肤中并不如此，在皮肤中沿 BMZ 只能看到补体成分（有或没有 IgG）。这些胎盘细胞可能直接暴露于母体免疫系统，如已知的那样，在一些锚定绒毛中，合体滋养层有局灶缺陷[27]。这种交叉反应可能可以用皮肤的共同起源以及羊膜来源于外胚层来解释。

妊娠性类天疱疮中普遍存在抗 HLA 抗体，它主要与Ⅰ型抗原结合[28]。在妊娠性类天疱疮的主要发病机制中抗 HLA 抗体的实际作用仍不清楚，但它们的存在确实暗示了妊娠性类天疱疮患者与正常妇女相

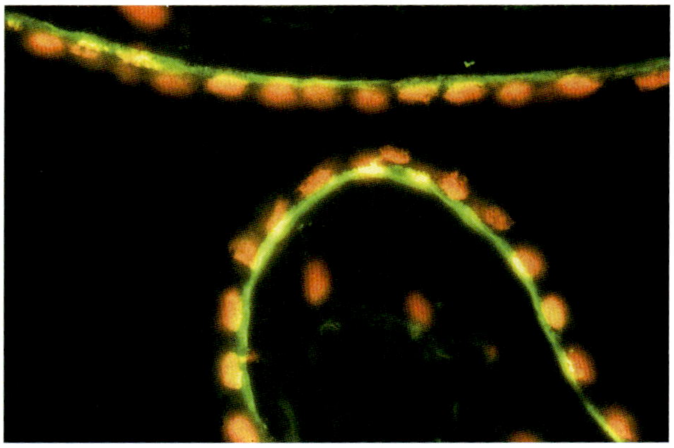

图 5.13 妊娠性类天疱疮的胎盘免疫学。羊膜基底膜的线性妊娠性类天疱疮抗体。

比，对伴侣抗原的异源性反应增加，这可能成为研究此病病因的一个线索。抗 HLA 抗体亦可成为胎盘出血的结果，有可能导致胎盘部分坏死，由此暴露隐性抗原并导致 IgG 自身抗体的产生。

鉴别诊断

妊娠性类天疱疮与其他皮肤大疱性疾病的鉴别通常不难，尤其是当水疱已经开始出现时（见第 4 章和第 6 章）。由于特征性的小疱和大疱仅见于妊娠性类天疱疮，使其与其他妊娠相关性皮肤病如妊娠特应性皮疹鉴别开来。然而，呈非典型表现者很容易与妊娠多形疹（PEP）（表 5.2）、其他自身免疫性大疱性疾病（如 BP，表 5.3）、疱疹样皮炎或线性 IgA 病混淆。大疱性系统性红斑狼疮也需要考虑。BP 在生育年龄组中不常见；疱疹样皮炎和线性 IgA 病可以通过常规组织学或免疫荧光鉴别（表 5.4）。在大多数临床病例中，最重要的鉴别诊断是大疱出现前的妊娠性类天疱疮和 PEP 之间的鉴别。尽管嗜酸性粒细胞更常见于妊娠性类天疱疮，但也可存在于 PEP，鉴别这两种疾病的关键是免疫荧光[29]。有一种新的市售的免疫吸收剂可用于定位 NC16a 区，对于从 PEP 中区别出妊娠性类天疱疮具有高度敏感性和特异性[30]。它在妊娠性类天疱疮的血清诊断学中可能是非常有价值的工具并能给以下观点提供进一步的证据：BP180 的 NC16a 区含有妊娠性类天疱疮自身抗体的主要靶抗原决定基，并且这种抗 NC16a 的抗体不存在于 PEP。其他应考虑的鉴别诊断包括多形红斑、接触性皮炎和大疱性药疹。

表5.2　妊娠期多形性皮疹和妊娠性类天疱疮之间的区别

特征	妊娠期多形性皮疹	妊娠性类天疱疮
发病率	普遍（1∶150）	罕见（1∶50 000）
初产妇	80%	50%
多胎妊娠	+	−
形态学		
红斑丘疹	+	+
靶样皮损	+	+
小泡	+	+
大泡	−	+
明显的条纹	+	−
脐周皮损	−	+
胎儿预后	正常	受损
下次妊娠复发	−	+
直接免疫荧光基底膜C3沉积	−	100%
间接免疫荧光基底膜C3沉积	−	80%
HLA相关	−	DR3、DR4
自身免疫相关性	−	+
病因学	未知	皮肤和胎盘对基底膜的自身抗体

C3：补体3。

治疗

妊娠性类天疱疮患者的治疗目的是减轻瘙痒、抑制水疱形成和防止溃烂、继发性感染和皮损部位的瘢痕形成。对于轻度妊娠性类天疱疮患者，谨慎积极地应用外用含氟的皮质类固醇激素配合润肤剂和系统性抗组胺药即足够。一旦水疱形成，则通常有必要系统使用类固醇[1,3,4]。通常泼尼松龙（如每天 40mg）效果很好，可以控制瘙痒症状，阻止新的水疱形成并在 10 天内消退。有些患者通过每日分次服用皮质类固醇获得了更好的减轻症状的效果。一旦这些患者的病情得到控制，他们可以改成每天早上单次服用激素。在开始每天服用泼尼松龙 40mg，3 天后，如果无新皮损产生，则应维持剂量 1 ～ 2 周，然后逐渐减量。如果 3 天后皮损仍持续出现，则应剂量加倍，原则如上所述。可以接受某种程度的疾病活动性（例如，每几天出现 1 ～ 2 个新皮损），因为要完全控制疾病活动性需要很高剂量的激素用量。因此，只要患者的病情能得到控制住，剂量就应越来越小。应该用最低有效剂量的系统皮质类固醇治疗。重要的是要记住，许多患者在妊娠后期症状会有所改善，只是在分娩时才复发。泼尼松龙剂量超过 80mg 是个例外。最初的剂量经常可以被快速降低到维持水平（如每日 10mg）。因为产后加重经常发生，所以要预期到此种情况，在分娩后立即暂时增加激素用量。有些患者在妊娠晚期的后期病情静止后需要重新开始用药。尽管系统使用激素似乎对胎儿无不良影响，但是必须仔细监测母亲状况，因为

表5.3 大泡性类天疱疮和妊娠性类天疱疮的比较

	大疱性类天疱	妊娠性类天疱疮
相同之处		
临床表现	广泛的瘙痒性大疱性疹	
组织学	表皮下大疱含大量嗜酸性粒细胞	
直接免疫荧光	基底膜C3和IgG的沉积	
间接免疫荧光	循环中出现补体以及自身抗体IgG1	
免疫金电子显微镜	在BPAg2（180kDa）的半桥粒下出现*NC16A*区反应产物沉积	
治疗	系统使用皮质类固醇	
不同之处		
性别	男:女（1:1）	女性
年龄	60岁以上	15～45岁
相关病因	未知	妊娠、葡萄胎、绒毛膜癌
累及脐部	否	是
激素调控	否	是
HLA相关性	?	DR3、DR4

C3：补体3；BPAg2：大疱性类天疱疮抗体-2；HLA：人白细胞抗原。

表5.4 妊娠性类天疱疮鉴别诊断的免疫荧光表现

诊断	直接免疫荧光	间接免疫荧光
妊娠性类天疱疮	基底膜线性IgG（25%～30%）和C3（100%）	循环中IgG（20%）；妊娠性类天疱疮因子25%～50%
大疱性类天疱疮	基底膜线性IgG（50%～90%）和C3（80%～100%）	循环中IgG（70%）
疱疹样皮炎	颗粒乳头样IgA沉积（100%）	循环中无IgA，但70%出现抗平滑肌自身抗体
线性IgA大泡样皮炎（成人和儿童）	基底膜线性IgA沉积（90%）	循环中IgA（成人50%，儿童75%）
天疱疮	细胞间IgG	循环中细胞间IgG

可能发生糖尿病和高血压。

如果妊娠性类天疱疮患者对皮质类固醇激素无反应，或如果这类药物在特殊患者是禁忌的，则可考虑使用血浆透析法。在有妊娠性类天疱疮和产后有持续性类天疱疮患者中，应用血浆透析法获得了明显的成功，因此支持妊娠性类天疱疮存在循环致病因子。妊娠期施行血浆透析无技术困难，事实上，其在治疗恒河猴疾病中对移除母体恒河猴抗体有确定的作用。其他治疗方法也已试用于妊娠性类天疱疮的治疗，包括维生素 B_6[31]、氨苯砜以及利托君[32]。这些治疗方法并不完全是经验主义的。氨苯砜无治疗作用，且在妊娠期禁用，因为它可导致新生儿溶血症。1984 年 MacDonald 和 Raffle 报道了 1 例严重妊娠性类天疱疮病例在使用利托君（一种 β 拟交感神经药物，用于治

关键点

妊娠性类天疱疮（PG）

诊断：

- 临床表现
  在有风团的红斑、丘疹和斑块上出现水疱大疱疹
  明显的腹部受累伴脐周感染
  皮损与萎缩纹无关联
- 75%的患者有产后出疹；5%～10%的新生儿有皮损（轻度、一过性，因为母体抗体的被动转运）
- 直接免疫荧光基底膜线性C3（100%）和IgG（25%～30%）呈阳性；间接免疫荧光呈阳性（20%～100%）。

鉴别诊断：

妊娠多形疹
妊娠特应性皮疹
妊娠合并大疱性自身免疫性皮疹
风疹
药疹
多形红斑

治疗：

治疗目的是减轻瘙痒，抑制水疱形成，防止溃烂和瘢痕形成。
大疱前阶段：强效外用皮质类固醇激素配合润肤剂和系统使用抗组胺。
大疱阶段：大剂量系统使用皮质类固醇（泼尼松龙每天0.5～1mg/kg），病情控制后减量；产后立即加量以预防产后暴发。
对系统使用激素反应不佳的病例：妊娠期，透析，产后，全身使用其他可能的免疫抑制疗法。
皮肤病科医生、产科医生和新生儿专科医生对患者及其婴儿的管理应协调一致。应告知患者口服避孕药可增加妊娠性类天疱疮暴发的风险，并且下次妊娠可能复发。

C3：补体3；IgG：免疫球蛋白G。

疗早产）后获得了完全缓解[32]。

文献报道的可供选择的药物包括金、甲氨蝶呤和环磷酰胺[33]。在妊娠期没有一种药物有效，并且每种药物使用的经验是不一样的。戈舍瑞林，一种促黄体生成素释放激素类似物，一直用于治疗严重的持续性妊娠性类天疱疮合并卵巢切除术的患者，可获得完全缓解[34]。妊娠期二线的“类固醇 - 保守”药物治疗不建议应用，因为其可能有致畸作用。因此，系统使用类固醇激素仍然是主要的治疗方法。

妊娠性类天疱疮患者受累的新生儿的皮损是一过性的，当母体自身抗体代谢之后即可缓解。新生儿的皮损不需要特别治疗，仅需要简单的伤口护理。然而，妊娠期系统使用类固醇激素治疗的妊娠性类天疱疮患者的新生儿，应该有新生儿专科医生进行评估，以确定是否有肾功能不全的证据。

参考文献

1. Jenkins, R. E., Shornick, J. K. and Black, M. M. Pemphigoid gestationis. *J. Eur. Acad. Dermatol. Venereol.* 1993; **2**: 163–173.
2. Garcia-Gonzalez, E., Castro-Llamas, J., Karchmer, S., *et al.* Class II major histocompatibility complex typing across the ethnic barrier in pemphigoid gestationis. A study in Mexicans. *Int. J. Dermatol.* 1999; **38**: 46–51.
3. Jenkins, R. E., Hern, S., and Black, M. M. Clinical features and management of 87 patients with pemphigoid gestationis. *Clin. Exp. Dermatol.* 1999; **24**: 255–259.
4. Engineer, L., Bhol, K., and Ahmed, A. R. Pemphigoid gestationis: a review. *Am. J. Obstet. Gynecol.* 2000; **183**: 483–491.
5. Cozzani, E., Basso, M., Parodi, A., *et al.* Pemphigoid gestationis post partum after changing husband. *Int. J. Dermatol.* 2005; **44**: 1057–1058.
6. Jenkins, R. E., Vaughan Jones, S. M., and Black, M. M. Conversion of pemphigoid gestationis to bullous pemphigoid; two refractory cases highlighting this association. *Br. J. Dermatol.* 1996; **135**: 595–598.
7. Berkowitz, R. S. and Goldstein, D. P. Chorionic tumors. *N. Engl. J. Med.* 1996; **335**: 1740–1748.
8. Kolodny, R. C. Herpes gestationis. A new assessment of incidence, diagnosis, and fetal prognosis. *Am. J. Obsetet. Gynecol.* 1969; **104**: 39–45.
9. Lawley, T. J., Stingl, G., and Katz, S. I. Fetal and maternal risk factors in herpes gestationis. *Arch. Dermatol.* 1978; **114**: 552–555.
10. Holmes, R. C. and Black, M. M. The fetal prognosis in pemphigoid gestationis (herpes gestationis). *Br. J. Dermatol.* 1984; **110**: 67–72.
11. Shornick, J. K. and Black, M. M. Fetal risks in herpes gestationis. *J. Am. Acad. Dermatol.* 1992; **26**: 63–68.
12. Shornick, J. K. and Black, M. M. Secondary autoimmune diseases in herpes gestationis (pemphigoid gestationis). *J. Am. Acad. Dermatol.* 1992; **26**: 563–566.
13. Hashimoto, T., Amagai, M., Murakami, H., *et al.* Specific detection of anti-cell surface antibodies in herpes gestationis sera, *Exp. Dermatol.* 1996; **5**: 96–101.
14. Vaughan Jones, S. A., Bhogal, B. S., Black, M. M., *et al.* A typical case of pemphigoid gestationis with a unique pattern of intercellular immunofluorescence. *Br. J. Dermatol.* 1997; **136**: 245–248.
15. Shornick, J. K., Stastny, P. and Gilliam, J. N. High frequency of histocompatibility antigens HLA-DR3 and DR4 in herpes gestationis. *J. Clin. Invest.* 1981; **68**: 553–555.
16. Shornick, J. K., Jenkins, R. E., Artlett, C. M., *et al.* Class II MHC typing in pemphigoid gestationis. *Clin. Exp. Dermatol.* 1995; **20**: 123–126.
17. Shornick, J. K., Artlett, C. M., Jenkins, R. E., *et al.* Complement polymorphism in herpes gestationis: association with C4 null allele. *J. Am. Acad. Dermatol.* 1993; **29**: 545–549.
18. Stanley, J. R., Hawley-Nelson, P., Yuspa, S. H., *et al.* Characterization of bullous pemphigoid antigen: a unique basement membrane protein of stratified squamous epithelia. *Cell.* 1981; **24**: 897–903.
19. Labib, R. S., Anhalt, G. J., Patel, H. P., *et al.* Molecular heterogeneity of the bullous pemphigoid antigens as detected by immunoblotting. *J. Immunol.* 1986; **136**: 1231–1235.
20. Sawamura, D., Nomura, K., Sugita, Y., *et al.* Bullous pemphigoid antigen (BPAG1): cDNA cloning and mapping of the gene to the short arm of chromosome 6. *Genomics.* 1990; **8**: 722–726.
21. Li, K., Sawamura, D., Guidice, G. J., *et al.* Genomic organization of collagenous domains and chromosomal assignment of human 180-kDa bullous pemphigoid antigen-2, a novel collagen of stratified squamous epithelium. *J. Biol. Chem.* 1991; **266**: 24064–24069.
22. Li, K., Tamai, K., Tan, E. M. L., *et al.* Cloning of type XVII collagen, *J. Biol. Chem.* 1993; **268**: 8823–8834.
23. Guidice, G. J., Squiquera, H. L., Elias, P. M., *et al.* Identification of two collagen domains within the bullous pemphigoid auto-antigen, BP 180, *J. Clin. Invest.* 1991; **87**: 734–738.
24. Stanley, J. R., Tanaka, T., Muellers, S., *et al.* Isolation of complementary DNA for bullous pemphigoid antigen by use of patients' autoantibodies, *J. Clin. Invest.* 1988; **82**: 1864–1870.
25. Kitajima, Y. Adhesion molecules in the pathophysiology of bullous diseases, *Eur. J. Dermatol.* 1996; **6**: 399–405.
26. Kelly, S. E., Fleming, S., Bhogal, B. S., *et al.* Immunopathology of the placenta in pemphigoid gestationis and linear IgA disease, *Br. J. Dermatol.* 1989; **120**: 735–743.
27. Vince, G. S. and Johnson, P. M. Materno-fetal immunobiology in normal pregnancy and its possible failure in recurrent spontaneous abortion? *Hum. Reprod.* 1995; **10**: 107–113.
28. Shornick, J. K., Jenkins, R. E., Briggs, D. C., *et al.* Anti-HLA antibodies in pemphigoid gestationis (herpes gestationis), *Br. J. Dermatol.* 1993; **129**: 257–259.
29. Castro, L. A., Lundell, R. B., Krause, P. K., *et al.* Clinical experience in pemphigoid gestationis: report of 10 cases. *J. Am. Acad. Dermatol.* 2006; **55**: 823–828.
30. Powell, A. M., Sakuma-Oyama Y., Oyama N., *et al.* Usefulness of BP180NC16a enzyme-linked immunosorbent assay in the serodiagnosis of pemphigoid gestationis and in differentiating between pemphigoid gestationis and pruritic urticarial papules and plaques of pregnancy. *Arch. Dermatol.* 2005; **141**: 705–710.
31. Fosnaugh, R. P., Bryan, H. G., and Orders, R. L. Pyridoxine in the treatment of herpes gestationis. *Arch. Dermatol.* 1961; **84**: 90–95.
32. MacDonald, K. J. S. and Raffle, E. J. Ritodrine therapy associated with remission of pemphigoid gestationis, *Br. J. Dermatol.* 1984; **111**: 630.
33. Castle, S. P., Mather-Mondrey, M., Bennion, S., *et al.* Chronic herpes gestationis and antiphospholipid antibody syndrome successfully treated with cyclophosphamide. *J. Am. Acad. Dermatol.* 1996; **34**: 333–336.
34. Garvey, M. P., Handfield-Jones, S. E. and Black, M. M. Pemphigoid gestationis: response to chemical oophorectomy with goserelin. *Clin. Exp. Dermatol.* 1992; **17**: 443–445.
35. Hern, S., Harman, K., Bhogal, B. S., *et al.* A severe persistent case of pemphigoid gestationis treated with intravenous immunoglobulins and cyclosporin. *Clin. Exp. Dermatol.* 1998; **23**: 185–188.

第6章

妊娠多形疹

Christina M. Ambros-Rudolph
Martin M. Black

引言

妊娠多形疹（PEP），亦称妊娠瘙痒性荨麻疹样丘疹和斑块（PUPPP），是最常见的妊娠期皮肤病之一，发病率为1/160。实际上，PEP是一种妊娠晚期和（或）产褥期发生的自限性丘疹性荨麻疹样皮疹。其临床表现可呈多种形态，包括水疱、靶形皮损、轮状风团、泛发型中毒性斑块样表现和湿疹样变。

历史背景

PEP有非常多样化的临床表现[1]。因此该病曾有多个术语。PEP最初被命名为“妊娠血毒症皮疹”[2]，但由于这种患者与先兆子痫无关联，此术语已很少应用。随后，又出现了“妊娠晚期痒疹”[3]、“妊娠毒性红斑”[4]以及“妊娠瘙痒性荨麻疹样丘疹和斑块（PUPPP）”[5,6]等命名。

虽然PUPPP仍被广泛使用，尤其是在美国，但PUPPP被普遍认为与PEP是同一种皮肤病[7]。这里利用PEP这个术语，因为它包含了各种临床多形性表现，包括丘疹、斑块、靶形皮损、轮状红斑、水疱，偶尔也出现小的大疱和湿疹样改变。

病因学

PEP是一种仅与妊娠相关的炎症性皮肤病。该病与特应性、先兆子痫或自身免疫现象[1]无关，且PEP孕妇中人类白细胞抗原（HLA）亦正常[1,6]。主要在初孕妇妊娠晚期发现的PEP与腹纹明显相关，有快速的晚期腹壁膨胀伴结缔组织持续损伤，是PEP病情发展中的一个重要方面。

母亲孕期增重较多[8]和双胞胎[9,10]或多胞胎[8,11,12]发生率增加导致的腹壁膨胀反应也可使PEP的可能性增加。PEP与新生儿高出生体重或胎儿性别的关系未被证实，但最近的一项研究表明，在男胎和剖宫产中的发病率更高[8,12]。一项有44名PEP患者的前瞻性研究显示，与对照组相比，其血清类固醇激素水平较低，提示了其中有激素的影响[11]，尽管两者之间的关系目前并不清楚。没有证据显示PEP与自身免疫机制有关[11-14]，也没有发现循环免疫复合物[6]。一项对PEP中男性DNA检测的初步研究发现，妊娠期间胎儿细胞能转移到母亲皮肤中[15]。因为这些发现还没有被其他人证明，这是否能启动PEP中的炎性反应还不清楚。尽管PEP现在已经是一种广为人知的疾病，但让人惊讶的是，人们对其病因学以及诸如性别、多胎妊娠和父方等影响因素知之甚少，仍需进一步研究[16]。

临床特征

PEP患者大多数是初孕妇，并且，在随后的妊娠中发生的PEP很可能与孕妇体重过多增加或多胎妊娠有关[11,16,17]。典型的发生时间介于妊娠36～39周之间，但皮损也可立即发生于产后（15%）[8]或偶尔发生于妊娠中期的末期。PEP的发生没有明显的母亲好发年龄[6]。

皮损平均持续6周，但严重期一般不会超过1周[1]。皮损初起为瘙痒性荨麻疹样丘疹，通常合并腹纹（图6.1至6.4）；然而，丘疹很少发生于没有细纹的腹部（图6.5）。早期的PEP报告显示，皮损几乎只包括荨麻疹样丘疹和斑块[5]。然而，在持续期内皮疹会出现多样化表现[1,11]，并且随着疾病进展，可显现出特征性改变[8]。尽管瘙痒性荨麻疹样丘疹斑块是此病开始时的主要表现（98%），超过半数的患者（51%）之后发展为多形态皮损[8]。这些包括发生于17%～40%的患者的小水疱（图6.6），常处于细纹上丘疹的顶部（图6.7）。在少数病例中，这些小水疱会融合成较小的大疱[18]。6%～20%的患者可出现靶形皮损或环形和轮状皮损（图6.8）。在70%的患者，皮损融合、广泛，类似中毒性红斑（图6.9）。PEP中常见Koebner或同型反应[1]，但面部极少受累[19,20]。随着皮损慢慢消退，大部分皮损结痂脱皮，类似湿疹[1,8]。

皮损大多数（97%）开始于下腹[8]，但常不累及

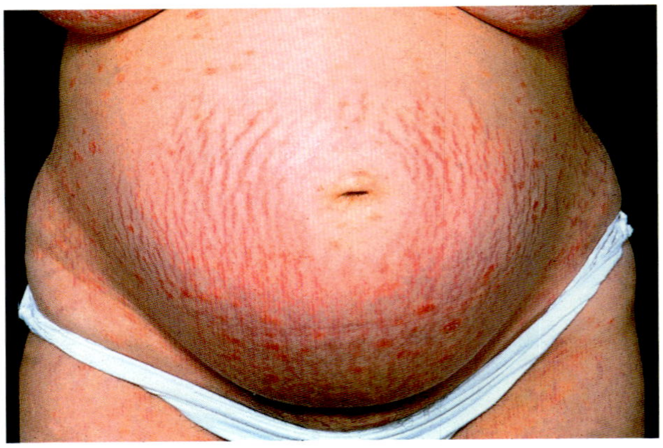

图6.1 一位亚洲初产妇在妊娠38周时出现的早期妊娠多形疹。膨胀皮肤纹理上的瘙痒性荨麻疹。注意未累及脐周。

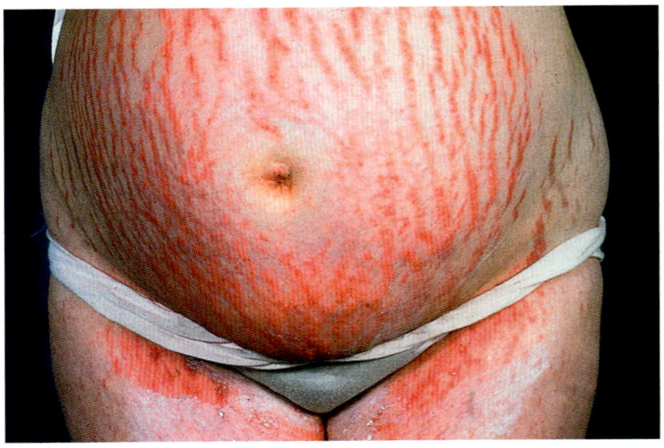

图6.2 一位初孕妇在妊娠37周出现的妊娠多形疹。腹部和大腿上的膨胀皮肤纹理上出现明显的瘙痒性荨麻疹样皮损。

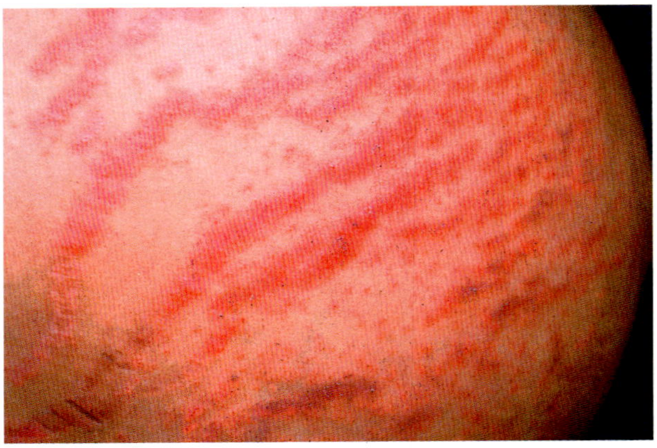

图6.3 在膨胀皮肤纹理上的妊娠多形疹。图6.2的放大照片，显示融合的荨麻疹样丘疹。一些丘疹与皮肤纹理连接在一起。

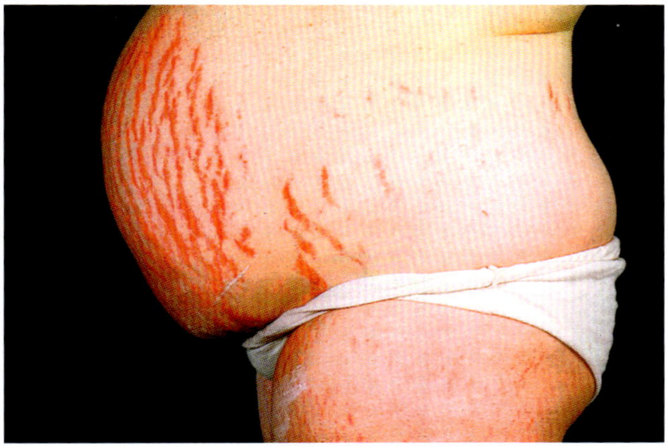

图 6.4 膨胀皮肤纹理上的妊娠多形疹。三胎妊娠中早期出现的瘙痒性皮疹（26 周）。

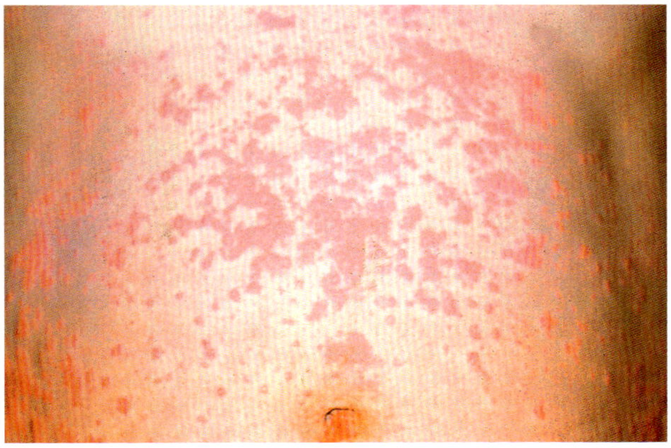

图 6.5 一位初孕妇妊娠 36 周出现的妊娠多形疹。在缺乏膨胀皮肤纹理的上腹部出现的荨麻疹样丘疹。

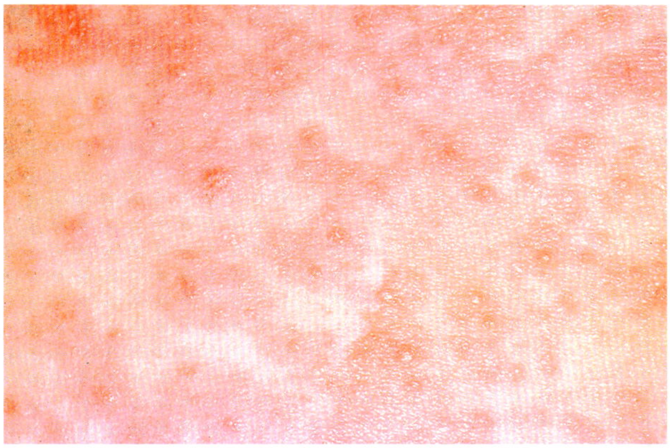

图 6.6 腹部妊娠多形疹的荨麻疹样皮损和小水疱，未累及膨胀的皮肤纹理。

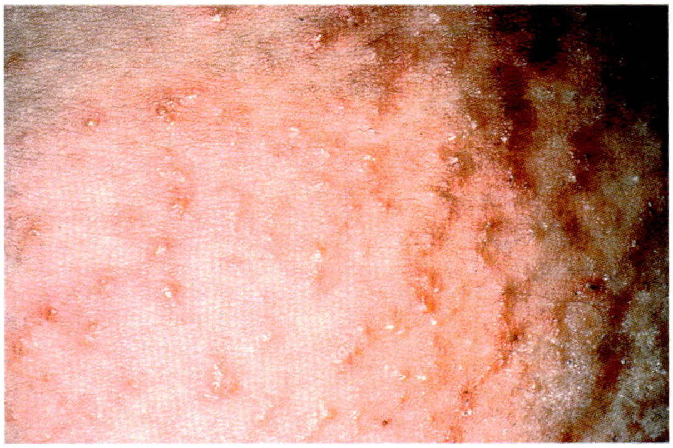

图 6.7 妊娠多形疹。膨胀皮肤纹理上荨麻疹样丘疹顶部出现“针尖样”小水疱。

脐周（见图 6.1 和 6.2）。其他常见受累部位包括大腿、背部（图 6.10）、臀部（图 6.11）和手臂伸面（图 6.12）。手脚受累最不常见[21]，但是一旦发生，则病情可能类似于疥疮（图 6.13）或妊娠性类天疱疮（妊娠疱疹，PG）。黏膜损害未见描述。在较严重的 PEP 中，红斑可以融合累及整个腹部、大腿甚至全身各处（图 6.14）。由于 PEP 的临床表现呈多形性，有人曾尝试对其进行临床分类。Aronson 等[22]将其临床特征分为三类：荨麻疹样丘疹和斑块为主型（Ⅰ型）；非荨麻疹样红斑、丘疹、水疱或脱屑（Ⅱ型）；前两种的混合型（Ⅲ型）。然而，除了临床表现和分布外，这三种类型在发病、组织学 / 免疫荧光结果上并无显著差别。因此，这种分类并未被广泛接受。

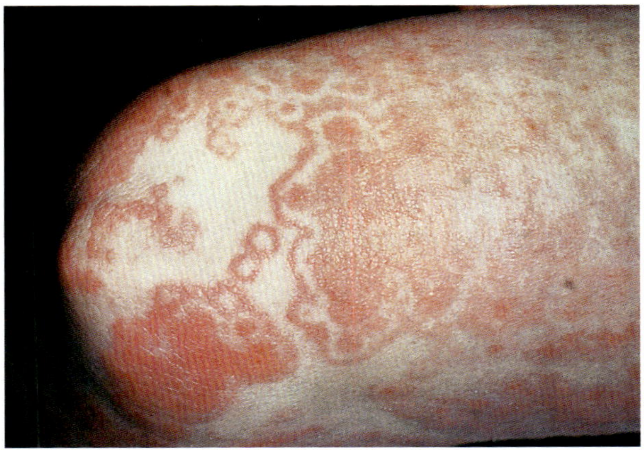

图 6.8 妊娠多形疹。类似多形红斑的靶样和车轮样皮损。

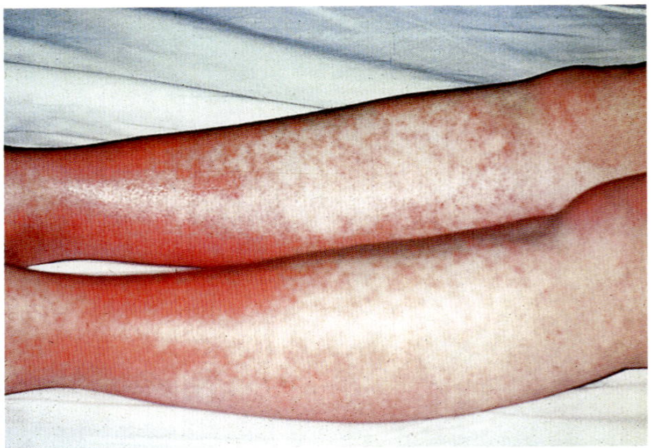

图 6.9 妊娠多形疹。小腿上的毒性红斑样皮损。

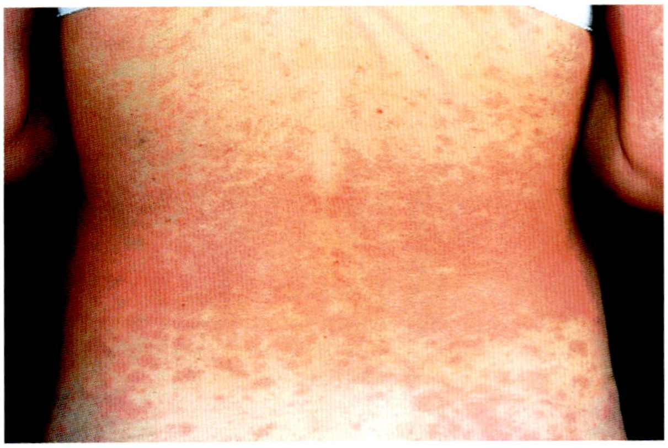

图 6.10 妊娠多形疹。背部广泛的荨麻疹样皮损。

组织病理学和免疫荧光

病变皮肤的组织病理学检查通常显示一系列非特异性改变，包括轻到中度的表皮和真皮中层的血管周围淋巴细胞浸润，伴有不同数量的嗜酸性粒细胞。海绵层和真皮乳头层可有显著水肿，导致表皮下水疱形成[23]。表皮改变包括棘层肥厚、角化过度和（或）角化不全，这些在陈旧性皮损中通常更显著。PEP 的组织病理学改变和妊娠性类天疱疮有较大重叠。

PEP 的直接免疫荧光典型表现为：沿基底膜的线性 C3 和免疫球蛋白（Ig）G 沉积是阴性的。然而，有些研究报告了 PEP 中的可疑的直接免疫荧光发现，如沿基底膜的微量 C3 沉积，真皮血管周围 C3 和纤维蛋白[6,,19,21]，以及在 1 例病例中出现抗表皮细胞表面抗体[24]。直接免疫荧光很少能显示沿基底膜的斑点条带状 IgM 沉积[11]，但间接免疫荧光总是呈阴性。Saurat[25] 强调了对 PEP 患者做直接免疫荧光的重要性，因为有些病例很难与大疱前期妊娠性类天疱疮区别。

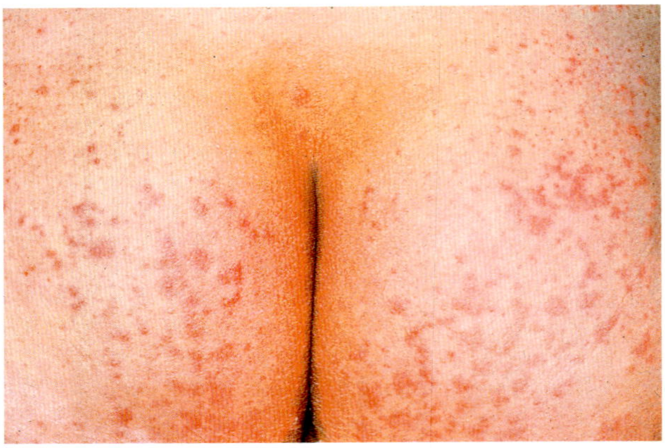

图 6.11 妊娠多形疹。臀部的荨麻疹样皮损。

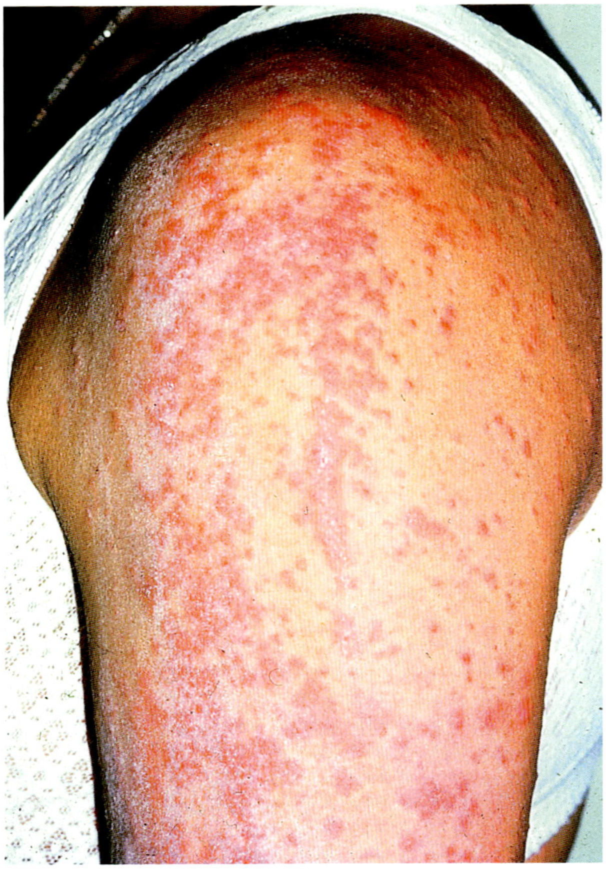

图 6.12 妊娠多形疹。上臂的荨麻疹样皮损。

鉴别诊断

PEP 临床表现多种多样，因而可与多种疾病混淆，

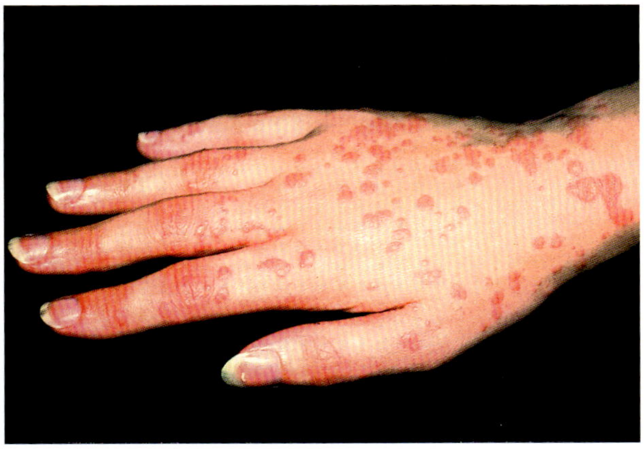

图 6.13 妊娠多形疹。类似疥疮的肢端荨麻疹和水疱样皮损。

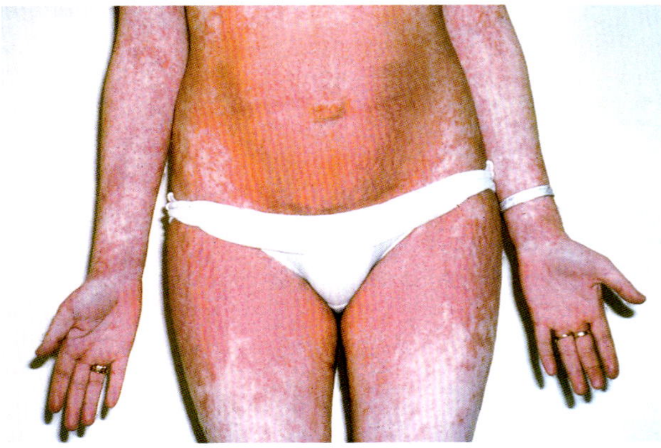

图 6.14 严重的妊娠多形疹。累及腹部、大腿和前臂。

表6.1 妊娠多形疹

诊断
临床表现
膨胀纹理上的荨麻疹样丘疹
不累及脐周的明显腹部病变
多形性特征的发展（水疱、红斑、靶形和湿疹样皮损）
与初次妊娠、母亲孕期增重过多和多胎妊娠有关
直接免疫荧光阴性
鉴别诊断
妊娠性类天疱疮
妊娠性特应性皮疹
荨麻疹
药疹
多形性红斑
疥疮
治疗
基础治疗为油浴和添加诸如1%～2%薄荷醇或尿素的润肤剂
中效的局部用皮质类固醇（如0.05%氯倍他松酮丁酸盐，或0.01%17-氢化可的松丁酸盐），剂量逐渐减少，持续7～14天
必要时给予额外的止痒剂治疗：每晚4mg马来酸氯苯那敏或10mg西替利嗪
严重病例：逐渐减量的泼尼松，每日30mg，持续7～14天

如妊娠性类天疱疮、药疹、过敏反应、疥疮和多形红斑（表 6.1）。以下比较有助于区分 PEP 和妊娠性类天疱疮：

- 检查膨胀纹很重要，因为 90% 的 PEP 患者的皮损是位于膨胀纹上，而妊娠性类天疱疮中很少出现
- 尽管 PEP 患者普遍有水疱，但它们的直径不大，可能超过 2 ～ 3mm。然而，妊娠性类天疱疮一旦出现水疱，它们通常很快发展成紧张性大疱
- 脐周受累仅见于 10% 的 PEP 患者，而在妊娠性类天疱疮患者中颇为常见（84%）[1]
- 尽管如此，强烈推荐给所有 PEP 患者做直接免疫荧光检查，以避免与妊娠性类天疱疮混淆

预后

除了瘙痒性荨麻疹样皮疹的不适外，母亲的预后不受影响。然而，PEP 患者中多胎妊娠的数量似乎显著增加[8-11]。对 PEP 进行的最大型的研究报告，在 181 名患者中，13% 是多胎妊娠[8]，相比之下普通人群的预期发病率约为 1%。这个发现与最近的一项对 1981—1999 年间发表的文献进行的荟萃分析的结果一致，这个研究包含 282 名 PEP 患者，其中 29 名（11.7%）为多胎妊娠[26]。Carruthers 的经验表明，PEP 皮疹的转归似乎与分娩没有关系[27]，并且胎儿预后普遍被认为是正常的[1,5,6,8,11,12,21,28]。仅有 1 例可能是新生儿一过

性 PEP[29]。然而，妊娠性类天疱疮的可能性未能通过免疫荧光检查排除。因此，胎儿皮肤通常不会被 PEP 影响。

治疗

PEP 是自限性疾病，不会留下严重后遗症，因此仅需对症治疗。基本疗法应该包括油浴和（或）带有添加剂（如 1% ～ 2% 薄荷醇或尿素）的润肤剂。通过应用适量的强效外用皮质类固醇软膏（如 0.05% 氯倍他松酮丁酸盐或 0.1% 氢化可的松丁酸盐），或单独或配合小剂量的氯苯那敏（每晚 4mg），大部分患者可以获得缓解。除了氯雷他定和西替利嗪在妊娠中期和晚期使用似乎安全外，妊娠期不推荐新的无镇定作用的抗组胺药 [30]。较严重的 PEP 患者有不能忍受的瘙痒时口服泼尼松龙是安全的，后者是妊娠中的激素选择。逐渐减量的泼尼松龙，30mg/d 持续 7 ～ 14 天，应该是足够的。如果 PEP 非常严重，对治疗不敏感，病情可在剖宫产后 2 小时内得到显著缓解 [31]。

参考文献

1. Charles-Holmes, R. Polymorphic eruption of pregnancy. *Semin. Dermatol.* 1989; **8**: 18–22.
2. Bourne, G. Toxemic rash of pregnancy. *Proc. R. Soc. Med.* 1962; **55**: 462–464.
3. Nurse, D. S. Prurigo of pregnancy. *Aust. J. Dermatol.* 1968; **9**: 258–267.
4. Holmes, R. C., Black, M. M., Dann, J., *et al.* A comparative study of toxic erythema of pregnancy and herpes gestationis. *Br. J. Dermatol.* 1982; **106**: 499–510.
5. Lawley, T. J., Hertz, K. C., Wade, T. R., *et al.* Pruritic urticarial papules and plaques of pregnancy. *J.A.M.A.* 1979; **241**: 1696–1699.
6. Yancey, K. B., Hall, R. P. and Lawley, T. J. Pruritic urticarial papules and plaques of pregnancy. *J. Am. Acad. Dermatol.* 1984; **10**: 473–480.
7. Alcalay, J. and Wolf, J.E. Pruritic urticarial papules and plaques of pregnancy: the enigma and the confusion. *J. Am. Acad. Dermatol.* 1988; 19: 1115–1116.
8. Rudolph, C. M., Al-Fares, S., Vaughan-Jones, S. A., *et al.* Polymorphic eruption of pregnancy: clinicopathology and potential trigger factors in 181 patients. *Br. J. Dermatol.* 2006; **154**: 54–60.
9. Cohen, L. M., Capeless, E. L., Krusinski, P. A., *et al.* Pruritic urticarial papules and plaques of pregnancy and its relationship to maternal–fetal weight gain and twin pregnancy. *Arch. Dermatol.* 1989; **125**: 1534–1536.
10. Bunker, C. B., Erskine, K., Rustin, M. H. A., *et al.* Severe polymorphic eruption of pregnancy occurring in twin pregnancies. *Clin. Exp. Dermatol.* 1990; **15**: 228–231.
11. Vaughan Jones, S. A., Hern, S. A., Nelson-Piercy, C., *et al.* A prospective study of 200 women with dermatoses of pregnancy correlating clinical findings with hormonal and immunopathological profiles. *Br. J. Dermatol.* 1999; **141**: 71–81.
12. Regnier, S., Fermand, V., Levy, P., *et al.* A case-control study of polymorphic eruption of pregnancy. *J. Am. Acad. Dermatol.* 2008; 58: 63–67.
13. Alcalay, J., Ingber, A., Kafri, B., *et al.* Hormonal evaluation and autoimmune background in pruritic urticarial papules and plaques of pregnancy. *Am. J. Obstet. Gynecol.* 1988; **158**: 417–420.
14. Callen, J. P. and Hanno, R. Pruritic urticarial papules and plaques of pregnancy (PUPPP): a clinicopathologic study. *J. Am. Acad. Dermatol.* 1981; **5**: 401–405.
15. Aractingi, S., Berkane, N., Bertheau, P., *et al.* Fetal DNA in skin of polymorphic eruptions of pregnancy. *Lancet* 1998; **352**: 1898–1901.
16. Powell, F. C. Parity, polypregnancy, paternity and PUPPP. *Arch. Dermatol.* 1992; **128**: 1551.
17. Beckett, M. A. and Goldberg, N. S. Pruritic urticarial plaques and papules of pregnancy and skin distension. *Arch. Dermatol.* 1991; **127**: 125–126.
18. Holmes, R. C., McGibbon, D. H., and Black, M. M. Polymorphic eruption of pregnancy with subepidermal vesicles. *J.R. Soc. Med.* 1984; **77**: 22–23.
19. Carruthers, A. Facial involvement in pruritic urticarial papules and plaques of pregnancy. *J. Am. Acad. Dermatol.* 1987; **17**: 302.
20. Alcalay, J., David, M. and Sandbank, M. Facial involvement in pruritic urticarial papules and plaques of pregnancy, *J. Am. Acad. Dermatol.* 1986; **15**: 1048.
21. Vaughan Jones, S. A., Dunnill, M. G. S, and Black, M. M. Pruritic urticarial papules and plaques of pregnancy. (polymorphic eruption of pregnancy): two unusual cases. *Br. J. Dermatol.* 1996; **135**: 102–105.
22. Aronson, I. K., Bond, S., Fielder, V. C. *et al.* Pruritic urticarial papules and plaques of pregnancy: clinical and immunopathologic observations in 57 patients. *J. Am. Acad. Dermatol.* 1998; **39**: 933–939.
23. Holmes, R. C., Jureka, W., and Black, M. M. A comparative histopathological study of polymorphic eruption of pregnancy and herpes gestationis. *Clin. Exp. Dermatol.* 1983; **8**: 523–529.
24. Trattner, A., Ingber, A, and Sandbank, M. Antiepidermal cell surface antibodies in a patient with pruritic urticarial papules and plaques of pregnancy. *J. Am. Acad. Dermatol.* 1991; **24**: 306–308.
25. Saurat, J. H. Immunofluorescence biopsy for pruritic urticarial papules and plaques of pregnancy. *J. Am. Acad. Dermatol.* 1989; **20**: 711.
26. Kroumpouzos, G. and Cohen, L. M. Specific dermatoses of pregnancy: an evidence-based systematic review. *Am. J. Obstet. Gynecol.* 2003; **188**: 1083–1092.
27. Carruthers, A. Pruritic urticarial papules and plaques of pregnancy. *J. Am. Acad. Dermatol.* 1993; **29**: 125.
28. Alcalay, J., Ingber, A., David, M., *et al.* Pruritic urticarial papules and plaques of pregnancy: a review of 21 cases. *J. Reprod. Med.* 1987; **32**: 315–316.
29. Uhlin, S. R. Pruritic urticarial papules and plaques of pregnancy. Involvement of the mother and infant. *Arch. Dermatol.* 1981; **117**: 238–239.
30. Schaefer, F., Spielmann, H., Velter, K. Arzneiterordnung in Schwaugerschaft und Stillzert. 7. Auflage, Urban & Fischer, Elsevier Verlag; Munich; 2006.
31. Beltrani, V. P. and Beltrani, V. S. Pruritic urticarial papules and plaques of pregnancy: a severe case requiring early delivery for relief of symptoms. *J. Am. Acad. Dermatol.* 1992; **26**: 266–267.

第 7 章

妊娠期肝内胆汁淤积症

Christina M. Ambros-Rudolph

引言

妊娠期肝内胆汁淤积症（简称 ICP，又名产科胆汁淤积）是一种罕见的基因相关的、激素依赖的可逆性胆汁淤积[1]。其特征为发病于妊娠后半期，并于分娩后迅速消退。临床上，以无原发皮肤损伤的剧烈瘙痒为特征。随着疾病进展，由于搔抓可出现继发皮损，包括表皮脱落和痒疹。生物化学检查，血清总胆汁酸水平增高具有诊断价值。ICP 尤其流行于南美洲（智利、玻利维亚）和斯堪的纳维亚半岛。而中欧和北美的发病率为 0.1% ～ 1.5%，高达 50% 的病例有阳性家族史。与其他妊娠期皮肤病不同，ICP 与胎儿风险显著相关（表 7.1）[1]。

历史背景

尽管几乎所有关于妊娠相关疾病的研究都把 ICP 作为一个重要的鉴别诊断，基于 ICP 不是一种原发皮肤病而仅与搔抓引起的皮肤病损相关，其通常被妊娠期特殊皮肤病分类所忽略。1998 年，Shornick[2] 首次将 ICP 与妊娠性类天疱疮、妊娠多形疹和妊娠痒疹一同纳入妊娠特殊皮肤病分类。他认为过去未能将伴有瘙痒症和表皮剥脱丘疹的孕妇考虑为 ICP 是因为术

表7.1　与妊娠期肝内胆汁淤积症相关的胎儿风险

胎儿风险	发生率[1]
早产	19%～60%
产时胎儿窘迫	22%～33%
产时心率异常	
羊水粪染	
死产	1%～2%

语上有一些混乱。Roger 等 [3] 也支持在妊娠皮肤病分类中考虑 ICP 的重要性，他进行的病例研究发现，ICP 的高发生率与严重胎儿风险和不良妊娠结局密切相关。基于对超过 500 名有瘙痒症的孕妇的回顾性研究，最新的妊娠皮肤病分类已经将 ICP 包含于其中。

病因学

ICP 的病因是多因素的。潜在的致病因素包括：在胆汁分泌机制中雌激素和孕激素的代谢效应与基因易感性的相互作用 [5]。双胎妊娠胆汁淤积的高发生率和易感妇女口服避孕药时常出现瘙痒症均支持激素为重要发病因素。历史上，ICP 的发生与雌二醇的胆汁淤积效应相关，特别是 17-β- 雌二醇葡萄糖醛酸苷代谢产物。然而，孕激素代谢产物在其发病机制中发挥更加重要的作用。ICP 患者的血清和尿液特征与正常孕妇的明显不同，可能与正常时负责从肝细胞分泌至胆汁中的胆小管的运载体功能异常有关。

这些运载体最近已被确认出来一些。ABCB4 基因变异（其编码 ATP 结合盒膜运载体家族成员之一）和 ATP8B1 基因变异已在少数 ICP 患者中得到确认 [6]。因此，这提示与遗传相关的小管运载体轻微功能障碍，在非妊娠期没有问题，而在妊娠时性激素水平升高、运载体分泌底物能力过强时可能导致胆汁淤积的临床症状 [7]。除了激素和遗传因素以外，环境因素可能也是 ICP 的发病原因。这是基于对发病率有季节性差异、再次妊娠时不完全复发以及在过去几十年通过改善（孕期）营养（即硒）、瑞典和智利的 ICP 发病率降低的观察得出的结论 [8,9]。最近，在 ICP 患者中检测到与严重肝病类似的肠渗透性增加现象（“肠漏”）[10]。Reyes 及其同事 [10] 提出了一个假说，“肠漏”可增加对细菌内毒素、性激素经肝肠循环的胆汁淤积代谢产物和胆汁酸盐的吸收而参与 ICP 的发病。这些发现的确切病理生理机制还不完全清楚。

临床表现和实验室检查

尽管有 ICP 最早出现于妊娠 8 周的报道，但典型病例出现于妊娠中、晚期。全身广泛的强烈瘙痒，夜晚加剧并持续整个孕期。初起，瘙痒常局限于手掌与脚掌。体检结果与疾病持续时间相关。尽管在起病和发病早期皮肤通常无异常，但随着疾病进展，由于搔抓可出现继发的皮肤损害。皮损变化极大，瘙痒出现不久时，为细微的线状表皮剥脱和偶发的抓痕，起病后几周则为严重且泛发的痒疹（表 7.2）。最常受累的部位为胫前与前臂，臀部与腹部亦可受累（图 7.1 至 7.6）。

尽管通常认为 ICP 患者普遍出现黄疸，但事实上黄疸只出现于 10% 的病情严重并迁延的患者 [11]。如果出现，黄疸可能与脂肪痢和继发性维生素 K 缺乏有关，可能会增加产前和产后出血的风险。在大多数患者，瘙痒在分娩后 1 ～ 2 天迅速消失。而对于迁延不愈的病例，应密切监控以除外慢性肝病 [6,12]。大约 70% 的患者再次妊娠和常规口服避孕药时复发，且病程相似。

ICP 患者的典型的、最敏感的生物化学发现是血

表7.2 妊娠期肝内胆汁淤积症

诊断
临床表现 妊娠晚期无原发皮损的严重瘙痒：分娩后迅速消退 随着病情进展，搔抓后出现继发皮肤变化 因瘙痒持续时间不同表现为从表皮脱落到痒疹的不同皮损
血清总胆汁酸水平升高（>11μmol/L）具有诊断意义
阳性家族史（50%），再次妊娠和口服避孕药的复发率（40%～70%）
鉴别诊断
妊娠皮肤病（尤其是P-型妊娠期特应性皮炎）
疥疮
过敏反应
合并病毒和（或）细菌疹
伴发黄疸：见表7.2
治疗
口服熊去氧胆酸（UDCA）15 mg/(kg•d) 直至分娩
给患者使用未获准怀孕期使用的药物时，应获得知情同意书
密切产科监护（自孕期34周开始每周进行一次胎心监护描记；产科决定可能的积极处理）
告知患者相关的胎儿风险、家族史和再次怀孕和口服避孕药可能复发
如果分娩后瘙痒症仍持续，进一步行肝病评估以除外慢性肝病

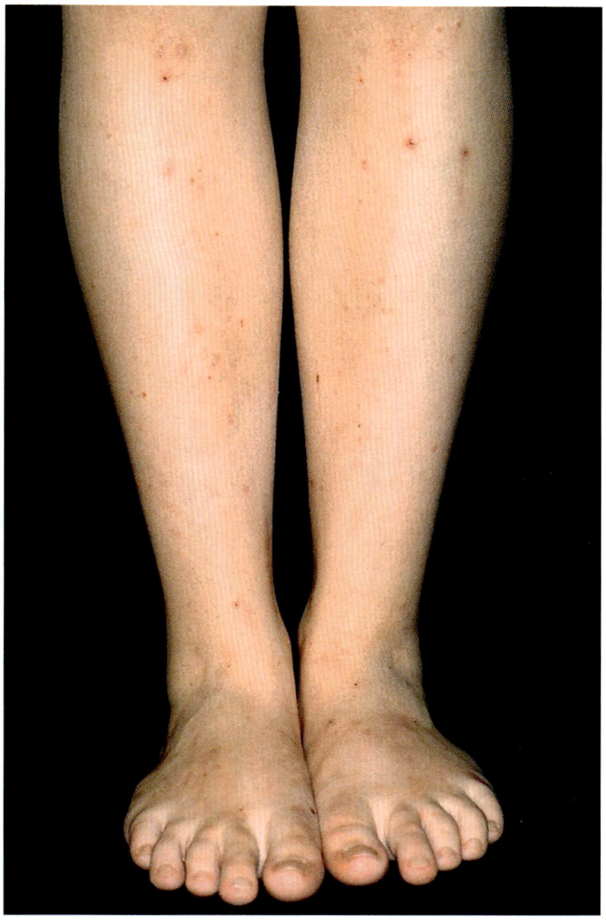

图 7.1 妊娠期肝内胆汁淤积症，瘙痒出现 2 周。胫部出现搔抓后的细微的表皮剥脱和很小的痒疹皮损。(Copyright © 2007. American Medical Association.)

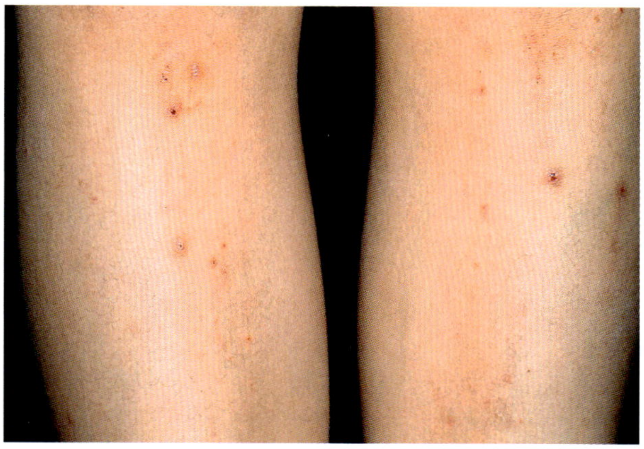

图 7.2 妊娠期肝内胆汁淤积症，瘙痒出现 2 周。图 7.1 特写。

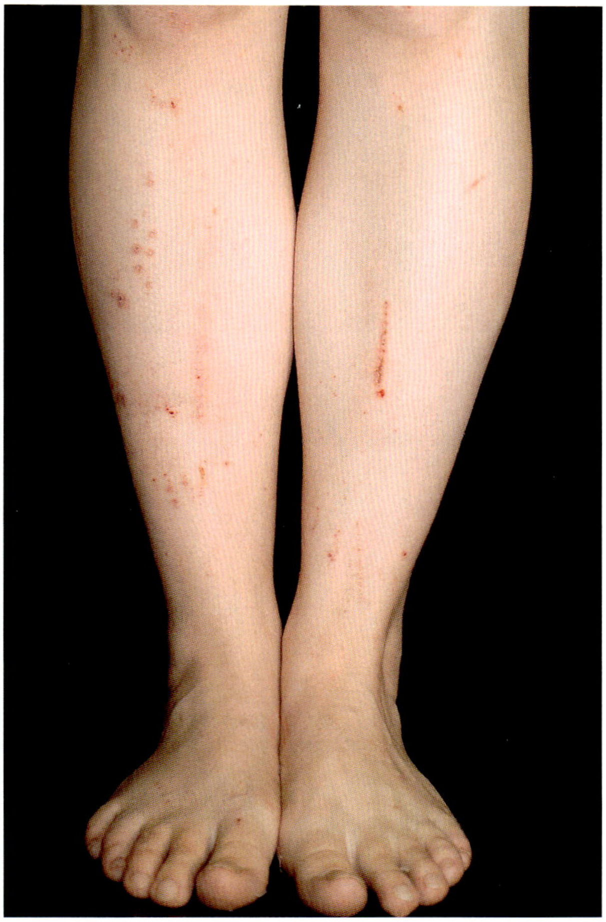

图 7.3 进展的妊娠期肝内胆汁淤积症。胫部广泛表皮剥脱和痒疹皮损。妊娠期肝内胆汁淤积症性瘙痒搔抓后引起的特有的继发皮肤改变。(Copyright © 2007. American Medical Association.)

清总胆汁酸水平显著升高，并且早于其他肝功能检测异常。与非孕期妇女（5.7 ± 0.4μmol/L）相比，正常孕妇的血清总胆汁酸水平（6.6 ± 0.3μmol/L）轻度升高[13]；怀孕晚期，血清总胆汁酸升高至 11.0μmol/L 是可接受的正常范围[14]。在常规肝功能检测中，转氨酶升高，特别是丙氨酸转氨酶和 γ- 谷氨酰转氨酶都是 ICP 的敏感参数，并分别出现于 20% ~ 60% 和 30% 的患者中[11,15]。仅在 10% ~ 20% 的患者中检测到血胆红素过高。上腹部超声检查常显示正常结果，在伴有上腹部症状的 ICP 患者可以考虑使用；不需要做肝和皮肤活检。

ICP 的鉴别诊断主要包括其他妊娠期特殊皮肤病。由于 ICP 没有原发皮损，易于排除妊娠性类天疱疮和妊娠性多形疹的诊断。ICP 与妊娠性异位皮疹（AEP）的鉴别是困难的，尤其是 P 型 AEP。ICP 与 AEP 相关痒疹皮损的最重要的诊断鉴别线索是胎龄。ICP 主要出现于妊娠晚期，AEP 主要出现于妊娠较早期，75%

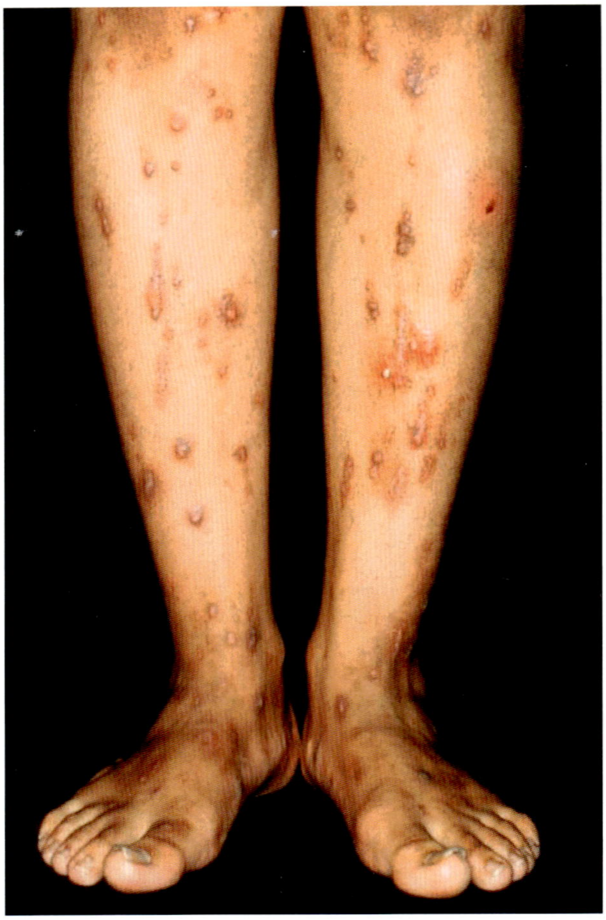

图 7.4 1例埃及初孕妇孕 32 周发生了严重的妊娠期肝内胆汁淤积症，瘙痒长达数周。图片显示胫部的广泛的、局部感染性痒疹结节。(Copyright © 2007. American Medical Association.)

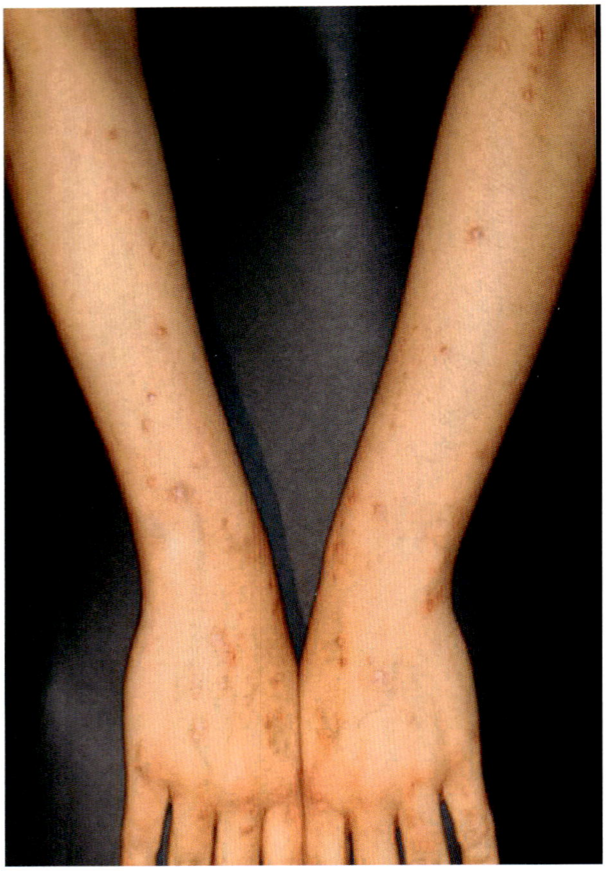

图 7.5 严重的妊娠期肝内胆汁淤积症，与图 7.4 为同一位患者，痒疹结节也出现在手与手臂伸侧表面。

的病例起病早于妊娠后 3 个月 [4]。血清总胆汁酸水平增高能确诊。ICP 的其他鉴别诊断见表 7.3。

胎儿风险

对于 ICP 孕妇而言，由于瘙痒、黄疸和脂肪吸收障碍，其生活质量明显受损，但其预后是好的。相反，如果不治疗 ICP，则可能对胎儿造成致命后果。胎儿风险包括：受累妊娠 19% ~ 60% 发生早产，分娩时 22% ~ 33% 发生产时胎儿窘迫和 1% ~ 2% 死产 [1]。ICP 致胎儿死亡的原因还不完全清楚，但异常宫缩和胆汁酸水平升高引起胎儿心肌功能受损，使绒毛膜静脉血管收缩导致急性胎盘缺氧似乎发挥着主要作用 [16,17]。已经观察到，ICP 患者自母体流向胎儿的胆汁酸增加和胎儿通过胎盘清除胆汁酸的能力下降 [18,19]，且高胆汁酸水平与胎儿窘迫发生率升高相关 [20]，特别当胆汁酸水平超过 40μmol/L [21]。因此建议密切监测胎儿。

全世界对 ICP 患者的产科处理极为不同。多数学者认为，至少从孕 34 周开始每周对胎儿进行胎心监护具有价值。已经证实大多数胎死宫内发生于孕 37 周 [22,23]，提示在孕 37 周对受累妊娠进行选择性分娩的积极处理可能有助于预防胎死宫内。总之，产科处理应权衡早产的风险与宫内猝死的危险。

治疗

由于胎儿预后与疾病的严重程度相关，治疗目标在于降低胆汁酸水平以延长妊娠时间及减少胎儿风险

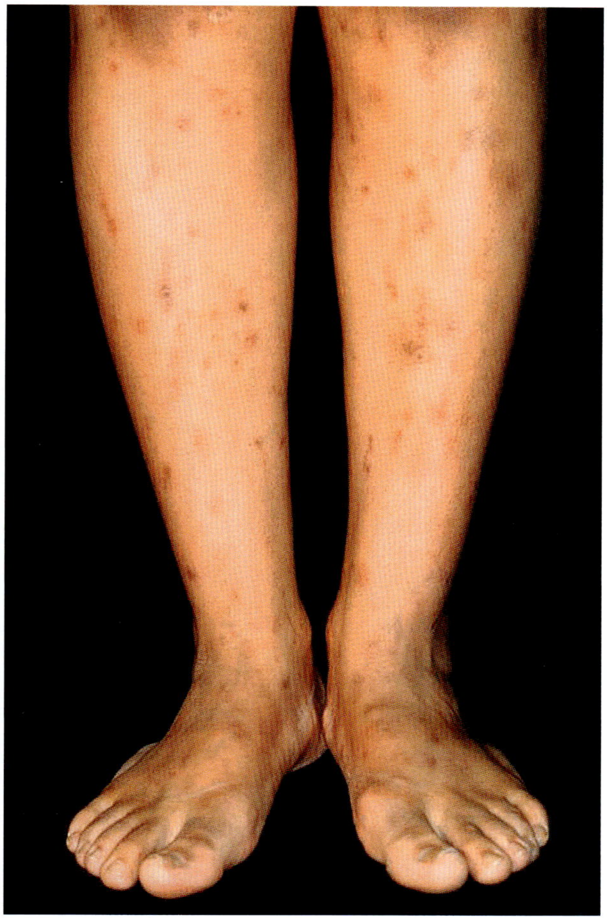

图 7.6 熊去氧胆酸治疗 3 周后妊娠期肝内胆汁淤积症缓解。与图 7.4 为同一位患者，显示瘙痒消退后遗留炎症后色素沉着过度。(Copyright © 2007. American Medical Association.)

和母体症状。用抗组胺剂、依泊二醇、水飞蓟宾、苯巴比妥和药用炭的全身治疗作用有限[1]。S- 腺苷甲硫氨酸治疗 ICP 的作用尚有争议；在小规模无对照试验中发现，地塞米松能有效抑制胎儿胎盘的雌激素产生[1,24]。阴离子交换树脂如考来烯胺可与胆汁酸结合而阻断其肝肠循环。由于 ICP 与考来烯胺均能引起维生素 K 缺乏症，接受阴离子树脂治疗的 ICP 患者必须接受脂溶性维生素的肠道外替代物。由于考来烯胺对瘙痒症的作用较小，且可能增加产前胎儿出血和产前产后母体出血的风险，目前已不作为 ICP 的一线治疗[1]。

熊去氧胆酸（UDCA）是一种天然的、亲水性的、无毒性胆汁酸，已成功用于临床改善多种胆汁淤积性肝病所致肝功能异常。尽管该项适应证并未获得批准，事实上官方禁止用于妊娠妇女，它仍是 ICP 患者的治疗选择[22,25-28]，推荐剂量为 15mg/(kg · d)，可同时减轻症状和改善胎儿结局。UDCA 可刺激疏水性胆汁酸及其他可能的肝毒素混合物和硫酸化黄体酮代谢产物的排泄。尽管其确切的作用机制仍不清楚，有证据显示其可纠正血清胆汁酸[13]，减少母体胆汁酸流向胎儿胎盘单位并改善穿过滋养层的胆汁酸运输系统功能[19]。它可以减少早产、胎儿窘迫和胎儿死亡，显示出对胎儿健康和结局具有重大意义[22,25,26]。

表7.3 妊娠期肝内胆汁淤积症（ICP）的鉴别诊断

无黄疸型ICP
妊娠皮肤病（尤其是P-型妊娠期特应性皮炎）
过敏反应
疥疮
合并病毒和（或）细菌疹
ICP伴黄疸
病毒性肝炎
妊娠期急性脂肪肝
先兆子痫伴肝酶升高
妊娠剧吐
高胆红素状态
药物黄疸
胆管阻塞
溶血性和代谢性疾病

参考文献

1. Lammert, F., Marschall, H. U., Glantz, A., *et al*. Intrahepatic cholestasis of pregnancy: molecular pathogenesis, diagnosis and management. *J. Hepatol*. 2000; **33**: 1012–1021.
2. Shornick, J. K. Dermatoses of pregnancy. *Semin. Cutan. Med. Surg*. 1998; **17**: 172–181.
3. Roger, D., Vaillant, L., Fignon, A., *et al*. Specific pruritic diseases of pregnancy: a prospective study of 3192 pregnant women. *Arch. Dermatol*. 1994; **130**: 734–739.
4. Ambros-Rudolph, C. M., Vaughan-Jones, S. A., Müllegger, R. R., *et al*. The specific dermatoses of pregnancy revisited and reclassified. Results of a retrospective two-center study on 505 pregnant patients. *J. Am. Acad. Dermatol*. 2006; **54**: 395–404.
5. Reyes, H. and Sjövall, J. Bile acids and progesterone metabolites in intrahepatic cholestasis of pregnancy. *Ann. Med*. 2000; **32**: 94–106.
6. Ropponen, A., Sund, R., Riikionen, S., *et al*. Intrahepatic cholestasis of pregnancy as an indicator of liver and biliary diseases: a population-based study. *Hepatology* 2006; **43**: 723–728.

7. Milkiewicz, P., Williamson, C., Weaver, J., *et al*. Obstetric cholestasis. *Br Med J* 2002; **324**: 123–124.
8. Berg, B., Helm, G., Petersohn, L., *et al*. Cholestasis of pregnancy. Clinical and laboratory studies. *Acta Obstet. Gynecol. Scand*. 1986; **65**: 107–113.
9. Reyes, H., Báez, M. E., González, M. C., *et al*. Selenium, zinc and copper plasma levels in intrahepatic cholestasis of pregnancy, in normal pregnancies and in healthy individuals in Chile. *J. Hepatol*. 2000; **32**: 542–549.
10. Reyes, H., Zapata, R., Hernández, I., *et al*. Is a leaky gut involved in the pathogenesis of intrahepatic cholestasis of pregnancy? *Hepatology* 2006; **43**: 715–722.
11. Riosecco, A. J., Ivankovic, M. B., Manzur, A., *et al*. Intrahepatic cholestasis of pregnancy: a retrospective case-control study of perinatal outcome. *Am. J. Obstet. Gynecol*. 1994; **170**: 890–895.
12. Leevy, C. B., Koneru, B., and Klein, K. M. Recurrent familial prolonged intrahepatic cholestasis of pregnancy associated with chronic liver disease. *Gastroenterology* 1997; **113**: 966–972.
13. Brites, D., Rodrigues, C. M., Oliveira, N., *et al*. Correction of maternal serum bile acid profile during ursodeoxycholic acid therapy in cholestasis of pregnancy. *J. Hepatol*. 1998; **28**: 91–98.
14. Carter, J. Serum bile acids in normal pregnancy. *Br. J. Obstet. Gynaecol*. 1991; **98**: 540–543.
15. Milkiewicz, P., Gallgher, R., Chambers, J., *et al*. Obstetric cholestasis with elevated gamma glutamyl transpeptidase: incidence, presentation and treatment. *J. Gastroenterol. Hepatol*. 2003; **18**: 1283–1286.
16. Sepulveda, W. H., Gonzalez, C., Cruz, M. A., *et al*. Vasoconstrictive effect of bile acids on isolated human placental chorionic veins. *Eur. J. Obstet. Gynecol. Reprod. Biol*. 1991; **42**: 211–215.
17. Williamson, C., Gorelik, J., Eaton, B. M., *et al*. The bile acid taurocholate impairs rat cardimyocyte function: a proposed mechanism for intra-uterine fetal death in obstetric cholestasis. *Clin. Sci*. 2001; **100**: 363–369.
18. Heikkinen, J., Ylöstalo, P., Mäentausta, O., *et al*. Bile acids in maternal serum, umbilical cord serum and amniotic fluid of healthy women, women with pruritus and patients with intrahepatic cholestasis of pregnancy. *J. Obstet. Gynecol*. 1983; **4**: 17–20.
19. Serrano, M. A., Brites, D., Larena, M. G., *et al*. Beneficial effect of ursodeoxycholic acid on alterations induced by cholestasis of pregnancy in bile acid transport across the human placenta, *J. Hepatol*. 1998; **28**: 829–839.
20. Laatikainen, T. J. Fetal bile acid levels in pregnancies complicated by maternal intrahepatic cholestasis. *Am. J. Obstet. Gynecol*. 1975; **122**: 852–856.
21. Glantz, A., Marschall, H. U. and Mattsson, L. A. Intrahepatic cholestasis of pregnancy: relationships between bile acid levels and fetal complication rates. *Hepatology* 2004; **40**: 467–474.
22. Davies, M. H., da Silva, R. C. M. A., Jones, S. R., *et al*. Fetal mortality associated with cholestasis of pregnancy and the potential benefit of therapy with ursodeoxycholic acid. *Gut*. 1995; **37**: 580–584.
23. Williamson, C., Hems, L. M., Goulis, D. G., *et al*. Clinical outcome in a series of cases of obstetric cholestasis identified via a patient support group. *Br. J. Obstet. Gynaecol*. 2004; **111**: 676–681.
24. Hirvioja, M. L. and Tuimala, R. The treatment of intrahepatic cholestasis of pregnancy by dexamethasone. *Br. J. Obstet. Gynaecol*. 1992; **99**: 109–111.
25. Palma, J., Reyes, H., Ribalta, J., *et al*. Ursodeoxycholic acid in the treatment of cholestasis of pregnancy: a randomized, double-blind study controlled with placebo. *J. Hepatol*. 1997; **27**: 1022–1028.
26. Zapata, R., Sandoval, L., Palma, J., *et al*. Ursodeoxycholic acid in the treatment of intrahepatic cholestasis of pregnancy. A 12-year experience. *Liver Int*. 2005; **25**: 548–554.
27. Kondrackiene, J., Beuers, U. and Kupcinskas, L. Efficacy and safety of ursodeoxycholic acid versus cholestyramine in intrahepatic cholestasis of pregnancy. *Gastroenterology* 2005; **129**: 895–901.
28. Ambros-Rudolph, C.M., Glatz M., Trauner M., *et al*. The importance of serum bile acid level analysis and treatment with ursodeoxycholic acid in intrahepatic cholestasis of pregnancy: a case series from central Europe. *Arch. Dermatol*. 2007; 143: 757–762.

第 8 章

妊娠期特应性皮疹

Christina M. Ambros-Rudolph
Samantha Vaughan Jones

引言

妊娠期特应性皮疹（atopic eruption of pregnancy，AEP）是最近新命名的一类妊娠期特异性皮肤病，它包括妊娠期湿疹、妊娠痒疹和妊娠期瘙痒性毛囊炎。一项包含 500 多例瘙痒性皮肤病孕妇的大型回顾性研究显示，这三种疾病之间存在着显著的交叉性[1]。AEP 是最常见的妊娠期皮肤病，约占妊娠期瘙痒性皮疹的 50%，包括湿疹样或丘疹样皮损，其患者有过敏史和（或）过敏症家族史。虽然 AEP 可见于妊娠的任何时期，并影响整个孕期，但其发生往往早于其他妊娠期特异性皮肤病（75% 发生于孕晚期前）[1]。AEP 对治疗敏感，不影响胎儿预后。

历史背景

特应性湿疹是一种慢性、易复发、伴瘙痒的皮炎，在普通人群的发病率为 1% ～ 5%。由于环境的变化，近年来发病呈上升趋势[2-4]。过去的一些研究发现，湿疹在妊娠期会加重[5]。Kemmett 和 Tidman[5] 的报道指出，在 150 名患有特应性皮炎的妇女中，50 名患者有月经前症状加重的现象。同样，在 50 名有妊娠史的患者中，52% 的患者孕期症状加重，且多发生于孕早期和孕中期[5]。近期一项前瞻性研究发现，在 200 名患有妊娠期皮疹的妇女中，湿疹最为常见，占所有病例的 36%[6]。但迄今为止，这些重要的发现还未被任何关于妊娠期皮肤病的分类标准采纳。自报道之初，学者们即对妊娠痒疹和妊娠期瘙痒性毛囊炎是不同的疾病这一说法表示怀疑。Holmes 和 Black[7] 指出，妊娠痒疹可能仅仅是孕妇过敏性瘙痒症所致，而并非独立的疾病。

Besnier 等最初于 1904 年提出了妊娠痒疹的概念[8]。当时“痒疹”这一术语即是用于描述现在所说的特应性皮炎。最近，一项大型回顾性研究分析评估了 500 多名瘙痒性皮肤病孕妇的既往史、临床表现和组织 / 免疫病理学资料，发现妊娠期湿疹、妊娠痒疹和妊娠期瘙痒性毛囊炎患者的临床表现和组织病理学特征均有显著的交叉（见第9章）[1]。基于上述发现,引入了"妊娠期特应性皮疹"这一概念，以便妊娠期皮肤病的分类更为简化，见第4章。

病因学

众所周知，妊娠是一种免疫状态，即具有抗原性的不同组织形成自然稳态。为防止对胎儿产生排斥反应，正常妊娠时，母体缺乏细胞免疫功能，产生的Th1细胞因子（如IL-12、INF-γ）减少；但同时体液免疫应答却增强，产生的Th2细胞因子（如IL-4、IL-10）增多[9]。这些显著的变化打破了Th1/Th2细胞因子间原有的平衡，因此，主要由Th1诱导的自身免疫性疾病在孕期明显减轻，而于产后再次加重，如类风湿性关节炎和多发性硬化；而主要由Th2诱导的自身免疫性疾病则于孕期显著加重，如系统性红斑狼疮[10]。目前认为，引起孕期大多数急性皮肤损害[11,12]的特应性皮炎主要是由Th2介导的疾病，故推测妊娠期Th2的变化可加重特应性皮炎并导致AEP症状的出现。Howarth[13]推测，胎盘持续性产生Th2可能是导致过敏性疾病在过去的30～40年增长的重要原因之一。

临床和诊断特征

有20%的患者在孕期出现既往特应性皮炎加重，表现出典型的临床特征。患者可以出现急性皮损，如瘙痒性红斑样丘疹和水疱以及在其基础上出现广泛的浆液性渗出性区域；也可以出现亚急性皮损和慢性皮损，包括脱屑的丘疹和斑块、结痂和苔藓样变等，（图8.1至8.3）。

80%的患者是于妊娠期首次出现特应性皮疹的表现，或是在皮疹消退很长时间后才再次出现（即儿童期湿疹）。大多数患者都有个人过敏史或其一级亲属患有哮喘、湿疹或花粉症等过敏性疾病。从形态学上看，2/3的患者的皮损呈现片状湿疹样改变（E型AEP）（图8.4至8.7），而另外1/3的患者则表现为丘疹样皮损（P型AEP）（图8.8至8.12）[1]。后者可以是痒疹或散在的、细小的红斑样丘疹。皮疹多见于典型的易发生过敏的部位，如面部、颈部，前胸和四肢屈侧的表面。患处常表现为严重的皮肤干燥，并常见Hanifin和Rajka[14]描述的特应性"小特征"。组织病理学表现是非特异性的，并随临床特征而变化；直接和间接免疫荧光反应均为阴性。水平在20%～70%的患者中血清免疫球蛋白E（IgE）升高。

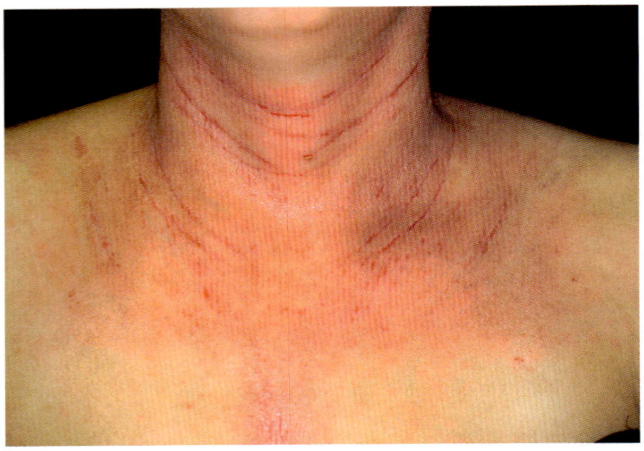

图8.1 妊娠期加重的湿疹。颈部和前胸大片严重的炎性红肿并有鳞状剥脱的区域，同时有苔藓样变和糜烂的裂隙。

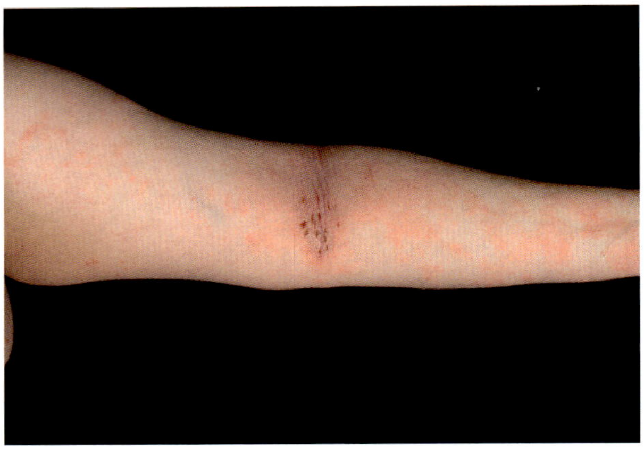

图8.2 妊娠期加重的湿疹。手臂和肘窝皮肤呈苔藓样变并有抓痕。

妊娠期特应性皮疹主要应与其他妊娠期特异性皮肤病鉴别（表8.1）。AEP出现时间早，且少见膨胀纹，可以于妊娠期多形性皮疹区别；AEP患者血清总胆汁酸水平正常，通过这一指标可与妊娠期肝内胆汁淤积症鉴别。此外，尚需排除妊娠期伴发的皮肤病，如疥疮、玫瑰糠疹、过敏性皮疹、药疹和由病毒和（或）细菌引起的皮疹等。

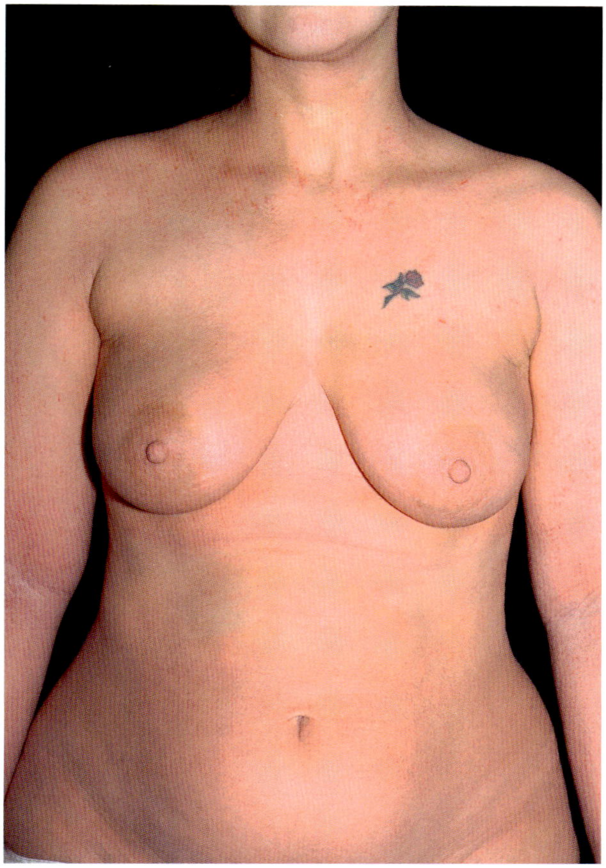

图 8.3 一初孕妇于孕 17 周加重的湿疹。全身呈红皮病样改变。

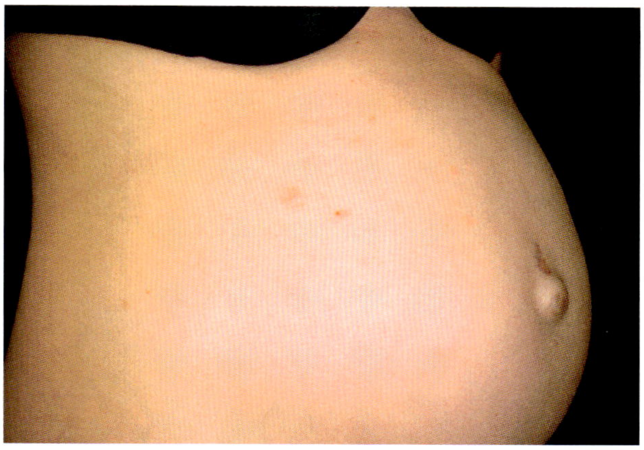

图 8.4 轻型妊娠期特应性皮疹（E 型）。一初孕妇于孕 26 周腹部呈现的散在片状湿疹。

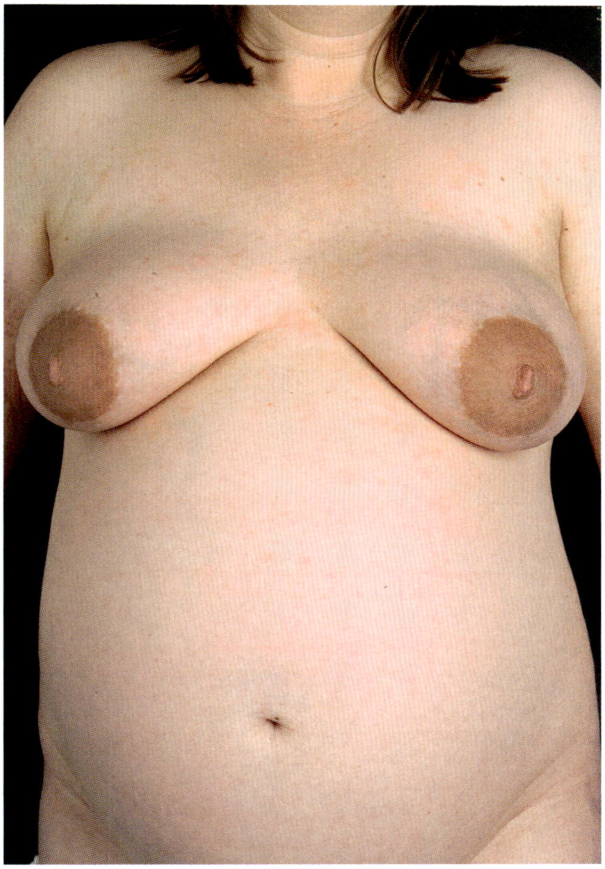

图 8.5 进展的妊娠期特应性皮疹（E 型）。前胸、乳房和上腹部的钱币样湿疹性皮损。

预后

AEP 的皮损往往对治疗很敏感，大多数在妊娠期会明显改善，但在以后的妊娠中常复发。胎儿预后良好，但新生儿可能出现特应性的皮肤改变。

治疗

AEP 患者应尽量避免局部受热和接触刺激性物质，如肥皂和洗涤剂等。主要的治疗方法是保持皮肤湿润，使用适于皮肤的润滑剂。找到适合患者个体的润滑剂至关重要，尿素（3% ~ 10%）和止痒剂（薄荷醇和聚乙二醇单十二醚）在孕期使用都是安全的。采用温和、非碱性的合成洗液可以避免洗衣服、游泳或沐浴后引起的皮肤干燥，能减少油脂或沐浴油的使用。患者也可在加入这类洗液的温水中每日浸泡 10 ~ 15 分钟，沐浴后在皮肤尚未完全干燥时涂抹润滑霜或软膏。

妊娠期间，常规治疗仅能局部应用最弱效的皮质类固醇激素，但在病情较重的急性期，可短时间内应

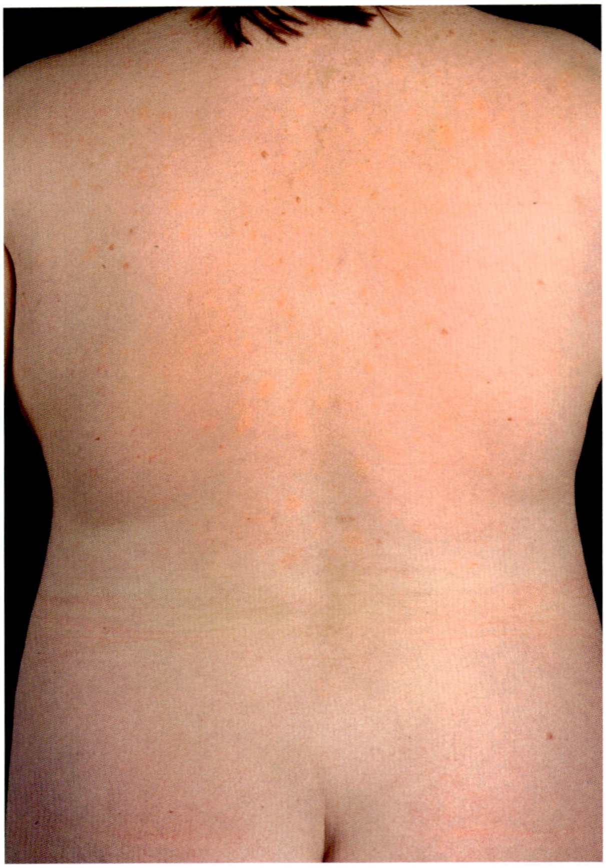

图 8.6 进展的妊娠期特应性皮疹(E 型)。与图 8.5 为同一患者。患者背部也存在钱币样湿疹性皮损。

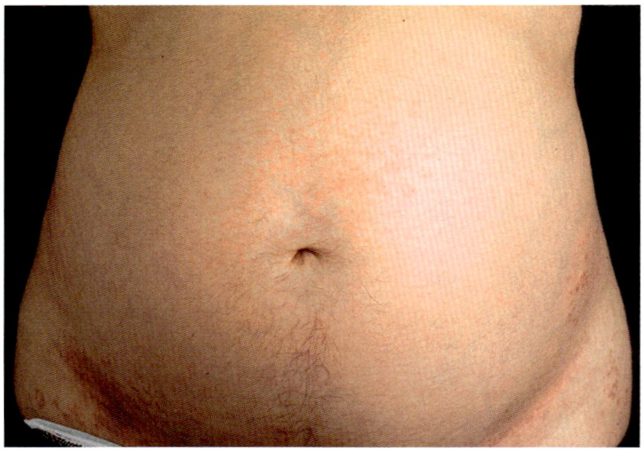

图 8.7 累及整个腹部的妊娠期特应性皮疹。孕 23 周于腹部出现的广泛鳞状剥脱的红斑样区域。

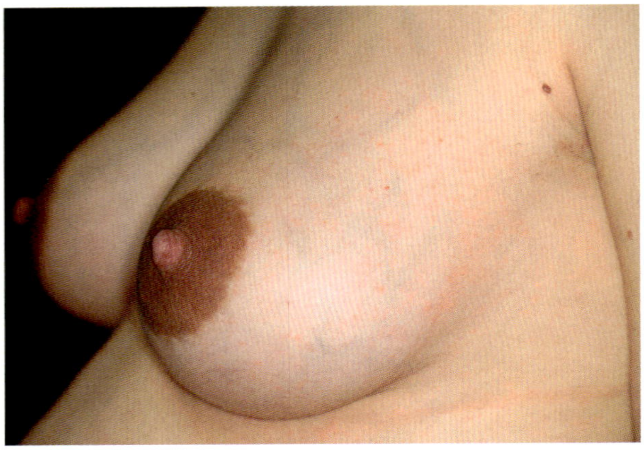

图 8.8 轻型妊娠期特应性皮疹(P 型)。一孕 29 周的经产妇于乳房及其周围出现的散在而细小的红斑丘疹。

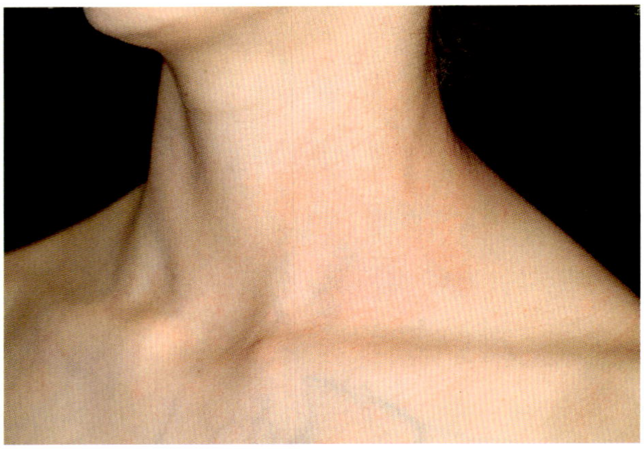

图 8.9 轻型妊娠期特应性皮疹(P 型)。与图 8.8 为同一患者。患者颈部也可见细小的丘疹和脱屑的红斑。

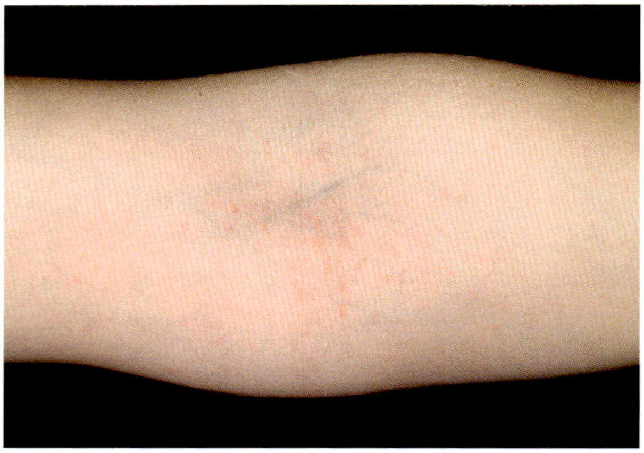

图 8.10 轻型妊娠期特应性皮疹(P 型)。与图 8.8 为同一患者。患者手臂屈侧也可见散在的丘疹。

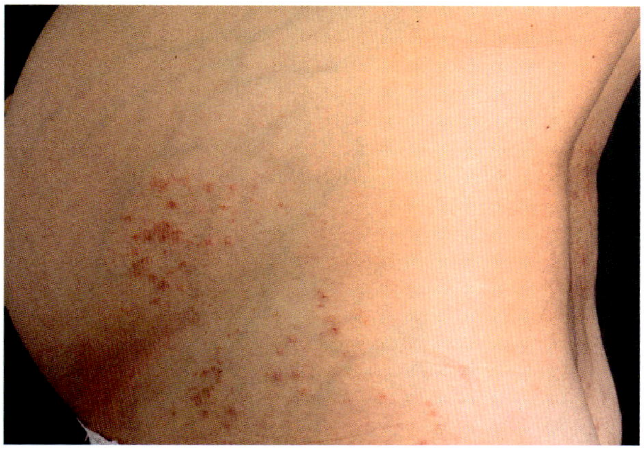

图 8.11 表现为髋部和臀部丘疹样皮损和抓痕的妊娠期特应性皮疹。与图 8.7 为同一患者。

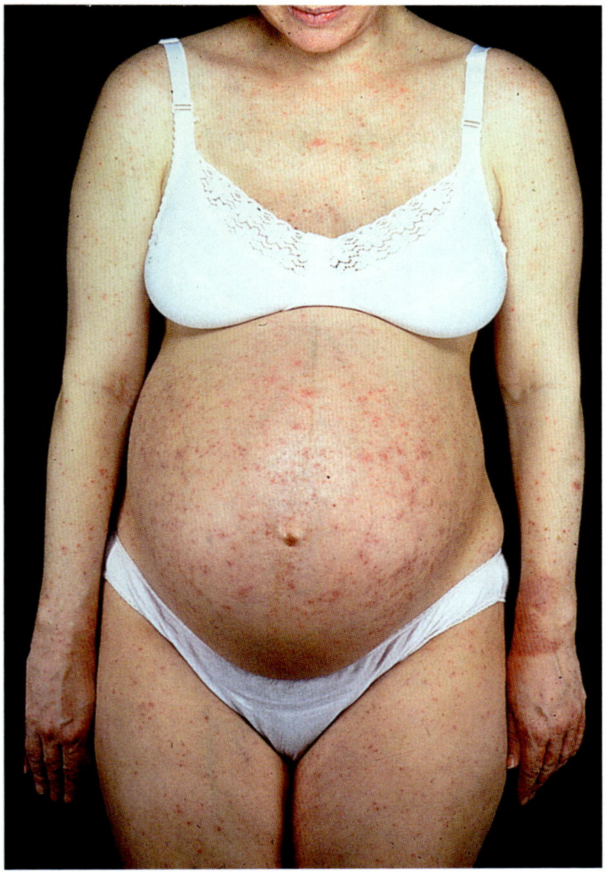

图 8.12 重型妊娠期特应性皮疹（P 型）：躯干和四肢广泛分布的炎性丘疹。患者左腕部佩戴手表的区域有脱屑的片状湿疹，提示可能对金属过敏。

用一种或两种高效皮质类固醇激素，并逐渐过渡到较弱效的激素。新型的局部免疫调节剂孕期禁用，如他克莫司、吡美莫司[15]。

表8.1 妊娠期特应性皮疹

诊断
临床表现
妊娠期首次出现或于妊娠期恶化加重的特应性皮肤改变
20%表现为特应性皮炎的加重
80%第一次发生特应性皮肤改变，包括湿疹样皮损（2/3；E型AEP）和（或）丘疹样皮损（1/3；P型AEP）
具有个人过敏史和（或）家族性过敏史（过敏性湿疹、花粉症、哮喘）和（或）特征性的血清总免疫球蛋白E水平升高
可见于整个孕期，但大多数（75%）于孕晚期前出现；并常于以后妊娠时复发
鉴别诊断
妊娠性类天疱疮
妊娠期多形性红斑
妊娠期肝内胆汁淤积症
玫瑰糠疹
疥疮
药疹
接触性皮炎
处理
油浴和使用润滑剂以保持皮肤干燥的基础治疗最重要，润滑剂必需适于皮肤，可含有薄荷脑、聚乙二醇单十二醚或尿素等添加剂
局部应用最弱的类固醇激素进行常规的维持治疗，急性加重时可应用1级或2级高效类固醇激素进行数天的短期治疗
在较重的患者可应用泼尼松，每日30mg，1周内逐渐减量
如需止痒治疗，可于夜间应用氯苯那敏4mg、氯罗他定10mg或西替利嗪10mg
继发细菌性感染的患者需应用全身（青霉素或红霉素）或局部（莫匹罗星或夫西地酸）抗生素治疗
紫外线B照射是妊娠期安全而有效的辅助治疗

有时，需短期全身使用皮质类固醇激素治疗严重的 AEP。如泼尼松，首剂每日 30mg，在以后的一周内逐渐减量。如需持续应用较长时间，则早孕期每日维持剂量不应超过 10mg，因为有研究表明，超过该剂量可能导致胎儿腭裂发生率轻度升高，但目前对此结论尚存争议[16]。由于皮质类固醇激素用于治疗 AEP 多为短期治疗（不超过 4 周），所以很少发生不良反应

（主要是母体高血压和妊娠期糖尿病）。在极少数使用大剂量激素治疗超过数周的病例，需通过超声检查监测胎儿的生长情况。如激素治疗需持续至分娩，应考虑到新生儿可能发生肾上腺功能不足并进行相应的治疗。此外，尚有少量激素进入乳汁，但似乎对新生儿并无明显不良反应（如泼尼松，每日 5mg）。

治疗瘙痒症常需要系统性使用抗组胺药，如羟嗪、氯苯那敏和异丙嗪，且孕期使用也是安全的。而新型无镇静作用的抗组胺药除氯罗他定和西替利嗪可于孕中晚期安全使用外，其他药物尚不主张于孕期应用[16]。

由于 AEP 可继发细菌性感染，尤其是合并金黄色葡萄球菌感染，常需要应用全身性抗生素治疗。孕期使用青霉素、红霉素和头孢菌素都是安全的；皮肤感染建议使用耐青霉素酶的抗生素（如氨苄西林）[15]。有时可局部应用抗生素，如杆菌肽或新霉素，但可能引起皮肤过敏反应。莫匹罗星和夫西地酸较少引发过敏反应，但价格较昂贵。

紫外线 B（ultraviolet B，UVB）照射和使用补骨脂素辅以长波紫外线照射（PUVA）的光化学疗法都是治疗慢性特应性湿疹的有效辅助疗法。尽管孕期使用 UVB 是安全的，但由于可能对胎儿造成潜在的不良影响，PUVA 不应作为一线治疗的手段。有时，治疗严重的湿疹还需应用免疫抑制剂，如硫唑嘌呤和环孢素 A 等，但孕期应慎用此类药物[17]。

乳头湿疹

乳头湿疹可导致哺乳困难（图 8.13），常引起乳头皲裂并继发性细菌感染，特别是金黄色葡萄球菌。从解剖学特征来看，扁平的乳头更易发生此类问题。治疗乳头湿疹需经常使用保湿霜，并局部应用温和的皮质类固醇激素，如氢化可的松。如湿疹已继发细菌感染，可同时局部应用皮质类固醇激素和抗生素，也可使用全身性抗生素，如红霉素。

手部湿疹

由于需要照料婴儿，孕妇的手不断暴露于刺激物，孕妇的手部湿疹常于产褥期加重（图 8.14 至 8.16）。一旦皮肤屏障被破坏，短暂的重复暴露就可使湿疹活跃。对此应采取预防措施，戴橡胶手套保护双手，避

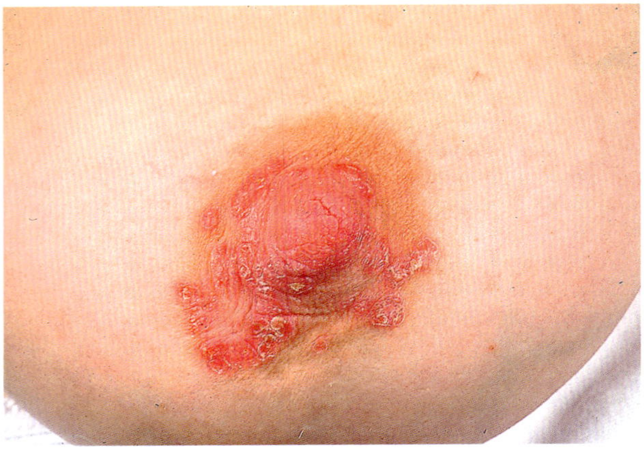

图 8.13 乳头湿疹。乳头出现干燥、脱屑的红斑样区域，并有痛性裂痕。

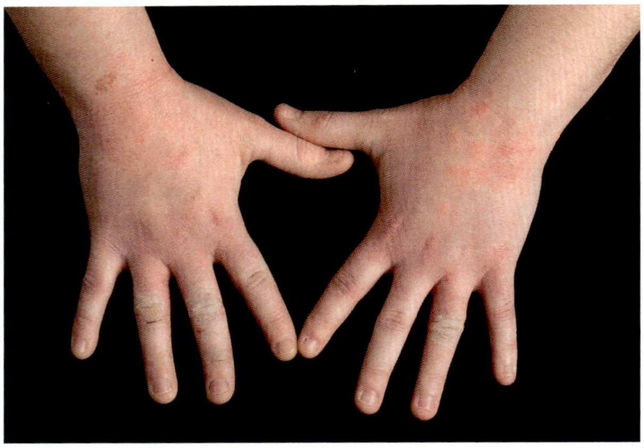

图 8.14 手部湿疹。手和手指的背部和侧面均有红斑样鳞屑区域，并有抓痕。

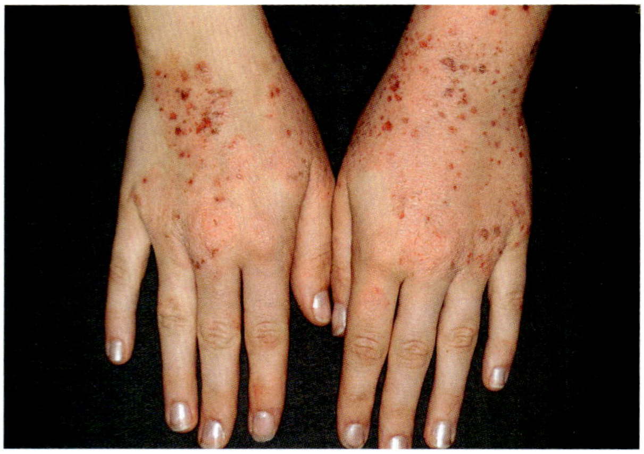

图 8.15 手部湿疹。产后 6 周手背部出现苔藓样变和广泛的抓痕。

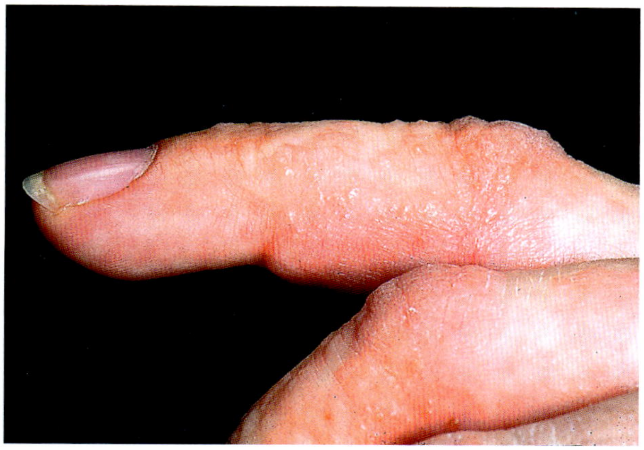

图 8.16 汗疱疹湿疹。妊娠期手指侧面出现的众多小水疱。

免接触所有皮肤刺激物。湿疹部位可局部应用中效皮质类固醇激素（4 级或 5 级），如 0.1% 的戊酸倍他米松霜，并时常涂抹润滑剂。如常规治疗后患者症状无改善，应考虑可能为接触性皮炎，但应于停止哺乳后再进行斑贴试验。

参考文献

1. Ambros-Rudolph, C. M., Müllegger, R. R., Vaughan Jones, S. A., *et al*. The specific dermatoses of pregnancy revisited and reclassified: results of a retrospective two-center study on 505 pregnant patients. *J. Am. Acad. Dermatol*. 2006; **54**: 395–404.
2. Williams, H. C. Is the prevalence of atopic dermatitis increasing? *Clin. Exp. Dermatol*. 1992; **17**: 385–391.
3. Charman, C. Atopic eczema. *Br. Med. J*. 1999; **318**: 1600–1604.
4. Butland, B. K., Strachan, D. P., Lewis, S., *et al*. Investigation into the increase in hay fever and eczema at age 16 observed between 1958 and 1970 British birth cohorts. *Br. Med. J*. 1997; **315**: 717–721.
5. Kemmett, D. and Tidman, M. J. The influence of the menstrual cycle and pregnancy on atopic dermatitis. *Br. J. Dermatol*. 1991; **125**: 59–61.
6. Vaughan Jones, S. A., Hern, S., Nelson-Piercy, C., *et al*. A prospective study of 200 women with dermatoses of pregnancy correlating the clinical findings with hormonal and immunopathological profiles. *Br. J. Dermatol* 1999; **141**: 71–81.
7. Holmes, R. C. and Black, M.M. The specific dermatoses of pregnancy. J. Am. Acad. Dermatol. 1983; 7: 104–110.
8. Besnier, E., Brocq, L., and Jacquet, L. *La Pratique Dermatologique*, **vol. 1, p.**75Masson, Paris, 1904.
9. Wilder, R. L. Hormones, pregnancy, and autoimmune disease, *Ann. N.Y. Acad. Sci*. 1998; **840**: 45–50.
10. Elenkov, I. J. and Chrousos, G. P. Stress hormones, proinflammatory and antiinflammatory cytokines, and autoimmunity, *Ann. N.Y. Acad. Sci*. 2002; **966**: 290–303.
11. Kang, K., Poster, A. M., Nedorost, S. T., *et al*. Atopic dermatitis. In: Bolognia, J. L., Jorizzo, J. L., Rapini, R. P., *et al*. (eds) *Dermatology*, pp. 199–214. Mosby, New York, 2003.
12. Akdis, M., Trautmann, A., Klunker, S., *et al*. T cells and effector functions in atopic dermatitis. *Curr. Allergy Asthma Rep*. 2002; **2**: 1–3.
13. Howarth, P. H. ABC of allergies. Pathogenic mechanisms: a rational basis for treatment. *Br. Med. J*. 1998; **316**: 758–761.
14. Hanifin, J. M. and Rajka, G. Diagnostic features of atopic eczema, *Acta Dermatol. Venereol. Suppl. (Stockh.)*1980; **92**: 44–47.
15. Weisshaar, E., Diepgen, T. L., Luger, T. A., *et al*. Pruritus in pregnancy and childhood – do we really consider all relevant differential diagnoses? *Eur. J. Dermatol*. 2005; **15**: 320–331.
16. Schaefer, C., Spielmann, H., and Velter, K. *Arzneiverordnung in Schwangerschaft und Stillzeit*,. 7. Auflage, Urban & Fischer, Elsevier Verlag; Munich; 2006.
17. Weatherhead, S., Robson, S. C., and Reynolds, N. J. Eczema in pregnancy. *Br. Med. J*. 2007; **21**: 152–154.

第 9 章

妊娠期丘疹和瘙痒性皮肤病

Christina M. Ambros-Rudolph
Martin M. Black
Samantha Vaughan Jones

引言

本章描述的妊娠期丘疹和瘙痒性皮肤病包括三种传统命名的疾病，它们的名称至今在文献中仍然在使用：(1) 妊娠痒疹；(2) 妊娠期丘疹性皮炎；(3) 妊娠期瘙痒性毛囊炎。

这三种疾病的症状具有明显的重叠性且缺乏明确的临床或诊断学特征，其临床表现也可见于妊娠期类天疱疮、妊娠期多形性皮疹和妊娠期肝内胆汁淤积症，因而引起质疑，它们是否为独立而不同的临床疾病。事实上，妊娠期丘疹性皮炎已率先不再被认为是一种独立的疾病，而被归为妊娠痒疹的范围。并且，根据最新的妊娠期皮肤病分类 [1]，妊娠痒疹和妊娠期瘙痒性毛囊炎也被归为一类新的疾病，这类疾病被命名为妊娠期特应性皮疹（atopic eruption of pregnancy，AEP；见第 8 章）。本章将概述每种疾病的历史背景和临床特征。

妊娠痒疹

1904 年，Besnier 等首次采用“妊娠痒疹”这一术语，它包含所有除妊娠期疱疹外的妊娠相关性皮肤病患者 [2]。当时，“痒疹”一词用于描述特应性皮炎。Besnier 第一次描述了特应性皮炎、过敏性鼻炎和哮喘之间的相关性 [3,4]。1941 年，Costello 提出了“Besnier 妊娠痒疹”这一名称并估计其发生率为 2% [5]。1968 年，Nurse 第一次明确描述该病，他称之为“早发型”妊娠痒疹，同晚发型相对应，后者现在被称为妊娠期多形性皮疹 [6]。Nurse 还指出，在 31 例早发型妊娠痒疹患者中，大多数伴有湿疹样特征。1983 年，Holmes 和 Black 第一次提出，妊娠痒疹发生于有妊娠瘙痒症的具特应性体质的妇女，而非独立的疾病 [7]。他们的理论是基于以下发现：18% 的妊娠合并瘙痒症[8]，而 10% 的孕妇表现为特应性体质[9]，因此，可以推断，两种情况同时出现于妊娠的概率为 2%。一项针对 500 多名患瘙痒症孕妇的大型回顾性研究发现，在最初诊断为妊娠痒疹的患者中，有 92%（45/49）符合特应性湿疹的诊断标准[1]，而其余 4 位患者均表现出多种遗传性过敏症的特征且具有湿疹的组织病理学特征。Hanifin 和 Rajka 曾提出遗传性过敏症的特征[10]。基于上述发现，妊娠痒疹被归入一类新的疾病，这类疾病被命名为“妊娠期特应性皮疹”，包括以前被诊断为妊娠期湿疹、妊娠痒疹和妊娠期瘙痒性毛囊炎的所有患者。

从临床角度来看，过去诊断为妊娠痒疹的病变即代表了现在 AEP（妊娠期特应性皮疹）这类疾病的 P 型（见第 8 章）。其皮损表现为分散的红斑样或呈肤色的丘疹，奇痒无比，并很快于丘疹表面出现脱皮。丘疹常较小，直径很少超过 0.5cm。最具特征性的是，丘疹出现于躯干和四肢的伸侧（图 9.1 至 9.3）。

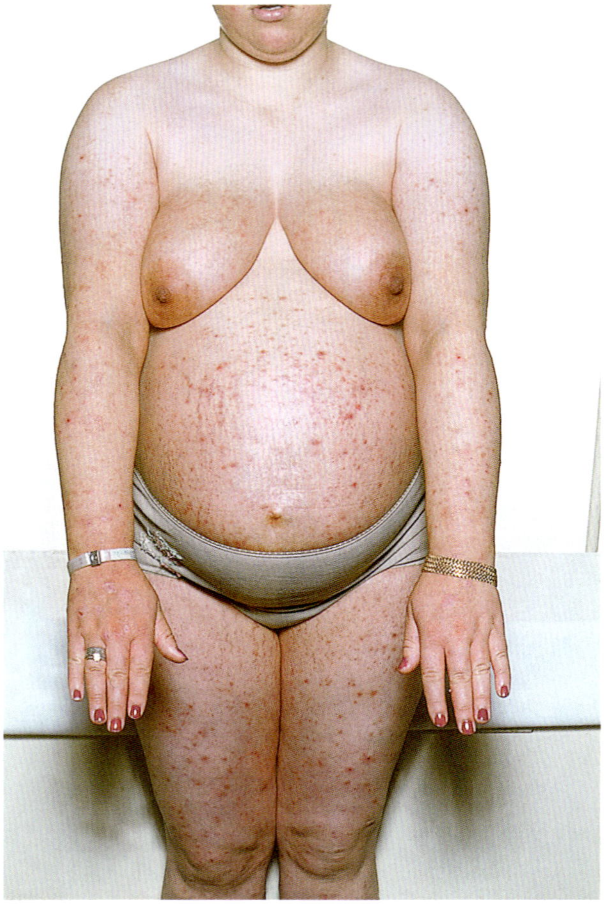

图 9.1 妊娠痒疹——重新分类为 P 型妊娠期特应性皮疹。散在的丘疹样痒疹分散于腹部和四肢的伸侧。

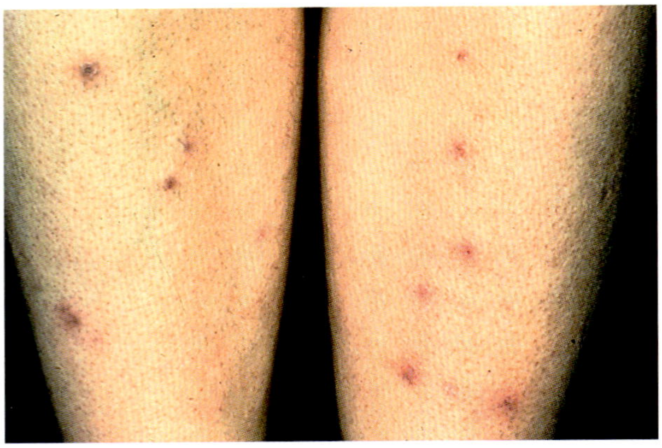

图 9.2 妊娠痒疹——重新分类为 P 型妊娠期特应性皮疹。小腿处脱屑的丘疹。

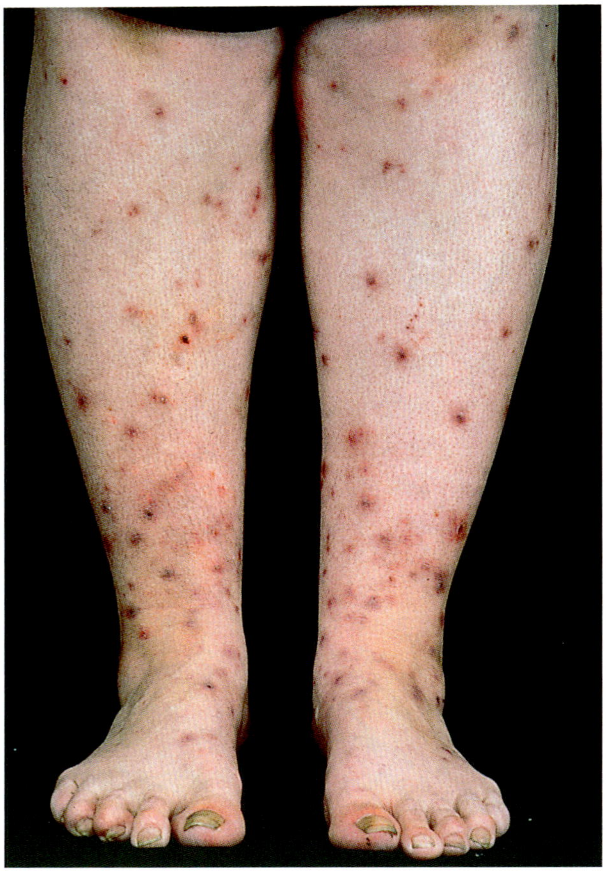

图 9.3 妊娠痒疹——重新分类为 P 型妊娠期特应性皮疹。小腿处较广泛的炎性红斑样丘疹。

目前，尚未对妊娠痒疹的组织学特征进行系统的研究，因而，该病的诊断仅仅是依据临床标准。组织活检仅可见非特异性的病理改变，如棘层肥厚、角化不全和表皮剥脱等，并可见血管周围炎细胞浸润，常为嗜酸性粒细胞和中性粒细胞[7]。直接免疫荧光染色（direct immunofluorescence，DIF）为阴性[7]。

妊娠痒疹和如今提出的 AEP 均为良性病变，但持续性的顽固瘙痒常使患者难以忍受，可通过局部涂抹皮质类固醇激素软膏和夜间口服抗组胺药物来减轻瘙痒症状。

妊娠期丘疹性皮炎

Spangler 等于 1962 年首次描述了妊娠期丘疹性皮炎[11]。他们发现了一组患者，其临床表现和生化指标均不同于妊娠痒疹，并着重指出罹患该病可使胎儿高危，但可通过恰当的治疗预防其发生。然而，对于妊娠期丘疹性皮炎是独立于普遍存在的妊娠痒疹之外的疾病这一说法，众多学者纷纷表示质疑，众人对这一疾病可能危及胎儿也不认同[12]。

Spangler 等[11]最初描述了 12 位患丘疹性皮炎的患者。皮疹发生于孕 11 周至足月，为累及躯干、四肢甚至颜面部的全身性丘疹，直径为 3 ～ 5mm，表面可见脱屑。之后，Rahbari[13] 又报道了 16 位患者，并指出丘疹在脱屑之前可呈现红斑样风团外观。Spangler 等[11]推测，妊娠期丘疹性皮炎的发生率约为 1/2400 例妊娠，并指出其具有较高的胎儿死亡率（27% ～ 37%）。近年来，仅有少数关于妊娠期丘疹性皮炎的新病例的报道[14,15]。从临床和组织病理学方面均注意到，该病与妊娠痒疹和妊娠期瘙痒性毛囊炎存在相似之处[15]。少数关于妊娠期丘疹性皮炎的免疫荧光检测均为阴性[15]。Spangler 等[11,16]发现，在妊娠期丘疹性皮炎患者中，其绒毛膜促性腺激素水平升高，而血浆皮质醇水平和尿雌三醇水平则下降。由于该病患者的胎儿死亡率较高，建议采用全身性药物治疗。可每日使用泼尼松（泼尼松龙）200mg 或己烯雌酚 600 ～ 2500mg，这些治疗被认为可于数日内治愈皮损，并可逆转胎儿潜在的死亡风险。但在 1971 年，Spangler 等[16]却否定了他们之前的结论，因为当时已发现使用己烯雌酚可使女性后代于青春期发生阴道癌[17]。此后，其他学者并未在该病患者中发现高胎儿死亡率，因而建议采用“保守治疗”，指出使用小剂量泼尼松并逐渐递减剂量是有益的[13-15]。

对 Spangler 等[11,16]的结论进行的重新评价使人们对丘疹性皮炎的分类产生了诸多疑问[7]。一项大型前瞻性研究纳入了 200 例妊娠期患皮肤病的孕妇，发现无 1 例符合妊娠期丘疹性皮炎的诊断标准。此外，关于激素治疗效果的研究也与之前 Spangler 的结论不符，并且对胎儿的预后没有显著影响[18]。现在多数人认为，妊娠期丘疹性皮炎是皮损面积更广泛和更为严重的妊娠痒疹[11]，而将其划为一种独立疾病的主要原因在于：在妊娠期丘疹性皮炎患者的尿中，绒毛膜促性腺激素水平升高，而皮质醇和雌三醇水平均降低[11,16]，其他任何研究均无这一发现。Spangler 等[11]最初的报道可能过高地估计了该病患者的胎儿死亡率，原因如下：

1. 在患丘疹性皮炎之前发生的妊娠期胎儿死亡也被不恰当地归因为由该病引起，从而夸大了胎儿的风险。
2. 统计数据包括了自然流产而并未区分妊娠的时期。由于正常人群早孕期发生自然流产并不少见，所以区分妊娠的时期非常重要。

目前，一项关于瘙痒性丘疹样皮肤病的综合性前瞻性研究已经发表，其中还包含生化数据[18]。Spangler 关于丘疹性皮炎的诊断即被取代。

妊娠期瘙痒性毛囊炎

1981 年，Zoberman 和 Farmer[19] 首次引入“妊娠期瘙痒性毛囊炎”这一术语，报道了 6 例孕妇，于妊娠 4 ～ 9 个月之间发生了瘙痒性毛囊性丘疹，并于分娩后 2 ～ 3 周消失。皮损呈小的毛囊一致性红斑状丘疹，广泛分布于躯干上部，类似于妊娠期丘疹性皮炎。其组织病理学特征为无菌性毛囊炎，据此，作者将其划分为一类新的疾病。当时尚无生化方面的研究。

此后，有学者致力于探讨妊娠期瘙痒性毛囊炎是否与机体的生化异常有关。Wilkinson 等 20 曾发现 1 例患者的血清雄激素水平升高。另一报道包含 12 例妊娠期瘙痒性毛囊炎患者，同配对的正常妊娠对照组相比，并未发现血清雄激素水平明显升高[21]。

作者发现，许多妊娠期瘙痒性毛囊炎患者的皮损都表现为相似的由小的红斑样丘疹和脓疱组成的广泛分布的皮疹（图 9.4 至 9.6）。他们认为根据临床外观，可将妊娠期瘙痒性毛囊炎分为两组：一组病例外观同单形性痤疮非常相似，这种痤疮常发生于全身性应用皮质类固醇激素或孕激素后[7]。因此，这类病变可能为激素诱发的痤疮，而非妊娠期特异性皮肤病。因此，我们建议将其称为妊娠期“痤疮”或“痤疮样皮疹”。实际上，回顾文献可发现，许多报道为妊娠期瘙痒性毛囊炎的患者非常符合此类标准。后来，在一些病例

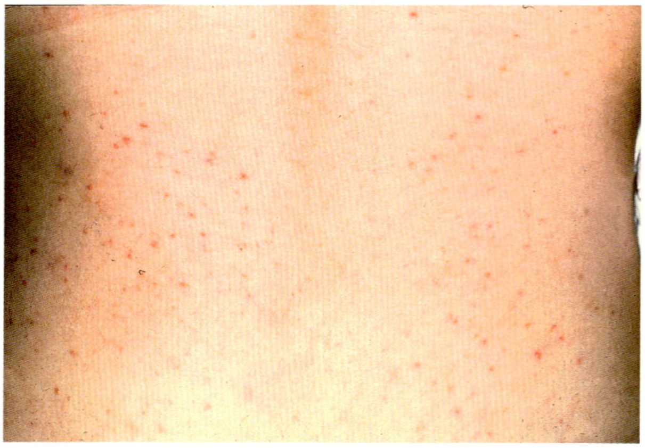

图 9.4 妊娠期痤疮样皮疹。患者背部散在的细小的单形性痤疮样丘疹和脓疱。

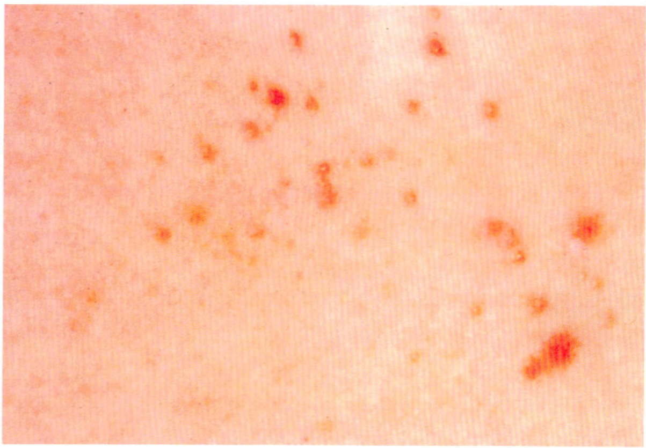

图 9.5 妊娠期痤疮样皮疹。图 9.4 放大后显示小泡样丘疹和脓疱。

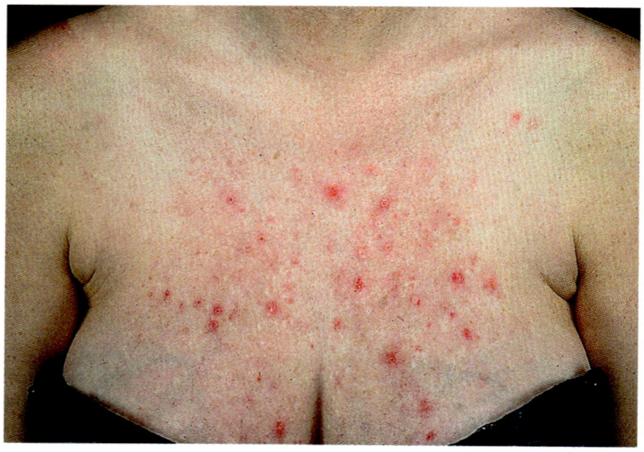

图 9.6 妊娠期痤疮样皮疹。累及上胸部。

中发现了微生物的存在，如革兰阳性球菌或卵圆形糠秕孢子菌等[22]，说明这组妊娠期瘙痒性毛囊炎为有菌性毛囊炎。另一组病例与妊娠期湿疹类似，与最近报道的特应性皮炎中发现的毛囊性变异体尤其相像[1]。因此，许多学者倾向于将这组妊娠期瘙痒性毛囊炎归入新命名的 AEP（见第 8 章）[1]。

参考文献

1. Ambros-Rudolph, C. M., Müllegger, R. R., Vaughan Jones, S. A., *et al*. The specific dermatoses of pregnancy revisited and reclassified: results of a retrospective two-center study on 505 pregnant patients. *J. Am. Acad. Dermatol*. 2006; **54**: 395–404.
2. Besnier, E., Brocq, L., and Jacquet, L. *La Pratique Dermatologique*, **vol. 1**,p. 75 Masson, Paris, 1904.
3. Besnier, E. Première note et observations preliminaires pour servir d'introduction a l'étude des prurigos diathésiques. *Ann. Dermatol. Syphilis* 1892; **3**: 634.
4. Kang, K., Poster, A. M., Nedorost, S. T., *et al*. Atopic dermatitis. In: Bolognia, J. L., Jorizzo, J. L., Rapini, R. P., *et al*. (eds) *Dermatology*, p.199–214. Mosby, New York, 2003.
5. Costello, M. J Eruptions of pregnancy. *N.Y. State J. Med*. 1941; **41**: 849–855.
6. Nurse, D. S. Prurigo of pregnancy. *Australas. J. Dermatol*. 1968; **9**: 258–267.
7. Holmes, R. C. and Black, M.M. The specific dermatoses of pregnancy. *J. Am. Acad. Dermatol*. 1983; 8: 405–412.
8. Kasdon, S. C. Abdominal pruritus in pregnancy. *Am. J. Obstet. Gynecol*. 1953; **65**: 320–324.
9. Rapaport, H. G., Appel, S. J. and Szanton, V. L. Incidence of allergy in a pediatric population. *Am. J. Allergy* 1960; **18**: 45–49.
10. Hanifin, J. M. and Rajka, G. Diagnostic features of atopic eczema. *Acta Dermatol. Venereol. Suppl. (Stockh.)* 1980; **92**: 44–47.
11. Spangler, A. S., Reddy, W., Bardawill, W. A., *et al*. Papular dermatitis of pregnancy. *J.A.M.A*. 1962; **181**: 577–581.
12. Black, M. M. Prurigo of pregnancy, papular dermatitis of pregnancy and pruritic folliculitis of pregnancy. *Semin. Dermatol*. 1989; **8**: 23–25.
13. Rahbari, H. Pruritic papules of pregnancy. *J. Cutan. Pathol*. 1978; **5**: 347–352.
14. Michaund, R. M., Jacobson, D., and Dahl, M. V. Papular dermatitis of pregnancy. *Arch. Dermatol*. 1982; **118**: 1003–1005.
15. Nguyen, L. Q. and Sarmini, O. R. Papular dermatitis of pregnancy: a case report. *J. Am. Acad. Dermatol*. 1990; **22**: 690–691.
16. Spangler, A. S. and Emerson. K. Estrogen levels and estrogen therapy in papular dermatitis of pregnancy. *Am. J. Obstet. Gynecol*. 1971; **110**: 534–537.
17. Herbst, A. L., Ulfelder, H., and Poskanzer, D. C. Adenocarcinoma of the vagina. Association of maternal stilbestrol therapy with tumor appearance in young women, *N. Engl. J. Med*. 1971; **284**: 878–881.
18. Vaughan Jones, S. A., Hern, S., Nelson-Piercy, C., *et al*. A prospective study of 200 women with dermatoses of pregnancy correlating the clinical findings with hormonal and immunopathological profiles. *Br. J. Dermatol*. 1999; **141**: 71–81.
19. Zoberman, E. and Farmer, E. R. Pruritic folliculitis of pregnancy. *Arch. Dermatol*. 1981; **117**: 20–22.
20. Wilkinson. S. M., Buckler, H., Wilkinson, N., *et al*. Androgen levels in pruritic folliculitis of pregnancy. *Clin. Exp. Dermatol*. 1995; **20**: 234–236.
21. Vaughan Jones, S. A., Hern, S., and Black, M. M. Pruritic folliculitis and serum androgen levels. *Clin. Exp. Dermatol*. 1999; **24**: 392–395.
22. Parlak, A. H., Boran, C., and Topcuglu, M. A. Pityrosporum folliculitis during pregnancy. *J. Am. Acad. Dermatol*. 2005; **52**: 528–529.

第 10 章

妊娠对其他皮肤疾病的影响

Samantha Vaughan Jones
Martin M. Black

引言

由于妊娠期免疫、内分泌、代谢和心血管系统均发生改变，会使孕妇对皮肤疾病的反应发生改变。如果产科医生和皮肤科医生想在妊娠期间提供最佳的治疗，他们就必须意识到这一点。对于妊娠期和哺乳期的用药，产科医生和皮肤科医生应特别注意，可参考公开发表的指南和（或）综述[1-6]。

银屑病

银屑病在普通人群中的发病率为 1.5% ～ 2%。银屑病是一种以皮肤鳞屑性红色斑块为特征的炎性疾病。指甲常被累及，大约 7% 的患者伴发血清反应阴性的炎症性关节炎，可使症状加重。局部皮肤受伤，如割伤、烧伤或其他皮肤感染，常常导致受伤部位皮肤发生银屑病（同形反应）。

银屑病的类型

斑块型银屑病——最常见的银屑病，表现为界限清楚的红色斑块，上覆银白色鳞屑。病变最常见于肘部和膝部的伸面，和骶骨部（图 10.1）、头皮部（图 10.2）和腹股沟区。

点滴型银屑病以散在性粉红色斑块为特征，这些斑块大小相似、富有光泽，主要分布在躯干（图 10.3）和四肢末端。它们常发生于上呼吸道感染后，特别是链球菌感染后。红皮病型银屑病表现为整个皮损表面呈红色脱屑现象。脓疱型银屑病有各种各样的形态，其中无菌性小脓疱最常见于已经存在的斑块或新生的正常皮肤上。大多数脓疱型患者有银屑病史。泛发性脓疱型银屑病（von Zumbusch）如治疗不当，可危及生命（图

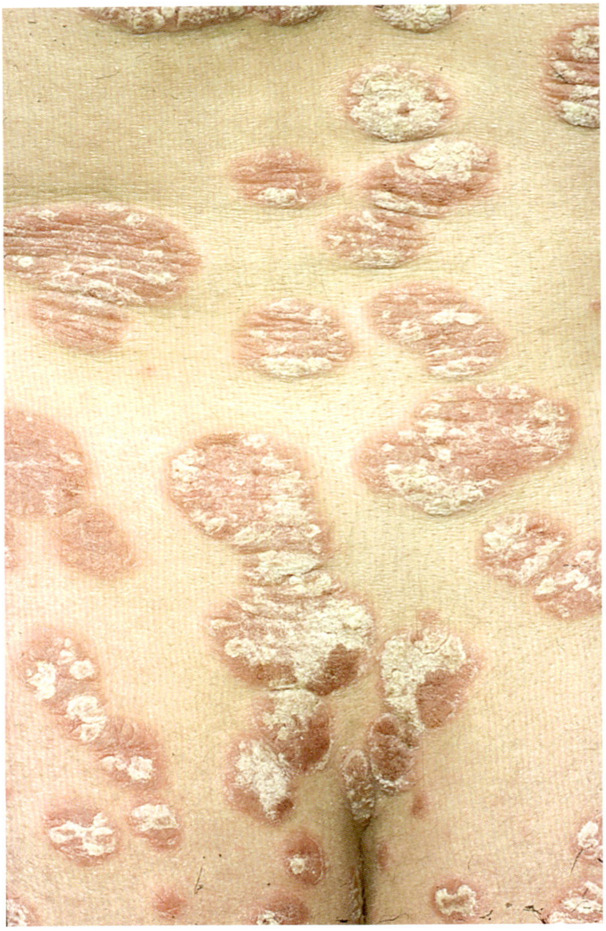

图 10.1 斑块型银屑病。慢性、界限清楚、稍凸起的红色斑块，上覆银白色鳞屑，常常出现在臀部和伸面。

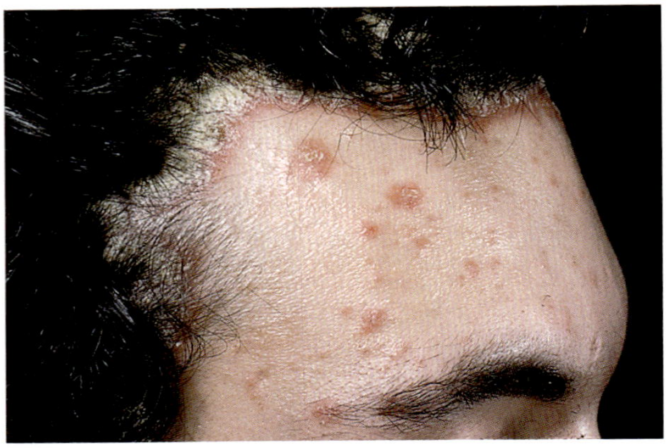

图 10.2 银屑病影响头皮。头皮和发际可见到较厚的鳞屑，额前可见到较小的斑块。

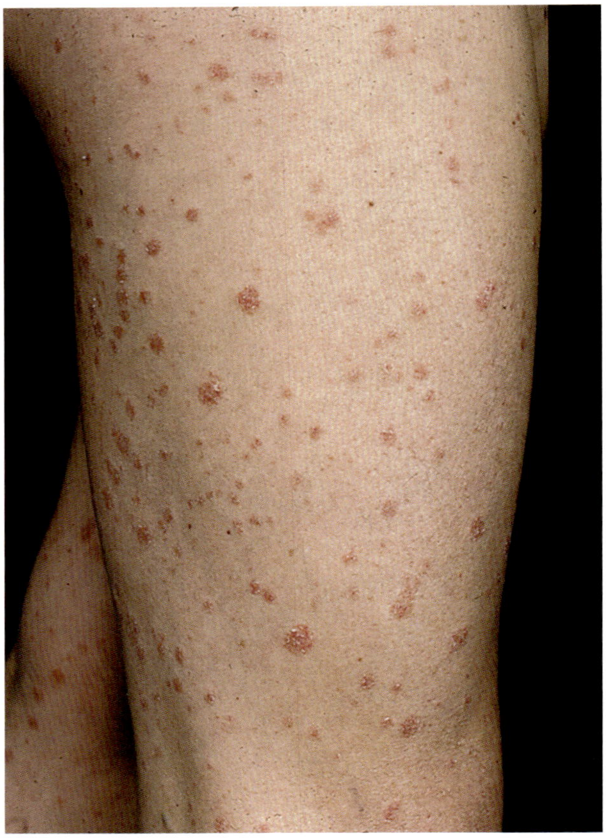

图 10.3 点滴型银屑病。小的点滴型银屑病像雨滴一样分布在躯干和四肢上，也可见于腿上。在咽喉感染后，疾病常常突然暴发，但预后良好。（Courtesy of Dr I. R. White, St John's Institute of Dermatology, St Thomas' Hospital, London, UK.）

10.4)。皮疹经常伴发热、关节痛和白细胞升高。手掌和足跖的脓疱型银屑病（掌跖脓疱病）表现为在红斑鳞屑背景上的无菌性瘙痒性脓疱。

妊娠对银屑病的影响是不可预知的，虽然大多数患者的病情得到缓解。但是多达 15% 的患者出现银屑病加重。患者的银屑病病情也可能在分娩后 3 ～ 4 个月内的产褥期暴发。$CD4^+$ 辅助性 T 细胞能够分化为 Th1 和 Th2 两种不同的淋巴细胞（见第 3 章）。这些亚型分泌的细胞因子不同。Th1 分泌 γ- 干扰素和白介素 -2，而 Th2 分泌白介素 -3、4、5、10 和 13。两者之间形成负反馈，如 Th1 能够抑制 Th2 的产生通路，反之亦然（见第 3 章图 3.20）。在银屑病中，Th1 分泌的细胞因子上调，并在慢性炎症发病机制中起着关键作用。妊娠期间，胎盘组织中 Th1 可转化为 Th2，通过减少 Th1 所介导的母体对作为异体移植物的胎儿的排斥反应而提高胚胎的存活率[7]。因此许多受 Th1 调节的自身免疫性疾病在妊娠期间因 Th1 分泌的炎症性细胞因子减少而缓解，如银屑病、类风湿性关节炎和多发性硬化[8-10]。曾有研究认为，银屑病的缓解与高水

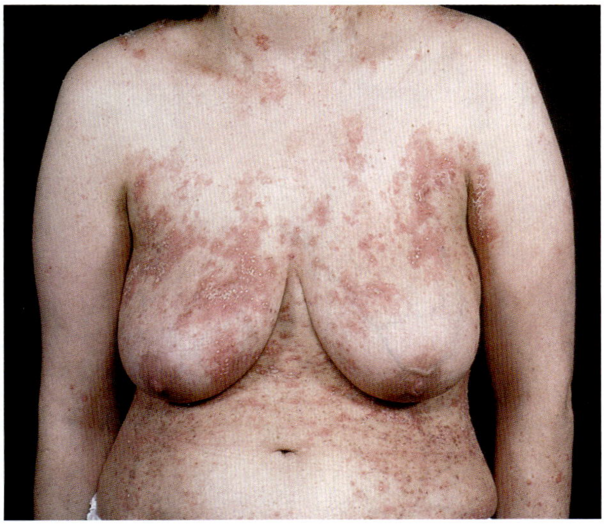

图 10.4 泛发型脓疱型银屑病（von Zumbusch）。躯干皮肤发红，溃疡上覆盖小的无菌性脓疱。

平的孕激素有关[11]。一项最近的研究纳入了 47 名银屑病妊娠妇女和 27 名对照（银屑病的未孕妇女），结果表明，银屑病的缓解与高水平的雌激素有关，而与孕激素无关[12]。

治疗

银屑病的治疗方法包括从简单的焦油产品到免疫抑制药物的应用。病变部位对于恰当有效的治疗选择非常重要。

将有直接治疗效果的药物与滋润霜混合使用，滋润霜能够软化皮肤并减少鳞屑。对于大多数斑块型银屑病而言，地蒽酚是标准的局部治疗药物。但是，需要注意它可能会刺激皮肤，污染衣服。因此，应从小剂量开始，逐渐增加剂量。肤色较浅的患者对于地蒽酚的耐受程度不如肤色深的患者。

常规使用的焦油浓度通常超过 20%，但是由于使用后外观污秽，而且还伴有很强的气味，因此多数患者不喜欢。局部外用的卡泊三醇——一种维生素 D_3 的代谢物，可用于轻到中度的斑块型银屑病，但是总剂量不应超过每周 100g，因为超过该剂量可能会导致高钙血症。某些类型的银屑病，如点滴型银屑病，需要外用皮质类固醇激素治疗，但是长期治疗可能会出现不良反应，而且突然停药可能会导致迅速复发（反弹现象）。外用维 A 酸软膏因为有潜在致畸性而禁止用于孕妇。光疗（紫外线 B，UVB）和补骨脂素光化学疗法（psoralen with ultraviolet A，PUVA）可以作为局部治疗的补充，在一些特殊情况妊娠期患者中可以考虑使用（见下文）。

妊娠期

局部外用地蒽酚、煤焦油、卡泊三醇、皮质类固醇激素和他克莫司在控制妊娠期局限性银屑病中似乎是一个安全的选择[13]。妊娠期泛发型银屑病患者在局部治疗无效时，UVB 是最安全的方法。妊娠期严重的银屑病患者在局部治疗和光疗均无效时或严重的脓疱型银屑病患者，短期使用环孢素似乎是最安全的选择[13,14]。

紫外线B和补骨脂素光化学疗法

UVB 照射在妊娠期间是安全的，但是患者应该知道，UVB 可能增加良性色素痣的大小和数量。窄波 UVB（TL01）最近被成功地用于治疗妊娠期泛发型脓疱型银屑病[15]。PUVA 的使用可能有基因突变和致畸的危险性，因此在妊娠期患者的全身或局部治疗中，PUVA 均不作为一线治疗方法。然而，Gunnarskog 等[16]在一项大型研究中发现，使用 PUVA 治疗后，既不增加自然流产或人工流产的风险，也不增加先天性畸形或新生儿死亡几率，即使是在照射治疗过程中发生的怀孕。

然而，这项研究发现，在 PUVA 治疗中怀孕可导致低出生体重儿的数量增加。因为 PUVA 治疗可能会引起生殖细胞突变，造成染色体异常或点突变。需要给接受 PUVA 治疗后妊娠的妇女提供产前诊断。局部 PUVA 治疗（PUVA 浴）在妊娠期是安全的。

全身性药物

银屑病有时需要全身性药物治疗。维 A 酸具有高度致畸性，应谨慎使用（见下文）。一些细胞毒药物被用于治疗银屑病，包括甲氨蝶呤、羟基脲和硫唑嘌呤。甲氨蝶呤和羟基脲的致畸作用众所周知，所以在妊娠期必须避免使用，而硫唑嘌呤可能致畸。环孢素可谨慎地在妊娠和哺乳期间使用，与口服维 A 酸或甲氨蝶呤相比相对安全。

新的生物治疗方法——抗肿瘤坏死因子和依法利珠——目前还不允许在妊娠期银屑病中使用[18]。

疾病转归

妊娠期间的激素变化可影响银屑病的严重性（表10.1）[19]。大约75%的女性注意到了妊娠期间银屑病的重大变化，60%表现为改善，15%恶化，80%会在分娩后4个月内的产褥期出现银屑病的暴发[11]。妊娠可能是银屑病性关节炎的一个危险因素[20]。

疱疹样脓疱病

疱疹样脓疱病通常被视为一种由妊娠导致的非常罕见的、急性、脓疱型银屑病（表10.2）。它可以发生于既往没有银屑病病史的妊娠期妇女。此病通常在妊娠晚期发作，可持续到分娩甚至产后。

表10.1 妊娠期银屑病的要点

银屑病通常在妊娠期得到改善（60%）
在妊娠期局部病变中，局部使用皮质类固醇激素、地蒽酚、煤焦油、卡泊三醇和局部使用他克莫司是安全的
光疗（紫外线B）、窄带紫外线B和补骨脂素光化学疗法可以用于更广泛的疾病
严重的脓疱型银屑病可能需要口服皮质类固醇或环孢素治疗
口服维A酸和甲氨蝶呤是禁忌
生物治疗（抗肿瘤坏死因子药物和依法利珠）目前还不允许治疗妊娠期银屑病
在产褥期80%的患者疾病可能暴发

表10.2 疱疹样脓疱病要点

一种妊娠期脓疱型银屑病
出现在妊娠晚期，可能在后来的妊娠中复发（早期发病、严重程度增加）
由于胎盘功能不足导致死胎、新生儿死亡和胎儿畸形的风险增加
母亲表现复杂——发热、谵妄、搐搦、呕吐和腹泻
由于甲状旁腺功能减退导致低钙血症（减少肠道维生素D的吸收）
治疗可用口服皮质类固醇或环孢素
最近的证据表明用维生素D和钙治疗可能有好处

皮疹首先表现为发生于皮肤褶皱部位的急性炎症皮疹上的无菌小脓疱，然后向心性地扩展到躯干（图10.5）和脐周（图10.6）或形成有黄绿色小脓疱的斑块。皮疹可发展到较大的区域，包括舌、颊黏膜、甚至食管。症状普遍，包括发热、谵妄、呕吐、腹泻、低钙血症

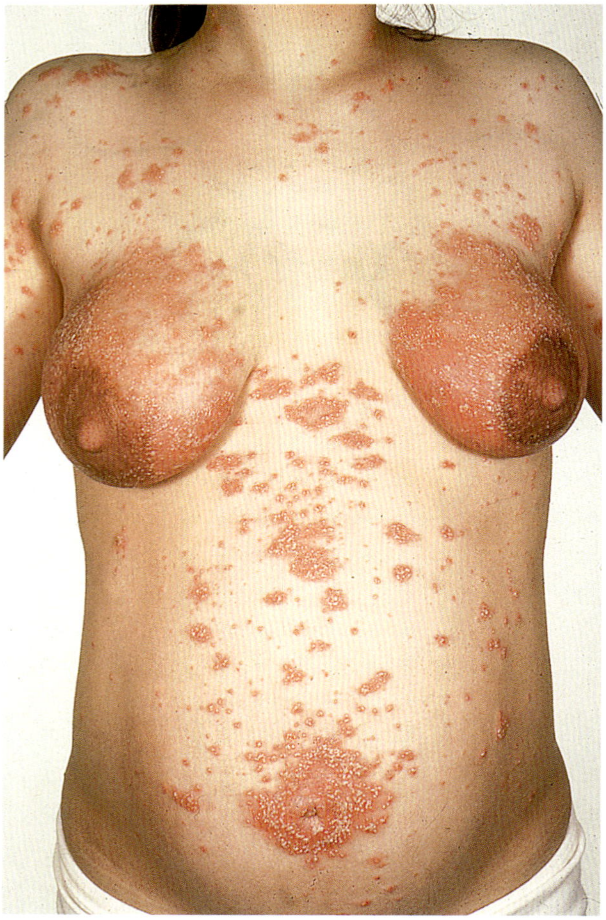

图 10.5 疱疹样脓疱病。出现在躯干急性炎性皮肤上的无菌性脓疱。

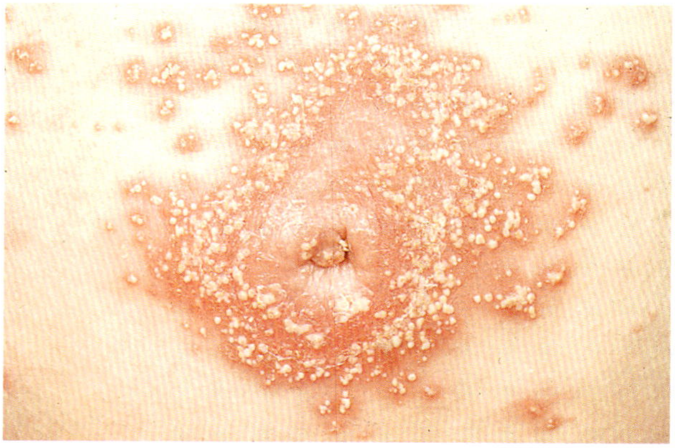

图 10.6 疱疹样脓疱病。脐周无菌性脓疱。

导致的搐搦，严重者可导致患者因心力衰竭或肾衰竭而死亡。

疱疹样脓疱病主要的产科问题是胎盘功能不足导致死胎、新生儿死亡和胎儿异常的风险增加[21]。该病的特征是在每次妊娠时复发，并且发病时间逐渐前移，死亡率逐渐增高[21]。在非妊娠期间，患者没有任何症状，也没有银屑病的表现。口服避孕药可能会导致病情恶化[22]，曾报道该病伴发金黄色葡萄球菌性淋巴结炎[23]。病情严重时，需要终止妊娠；疱疹样脓疱病一般在终止妊娠后很快缓解。虽然该病病因不明，但最近一份报告显示，在疱疹样脓疱病患者中，表皮的弹力蛋白酶特异性抑制剂水平极低[24]。甲状旁腺功能减退和减少肠道吸收维生素D被认为是血清钙水平降低的机制[25]。最近报道了1例合并代偿性甲状旁腺功能亢进和正常血钙水平的疱疹样脓疱病[26]。

疱疹样脓疱病治疗首选口服皮质类固醇激素，但效果通常不尽如人意。环孢素也已被成功应用于治疗该病[27]。钙和维生素D也已成功应用于治疗[28]。如果疾病持续到产褥期且病情很严重时，也可用维A酸治疗。

寻常型痤疮

虽然痤疮在妊娠期可能得到改善，但偶尔也会恶化（表10.3）。这通常会导致治疗上出现问题，因为大多数抗痤疮的药物都是妊娠期禁忌药物。然而，除了维A酸和水杨酸外，局部用抗痤疮药物似乎都不会致畸。在妊娠期和哺乳期，任何包含水杨酸成分的局部抗痤疮药物都应谨慎使用或避免使用，因为这些药物都有可能导致水杨酸反应，而婴儿从乳汁中吸收药物理论上有可能导致出血[29]。动物实验的数据支持妊娠期妇女应避免使用如维A酸和水杨酸等可致畸的外用药[29]。最近有报道产后10天出现聚合性痤疮的病例[30]。有报道指出，伴家族性高雄激素血症病史的患者可出现新生儿痤疮[31]。

表10.3 妊娠期痤疮的要点

晚期妊娠由于皮脂腺活性增加，寻常型痤疮常常暴发
对于轻微的黑头粉刺，局部用过氧苯甲酰和壬二酸是安全的
红霉素是妊娠期痤疮最安全的口服和局部应用抗生素
在妊娠期，全身和局部使用维A酸是禁忌
妊娠期红斑痤疮会暴发，常常需要口服红霉素和皮质类固醇进行治疗

妊娠期间常常出现玫瑰痤疮，需要局部或全身应用抗生素治疗。暴发性玫瑰痤疮（面部脓皮病）是妊娠期一种少见但严重的变异，表现为伴有丘疹、结节、脓疱和红斑的严重的面部皮疹。治疗通常需要口服红霉素和皮质类固醇激素。最近有1例关于暴发性红斑痤疮合并死胎的病例报道[32]。

治疗

痤疮的治疗取决于它的类型。如果仅仅是黑头粉刺，只需用角质软化剂如过氧化苯甲酰（2.5% ～ 10%面霜、乳液、或凝胶）或20%的壬二酸霜去除皮肤角质、疏通毛孔。妊娠期这些应用药物是安全的，但是包括局部用药在内的含有水杨酸的药物最好避免使用[29]。有报道指出，局部用维A酸会导致多种先天性缺陷[33]。紫外线的作用与局部用角质软化剂相同，但妊娠期应避免使用。

抗生素

伴有丘疹、脓疱或结节的炎症性皮损通常需要长期的抗生素治疗。然而，痤疮的改善很缓慢，治疗效果通常在2 ～ 3个月内不明显，6 ～ 12个月后才有缓慢的改善。维持性治疗必须持续到痤疮改善。口服四环素可导致母亲肝损害和婴儿乳牙着色，并且与先天畸形有关系[34]。妊娠期口服红霉素是安全的，剂量为250 ～ 500mg/次，每日2次[34,35]。

局部抗生素几乎与全身抗生素治疗一样有效，但可导致皮肤表面耐药菌的产生和接触性过敏性湿疹。但是，局部用药时全身吸收药物量可忽略不计，因此在妊娠期是安全的。局部药物包括红霉素（Stiemycin、Eryacne、必麦森和齐萘利，后者在红霉素中加入锌，可减少细菌耐药、增加疗效）、四环素（Topicycline，在美国已不再适用）。妊娠期局部用克林霉素与伪膜性肠炎有关[36]，为了减少药物全身吸收，磷酸克林霉素优于盐酸克林霉素。这些外用制剂应每天一次或两次涂抹于面部和（或）上部躯干。

全身性药物

妊娠期全身性抗雄激素药物和异维A酸（青春痘特效药）是完全禁忌药物。维生素A衍生物，如口服异维A酸、阿维A酯、阿维A，都是很强的致畸剂，在妊娠患者或治疗过程中妊娠的患者都是禁止使用的。最常见的畸形包括中枢神经系统畸形、耳和眼的畸形、腭裂、肾和泌尿生殖道畸形、骨骼畸形和中毒性肝细胞损伤。

虽然异维A酸能迅速清除，不会储存在组织内，但仍需在停药2个月以后才能妊娠。但是，阿维A酯及其代谢物阿维A在停药2年后仍有潜在的毒性，因为其在体内的清除速度很慢。

化脓性汗腺炎

化脓性汗腺炎是一种由毛囊单位阻塞和破裂引起的慢性皮肤疾病，毛囊的炎症反应可能累及顶泌汗腺。腋窝（图10.7）、腹股沟和会阴区病变容易复发，形成脓肿、窦道和瘢痕。

在极端的病例中，病变持续数年，累及整个外阴，导致多毛瘢痕、外阴畸形，这通常与多数精神性性功能障碍有关。由于妊娠期顶泌汗腺活性减弱，病情可能减轻[37]。但最近的一项纳入38名妇女的研究指出，化脓性汗腺炎和妊娠之间没有一致的关系[38]。

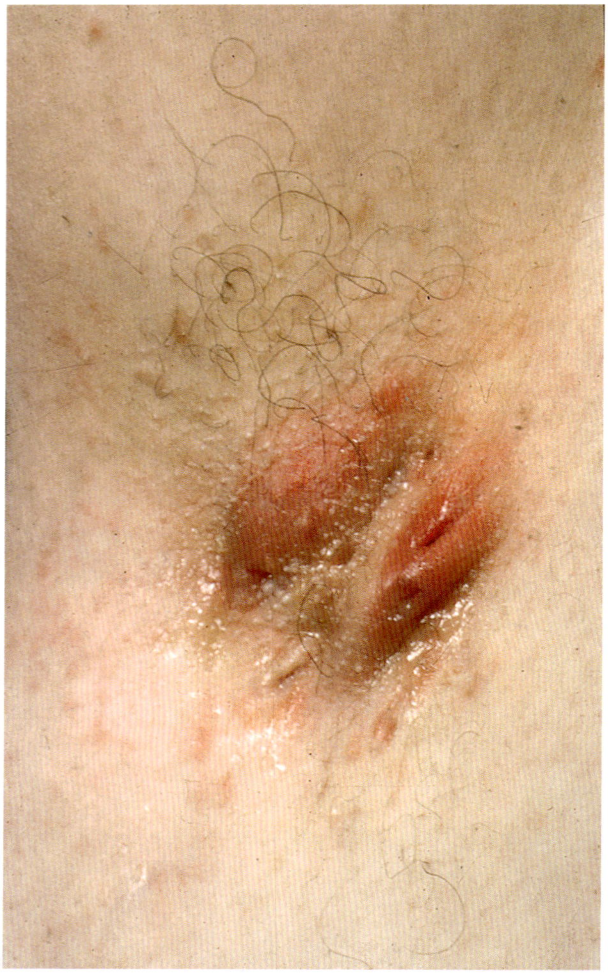

图10.7 化脓性汗腺炎。腋窝处出现的痛性脓疱和结节，可形成窦道和瘢痕。

治疗

治疗通常需要长期使用全身抗生素，如红霉素或四环素。但是，在计划妊娠前需停止使用四环素。如果抗生素效果欠佳，可选择口服维A酸（妊娠期禁忌）或手术切除所有病变区域的顶泌汗腺。二氧化碳激光可用于治疗该病，有相当高的成功率[39]。尽管可能需要多次治疗，但清除率和美容效果非常好。

结节性红斑

结节性红斑是一种皮下脂肪的反应性炎症，继发于多种基础疾病（表10.4）。该病也可在妊娠期复发[40]。表现为突发界限不清、压痛性红色结节或斑块，

表10.4 结节性红斑的基础疾病

传染病
链球菌病
结核病
麻风病
球孢子菌病
药物过敏
磺胺类药物
口服避孕药
其他疾病
结节病
炎症性肠病
抗磷脂综合征

对称分布于下肢前侧（图 10.8）。皮疹也可以发生于小腿、手臂、躯干和面部。出疹前或出疹时可伴发发热、乏力和关节痛。皮疹常在 6 ～ 8 周内消退。

治疗

治疗为支持性治疗，包括卧床休息和弱效的止痛药，如对乙酰氨基酚。妊娠期不应使用非甾体类抗炎药物，尤其在晚孕期。因为其可使宫内胎儿的动脉导管早闭，或通过抑制前列腺素合成酶而抑制或延长分娩。如果没有潜在传染病所带来的禁忌，在某些情况下，全身类固醇激素的应用是必要的。基础疾病的治疗或去除刺激性药物是至关重要的。妊娠期结节性红斑可能为球孢子菌病的一种特征性临床表现，并随着原发感染治疗而好转[1,42]。最近有 3 个结节性红斑病例与抗磷脂抗体综合征有关的报道[43]。

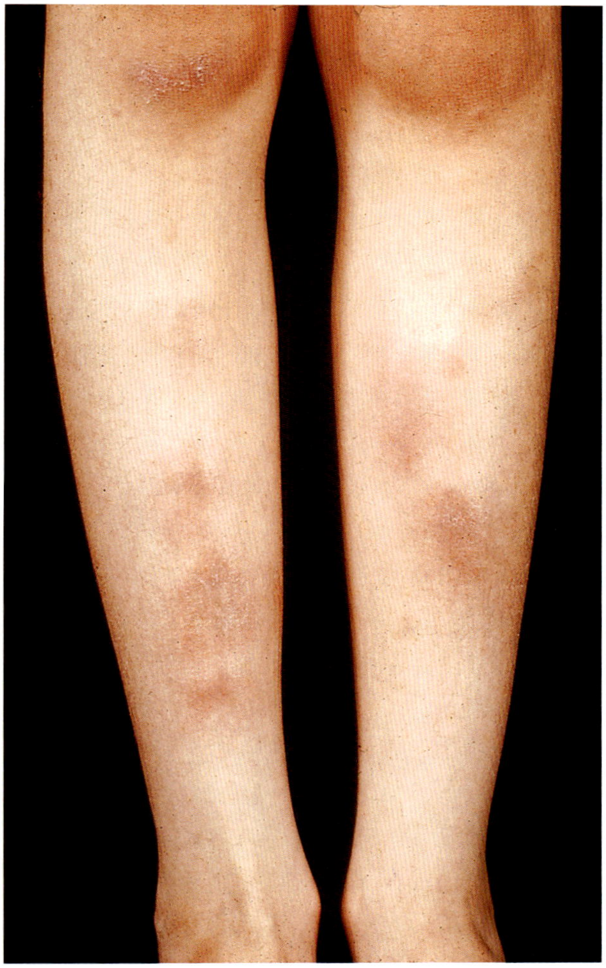

图 10.8 结节性红斑。小腿前面体积大的、痛性、有光泽的红色斑块。病变最初为明亮的红色，后来变为紫色，再慢慢褪色成像擦伤的皮肤。(Courtesy of Dr. A. C.Pembroke, King's College Hospital, London, UK.)

大疱性皮肤病

天疱疮

寻常型天疱疮和落叶型天疱疮是少见的自身免疫性大疱性皮肤病，其特征为自身抗体直接攻击桥粒芯抗原，分别为桥粒芯蛋白 3（130kDa）和桥粒芯蛋白 1（160kDa）。这些抗原都是细胞桥粒的膜转运糖蛋白，属于细胞黏附分子中的钙黏蛋白超家族。妊娠期天疱疮可能发展或加重，也可能传播给胎儿。在文献中有很多经过免疫病理学确诊为寻常型天疱疮的妇女妊娠期。

胎儿的预后多变，有以下三种可能的结果：

1．分娩正常的新生儿
2．一过性婴儿天疱疮，表现为水疱和糜烂，通常仅持续几周，这是因为免疫球蛋白抗体通过胎盘所致
3．死胎或自然流产

没有证据表明母亲疾病的严重性和新生儿受累的程度有关。处于缓解期的母亲可能会分娩出病情严重的新生儿[44]。反之，处于天疱疮活动期的母亲可能会分娩出无疾病的婴儿[45-47]。不幸的是，已有与母亲的天疱疮相关的胎儿死亡的病例报道[48,49]。

因此，产科医生和皮肤科医生密切关注母亲和孩子在产前和产后的情况非常重要。患者的皮肤和黏膜通常出现松弛性水疱（图 10.9）。水疱很快会破裂，留下大的糜烂面，可结痂，并且常常继发细菌感染。在妊娠期严重的天疱疮，保持正常的液体平衡非常重要。

虽然报道指出妊娠可促进或加重病情[4]，但关于妊娠期天疱疮的报道极少见。该病在早期和中期妊娠时变化较大，在大多数病例可慢性迁延至产褥期。有人认为，天疱疮的病情在晚期妊娠会缓解，因为此时内生皮质醇激素的水平上升和相应的免疫抑制。天疱疮的临床表现与妊娠性类天疱疮非常相似，所以需要皮肤病理免疫荧光来确诊[4]。利用重组桥粒芯蛋白 3 进行酶联免疫吸附试验也可确诊[50]。

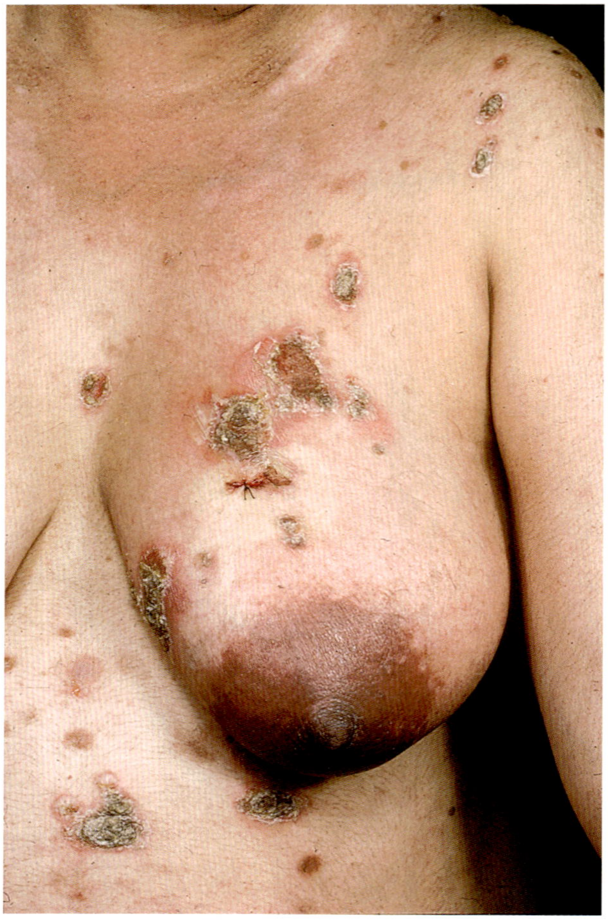

图 10.9 寻常型天疱疮。上躯干部无张力的水疱，很容易破裂，留下糜烂面。水疱可继发细菌感染并结痂。(Courtesy of Dr. A. C. Pembroke, King's College Hospital, London, UK.)

治疗

妊娠期天疱疮通常用大剂量泼尼松治疗。泼尼松的初始剂量可高达 100mg/d，随后逐渐减少。有效的局部用皮质类固醇激素霜，如 0.05% 的丙酸氯倍他松，可直接应用于病变部位。

免疫抑制剂，如环磷酰胺、硫唑嘌呤、甲氨蝶呤和金制剂，最好避免使用。尚未发现硫唑嘌呤与致畸有关，但理论上它可影响胎儿或新生儿的免疫系统。哺乳期妇女不建议使用。甲氨蝶呤有很强的致畸性，特别是在妊娠早期服用后，可导致多发骨骼肌神经缺陷和腭裂。虽然乳汁中的浓度很低，但通常也不建议用于哺乳期妇女。关于妊娠期皮肤疾病使用环孢素安全性的数据很少。对一位器官移植后服用环孢素的妊娠妇女的研究指出，其有低风险的致畸作用。乳汁中含有环孢素，可导致母乳喂养的新生儿出现潜在的高血压、肾毒性和恶性肿瘤风险。环磷酰胺可致畸，导致骨骼缺陷和异型特征。

天疱疮抗体滴度测定有助于评估疾病的活动性和制订有效的治疗方案。如果抗体滴度很高，天疱疮抗体通过胎盘转运，导致胎儿一过性天疱疮的可能性就较大[4]。血浆置换和血浆交换曾被使用，但有导致循环中天疱疮抗体水平反弹性升高的风险[51,52]。因此，治疗的最后一种选择方法是在分娩后需要持续血浆置换，并辅助使用免疫抑制剂（如硫唑嘌呤）治疗。高剂量静脉内注射免疫球蛋白治疗也已用于自身免疫性大疱病，包括天疱疮，似乎很有效，同时给予辅助治疗（反应率 91%）可能比单一药物治疗（反应率 56%）更有效[53]，但是还需要双盲对照试验对这种治疗方法做进一步的评估。

母亲和胎儿的发病率和死亡率

严重的浸润性皮肤疾病与胎儿的死亡有一定关系。在天疱疮母亲的死胎婴儿皮肤中可以找到天疱疮皮损，免疫荧光也可证实该病[48,49]。病情控制较好或病变较轻的病例其母亲与胎儿的发病率和死亡率风险均较低。每一个病例的分娩方式都需要仔细考虑。阴道分娩的创伤可导致病变扩大和加重，但长期使用类固醇激素治疗的患者，其伤口愈合问题又使剖宫产需认真考虑[46]。

新生儿天疱疮

新生儿天疱疮由母亲天疱疮 IgG 抗体通过胎盘转运所引起（表 10.5）。新生儿天疱疮的发生不一定需要妊娠期天疱疮处于活动期。最近报道了一位仅有口腔病变的母亲分娩了一个天疱疮面积广泛的新生儿[54]。这可以由桥粒芯蛋白代偿理论来解释。新生儿皮肤桥粒芯蛋白 3 的分布与成人黏膜上皮相似，而与成人上皮不同[55]。因此母亲的临床表现和抗体滴度不能预测新生儿疾病的严重性。最近也有关于新生儿落叶型天疱疮的报道[56]。大多数新生儿患者出现的水疱不需要治疗，水疱通常在 2 ~ 3 周内自然痊愈[46]。与新生儿红斑狼疮同经胎盘转运的抗 -Ro 抗体有关不同，成人寻常型天疱疮没有这方面连续的报道。虽然局部水疱形成有潜在的发生被动转移的风险，但母乳喂养不是绝对禁忌。

表10.5 妊娠期天疱疮的要点

自身免疫性大疱病，其自身抗体直接攻击细胞桥粒——桥粒芯蛋白3（寻常型天疱疮）和桥粒芯蛋白1（落叶型天疱疮）
表现为躯干、四肢和黏膜表面的无张力水疱和病变侵蚀
需要行皮肤活检以区分妊娠期类天疱疮
由于存在细胞间IgG连接方式，直接免疫荧光呈阳性 治疗一般需要大剂量口服泼尼松龙
严重病例的二线治疗方案——血浆除去法、大剂量静脉用免疫球蛋白、血浆置换
阴道分娩可导致外阴病变侵蚀加重，但由于病变侵蚀，剖宫产的瘢痕不容易愈合
新生儿天疱疮被认为是由于母亲抗体的被动转移导致的，但短暂的暴发仅持续几周

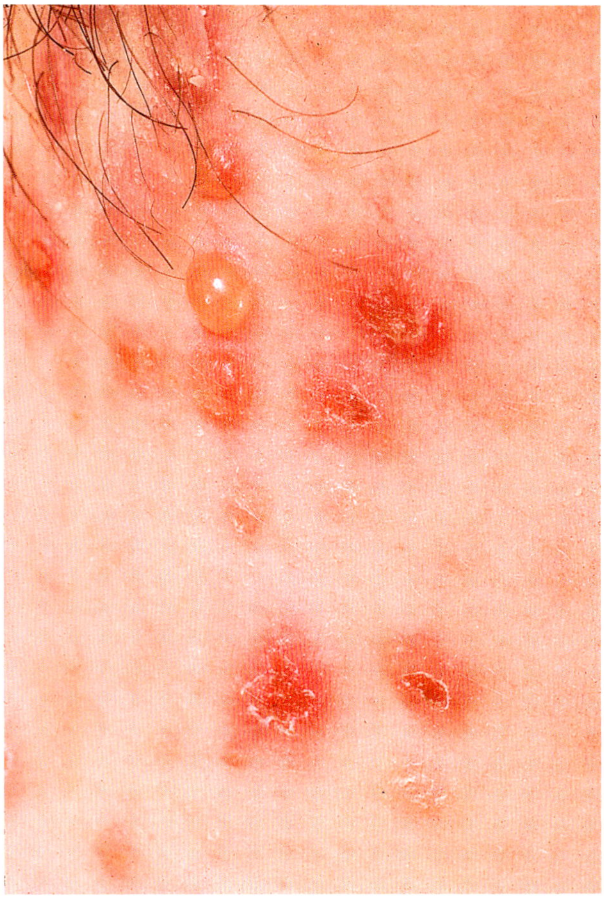

图 10.10 疱疹样皮炎。四肢成群的、发痒的、形态多变的病变，可出现在腋窝。水疱表皮脱落，留下荨麻疹丘疹。

疱疹样皮炎

疱疹样皮炎是一种自身免疫性水疱性疾病，以成群分布的剧烈瘙痒性水疱为特征，水疱对称分布于肘、膝、臀部、肩膀、头皮（图 10.10）。通常有组织学和（或）临床证据表明合并谷胶蛋白敏感性肠病。该病免疫荧光特征表现为真皮乳头层上部 IgA 颗粒状沉着。

治疗

首选药物氨苯砜可在 24 小时内迅速缓解瘙痒，并在 72 小时内阻止新的病变形成。妊娠期氨苯砜可能是安全的[6,57]。大多数患者对初始剂量 100mg/d 有反应。不能耐受氨苯砜的患者可试用磺胺嘧啶 1 ～ 2g/d。氨苯砜可导致葡萄糖 -6- 磷酸脱氢酶缺陷的患者发生严重的溶血现象，因此需要在应用氨苯砜之前对患者做一个筛查。

最理想的情况是，疱疹样皮炎患者最好在妊娠前 6 ～ 12 个月坚持无谷胶蛋白饮食。这样可避免在妊娠期使用氨苯砜。因为氨苯砜可从乳汁分泌而导致新生儿溶血性贫血，故应劝阻患者不宜母乳喂养。

线性IgA疾病

这是一种罕见的、获得性的皮下水疱疾病。它的定义建立在它独特的免疫病理学基础上，表现为沿着皮肤基底膜带的线性 IgA 沉积。该病的临床表现类似疱疹样皮炎，但有时在躯干和四肢的病变又与大疱性类天疱疮相似。与疱疹样皮疹不同，该病与谷蛋白敏感性肠病无关。

线性 IgA 疾病在妊娠期可能得到改善，但在产褥期可能复发[58]。该病不会影响妊娠结局。治疗与疱疹样皮炎相似，需要氨苯砜或磺胺嘧啶，但是有些患者需要联合使用氨苯砜和泼尼松。

迟发性皮肤卟啉病

迟发性皮肤卟啉病（porphyria cutanea tarda，PCT）是最常见的一种卟啉症，可通过常染色体显性遗传，也可通过后天获得。该病主要由尿卟啉原脱羧酶活性缺陷而导致。结果出现尿中尿卟啉和 7- 羧基卟啉增加，大便中异粪卟啉增加。患者日光暴露部位的皮肤出现脆性增加、糜烂、水疱、大疱和粟粒疹，特别是在手背部（图 10.11）和前臂。其他皮肤改变包括面部多毛、眶周色素沉着、瘢痕性脱发和伴溃疡的营养不良性皮肤钙化。

表10.6 妊娠与迟发型皮肤卟啉症

最常见的卟啉症是由于尿卟啉原脱羧酶活性缺失
表现为阳光暴露处皮肤脆弱、水疱和粟粒疹，特别是在手背部和前臂
面部多毛、眶周色素沉着、瘢痕性秃头也可见到
妊娠、口服补充铁剂、口服避孕药和酒精可使其恶化
避免阳光和推荐使用高防晒系数的防晒霜
如果铁蛋白水平过高，严重病例可能需要行静脉切开放血术
由于羟基氯喹的致畸性，不推荐妊娠期口服羟基氯喹

妊娠期

虽然雌激素、铁和酒精被认为对 PCT 有不良影响，但关于妊娠的影响则有不同的报道（表 10.6）。病例报告指出，妊娠并不会加重病情，因此推测与外源性雌激素相比，内生性雌激素作用不大[59,60]。但是，也有病例显示，妊娠期伴随血浆和尿中卟啉水平的增加，孕妇 PCT 的临床和生物指标均出现恶化[61,62]。在非妊娠妇女中，经前期加重在许多卟啉症中成为一个特征，促性腺激素释放激素类似物——布舍瑞林，通过暂时性抑制排卵和月经来潮，已经被成功地用于治疗遗传性粪卟啉症[63]。但是，该药在妊娠期禁止使用。

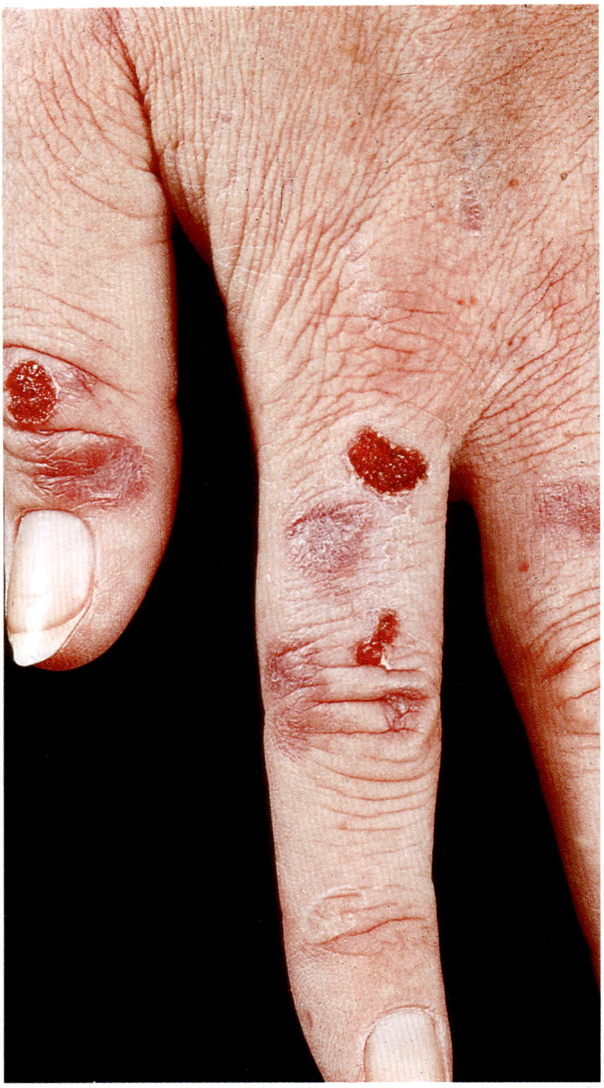

图 10.11 迟发性皮肤卟啉病。暴露阳光的部位，如手和手指的背面，影响最严重。很小的创伤可导致糜烂和水疱。

治疗

避免阳光照射、使用不透明的防晒霜（如氧化锌）是有益的。静脉切开放血术，仔细监测血细胞比容变化，已经被成功地用于治疗妊娠期 PCT。在这个技术中，需要每周 1 ～ 2 次放出 500ml 血液，直到血红蛋白下降到 10 ～ 11g/dL 或血清铁浓度下降到 50 ～ 60mg/dL。

妊娠期间禁止使用氯喹，因为它有致畸性，可导致胎儿多发缺陷，包括听觉神经功能丧失、智力损害和新生儿抽搐。其他较少用的治疗方法，如考来烯胺、药用炭和静脉用去铁胺，在妊娠期也是禁忌。

多形性红斑

该病是一种急性自限性疾病，但经常复发。病变为红色斑丘疹，可发展成典型的靶形或虹膜病变，也可发展成水疱。典型的病变对称性分布于四肢，特别是双手（图 10.12）和前臂和双腿的伸侧。黏膜受累的几率变化很大，在 25% ～ 60% 之间，受累的器官包括口、眼、咽、食管、生殖道和肛门。重型病例（Stevens-Johnson 综合征）可能出现严重并发症，累及

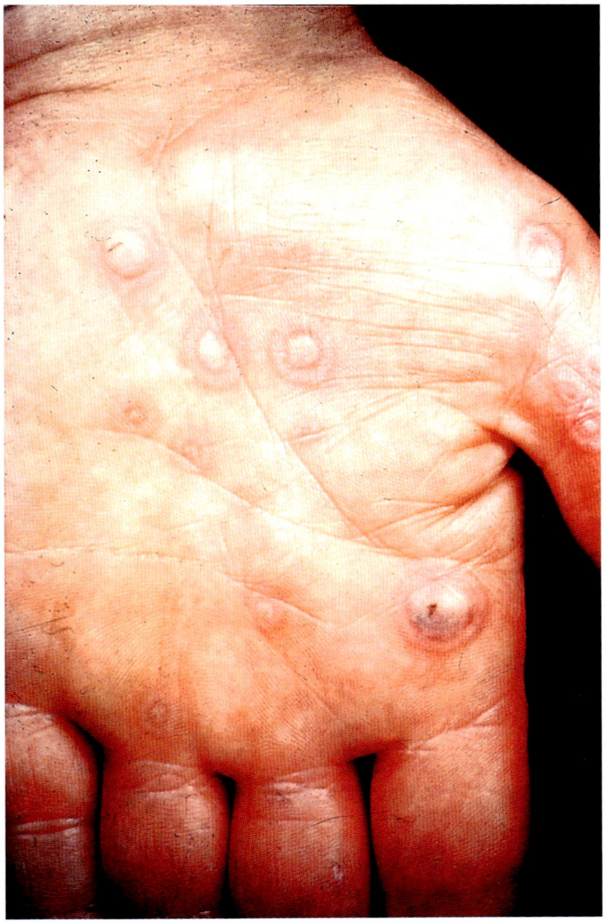

图 10.12 多形性红斑。手和脚出现界限清楚的红色斑块病变。病变中心部位比边缘部位更严重，因此看起来像一个靶。水疱常常在病变中心出现。

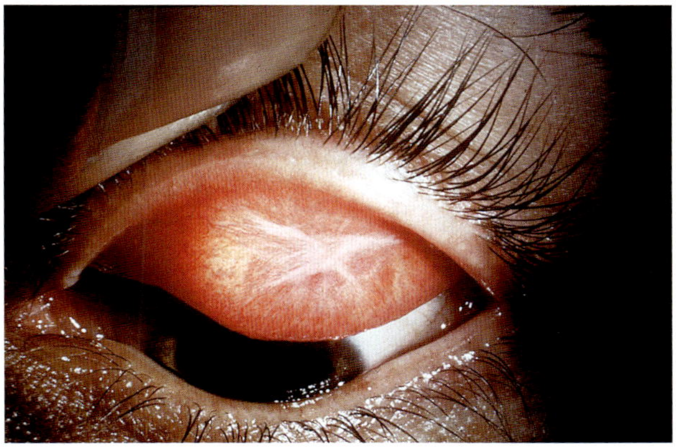

图 10.13 Stevens-Johnson 综合征。结膜严重的水疱和溃疡可导致角膜瘢痕。

眼、口和外阴，如伴结膜瘢痕的角膜炎可导致继发性视力受损（图 10.13）。严重的 Stevens-Johnson 综合征病例可能与药物引起的中毒性表皮坏死松解症无法区分。

多形性红斑的病因较多，包括单纯疱疹病毒或支原体感染、药物过敏，特别是对长效磺胺类药物过敏。妊娠也可导致多形性红斑，有报道妊娠期严重的 Stevens–Johnson 综合征出现了阴道狭窄[64]。治疗有时需要应用全身性类固醇激素，30 ~ 40mg/d，特别是在 Stevens-Johnson 综合征时。在随后的几天里，药物剂量应逐渐减少。

妊娠期多形性红斑会暴发，这可能与肺炎支原体和单纯疱疹病毒（herpes simplex virus , HSV，表 10.7）感染有关。有证据显示，妊娠期可加速 HSV 的脱落，预防性使用阿昔洛韦 6 个月可有效预防多形性红斑的复发[66]。

表10.7 多形性红斑的病因

感染
肺炎支原体
单纯性疱疹 I 和 II
荚膜组织胞浆菌
EB病毒
药物
磺胺类药物
抗痉挛药
别嘌呤醇
非甾体类抗炎药

瘤形成

基底细胞上皮瘤和鳞状细胞癌在妊娠期都是非常罕见的，它们往往发生在老年人群。Gorlin 综合征（基底细胞痣综合征）是一种少见的常染色体显性遗传性疾病，在很年轻的人群中很多发展成了基底细胞癌；有关妊娠期妇女的报道很少。该病当然不会特别地影响这个群体。

良性黑素细胞痣

众所周知，已经存在的良性色素痣在妊娠期由于促黑素细胞激素水平上升其颜色暂时性加深[67]。对妊娠期良性黑素细胞痣的数量和大小是否会增加存在争议（图 10.14）。在一份报告中，10% 的妊娠期妇女的痣增大了或颜色改变了（大多数在早期妊娠）；与非妊娠妇女相比，组织学上的改变没有意义[67]。另一项研究发现，22 位妊娠期妇女的 129 颗痣的大小没有明显变化[68]。对 86 位白人妊娠妇女的 128 颗痣进行了一项组织病理学研究，没有发现有黑素瘤的可疑病变，同那些从非妊娠妇女对照组取得的病变相比，只发现了与妊娠相关的轻微组织病理学异型性或激活[69]。现在没有证据表明妊娠可导致已经存在的痣恶化。最新的研究表明：在 21 位妊娠妇女中，使用皮肤镜观察痣，其中 9.5% 直径增加，19% 有皮肤镜下的改变，但没有观察到可疑的黑素瘤改变[70]。

恶性黑色素瘤

在妊娠期最常见的恶性肿瘤中，黑色素瘤为第四位，占所有妊娠期上升的恶性肿瘤的 8%[71]。但是，30% ~ 35% 的有黑色素瘤的妇女处于生育年龄。妊娠对恶性黑色素瘤预后的影响（图 10.15 和 10.16）以前存在争议（表 10.8）。早期一些观察指出：恶性黑色素瘤与性激素、免疫改变有关。但是最近四项大规模的研究发现，没有数据证明妊娠可导致病变级别升高、肿瘤浸润更深、淋巴结转移增加或存活率下降[72-75]。非妊娠期患者的预后主要取决于肿瘤的浸润深度。黑色素瘤经胎盘转运至胎儿极罕见，母亲的黑色素瘤对胎儿无不良影响[76,77]。Slingluff 和 Seigler 发表了 100 例妊娠相关性恶性黑色素瘤的病例研究报道[78]。尽管与对照组相比，肿瘤的浸润深度较深且结节的发生率

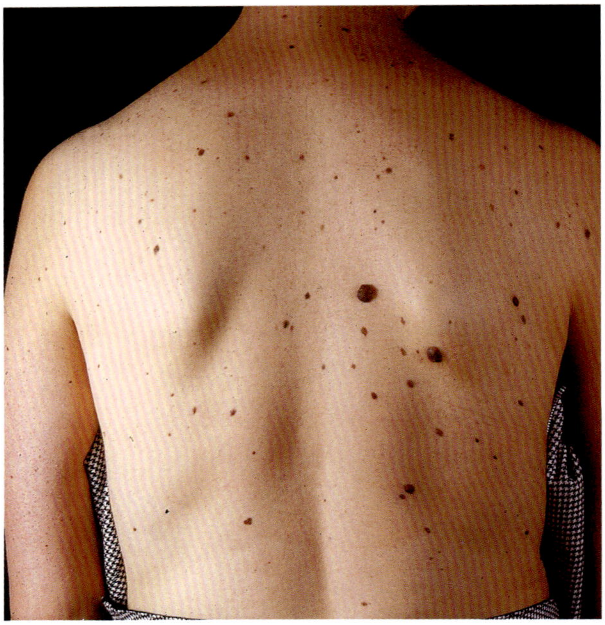

图 10.14 良性黑素细胞瘤。躯干上的多发痣，色素均匀分布，每颗痣都有一个清晰的轮廓。(Courtesy of Dr A. D. M. Bryceson, Hospital for Tropical Diseases, London, UK.)

表10.8 妊娠期恶性黑色素瘤的要点

妊娠期最常见的四个恶性肿瘤之一
预后取决于肿瘤的位置和浸润深度
妊娠不会改变5年存活率
可发生经胎盘转移扩散，需在产后对胎盘进行检查
化疗可用于快速转移的黑色素瘤

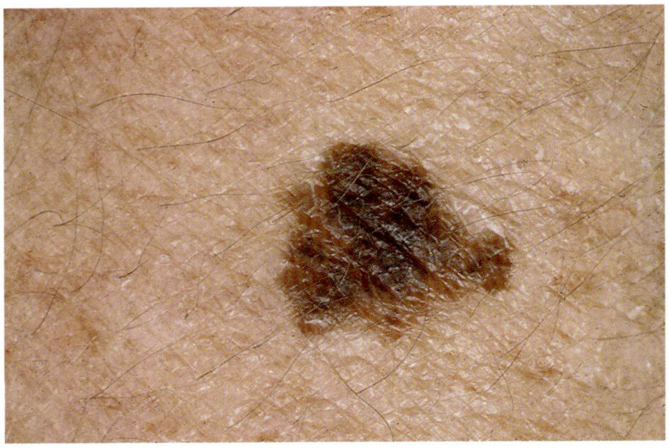

图 10.15 浅表浸润的恶性黑色素瘤。着色部位为轮廓不规则、色素分布不均的稍凸起的斑块。

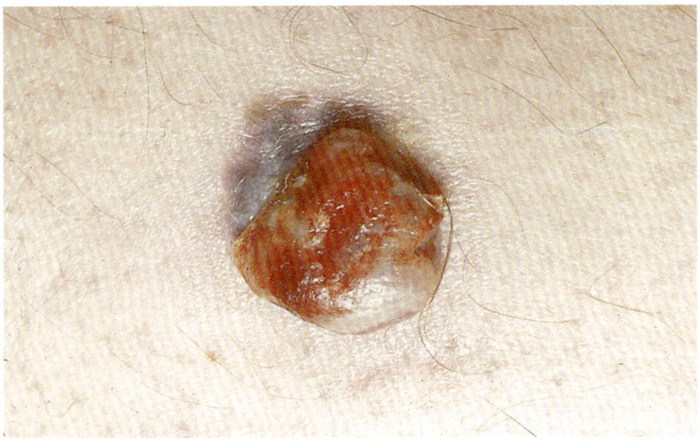

图 10.16 结节性恶性黑色素瘤。结节出现在不规则轮廓色素沉着部位的中央。结节色素似乎相对较浅。

更高，但总的死亡率没有统计学差异[78]。有学者认为，预后差可能是因为诊断的延迟，因为妊娠期痣有一定改变，也可能是由于相对的免疫抑制或肿瘤的性激素敏感性使其变化较快。进一步的研究没有发现妊娠会导致恶性黑色素瘤预后变差，也没有发现其影响存活率[72,74]。

治疗

妊娠期黑色素瘤的治疗与其他患者相同。外科手术切除早期病变和临床受累的淋巴结。当合并恶性黑色素瘤时，应该终止妊娠，妊娠对母亲肿瘤的转归没有益处[79]。当妊娠期发生黑色素瘤时，应该在产后对胎盘做临床和组织学检查，因为癌细胞经胎盘转移至胎儿的可能性是存在的[76,79]。黑色素瘤迅速转移可行化疗，其与胎儿的不良预后没有必要联系[80,81]。

妊娠时机

已切除恶性黑色素瘤病变的妇女应该咨询将来妊娠的问题。83% 的患者从初始诊断为早期恶性黑色素瘤后 2 年内发生转移。因此，建议患者在诊断后至少推迟 2 年妊娠[75]。一般来说，黑色素瘤患者的妊娠咨询应基于肿瘤浸润深度、肿瘤位置和血管转移，而不是性激素水平。

皮肤T细胞淋巴瘤

皮肤 T 细胞淋巴瘤（cutaneous T-cell lymphoma，CTCL）或蕈样肉芽肿病（mycosis fungoides，MF）是一种慢性、缓慢发展的疾病，主要累及皮肤。最早期的病变表现为扁平的、带少量鳞屑的红斑，逐渐增厚形成斑块。有时形成肿瘤。妊娠可使该病恶化[82]。

早期病变时，强效局部类固醇激素和 UVB 光疗有效，如果可以的话，应避免使用 PUVA，因为甲氧基补骨脂素有潜在的致畸性。妊娠期禁忌使用细胞毒药物，特别是在早期妊娠时。早期一个报道指出，在晚期妊娠时使用 α-干扰素可使疾病缓解，并延长了妊娠时间[83]。进一步的病例报告指出，在 MF Ⅳb 期，妊娠不会导致该病的病程和预后恶化[84]。

其他疾病

结节病

结节病是一种病因不明的，涉及多系统的肉芽肿性疾病，常影响生育年龄的年轻人。大约 0.02% ~ 0.06% 的妊娠妇女患结节病[85]。结节病有特异性和非特异性皮肤病变。特异性病变包括丘疹、结节（图 10.17）、斑块（狼疮冻疮）（图 10.18）、鱼鳞病样鳞屑、色素减退、萎缩、溃疡和瘢痕。非特异性病变不是真正的肉芽肿，而是与结节病有关的皮肤改变，最常见的是结节性红斑。

妊娠期

活跃期结节病通常在妊娠期间得到缓解，在产褥

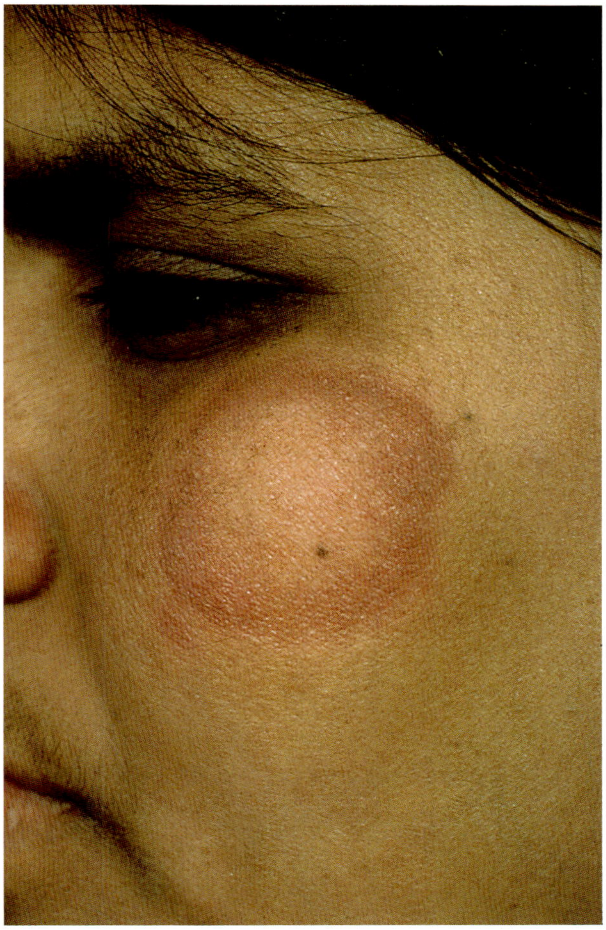

图 10.17 结节病。脸上环形色素沉着斑块。出现鼻子病变很容易鉴别，但很难治疗。在西印度，红 - 褐色结节常常出现在鼻子周围。

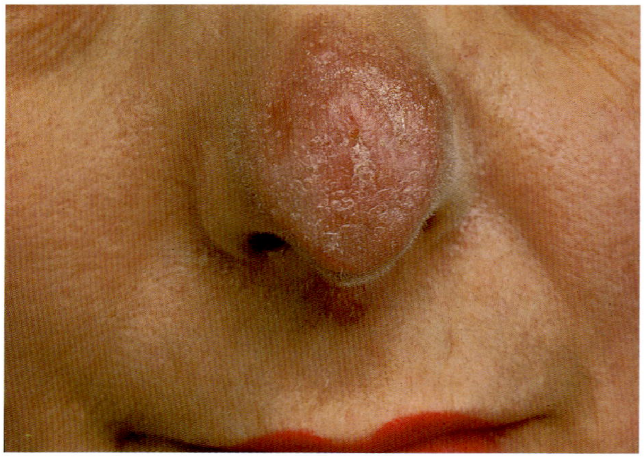

图 10.18 狼疮冻疮。由皮肤和皮下脂肪中的肉芽肿导致的鼻子上的较厚的紫色斑块。

期复发[86]。已经处于缓解期的结节病，仍然会处于缓解期[87,88]。妊娠对结节病的积极作用可能是因为循环中游离皮质醇的水平升高，而产褥期复发表现为一种反弹现象，这在皮质类固醇激素治疗中断后也通常出现。一些结节病妊娠患者病情改善可能与该病的自然缓解有关。

结节病不会增加流产、产科并发症或先天性畸形的发生[85]。一般来说，该病患者的产科管理、分娩与正常患者一样。但是，某些病例，如合并肺部疾病或肺外病变，病情恶化的患者，需要小心随访。对于所有患病或曾经患病的患者，在分娩后都应尽快对病变的活动性做仔细的评估[87,88]。

坏疽性脓皮病

迄今为止，有 6 个关于妊娠期坏疽性脓皮病与白血病、红斑狼疮和抗磷脂综合征有关的报道，3 个是先天性病例。大约 50% 的病例与系统性基础疾病有关：最常见的是脊髓发育不良、炎症性肠病和风湿性关节炎[89]。妊娠期的研究应该排除以上疾病。高剂量的皮质类固醇激素或环孢霉素治疗对大多数病例有效[89]。有 1 个报道指出该病是剖宫产的并发症[90]。另外 1 个报道发展为过敏反应性典型坏疽性脓皮病的患者对环孢霉素反应较好[91]。在对抗生素不敏感的表面伤口感染病例，应认真考虑坏疽性脓皮病的诊断[90]。早期诊断和治疗对该病的预后非常重要。

肠病性肢端皮炎

这是一种少见的伴血清锌水平降低的常染色体隐性疾病[92]。获得性锌缺乏可能是由于患者摄入锌不足导致，例如，长期接受胃肠外营养而没有补充锌、锌吸收不良和锌丢失增加。临床表现为皮炎、腹泻和脱发。皮炎表现为水疱大疱型或湿疹样改变，分布于四肢末端和腔口部位，如口腔、肛门和生殖器区域。也可以仅出现甲沟炎和脱发。

妊娠期由于血清锌水平进一步下降，肠病性肢端皮炎会暴发[93]。锌水平的下降不仅是因为胎儿需要增加，还因为使用口服避孕药后，锌水平也会下降[4]。因此雌激素起主要作用[4]。

其皮疹与疱疹样脓疱病或妊娠期类天疱疮相似。童年期该病第一次出现，在妊娠早期皮肤病变复发，逐渐加重直至分娩，产后自然消退。

大多数产妇分娩正常的后代[4]。妊娠期给予锌补充疗法（如硫酸锌每日 3 次，每次 200mg ）维持血清正常锌水平似乎能有效预防对胎儿的不良作用。有报道指出妊娠期肠病性肢端皮炎患者妊娠会生出先天性畸形的后代。口服锌补充疗法可通过提供正常水平的锌预防其发生，也可以清除母亲的皮肤病变[93]。

神经纤维瘤

妊娠期多发性神经纤维瘤患者有更高的早期自然流产率（21%）、死胎率（9%）和胎儿宫内生长受限率（13%）[94]。必须进行遗传咨询，因为这种疾病是可以通过控制妊娠而急剧减少的，而且这种罕见的畸形可能与一种常染色体显性遗传病——多发性神经纤维瘤有关。严重患者行选择性终止妊娠是必要的。妊娠期多发性神经纤维瘤的皮肤病变可能第一次出现，或其大小和数量均增加。体积较大的丛状神经纤维瘤可能变得更大（图 10.19），并在肿瘤的中心发生出血。大多数患者的病变在产后可能消退。妊娠对多发性神经纤维瘤的巨大作用主要在于其对血管系统的影响。主要为血管破裂，也可能发生高血压[95]。有一项研究调查了 105 位妊娠合并 I 型多发性神经纤维瘤患者的预后[96]。研究发现，60% 的患者妊娠期出现了新的神经纤维瘤，52% 的患者既往存在的病变增大，而 18% 的患者没有变化。但这个研究没有发现以前研究提到的子痫前期、胎儿

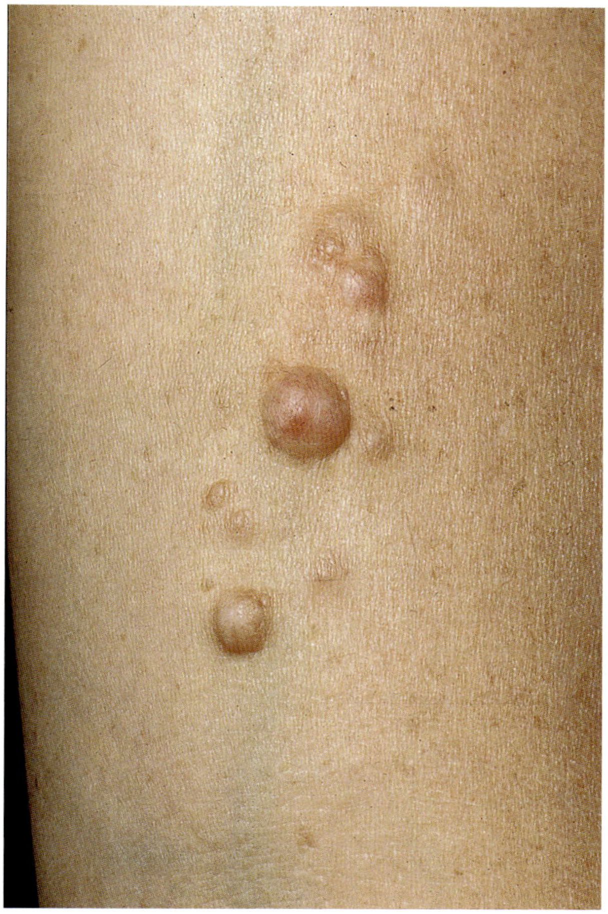

图 10.19 神经纤维瘤。上臂处的较大的神经纤维瘤。

宫内生长受限、死产或流产率的增高[96]。合并多发性神经纤维瘤患者仍然有围生期并发症增加的风险，因此必须仔细监测[97]。

小结

产科医生和皮肤科医生齐心协力，应该能够识别并处理妊娠期妇女的皮肤疾病。他们应该意识到需要经常修订这个特殊群体患者有关疾病的描述，也应该意识到妊娠期的治疗选择会发生不可避免的变化。重要的是，有遗传性疾病的患者应该进行咨询以了解疾病的遗传本质，如果必要，在妊娠前，皮肤科医生和产科医生应该提供咨询。

参考文献

1. Chanco Turner, M. L. The skin in pregnancy. In: Burrow, G. N. and Duffy, T. P., eds. Medical Complications During Pregnancy, 5th edn. Philadelphia: W.B. Saunders; 1999; 453–468.
2. Vaughan Jones, S. A. and Black, M. M. Skin diseases in pregnancy. Medical Disorders in Obstetric Practice, ed: DeSwiet, M., 4th edn. London: Blackwells; 2002; 566–577.
3. Winton, G. B. and Lewis, C. W. Dermatoses of pregnancy, *J. Am. Acad. Dermatol.* 1982; **6**: 977–998.
4. Winton, G. B. Skin diseases aggravated by pregnancy, *J. Am. Acad. Dermatol.* 1989; **20**: 1–13.
5. Reed, B. R. Pregnancy, drugs and the dermatologist, *Curr. Probl. Dermatol*: 29–80. VI.
6. Stockton, D. L. and Paller, A. S. Drug administration to the pregnant or lactating woman: a reference guide for dermatologists, *J. Am. Acad. Dermatol.* 1990; **23**: 87–103.
7. Garcia Gonzales, E., Ahued-Ahued, R., Arrayo, E., *et al.* Immunology of the cutaneous disorders of pregnancy, *Int. J. Dermatol.* 1999; **38**: 721–729.
8. Wilder, R. L. Hormones, pregnancy and autoimmune disease, *Ann. N.Y. Acad. Sci.* 1998; **840**: 45–50.
9. Elenkov, I. J. and Chrousos, G. P. Stress hormones, proinflammatory and anti-inflammatory cytokines and autoimmunity, *Ann. N.Y. Acad. Sci.* 2002; **966**: 290–303.
10. Raychaudhuri, S. P., Navare, T., Gross, J., *et al.* Clinical course of psoriasis during pregnancy, *Int. J. Dermatol.* 2003; **42**: 518–520.
11. Boyd, A. S., Morris, L. F. and Phillips, C. M. Psoriasis and pregnancy: hormone and immune system interaction, *Int. J. Dermatol.* 1996; **35**: 169–172.
12. Murase, J. E., Chan, K. K., Garite, T. J., *et al.* Hormonal effects on psoriasis in pregnancy and post partum, *Arch. Dermatol.* 2005; **141**: 601–606.
13. Tauscher, A. E., Fleischer, A. B. , Phelps, K. C., *et al.* Psoriasis and pregnancy, *J. Cutan. Med. Surg.* 2002; **6**: 561–570.
14. Finch, T. M. and Tan, C. Y. Pustular psoriasis exacerbated by pregnancy and controlled by cyclosporin A, *Br. J. Dermatol.* 2000; **142**: 582–584.
15. Vun, Y. Y., Jones, B., Al-Mudhaffer, M., *et al.* Generalised pustular psoriasis of pregnancy treated with narrowband UVB and topical steroids, *J. Am. Acad. Dermatol.* 2006; **54**: S28–S30.
16. Gunnarskog, J. G., Kallen, A. J. B., Lindelof, B. G., *et al.* Psoralen photochemotherapy (PUVA) and pregnancy, *Arch. Dermatol.* 1993; **129**: 320–323.
17. Die-Smulders, C. E. M., Sturkenboom, M. C., Veraart, J., *et al.* Severe limb defects and craniofacial anomalies in a fetus conceived during acitretin therapy, *Teratology.* 1995; **52**: 215–219.
18. Smith, C. H., Anstey, A. V., Barker, J. N. W. N., *et al.* Biologic interventions for psoriasis, *Br. J. Dermatol.* 2005; **153**: 486–497.
19. Mowad, C. M., Margolis, D. J. and Halpern, A. C. Hormonal influences on women with psoriasis, *Cutis.* 1998; **61**: 257–260.
20. McHugh, N. J. and Laurent, M. R. The effect of pregnancy on the onset of psoriatic arthritis, *Br. J. Rheumatol.* 1989; **28**: 50–52.

Impetigo Herpetiformis

21. Lotem, M., Katzenelson, V., Rotem, A., *et al.* Impetigo herpetiformis: a variant of pustular psoriasis or a separate entity?, *J. Am. Acad. Dermatol.* 1989; **20**: 338–341.
22. Oumeish, O. Y., Farraj, S. E. and Bataineh, A. S. Some aspects of impetigo herpetiformis, *Arch. Dermatol.* 1982; **118**: 103–105.
23. Rackett, S. C. and Baughman, R. D. Impetigo herpetiformis and *Staphylococcus aureus* lymphadenitis in a pregnant adolescent, *Pediatr. Dermatol.* 1997; **14**: 387–390.
24. Kuijpers, A. L. A., Schalkwijk, J., Rulo, H. F. C., *et al.* Extremely low levels of epidermal skin-derived antileucoproteinase/elafin in a patient with impetigo herpetiformis, *Br. J. Dermatol.* 1997; **137**: 123–129.

25. Ott, F., Krakowski, A., Tur, E., *et al.* Impetigo herpetiformis with lowered serum level of vitamin D and its diminished intestinal absorption, *Dermatologica*. 1982; **164**: 360–365.
26. Wolf, R., Tartler, U., Stege, H., *et al.* Impetigo herpetiformis with hyperparathyroidism, *J. Eur. Acad. Dermato. Venereal.* 2005; **19**: 743–746.
27. Imai, N., Watanabe, R., Fujiwara, H., *et al.* Successful treatment of impetigo herpetiformis with oral cyclosporine during pregnancy, *Arch. Dermatol.* 2002; **138**: 128–129.
28. Michel, J. L., Gentil-Perret, A., Perrot, J. L., *et al.* Vitamin D_2: a treatment for impetigo herpetiformis, *Nouv. Dermatol.* 1999; **18**: 205.

Acne Vulgaris

29. Akhavan, A. and Bershad, S. Topical acne drugs: review of clinical properties, systemic exposure and safety, *Am. J. Clin. Dermatol.* 2003; **4**: 473–492.
30. Van Pelt, H. P. A. and Juhlin, L. Acne conglobata after pregnancy, *Acta Dermatol. Venereol. (Stockh.).* 1999; **79**: 169.
31. Bekaert, C., Song, M. and Delvigne, A. Acne neonatorum and familial hyperandrogenism, *Dermatology*. 1998; **196**: 453–454.
32. Lewis, V. J., Holme, S. A., Wright, A., *et al.* Rosacea fulminans in pregnancy. *Br. J. Dermatol.* 2004; **151**: 917–919.
33. Lipson, A. H., Collins, F. and Webster, W. S. Multiple congenital defects associated with maternal use of topical tretinoin, *Lancet*. 1993; **341**: 1352–1353.
34. Rothman, K. F. and Pochi, P. E. Use of oral and topical agents for acne in pregnancy, *J. Am. Acad. Dermatol.* 1988; **16**: 431–442.
35. Cunliffe, W. J. Treatment for acne in a pregnant women, *J. Ind. Med. Assoc.* 1990; **88**: 26.
36. Van Hoogdalem, E. J. Transdermal absorption of topical anti-acne agents in man: review of clinical pharmacokinetic data, *J. Eur. Acad. Dermatovenereol.* 1998; **11**: S13–S19.

Hidradenitis Suppurativa

37. Jemec, G. B., Hedenheim, M. and Nielsen, N. H. Hidradenitis suppurativa – characteristics and consequences, *Clin. Exp. Dermatol.* 1996; **21**: 419–423.
38. Barth, J. H., Layton, A. M. and Cunliffe, W. J. Endocrine factors in pre- and postmenopausal women with hidradenitis suppurativa, *Br. J. Dermatol.* 1996; **134**: 1057–1059.
39. Dalyrumple, J. C. and Monaghan, J. M. Treatment of hidradenitis suppurativa with the carbon dioxide laser, *Br. J. Surg.* 1987; **74**: 420.

Erythema Nodosum

40. Bartelsmeyer, J. A. and Petrie, R. H. Erythema nodosum, estrogens, and pregnancy, *Clin. Obstet. Gynecol.* 1990; **33**: 777–781.
41. Arsura, E. L., Kilgore, W. B. and Ratnayake, S. N. Erythema nodosum in pregnant patients with coccidiomycosis, *Clin. Infect. Dis.* 1998; **27**: 1201–1203.
42. Braverman, I. M. Protective effects of erythema nodosum in coccidiomycosis, *Lancet*. 1999; **353**: 168.
43. Nekhlyudov, L., Gradzka, M., Conti-Kelly, A. M., *et al.* Erythema nodosum associated with antiphospholipid antibodies: a report of three cases, *Lupus*. 2000; **9**: 641–645.

Pemphigus

44. Tope, W. D., Kamino, H., Briggaman, R. A., *et al.* Neonatal pemphigus vulgaris in a child born to a woman in remission, *J. Am. Acad. Dermatol.* 1993; **29**: 480–485.
45. Hern, S., Vaughan Jones, S. A., Setterfield, J., *et al.* Pemphigus vulgaris in pregnancy with favourable fetal prognosis, *Clin. Exp. Dermatol.* 1998; **23**: 260–263.
46. Goldberg, N. S., DeFeo, C., and Kirshenbaum, N. Pemphigus vulgaris and pregnancy: risk factors and recommendations, *J. Am. Acad. Dermatol.* 1993; **28**: 877–879.
47. Kalayciyan, A., Engin, B. and Serdaroglu, S. A retrospective analysis of patients with pemphigus vulgaris associated with pregnancy, *Br. J. Dermatol.* 2002; **147**: 396–397.
48. Terpestra, H., de Jong, M. C. J. M. and Klokke, A. H. *In vivo* bound pemphigus antibodies in a stillborn infant: passive intrauterine transfer of pemphigus vulgaris? *Arch. Dermatol.* 1979; **115**: 316–319.
49. Wasserstrum, N. and Lavros, R. K. Transplacental transmission of pemphigus, *J.A.M.A.* 1983; **249**: 1480–1482.
50. Okubo, S., Sato, C., Abe, R., *et al.* The use of ELISA to detect desmoglein antibodies in a pregnant woman and fetus, *Arch. Dermatol.* 2003; **139**: 1217–1218.
51. Shieh, S., Fang-Yisheng, V., Becker, J. L., *et al.* Pemphigus, pregnancy and plasmapheresis, *Cutis*. 2004; **73**: 327–329.
52. Piontek, J. O., Borberg, H., Sollberg, S., *et al.* Severe exacerbation of pemphigus vulgaris in pregnancy: successful treatment with plasma exchange, *Br. J. Dermatol.* 2000; **143**: 455–456.
53. Jolles, S. A Review of high-dose intravenous immunoglobulin (hdIVIg) in the treatment of the autoimmune blistering disorders, *Clin. Exp. Dermatol.* 2001; **26**: 127–131.
54. Campo, V. A., Muniz, F., Mascaro, J. M., *et al.* Neonatal pemphigus vulgaris with extensive mucocutaneous lesions from a mother with oral pemphigus vulgaris, *Br. J. Dermatol.* 2002; **147**: 801–805.
55. Wu, H., Wang, Z. H., Yan, A., *et al.* Protection against pemphigus foliaceus by desmoglein 3 in neonates, *N. Engl. J. Med.* 2000; **343**: 31–33.
56. Hirsch, R., Anderson, J., Weinberg, J. M., *et al.* Neonatal pemphigus foliaceus, *J. Am. Acad. Dermatol.* 2003; **49**: S187–S189.

Linear IgA Disease

57. Kahn, G. Dapsone is safe during pregnancy, *J. Am. Acad. Dermatol.* 1985; **13**: 838–839.
58. Collier, P. M., Kelly, S. E. and Wojnarowska, F. W. Linear IgA disease and pregnancy, *J. Am. Acad. Dermatol.* 1994; **30**: 407–411.

Porphyria Cutanea Tarda

59. Marks, R. Porphyria cutanea tarda, *Arch. Dermatol.* 1982; **118**: 452.
60. Urbanek, R. W. and Cohen, D. J. Porphyria cutanea tarda; pregnancy versus estrogen effect, *J. Am. Acad. Dermatol.* 1994; **31**: 390–392.
61. Baxi, L. V., Rubeo, T. J., Katz, B., *et al.* Porphyria cutanea tarda and pregnancy, *Am. J. Obstet. Gynecol.* 1983; **146**: 333–334.
62. Rajka, G. Pregnancy and porphyria cutanea tarda, *Acta. Dermatol. Venereol. (Stockh.).* 1984; **64**: 444–445.
63. Yamamori, I., Asai, M., Tanaka, F., *et al.* Prevention of premenstrual exacerbation of hereditary coproporphyria by gonadotropin-releasing hormone analogue, *Int. Med.* 1999; **38**: 365–368.

Erythema Multiforme

64. Graham-Brown, R. A. C., Cochrane, G. W., Swinhoe, J. R., *et al.* Vaginal stenosis due to bullous erythema multiforme (Stevens–Johnson syndrome), *Br. J. Obstet. Gynaecol.* 1981; **88**: 1156–1157.
65. Osborne, N. G. and Adelson, M. D. Herpes simplex and human papillomavirus genital infections; Controversy over obstetric management, *Clin. Obstet. Gynaecol.* 1990; **33**: 801.
66. Schofield, J. K., Tatnall, F. M. and Leigh, I. M. Recurrent erythema multiforme: Clinical features and treatment in a large series of patients, *Br. J. Dermatol.* 1993; **128**: 542.

Moles and Melanoma

67. Sanchez, J. L., Figueroa, L. D. and Rodriguez, E. Behaviour of melanocytic nevi during pregnancy, *Am. J. Dermatopathol.*

68. Pennoyer, J. W., Grin, C. M., Driscoll, M. S., *et al.* Change in size of melanocytic nevi during pregnancy, *J. Am. Acad. Dermatol.* 1997; **36**: 378–382.
69. Foucar, E., Bentley, T. J., Laube, D. W., *et al.* A histopathologic evaluation of nevocellular nevi in pregnancy, *Arch. Dermatol.* 1985; **121**: 350–354.
70. Gunduz, K., Koltan, S., Sahin, M. T., *et al.* Analysis of melanocytic nevi by dermoscopy during pregnancy, *J. Eur. Acad. Dermato. Venereal.* 2003; **17**: 348–351.
71. Pavidlis, N. A. Co-existence of pregnancy and malignancy, *Oncologist.* 2002; 7: 279–287.
72. O'Meara, A. T., Cress, R., Xing, G., *et al.* Malignant melanoma in pregnancy. A population-based evaluation, *Cancer* 2005; **103**: 1217–1226.
73. Wiggins, C. L., Berwick, M. and Newton-Bishop, J. Malignant melanoma in pregnancy, *Obstet. Gynecol. Clin. North Am.* 2005; **32**: 559–568.
74. Lens, M. B., Rosdahl, I., Ahlbom, A., *et al.* Effect of pregnancy on survival in women with cutaneous malignant melanoma, *J. Clin. Oncol.* 2004; **22**: 4369–4375.
75. MacKie, R. M. Pregnancy and exogenous hormones in patients with cutaneous malignant melanoma, *Curr. Opin. Oncol.* 1999; **11**: 129–131.
76. Altman, J. F., Lowe, L., Redman, B., *et al.* Placental metastasis of maternal melanoma, *J. Am. Acad. Dermatol.* 2003; **49**: 1150–1154.
77. Asai, J., Takenaka, H., Ikada, S., *et al.* Congenital malignant melanoma; a case report, *Br. J. Dermatol.* 2004; **151**: 693–697.
78. Slingluff, C. L. and Seigler, H. F. Malignant melanoma and pregnancy, *Ann. Plast. Surg.* 1992; **28**: 95–99.
79. Ferreira, C. M. M., Maceira, J. M. P. and de Oliveira Coelho, J. M. C. Melanoma and pregnancy with placental metastases, *Am. J. Dermatopathol.* 1998; **20**: 403–407.
80. Dipaola, R. S., Goodin, S., Ratzell, M., *et al.* Chemotherapy for metastatic melanoma during pregnancy, *Gynecol. Oncol.* 1997; **66**: 526–530.
81. Johnston, S. R. D., Broadley, K., Henson, G., *et al.* Management of metastatic melanoma during pregnancy – a difficult case, *Br. Med. J.* 1998; **316**: 848–851.

Cutaneous T-cell Lymphoma

82. Vonderheid, E. C., Dellatorre, D. L. and van Scott, E. J. Prolonged remission of tumor-stage mycosis fungoides by topical immunotherapy, *Arch. Dermatol.* 1981; **117**: 586–589.
83. Echols, K. T., Gilles, J. M. and Diro, M. Mycosis fungoides in pregnancy: remission after treatment with alpha interferon in a case refractory to conventional therapy: a case report, *J. Matern. Fetal Med.* 2001; **10**: 68–70.
84. Castelo-Branco, C., Torne, A., Cararach, V., *et al.* Mycosis fungoides and pregnancy, *Oncol. Rep.* 2001; **8**: 197–199.

Sarcoidosis

85. Abarquez, C., Pandya, K. and Sharma, O. P. Sarcoidosis and pregnancy, *Sarcoidosis J.* 1990; 7: 63–66.
86. Eggelmeijer, F. and Dijkmans, B. A. Sarcoidosis post partum: a description of four cases, *Br. J. Rheumatol.* 1989; **28**: 270–271.
87. Selroos, O. Sarcoidosis and pregnancy: a review with results of a retrospective survey, *J. Intern. Med.* 1990; **227**: 221–224.
88. Chapelon, A. C., Ginsburg, C., Biousse, V., *et al.* Sarcoidosis and pregnancy. A retrospective study of 11 cases, *Rev. Med. Int.* 1998; **19**: 305–312.

Pyoderma Gangrenosum

89. Sergent, F., Joly, P., Gravier, A., *et al.* Pregnancy: a possible etiology of pyoderma gangrenosum. A case report and review of the literature, *J. Gynaecol. Obstet. Biol. Reprod. (Paris).* 2002; **31**: 506–511.
90. Steadman, U. A., Brennan, T. E., Daman, L. A., *et al.* Pyoderma gangrenosum following cesarean delivery, *Obstet. Gynaecol.* 1998; **91**: 834–836.
91. Sassolas, B., Le Ru, Y., Plantin, P., *et al.* Pyoderma gangrenosum with pathergic phenomenon in pregnancy, *Br. J. Dermatol.* 2000; **142**: 827–828.

Acrodermatitis Enteropathica

92. Bronson, D. M., Barsky, R. and Barsky, S. Acrodermatitis enteropathica, *J. Am. Acad. Dermatol.* 1983; **9**: 140–144.
93. Brenton, D. P., Jackson, M. J. and Young, A. Two pregnancies in a patient with acrodermatitis enteropathica treated with zinc sulphate, *Lancet.* 1981; **2**: 500–502.

Neurofibromatosis

94. Weissman, A., Jakobi, P., Zaidise, I., *et al.* Neurofibromatosis and pregnancy. An update, *J. Reprod. Med.* 1993; **38**: 890–896.
95. Braude, P. B. and Bolan, J. C. Neurofibromatosis and spontaneous hemothorax in pregnancy: two case reports, *Obstet. Gynecol.* 1984; **63**(Suppl.): 35–38.
96. Dugoff, L. and Sujansky, E. Neurofibromatosis type 1 and pregnancy, *Am. J. Med. Genet.* 1996; **66**: 7–10.
97. Segal, D., Holcberg, G., Sapir, O., *et al.* Neurofibromatosis in pregnancy, *Eur. J. Obstet. Gynecol. Reprod. Biol.* 1999; **84**: 59–61.

第 11 章

妊娠期结缔组织疾病

Daghni Rajasingam
Catherine Nelson-Piercy

引言

结缔组织疾病是涉及多系统、以循环中非器官特异性自身抗体为特征的疾病。其中一些在育龄期女性中发病率较高，所以妊娠期会经常见到这些疾病。妊娠期细胞免疫受到抑制。因此，一般来说妊娠期结缔组织疾病可能减轻或得到改善。但是，并不是绝对的；例如，系统性红斑狼疮在妊娠期可能暴发或发病，产生严重后果。

类风湿性关节炎

妊娠期，75% 以上的类风湿性关节炎患者的关节和关节外症状都会改善[1]，虽然仅有低于 20% 的患者得到完全缓解[2]。通常病情在妊娠早期就开始改善，类风湿结节可能消失。但是，90% 的患者的病情经过缓解后在产后又恶化，产褥期类风湿性关节炎的发生率上升。妊娠不会导致已经处于静止期的青少年类风湿性关节炎进入活动期。大多数处于活动期的患者的病情在妊娠的后半期会改善或完全缓解，50% 以上在产后会暴发[3]。抗 -Ro 抗体呈阳性的妇女的孩子有患新生儿狼疮的风险（见下文）。妊娠期治疗结缔组织疾病相对安全的药物见表 11.1。

系统性红斑狼疮

系统性红斑狼疮（systemic lupus erythematosus，SLE）在女性中的患病率约为 1/1000，但可能增高。妊娠期 SLE 很难确诊，因为其一些临床特征，如掉发、水肿、面部红斑、疲劳、贫血、红细胞沉降率升高、骨骼肌疼痛，也见于正常妊娠。大约 60% 的 SLE 患者在妊娠期或产后暴发，而非妊娠期妇女有 40% 的患者暴发[5]。皮肤症状暴发最常见（图 11.1 至

表11.1 妊娠期结缔组织疾病的药物治疗[4]

药物	相对安全性
泼尼松	安全（特别是剂量在20mg/d或更少时）
柳氨磺胺吡啶	安全（在妊娠前和妊娠过程中叶酸的补充是必要的）
阿司匹林（低剂量）	安全（在32周前，剂量不应在150mg/d以上）
非甾体类抗炎药	相对禁忌（如果必要，优先使用类固醇，并在32周前停药）
肝素	安全（虽然长期大剂量使用普通肝素有骨质疏松的风险）
金制剂	禁忌
咪唑硫嘌呤	安全
羟化氯喹	安全
青霉胺	禁忌
甲氨蝶呤	禁忌
环磷酰胺	禁忌
华法林	相对禁忌（避免在6～12周使用）
方达帕鲁	妊娠期和哺乳期禁忌
来氟米特	妊娠期和哺乳期禁忌
他克莫司	安全，特别在小剂量时
麦考酚酸酯	妊娠期禁忌
英夫利昔单抗	妊娠期和哺乳期禁忌

11.3)，其次为关节症状。疾病暴发必须积极处理。可选择皮质类固醇药物[4]，但不能预防暴发。它们既不能用于预防，也不能为了达到目的增加剂量。虽然狼疮性肾病可能在妊娠期间第一次出现，但在狼疮肾炎患者，妊娠似乎不会导致远期的肾功能损害。血清肌酐水平基线高的患者恶化的风险更大。肾病变的暴发很难与子痫前期鉴别，因为两者都有高血压、蛋白尿、血小板减少和肾功能损害的特征（表 11.2）。

SLE 会增加自然流产、胎儿死亡、子痫前期、早产（60%）和胎儿宫内生长受限（intrauterine growth restriction，IUGR）的风险。这些不良结局与抗心磷脂抗体（anticardiolipin antibodies，aCL）或狼疮抗凝物（lupus anticoagulant，LA）（抗磷脂抗体，antiphospholipid antibodies，aPL）、狼疮肾炎或高血压以及妊娠期 SLE 处于活动期或妊娠期第一次出现 SLE 症状有关。没有这些因素，不良结局的风险就不会增加。

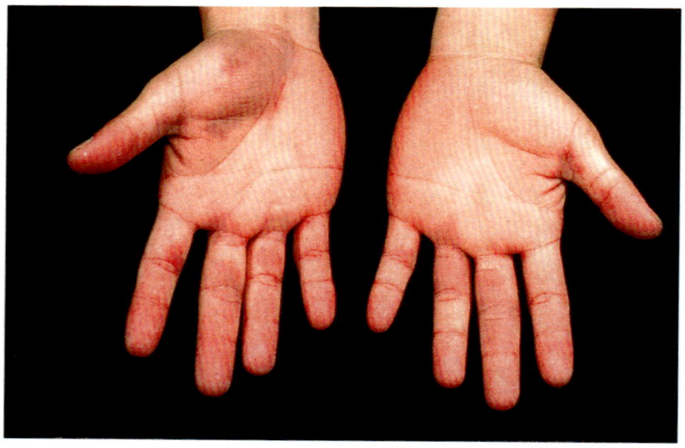

图 11.1 手掌的颜色鲜亮的红斑。妊娠相关性手掌红斑可能会与狼疮性血管炎混淆。

新生儿狼疮综合征

大约 30% 的 SLE 患者有抗 -Ro 抗体。它们最常见于以皮肤狼疮为主要病变和合并 Sjögren 综合

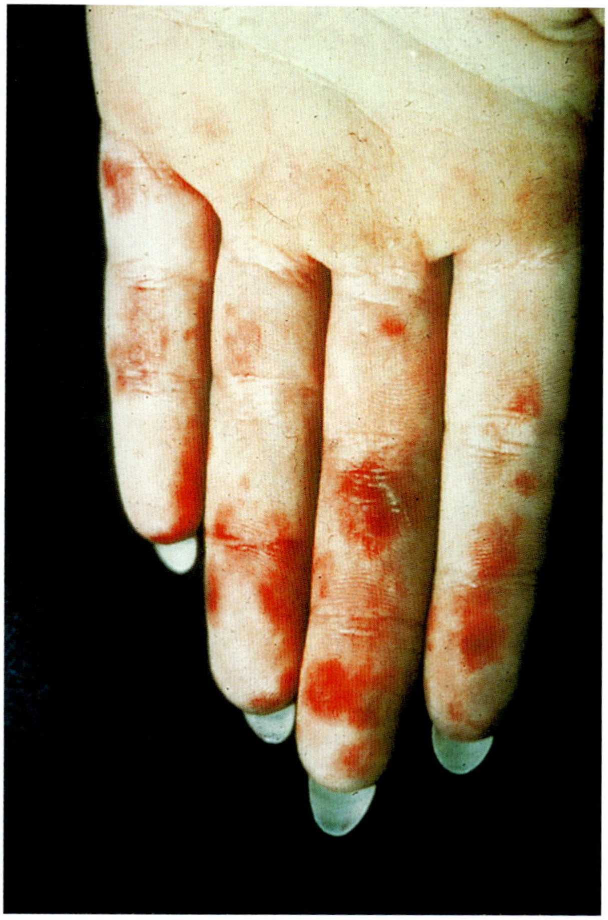

图 11.2 周围型狼疮性血管炎。妊娠期狼疮血管炎暴发通常出现在周围，特别是手指和脚趾的末端。

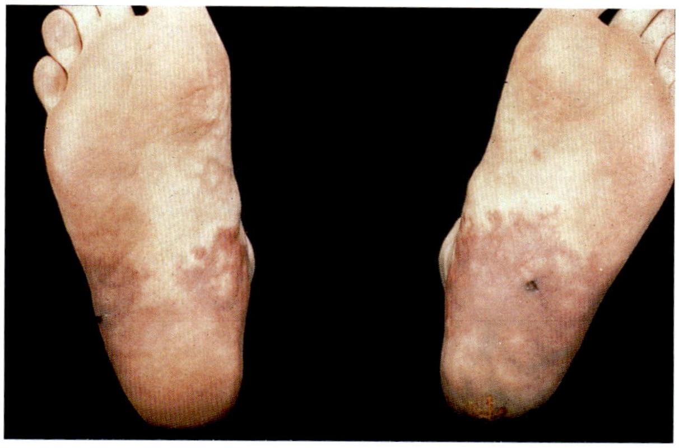

图 11.3 脚底狼疮性血管炎。这位年轻的女性患有明显的足底狼疮性血管炎，但她的家庭医生误认为是真菌性皮肤病。

表11.2 妊娠期狼疮肾病暴发与子痫前期的鉴别要点
其他系统临床狼疮活动的证据
抗-DNA自身抗体效价的上升
补体活化通路改变的证据（如C3 下降或C4下降）
显微镜下尿出现细胞管型
缺乏子痫前期的其他特征（如宫内发育迟缓、肝功能异常、高尿酸血症）

征的母亲。这些抗体通过胎盘后可引起胎儿的免疫损伤。

最常见的临床表现（如果抗 -Ro 抗体呈阳性，风险为 5%）为新生儿皮肤狼疮。皮疹（图 11.4）通常见于最初的 2 周内。典型的病变趋向于区域分布，为环形的红斑或斑疹，出现在面部、头皮或其他暴露于阳光的皮肤区域。皮疹在 6 个月内自然消失，通常不留瘢痕。

先天性心脏传导阻滞的风险很小（如果抗 -Ro 抗体呈阳性，风险为 2% ～ 3%），通常在妊娠第 18 ～ 20 周左右检测到。围生期死亡率增加，20% 的受累孩子在新生儿早期死亡。大多数存活下来的孩子生活得很好，虽然 50% ～ 60% 需要安装起搏器。第二个孩子患先天性心脏传导阻滞的风险为 25%，以后患病风险上升到 50%[7]。

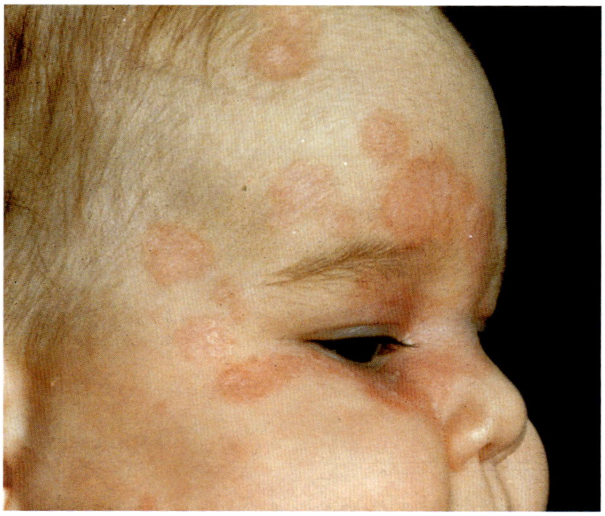

图 11.4 影响皮肤的新生儿狼疮。这个婴儿显示了经典型新生儿狼疮。

表11.3 抗磷脂抗体综合征的临床诊断标准[8]

诊断标准
一个或多个
血栓形成（静脉或动脉）
复发流产（10周以上的胎儿死亡，10周以内的3次或更多次流产）
由于子痫前期或宫内发育迟缓导致的34周前早产
次要临床特征
血小板减少、溶血性贫血
网状青斑
大脑病变（特别是癫痫、脑梗死、舞蹈病和偏头痛）
心脏瓣膜病（特别是二尖瓣）
高血压
肺动脉高压
腿溃疡

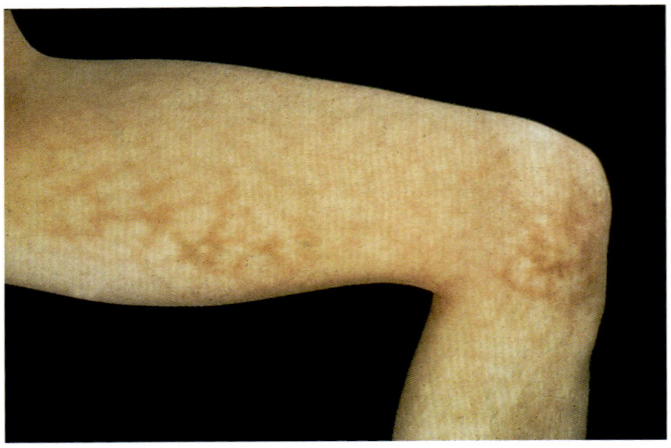

图 11.5 网状青斑。这是抗磷脂抗体综合征的皮肤的标志性病变。同流产和血栓形成一样，这些抗体可能与由于二尖瓣赘生物导致的心脏杂音有关系。

抗磷脂综合征

抗磷脂综合征（antiphospholipid syndrome，APS）是指 aCL 或 LA 合并一个或多个临床特征的疾病（表 11.3）[8]。网状青斑（图 11.5）是典型的皮肤特征，但不是一成不变。无痛性皮肤溃疡（图 11.6）是一种罕见的特征。APS 可能合并 SLE，但是很多有原发 APS 的患者没有 SLE 症状。原发性 APS 患者不应该被贴上“狼疮”的标签，但是抗体应该被看做是高危妊娠的指标。既往不良妊娠史是流产的重要预测指标。一些不良结局（早发型子痫前期、IUGR、胎盘早剥、死产）是异常胎盘形成的最终结果，这支持胎盘功能障碍是与 aPL 有关的晚期流产的机制的假设[9]。

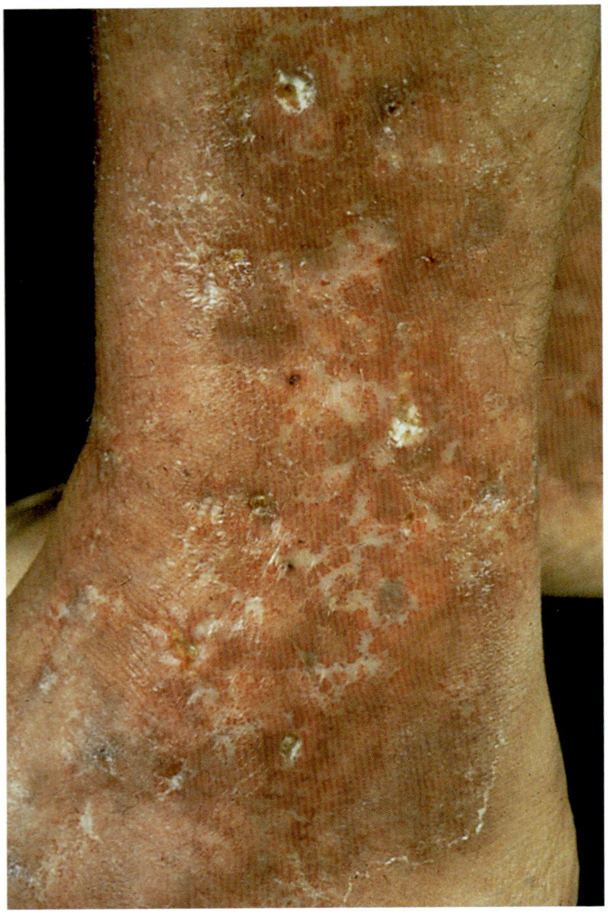

图 11.6 皮肤溃疡和萎缩性白斑。持续存在的小腿皮肤溃疡是抗磷脂抗体综合征的一种不常见的表现。

APS 患者患复发性血栓性疾病的风险达到 70%[10]。妊娠期 APS 患者的治疗包括：低剂量阿司匹林（75mg）和低分子肝素，可降低胎儿死亡率。低分子肝素的补充对妊娠结局的改善意义不大[11]。用肝素预防血栓形成对于既往有血栓的患者是必要的。妊娠合并 SLE 或 APS 的患者需要由产科医生、内科医生和血液病科医生组成的团队来专门看护。严密监测孕妇和胎儿是必要的。

硬皮病

硬皮病的发病机制被假定为：胎儿抗母体移植物抗宿主反应，该病的临床特征与慢性移植物抗宿主疾病相似，与对照组相比，硬皮病妇女的持续性胎儿微嵌合体更常见[12]。妊娠可能是硬皮病的一个致病因素[13]。

现在报道指出，此病患者的成功妊娠率为70% ~ 80%[14]。有早期弥漫性病变的患者的不良结局的风险最高。妊娠会加重已有的肾损害[15]。妊娠期或妊娠后皮肤病变进一步发展不常见。由于血管舒张和血流增加，雷诺现象通常得到改善。反流性食管炎加重，与食管下段压力降低有关。关节痛常常加重。没有证据显示妊娠加重心脏或呼吸系统疾病，尽管那些患有严重肺纤维化和肺动脉高压的患者发生产后加重的风险很高，正如由任何原因导致的肺动脉高压都加重一样。

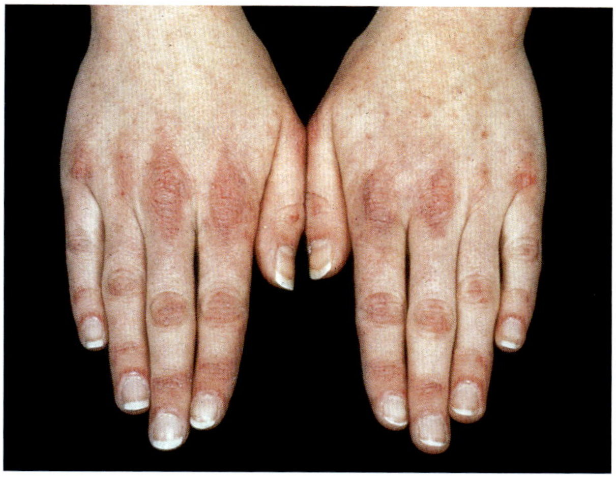

图 11.8 皮肌炎（Gottron 丘疹）。掌指（趾）关节和指（趾）间关节背面红紫色斑块。

皮肌炎和多发性肌炎

妊娠期皮肌炎和多发性肌炎很少见。皮肌炎是与皮肤病变有关的四肢近心端和躯干肌肉的亚急性全身无力（图 11.7 和 11.8）。妊娠期多发性肌炎表现为皮疹增加、近心端肌肉无力[16]或皮下钙沉积（图 11.9 和 11.10）。在一个对所有病例进行的分析中，近一半的女性在妊娠前就确诊有肌炎，大约 35% 的女性为妊娠期间首次出现该病[17]。既往存在皮肌炎或多发性肌炎不增加母亲和胎儿的风险，但是妊娠期发作或复发可导致胎儿死亡率增加[18]。43% 的妊娠合并活动性肌炎的患者出现死胎，33% 出现 IUGR 和早产。此病在产后通常会得到很大的改善[17]，但是皮肌炎偶尔也会出现在产褥期[19]。

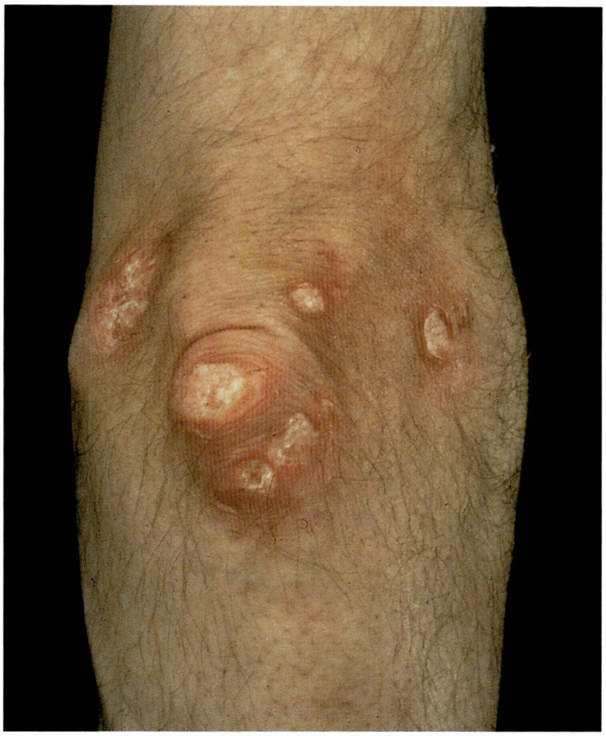

图 11.9 多肌炎。这位年轻的多肌炎患者在妊娠期间肘部皮下钙化加速，此病的其他方面还未进入活跃期。

应在疾病缓解期计划妊娠[16]，在整个妊娠期需密切观察疾病恶化的临床和实验室指标。应用最低有效剂量的泼尼松是治疗皮肌炎和多发性肌炎的主要措施。

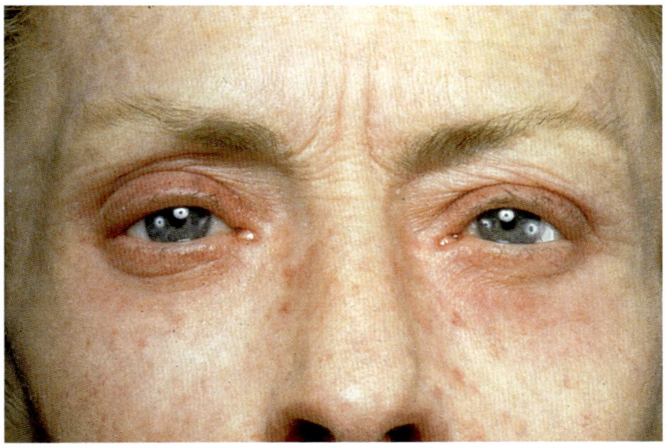

图 11.7 皮肌炎。与水肿有关的周围淡紫罗兰色（浅紫蓝色）的皮疹。

Ehlers-Danlos综合征

虽然 Ehlers-danlos 综合征和弹性纤维性假黄瘤在

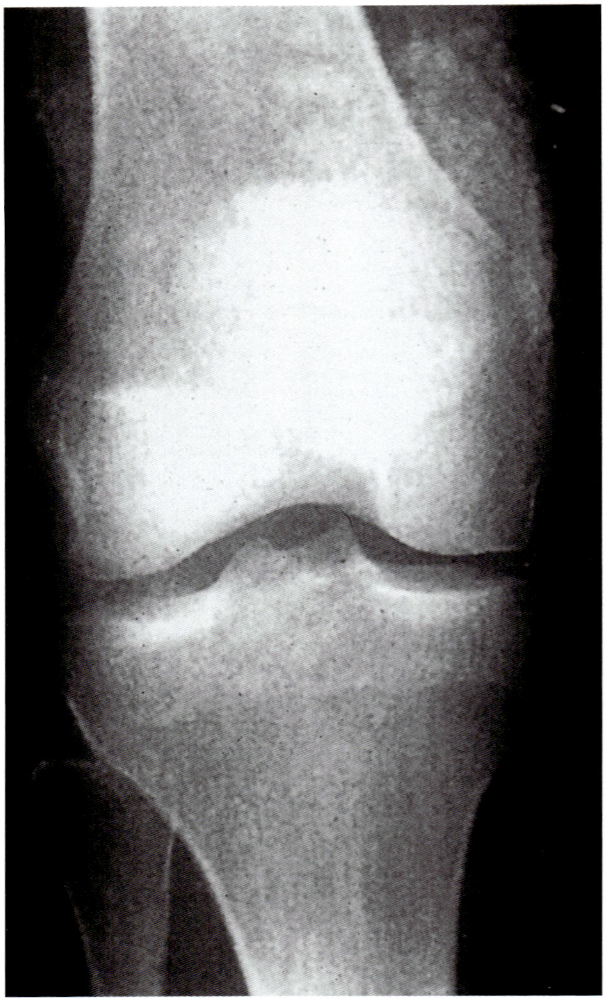

图 11.10 多肌炎。图 11.9 患者的膝关节的 X 射线照片，显示出在大腿下部皮下组织的钙化。

表11.4 妊娠患者要点

类风湿性关节炎	通常在妊娠期得到改善 通常在产褥期恶化 使用皮质类固醇而不是非甾体类抗炎药
系统性红斑狼疮	妊娠结局受下列因素影响： 抗-Ro抗体和抗磷脂抗体（aPL）的有无 疾病的活动性和药物的使用 高血压和肾疾病的有无
硬皮病	没有器官损害的自限性硬皮病女性患者的预后比合并播散病变的患者好[12] 妊娠或非妊娠早期（少于4年）播散性硬皮病女性患者其病变的风险最高[14]，并可导致早产
Ehlers-Danlos综合征	妊娠期间合并Ehlers-Danlos综合征Ⅰ型（经典型和重型）和Ⅳ型（瘀斑型或动脉型）的患者更可能出现严重的并发症 Ⅰ型和Ⅳ型疾病患者的灾难性并发症最常发生于分娩时或产后的最初几天。比起阴道分娩，剖宫产并不会使并发症减少[23]
弹性纤维性假黄瘤	妊娠期主要的并发症是伴有大量呕血的胃肠道（特别是胃）出血[24,25] 高血压应该治疗，因为其与脑和心血管疾病相关 仔细控制血压可以减少出血的风险

以上描述的概念中不属于结缔组织疾病，但为了方便，也包含在这一章。Ehlers-danlos 综合征Ⅰ～Ⅹ型是一组胶原代谢紊乱性遗传性疾病，其临床特征为皮肤和血管变脆、易挫伤、皮肤超弹性和关节活动过度。

产科问题包括产后出血、伤口愈合欠佳和伤口裂开、阴道和会阴撕裂、膀胱和子宫脱垂和腹部疝[20-22]（表 11.4）。合并此病的患者胎膜早破和宫颈功能不全的风险增加，可经阴道分娩[23]。有报道指出，Ⅱ型（轻型）和Ⅹ型（纤维连接蛋白异常型）可能是轻微病变，妊娠结局较好[20]。Ehlers-Danlos Ⅰ型（经典型或重型）和Ⅳ型（瘀斑型或动脉型）在妊娠期似乎常常有并发症。Ehlers-Danlos Ⅳ型母亲有较高的死亡风险，为 25%。这主要是由主动脉或子宫破裂导致[22]。肺动脉破裂、肠破裂，特别是在Ⅳ型疾病中，也可以解释母亲死亡率增高的原因。对于Ⅳ型疾病患者，母亲死亡率为 20% ～ 25%（虽然由于报告偏差可能高估）[21,22]。应建议避免妊娠或早期终止妊娠。因此对患者的病情进行准确分型很重要，这样才能够做出准确的咨询建议。没有证据显示剖宫产的风险更小，但是由于Ⅳ型患者子宫破裂风险很高，应建议进行剖宫产[23]。

弹性纤维性假黄瘤

弹性纤维性假黄瘤是一种遗传性疾病，其特征为弹性组织的广泛变性，包括皮肤（图 11.11）、眼（血管样条纹和中心视野缺损）、胃肠道和血管。应该告知想妊娠的患者有疾病恶化的可能、胎儿并发症和基因遗传至孩子的风险[24]。女性最重要的并发症是消化道

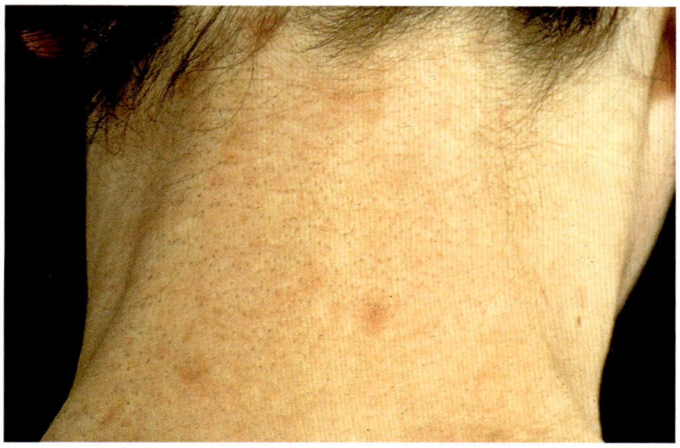

图 11.11 弹性纤维性假黄瘤。皮肤疏松但较厚，像一只拔了毛的小鸡的皮肤。这是一个相当精细的临床改变。特征性的出现在颈部两侧。

出血。胎儿最可能合并 IUGR。分娩通常不存在任何远期并发症[25]。多次妊娠后动脉高压和血栓栓塞性疾病的风险增加。患者可出现早发型血管疾病，弹性纤维性假黄瘤是一个可加速老化的例子。

参考文献

1. Nelson, J. L. and Ostensen, M. Pregnancy and rheumatoid arthritis, *Rheum. Dis. Clin. North Am*. 1997; **23**: 195–212.
2. Barrett, J. H., Brennan, P., Fiddler, M., *et al*. Does rheumatoid arthritis remit during pregnancy and relapse postpartum? Results from a nationwide study in the United Kingdom performed prospectively from late pregnancy, *Arthritis Rheum*. 1999; **42**: 1219–1227.
3. Ostenson, M. Pregnancy in patients with a history of juvenile rheumatoid arthritis, *Arthritis Rheum*. 1991; **34**: 881–887.
4. Ostenson, M., Khamashta, M. A, Lockshn, M., *et al*. Anti-inflammatory and immunosuppressive drugs and reproduction, *Arthritis Res. Ther*. 2006; **8**: 209.
5. Khamashta, M. A. Systemic lupus erythematosus and pregnancy, *Best Pract. Res. Clin. Rheumatol*. 2006; **20**: 685–694.
6. Schmutz, J. -L. Dermatological diseases influenced by pregnancy, *Presse Med*. 2003; **32**: 1809–1812.
7. Buyon, J. P., Hiebert, R., Copel, J., *et al*. Autoimmune-associated congenital heart block: demographics, mortality, morbidity and recurrence rates obtained from a national neonatal lupus registry, *J. Am. Coll. Cardiol*. 1998; **31**: 1658–1666.
8. Wilson, W. A., Gharavi, A. E., Koike, T., *et al*. International consensus statement on preliminary classification criteria for definite antiphospholipid syndrome: report of an international workshop, *Arthritis Rheum*. 1999; **42**: 1309–1311.
9. Langford, K. and Nelson-Piercy, C. Antiphospholipid syndrome in pregnancy, *Contemp. Rev. Obstet. Gynaecol*. 1999; **June:** 93–98.
10. Lakasing, L., Bewley, S. J. and Nelson-Piercy, C. Management of antiphospholipid syndrome in pregnancy. In: Khamastha, M. A. (ed) *Hughes Syndrome: The Antiphospholipid Syndrome,* 2nd edn, pp. 555–567. Springer, London, 2006.
11. Farquharson, R. G., Quenby, S., and Greaves, M. Antiphospholipid syndrome in pregnancy: a randomized controlled trial of treatment, *Obstet. Gynaecol*. 2002; **100**: 408–413.
12. Artlett, C. M., Smith, B., and Jimenez, S. A. Identification of fetal DNA and cells in skin lesions from women with systemic sclerosis, *N. Engl. J. Med*. 1998; **338**: 1186–1191.
13. Black, C. M. Systemic sclerosis and pregnancy, *Baillieres Clin. Rheumatol*. 1990; **4**: 105–124.
14. Steen, V. D. Pregnancy in systemic sclerosis, *Scand. J. Rheumatol*. 1998; **27**(Suppl 107): 72–75.
15. Steen, V. D. Scleroderma and pregnancy, *Rheum. Dis. Clin. North Am*. 1997; **23**: 133–147.
16. Ishii, N., Ono, H., Kawaguchi, T., *et al*. Dermatomyositis and pregnancy. Case report and review of the literature, *Dermatologica*. 1991; **183**: 146–149.
17. Ohno, T., Imai, A. and Tamaya, T. Successful outcomes of pregnancy complicated with dermatomyositis. Case reports, *Gynecol. Obstet. Invest*. 1992; **33**: 187–189.
18. Silva, C. A., Sultan, S. M. and Isenberg, D. A. Pregnancy outcome in adult-onset idiopathic inflammatory myopathy, *Rheumatology*. 2003; **42**: 1168–1172.
19. Kanoh, H., Izumi, T., Seishima, M., *et al*. A case of dermatomyositis that developed after delivery: the involvement of pregnancy in the induction of dermatomyositis, *Br. J. Dermatol*. 1999; **141**: 877–900.
20. Winton, G. B. Skin diseases aggravated by pregnancy, *J. Am. Acad. Dermatol*. 1989; **20**: 1–13.
21. Rudd, N. L., Nimrod, C., Holbrook, K. A., *et al*. Pregnancy complications in type IV Ehlers–Danlos syndrome, *Lancet*. 1983; **i**: 50–53.
22. Lurie, S., Manor, M. and Hagay, Z. J. The threat of type IV Ehlers–Danlos syndrome on maternal well-being during pregnancy: early delivery may make the difference, *J. Obstet. Gynaecol*. 1988; **18**: 245–248.
23. Georgy, M. S., Anwar, K., Oates, S. E., *et al*. Perineal delivery in Ehlers–Danlos syndrome, *Br. J. Obstet. Gynaecol*. 1997; **104**: 505–506.
24. Ramos-e-Silva, M., Periera, A. L. C., Oliviera, G. B., *et al*. Connective tissue diseases:pseudoxanthoma elasticum, anetoderma, and Ehlers–Danlos syndrome in pregnancy, *Clin. Dermatol*. 2006; **24**: 91–96.
25. Bercovitch, L., Leroux, T., Terry, S., *et al*. Pregnancy and obstetrical outcomes in pseudoxanthoma elasticum, *Br. J. Dermatol*. 2004; **151**: 1011.

第 12 章

妊娠期感染性疾病

Eithne MacMahon
Emma Fox
Diana Lockwood

本章主要关注对胎儿或新生儿有不良后果的急性和慢性感染性疾病，以确保在妊娠期间给予特别的关注和（或）治疗。首先是病毒性皮疹，其次是人类免疫缺陷病毒（HIV）的皮肤病学表现，接下来是生殖器病毒感染（单纯疱疹病毒，HSV）和人乳头瘤病毒（HPV），最后讨论麻风病。

病毒性皮疹与妊娠

引言

病毒性皮疹，在童年时期可导致轻微病变的疾病，在孕产妇身上可无症状或导致严重的疾病。皮肤通常表现为小水疱或斑丘疹样皮疹（表12.1）。妊娠期母亲感染病毒对胎儿或新生儿可能有潜在的严重后果（表12.2）。胎儿可在宫内感染，导致先天性感染，或围生期获得性感染，在新生儿期出现症状。胎儿或新生儿暴露的主要危险时期取决于病毒的病因学和母亲感染的时间[1]。表 12.2 总结了母亲和胎儿在暴露和感染后发生后遗症的最小剂量。下面列出了实际知识点可补充表格信息。

水痘带状疱疹病毒（VZV）

VZV 感染主要出现水痘（图 12.1），并诱导产生可持续终身的 VZV 特异性免疫球蛋白 G（IgG）[2]。一般 10 余年后病毒再次活跃，导致带状疱疹。在气候适宜的地方，大约 90% 的成年人 VZV 血清反应阳性，可能源自 VZV 疫苗接种政策，妊娠期水痘并不常见。相反，在亚热带和热带地区，初次感染的时间推迟，大约 50% 的妇女是易感人群[2]。成年人的初次 VZV 感染比较严重，妊娠期发病率和死亡率较高[1]（见表 12.1）。虽然

表 12.1 妊娠期病毒疹：母亲感染

原发性病毒感染	皮疹出现的潜伏期	母亲的临床表现	皮肤病表现	母亲的实验室诊断
水痘带状疱疹病毒	7～23天[2]	水痘 并发症的风险增加，包括肺炎[2] 妊娠期间死亡率增加?	水疱疹[2] 病变迅猛发展（斑丘疹→小水疱→脓疱→结痂） 发痒 向心性分布 头皮病变 口腔溃疡	削刮的碎屑[2]： 电镜 Tzanck涂片 抗原检测 培养 聚合酶链反应（PCR）
风疹病毒	13～20天[3]	发热 皮疹 淋巴结病变 关节病（指间关节、腕关节、膝关节、踝关节） 25%以上无症状	斑丘疹[3]： 针尖大皮疹→融合性皮疹	特异性IgM[3]
细小病毒B19 第五类疾病 感染性红斑 拍击-面颊综合征	18天[4]（非特异性症状为8天）	皮疹 急性对称关节病：指关节（掌指关节、指关节近心端）、腕、踝、膝、肘、脊柱、髋关节 血红蛋白病患者的再生障碍性危象 50%以上无症状	斑丘疹[4]：分散→融合→中心清晰的"丝状"/网状病变	特异性IgM[4]
肠道病毒感染	2～40天[5]	大多数无症状[5]	斑丘疹或水疱[5]	粪便[5]： 培养 PCR

妊娠期不推荐使用阿昔洛韦，但经广泛使用后并没有不良反应，因此确诊病例应该考虑使用[2]（见表 12.2）。

与 VZV 初次感染相比，没有证据表明妊娠期带状疱疹对胎儿或新生儿有任何风险[6]。出现皮肤或播散至内脏的带状疱疹，应该考虑 HIV 潜在感染的可能性，而且，也应该考虑到母亲将来可能再复发。

斑丘疹皮疹

风疹（图 12.2）、细小病毒 B19 和肠道病毒感染均表现为红色皮疹，在临床上不易鉴别[3-5]。既往病史和当时的临床诊断均不可靠，妊娠期需要实验室诊断[1]。与风疹和细小病毒 B19 有关的关节病可持续数周[3,4]。在斑丘疹皮疹的鉴别诊断中，应该考虑到 HIV 血清转化的可能性。

风疹

由于疫苗接种程序的成功实施，目前在一些国家，风疹（见表 12.1）已经成了一种少见的疾病[3]。但是，在发展中国家，部分由于不标准的疫苗接种程序，先天性风疹综合征（见表 12.2）仍然是一个问题[11]。早期妊娠风疹患者应考虑行治疗性引产，必须通过检测血样中特异性 IgM 抗体和（或）特异性 IgG 抗体的升高来确诊。先天性风疹可通过检测脐带或新生儿血液中风疹特异性 IgM 抗体来诊断[3]。

风疹再感染一般出现在血清反应阳性的个体中[3]。妊娠 16 周之内的再感染可导致 8% 或更低几率的胎儿感染，但是胎儿畸形很罕见[3]。

表 12.2 妊娠期病毒疹：胎儿/新生儿的结局

原发性病毒感染	妊娠期间可能危害胎儿或新生儿的阶段	胎儿或新生儿的表现	具体的预防或治疗方法
水痘带状疱疹病毒	0～20周	先天性水痘（1%～2%）[6] 表现从皮肤瘢痕或四肢发育不全到严重的多系统受累	血清反应阴性的母亲在暴露后72小时内使用VZIG，可以预防或改善母亲感染[6]。母亲水痘治疗需早期口服或静脉用阿昔洛韦a，以预防肺炎或其他并发症[2]
	13～40周	婴儿期带状疱疹（1%～2%）[6]	
	分娩前后7天	新生儿水痘	新生儿如果母亲在分娩前后7天出现水疱疹，或血清反应阴性母亲的婴儿，在28天前有母亲或其他VZV接触史，应该给予VZIG预防性治疗[7]。新生儿水痘治疗用静脉阿昔洛韦。
风疹	0～8周	自然流产（<20%）[3]	HNIG可以用于血清反应阴性的接触风疹的孕妇，终止妊娠不被接受的孕妇
	0～12周	先天性风疹综合征（85%）[3]： 感觉神经-听觉丧失 先天性心脏缺陷 视网膜病，白内障 小眼畸形 小头畸形 心理动作迟钝	治疗性流产[3]
	13～16周	先天性风疹[3]： 感觉神经性耳聋 视网膜病	
细小病毒B19 第五类疾病 感染性红斑 拍击-面颊综合征	0～20周	4～6周以后的中期流产（发生率增加9%）[8]	
（细小病毒B19持续感染）	9～20周	2～12周后的胎儿水肿（3%）[8]	胎儿水肿的监测，并考虑宫内输液治疗[9]
		先天性红细胞发育不全？[6]	
肠道病毒感染	围生期	新生儿感染；严重性变化很大：无症状→多系统暴发→发病[5,10]： 脑膜脑炎 心肌炎 局限性肺炎 肝炎 胰腺炎 弥散性血管内凝血	HNIG可考虑用于其母亲感染的5天内的新生儿（未被证明有效）[10] 从索引病案中得出需要控制医院内感染[5]

[a] 妊娠期未允许使用。
VZIG：水痘带状疱疹免疫球蛋白；HNIG：人免疫球蛋白。

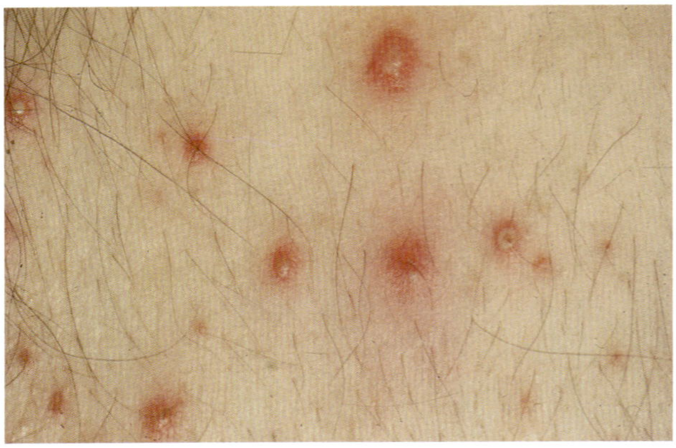

图 12.1 水痘。在皮疹出现的第5天，表现为多发的、分散的脓疱和斑丘疹样病变。

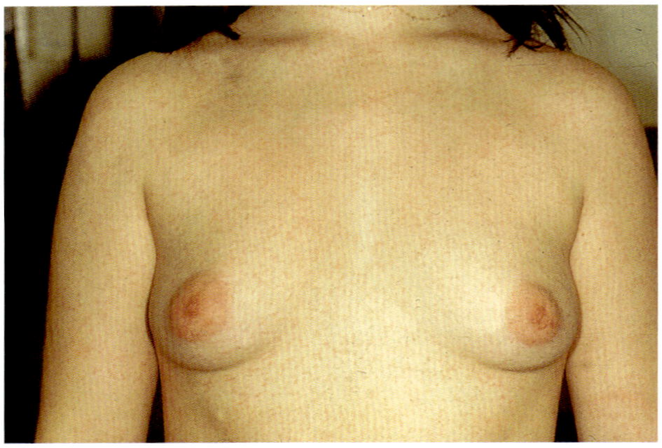

图 12.2 风疹。出现分散的、融合的红色斑丘疹样病变。

细小病毒B19

细小病毒B19初次感染最常见于4～10岁。然而，在发展中国家，血清阳性最常见于成年人，发达国家仍有大约40%的妇女是易感人群[4]。细小病毒B19通过红细胞P抗原感染红细胞，可导致双相性疾病。感染期的第一阶段，出现发热、轻度贫血和非特异性症状[4]。第二阶段，出现特异性IgG和IgM抗体，主要表现为皮疹和关节痛（见表12.1）。在第一和（或）第二阶段中，临床表现可不明显。皮疹患者80%可合并关节痛，关节痛也可以是唯一症状。皮疹在发病后几周内可消退和再生[4]。妊娠期初次感染可导致9%的患者流产，母亲在2～12周感染后，可导致3%的胎儿出现非免疫性胎儿水肿（非溶血导致的胎儿贫血）[8]（图12.3）。宫内输液可用于治疗胎儿水肿[9]（见图12.2）。

肠道病毒

肠道病毒感染常发生于健康成年人，通常无症状。有症状的感染表现为类似风疹或水疱的皮疹[5]（见表12.1）。1%～2%的妊娠期妇女可能排泄肠道病毒，传播风险很高[5]。3～7天大的新生儿感染后病情的严重性差异很大。柯萨奇B病毒和埃可病毒6、7和11型与严重的或致死性新生儿感染有关（见表12.2）。

获得性人类免疫缺陷病毒

HIV感染通常表现为皮肤病变，但是后者在应用高效抗反转录病毒疗法（HAART）后变少了[12]。HIV阴性的人群也会出现这些皮肤病变中的一些，所以

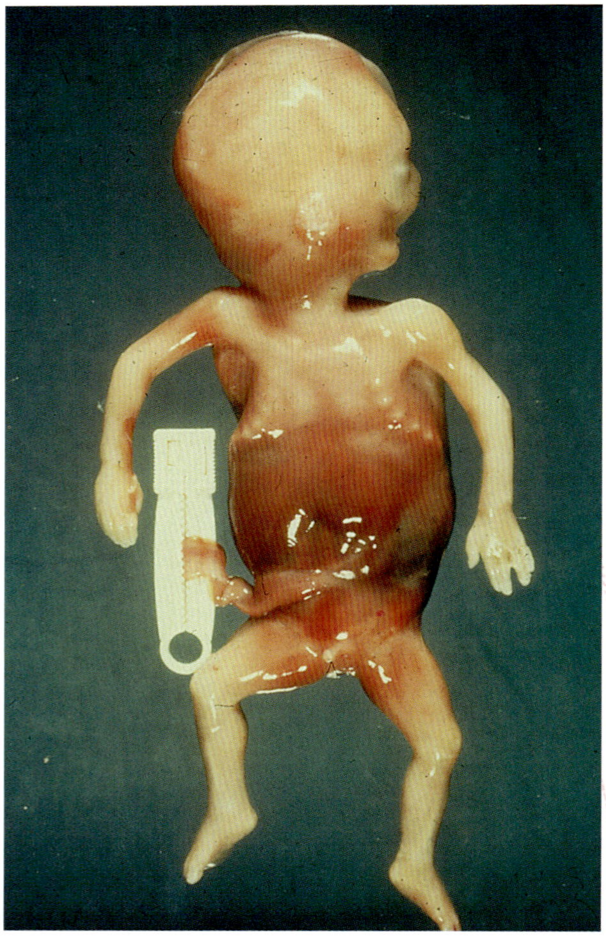

图 12.3 细小病毒B19感染。妊娠期初次感染的水肿胎儿。(Reproduced from the slide collection of the late Dr James C. Booth, St George's Hospital Medical School, London, UK.)

AIDS 的表现不典型，很难处理。其他皮肤疾病的出现提示严重的机会性感染。多数病变不因妊娠而改变。妊娠期 AIDS 病变的识别能力至关重要，由此可采取被认可的干预措施以减少 HIV 的母婴垂直传播[13]。虽然所有妇女产前都应进行 HIV 检测，但实施起来变数很大，诊断可能只有在患者出现症状和（或）既往有与之相关的临床表现时才能做出。

毛囊炎

嗜酸性粒细胞性毛囊炎的典型变现为：面部、躯干和上臂皮肤的发痒、表皮剥脱、囊泡丘疹和脓疱（图 12.4），对于晚期 HIV 感染基本上是诊断性的。治疗包括使用 HAART 的免疫重建、全身抗生素、抗组胺药、抗真菌或光疗[14]。其他引起毛囊炎的原因包括金黄色葡萄球菌和皮屑芽孢菌感染。

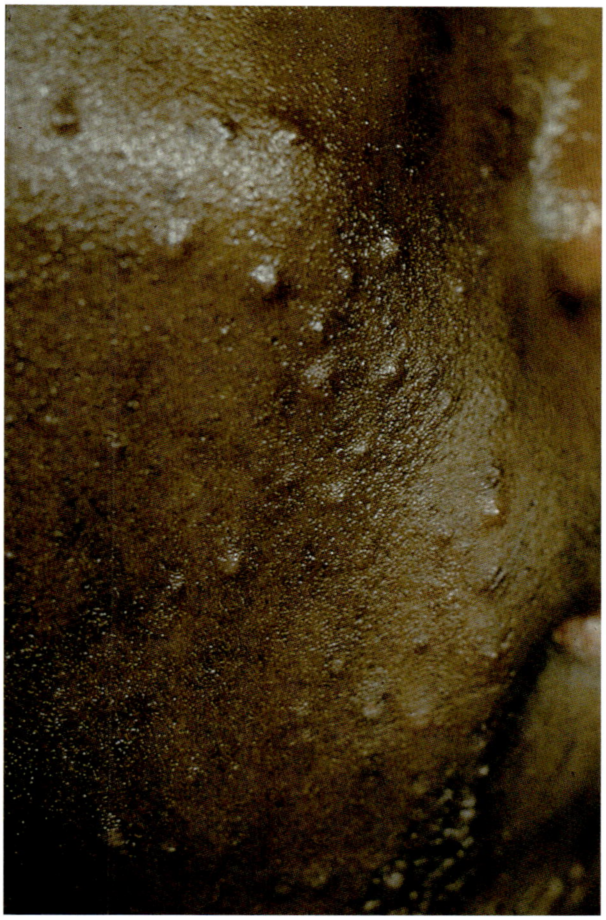

图 12.4 右侧面颊的嗜酸性毛囊炎。

Kaposi肉瘤

Kaposi 肉瘤通常感染男同性恋者，但也会感染女性，尤其是来自流行地区的女性。人类疱疹病毒 8 型是病原体。病变出现在患者免疫抑制严重时，但一般出现较早。皮肤病变通常为紫褐色斑点、结节或斑块（图 12.5）。口腔病变可见，常常说明病变涉及内脏和肺部。组织学检查可确诊该病，并能与杆菌性血管瘤病鉴别，二者表现相似。治疗包括 HAART 免疫重建，必要时可行放疗、局部或全身化疗。

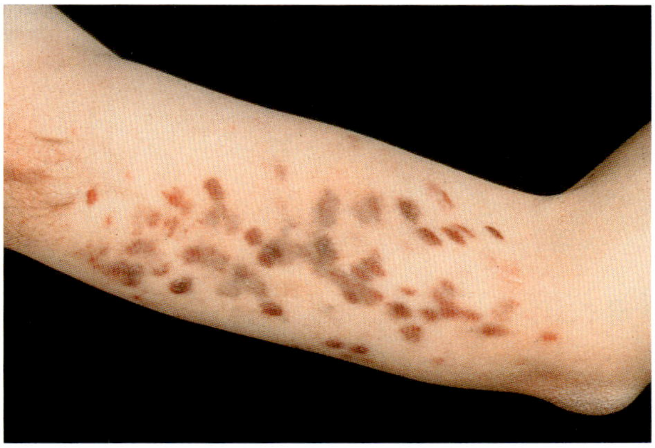

图 12.5 上臂的皮肤 Kaposi 肉瘤。

水痘带状疱疹病毒

带状疱疹患者应考虑 HIV 感染。它可以出现在 HIV 感染早期，在其他症状和体征发生之前。疱疹可出现于多个皮区，通常与明显的免疫抑制有关。典型的临床表现包括疣状病变（图 12.6）和无痛性溃疡。持续性或复发性疾病可能需要长期阿昔洛韦治疗。

生殖器疾病

生殖器疣可能与免疫抑制有关，当女性出现广泛的顽固性生殖器疣和多病灶的生殖道上皮内瘤变时，应考虑 HIV 感染。同样，频繁复发的 HSV 感染也应考虑 HIV 感染。当免疫抑制加重时，病变会扩散。

其他疾病

面部接触传染性软疣的出现代表 HIV 感染的晚期。HIV 感染患者常见到脂溢性皮炎、癣、鱼鳞病和银屑病。皮肤组织胞浆菌病或隐球菌感染少见。药疹通常与一些抗反转录病毒药物有关。

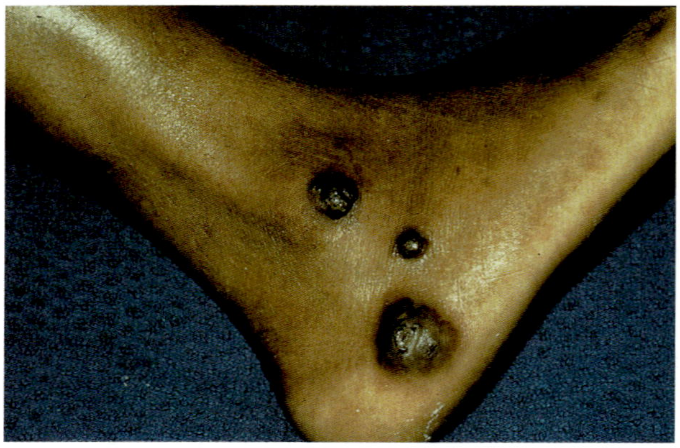

图 12.6 水痘带状疱疹病毒的疣状病变。

单纯疱疹病毒

母亲生殖器疱疹病毒感染可能对新生儿造成严重后果。虽然这本书关心的是皮肤症状的表现，但应强调，对于生殖疱疹病毒感染母亲，即使过去或现在没有生殖器病变，也应加强重视。此外，散发的新生儿疱疹病毒感染和疱疹性脑炎可能缺乏黏膜皮肤病变。

生殖器疱疹可由 HSV-2 或 HSV-1 引起[16,17]。与疱疹病毒相关的特征是，病毒在宿主初次感染后可长时间存在，潜伏在神经节中，间歇复发。HSV-2 主要通过性传播，原发感染在青春期或成年的早期时期，与“腰部以下”症状相关。相反，HSV-1 原发感染主要在儿童期，与“腰部以上”症状有关，原发感染以龈口炎为特征，复发时以“唇疱疹”为特征。实际上，两者有相当多的交叉，初次临床表现为生殖器疱疹的病例中 50% 以上是由 HSV-1 引起的。

生殖器疱疹

流行病学

能够区分 HSV-1 和 HSV-2 的血清学检测表明，临床数据低估了生殖器疱疹的感染率。在 1988—1994 年间，美国 12 岁及以上人群 HSV-2 感染的血清阳性率为 21.9%，与 70 年代晚期相比增加了 30%[19]。不到 10% 的血清学阳性的患者报告既往有生殖器疱疹感染病史[19]。女性、黑色人种或墨西哥 - 美国人种背景、年老、受教育程度低、贫穷、滥用可卡因和一生中性伴人数多均是独立的感染危险因素。英国 HSV-2 感染率相当少，在 3%（男性献血者）～ 23%（临床性传播性疾病患者）[17]。这些数据低估了疾病的严重性，因为性获得性 HSV-1 感染没有包括在其内[18]。

临床特征

原发性生殖器疱疹被定义为既往没有 HSV-1 和 HSV-2 感染的患者出现了 HSV-1 或 HSV-2 的生殖器感染[17,20]。在 2 ～ 12 天潜伏期后，临床症状可被忽略或出现。初发的生殖器疱疹是预先感染过 HSV-1 或 HSV-2 的患者出现的生殖器疱疹[17,20]。原发性或初发的生殖器疱疹表现为外生殖器、臀部、宫颈、阴道和（或）直肠的多发疼痛性病变。最初的大水疱很快破裂，形成边缘红斑的浅表性溃疡（图 12.7 和 12.8）。常常出现排尿困难甚至尿潴留。

症状性原发性生殖器感染可能合并有发热、不适、肌痛和淋巴结病变。生殖道中有大量病毒复制，病毒排出平均持续 3 周。HSV 不会完全被清除，可持续潜伏在局部神经节内并间歇性被激活。

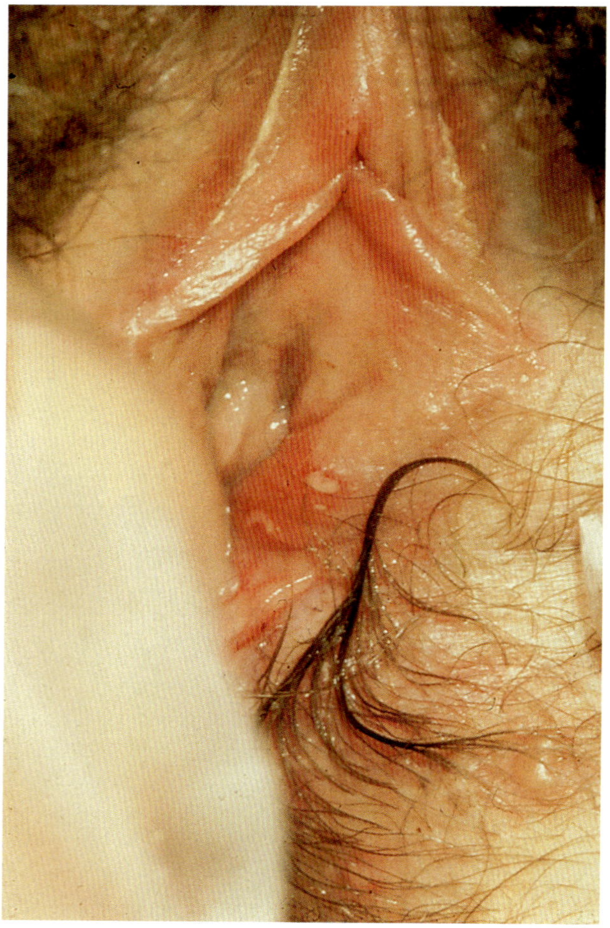

图 12.7 生殖器疱疹。多发的分散性外阴溃疡。

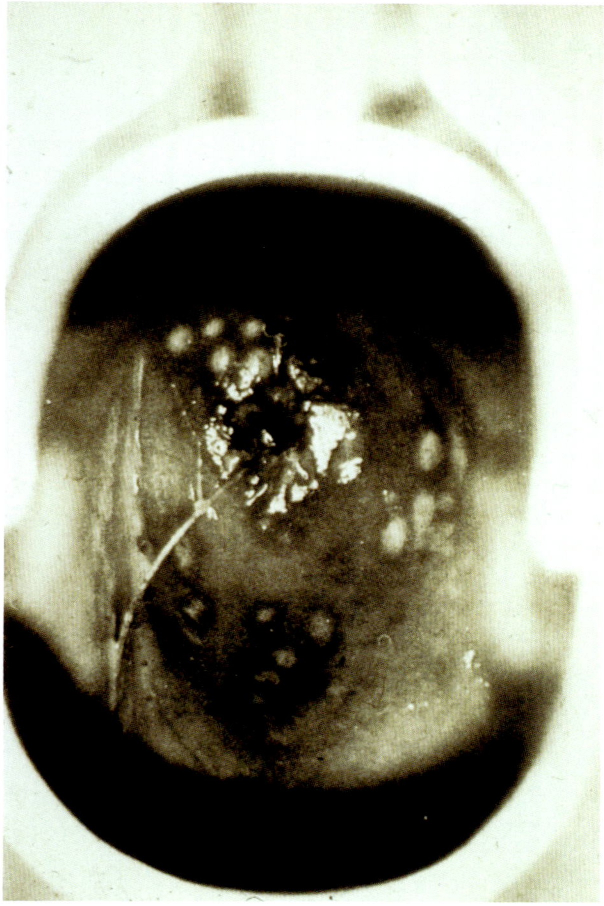

图 12.8 生殖器疱疹。通过显微镜检查辨别宫颈病变。

获得性生殖器感染可无症状，但在数月或数年后会出现临床表现。既往 HSV-1 感染不减少 HSV-2 的感染率，但可显著增加无症状性血清转化的可能性[18]。

复发性生殖器疱疹是临床疾病的第二次或后续发病。随着时间推移，复发感染的频率将会逐渐减少，症状会逐渐减轻。生殖器 HSV-1 感染的症状性复发较少，频率较低，因此 95% 的复发病例为 HSV-2[21]。无症状或未被发现的疱疹激活同样如此，然而，无论是否有既往生殖器疱疹病史，在规定的任何一天，估计 HSV-2 血清学阳性患者的病毒脱落率为 1%[22]。

诊断和治疗

表 12.3 列出了可用于检测可疑疱疹感染患者病毒的方法。

口服抗病毒药物，如阿昔洛韦、伐昔洛韦 、泛昔洛韦，在疾病发作和抑制临床复发上对于降低疾病严重程度、缩短症状持续时间非常有效。阿昔洛韦还能抑制亚临床脱落，因此在防止传播上有很重要的作用[23]。合并 HIV-1 感染的表现为：皮肤疱疹部位有侵蚀性，病变长期存在，最终可发展成对抗病毒药物耐药。

表12.3 可疑疱疹病变处采集标本进行病毒检测的技术

电子显微镜
免疫荧光
抗原检测
病毒培养
核酸扩增/检测技术

新生儿疱疹

新生儿疱疹的发生远远小于育龄期妇女的生殖器疱疹感染。与美国高达 1/5000 的发生率相比[16]，英国新生儿疱疹的发生率为 1/60 000[17]。不同国家新生儿疱疹发生率的巨大差异不能用 HSV-2 感染率不同或新生儿病例报道不全很好地解释[16]。

新生儿 HSV 感染可能来源于宫内、围生期以及出生后 HSV-1 或 HSV-2 的传染。出生后传染占 10%，主要源于工作人员或家庭成员的疱疹病毒感染活跃期。大约 85% 因在围生期阴道分娩过程中接触感染母亲的分泌物而感染。新生儿疱疹的潜伏期为 5 ~ 21 天。宫内感染占新生儿疱疹的 5%，主要由于在胎膜早破 24 小时内分娩或破水之前经剖宫产娩出[24,25]。

临床特征

感染可能会局限在病毒进入的区域（皮肤、眼、口）或蔓延至脑和（或）其他器官[16]（表 12.4）。在局部表现中，皮损出现在创伤部位（如出现在头皮电极部位等）。皮损通常出现在出生后 1 ~ 2 周，但有时也在出生时就出现[24,25]。水疱直径通常为 1 ~ 2mm，但也可能变大，在红斑的基础上出现清亮或略带浑浊的液体（图 12.9）。更多的脓疱皮损与大疱性脓疱病或中毒性红皮病很难鉴别。需要及时诊断和治疗，因为未治疗的患儿可能发展为脑炎或全身感染。新生儿局部感染者接受静脉阿昔洛韦治疗后，存活率为 100%。局限性感染和全身感染的相对比例可以反映早期发现和早

表12.4 新生儿疱疹的临床表现

局部病变位于皮肤、眼和（或）口腔
合并或不合并皮肤、眼和（或）口腔病变的脑炎
传播感染累及多个器官，包括中枢神经系统、肺、肝、肾上腺、皮肤、眼和（或）口腔

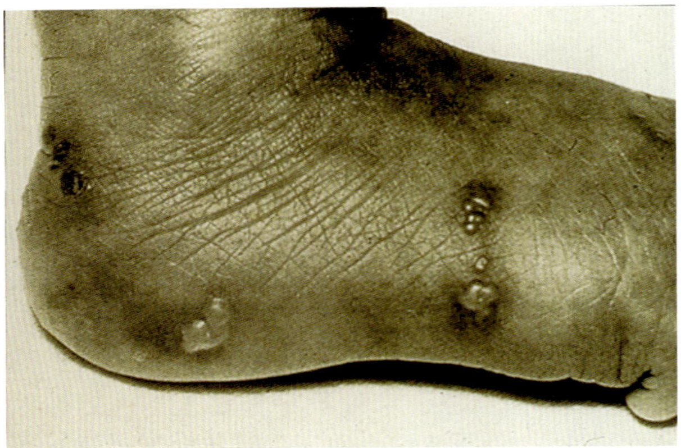

图 12.9 新生儿疱疹。先天性全身感染的新生儿的足部病变。

期治疗局部感染的重要性。

全身感染在出生后第一个月出现症状和体征提示有毒性强大细菌感染，症状包括肝功能异常、出血和呼吸困难[16]。中枢神经系统亚型占 1/3，发生在出生后 10 ～ 28 天，表现为非特异性发热和癫痫发作后易兴奋症状。新生儿扩散感染和中枢神经系统症状通常不伴有皮肤病变。初始的非特异性症状和体征，加上母亲生殖器疱疹病史缺乏，可能导致诊断延误。虽然阿昔洛韦治疗可以减少感染扩散和中枢神经系统病例的死亡率，但大部分幸存者有长期的后遗症。

垂直传播的风险

阴道分娩中，有症状和无症状的病毒脱落均会导致 HSV 的传播。虽然有生殖器疱疹病史的母亲非常担心，但在围生期感染的风险很小。在两项前瞻性研究中，在复发性 HSV-2 感染的 64 位妊娠期妇女（大部分无症状）中，仅有 1 例（少于 2%）发生了新生儿疱疹[27,28]。发生垂直传播的最大风险是：对该疾病不了解及在妊娠期初次感染生殖器 HSV 的女性。无症状的首发生殖器疱疹母亲是 60% ～ 70% 的新生儿感染的原因[28]。在一项前瞻性研究中，在 7046 名 HSV-1 和（或）HSV-2 血清反应阴性的妊娠妇女中，94 名（1.3%）在妊娠过程中感染了生殖器 HSV。在 40 周的妊娠过程中，估计有 2.1% 的妇女发生了血清转化。在 64 例 HSV-2 感染病例和 30 例 HSV-1 感染病例中，亚临床感染几率相似：总共为 64%[29]。在分娩前短时间内出现生殖器 HSV 感染的母亲中，新生儿疱疹的发生率为 4/9。相反，在更早期初次感染的已知的 51 名孕妇中（包括 9 例妊娠晚期前），则没有新生儿或先天性感染[29]。分娩前母亲血清转化也可以解释这些现象。

妊娠期间生殖器疱疹的管理

诊断和抗病毒治疗

对于有生殖器疱疹症状或皮损的妊娠妇女，应该采集适当的标本来确定诊断（见表 12.3 和图 12.10）。首发生殖器疱疹患者应转诊至泌尿生殖专科医生处，在临床需要时，给予口服或静脉抗病毒治疗[30]。阿昔洛韦、伐昔洛韦和泛昔洛韦均有效，但妊娠期禁止使用。可靠数据表明，阿昔洛韦（推论比前的药物伐昔洛韦的生物相容性更好）似乎更安全。因为自 1984 年起没有找到致畸的证据[31]，阿昔洛韦在妊娠期的应用将来可能会得到允许。阿昔洛韦可通过胎盘，在羊水和乳汁中有一定的浓度，并且在胎儿中能达到治疗浓度[32]。目前没有证据支持妊娠期可使用泛昔洛韦。

妊娠期首发生殖器疱疹

在妊娠晚期首发生殖器疱疹的患者都应考虑剖宫产[30]。这尤其适用于分娩前 6 周内首次出现症状的患者，因为在分娩时病毒脱落的几率很高[29,30]。如果阴道分娩不可避免，或剖宫产之前破水已超过 4 个小时，则需要对母亲和新生儿应用阿昔洛韦[30]。阴道分娩采用的程序都应该避免，包括应用头皮电极、胎儿血样采集或助产技术，因为新生儿皮肤损伤有可能成为感染的入口[20,30]。应该采集新生儿和首发生殖器感染母亲的口咽、眼和病变表面病毒拭子进行 HSV 检测，以便早期识别受感染的新生儿。在等待检查结果时，应该考虑立即给予静脉阿昔洛韦治疗。新生儿出现以下新生儿疱疹早期症状时应严密检测：嗜睡、食欲缺乏、发热和皮肤病变。

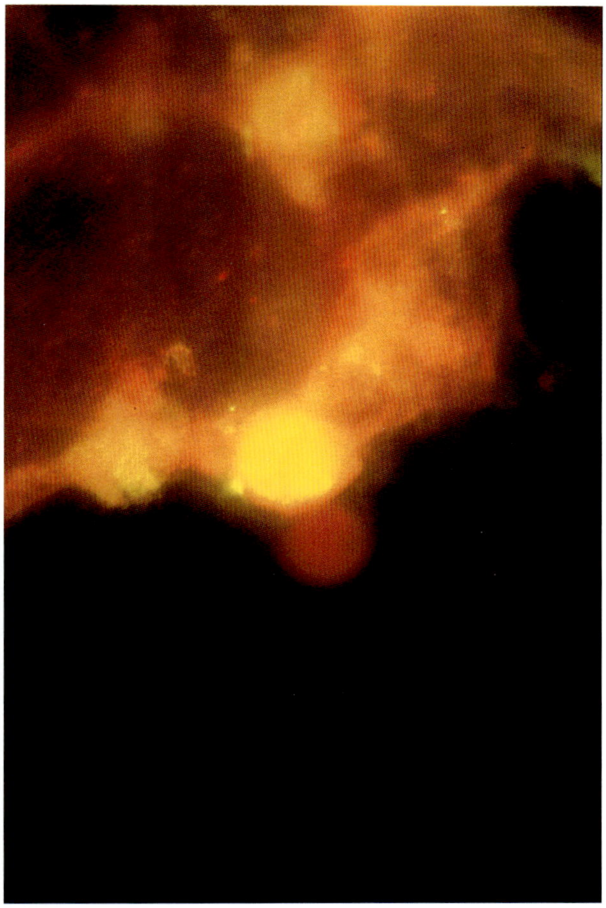

图 12.10 实验室诊断。从病变基底部刮取的细胞标本，进行单纯疱疹病毒免疫荧光检测。

在妊娠早期和中期发生的首发生殖器疱疹在围生期传播的风险较小[29]，此时不会立即进行分娩，因此妊娠过程可按期望进行管理，也可以进行阴道分娩[30]。在妊娠最后 4 周持续口服阿昔洛韦可预防复发，因此，需要剖宫产终止妊娠[30,33]。

妊娠前的复发性生殖器疱疹病史

复发性生殖器疱疹女性传播给她们孩子的风险很小。不推荐对妊娠晚期或分娩时无症状的病毒脱落进行检测[20,30]。分娩时，无病变[20,30]和无前驱症状[20]的患者可考虑阴道分娩。

在分娩发动时，对于有生殖器病变或前驱症状的、既往有复发感染病史的妇女，应考虑行剖宫产[20]。平衡剖宫产的风险与获益已经成为一个问题，未行剖宫产并没有导致感染的病例在增加[34]。

在一项研究中，妊娠晚期时应用阿昔洛韦并没有明显减少剖宫产的数量，但显著减少了临床复发，虽然在接受阿昔洛韦治疗的妇女中检测到一些无症状的病毒脱落[33]。目前指南建议，在分娩时一旦出现临床复发就将选择剖宫产的女性中，可给予预防性阿昔洛韦[30,33]。在有活动期疱疹病变表现的母亲阴道分娩之后，可采集新生儿的标本以尽早识别单纯疱疹病毒感染，因此，应建议告知孩子的父母亲感染的任何早期症状。

妊娠期生殖器HSV感染的预防

推荐产前常规进行 HSV 特异性抗体检测，这是预防新生儿疱疹的一种方法[35]。一项纳入 190 名妊娠妇女的前瞻性研究对孕妇和她们的伴侣标本进行了检测，发现 18（9.5%）有 HSV-2 阳性伴侣的女性患首发 HSV-2 感染的风险较大。因为她们的伴侣没有生殖器疱疹病史，超过一半的女性没有怀疑有感染的风险[36]。一位女性在妊娠期发生了血清转化。这种方法的获益率已经成为一个有争议的课题[35,37]。

同时，应该询问妊娠妇女和她们的伴侣是否有生殖器疱疹病史。当女性没有此病史但其伴侣有时，应该警告其在复发的任何时期都应该避免性交。妊娠期使用避孕套可减少感染的风险[30]。应该就生殖器疱疹、感染的风险和妊娠可能的不良后果方面给予仔细、清楚的解释。

人乳头状瘤病毒

HPV 可导致生殖器疣（尖锐湿疣）（图 12.11），16、18 型和其他高危型与宫颈癌的病因有关。目前不清楚 HPV 与任何妊娠不良结局有关，但 HPV 6、11 型围生期传播与青少年喉乳头瘤病有关[38]。这种情况非常少见，并且 HPV 无症状感染非常普遍。女性生殖器疣的出现并不提倡行剖宫产。虽然最近的证据表明，高危型常发生垂直传播，但还没有观察到不良结局[39]。

大多数生殖器 HPV 感染无症状，但妊娠期生殖器疣生长更快，可能变得鲜红或出血。罕见情况下，生殖器疣可完全阻塞产道，需要行剖宫产。目前有很多方法可用于治疗生殖器疣。咪喹莫特是一种免疫反应调节剂，不应用于妊娠期。其他所有的组织破坏方

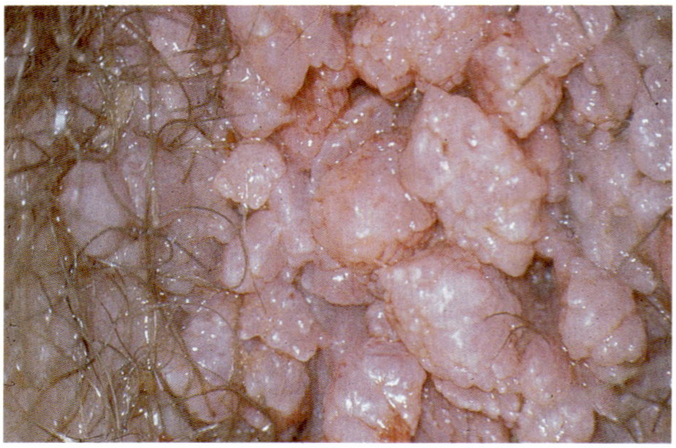

图 12.11 生殖器疣。占据会阴的尖锐湿疣。

法均可使用。盾叶鬼臼树脂有致畸性，妊娠期禁止使用，但局部三氯乙酰酸（90%）治疗可安全使用。其他适合妊娠期使用的方法包括：冷冻、激光和其他外科手术方法。治疗后生殖器疣复发仍然是个问题。抗病毒药物西多福韦的局部应用在将来有可能用于治疗生殖器疣。

妊娠与麻风病

Lockwood 和 Sinha[40] 最近总结了有关妊娠与麻风病的所有已发表的数据，发现缺少当代的数据。大多数研究都是在多重药物治疗前进行的，对照组设立不恰当且难以解释。妊娠可导致胎儿胎盘单位的细胞免疫抑制，因此理论上，妊娠麻风病患者可能有患上一种新疾病、复发和再次活化的风险。在一项对埃塞俄比亚人的研究中[41]，在 154 名患者中有 120 名妊娠妇女妊娠期出现了麻风病复发，但在一项对 54 名委内瑞拉妊娠妇女的研究中[42]，并没有发现以上情况。一项大规模研究的数据指出，在新近诊断的患者中，并没有出现过多的妊娠妇女。

反应

当细胞免疫回到妊娠前水平时，在分娩和 I 型反应之间有一个明确的暂时的联系。在对埃塞俄比亚人的研究中，60% 的 I 型反应在产褥期和哺乳期发生，42% 的伴有界限清楚的麻风结节的妊娠患者合并有 I 型反应[41]。在相同人群中，伴有麻风结节的患者在产褥期和哺乳期会出现结节样红斑麻风反应[42,43]。与非妊娠女性相比，妊娠期结节样红斑麻风与早期神经功能的丧失有关。神经炎是妊娠期和分娩时的一个严重的并发症，很大一部分患者在妊娠期和哺乳期可发生神经损害。因此，妊娠期和新近分娩的女性应常规进行神经系统检查。如果得不到适当的治疗，患者有发生神经损害和残疾的风险。

管理

妊娠期利福平、氨苯砜和氯法齐明联合治疗是安全的。氯法齐明可通过胎盘，婴儿可能出现先天性氯法齐明色素沉着。麻风反应需用泼尼松治疗，每天 40 ~ 60mg，持续 2 周，然后再稳定地减少剂量。沙利度胺（反应停）有致畸性，因此完全禁止在计划怀孕的女性中使用。只要有可能，在妊娠前都应该告诉患者，妊娠后病情有很大的恶化风险。最好是当麻风控制得很好时，再计划怀孕。

参考文献

1. Remington, J. S., Klein, J. O., Bakar, C., and Wilson, C. B. *Infectious Diseases of the Fetus and the Newborn Infant*, 6th edn. W. B. Saunders Company, Philadelphia, 2006.
2. Breuer J. Varicella zoster. In Zuckerman, A. J., Banatvala, J. E., Pattison, J. R., Griffiths, P. D., and Schoub, B. D. (eds) *Principles and Practice of Clinical Virology*, 5th edn, pp. 53–83. John Wiley & Sons, Ltd., Chichester, 2004.
3. Best, J. M. and Banatvala, J. E. Rubella. In Zuckerman, A. J., Banatvala, J. E., Pattison, J. R., Griffiths, P. D., and Schoub, B. D. (eds) *Principles and Practice of Clinical Virology*, 5th edn, pp. 427–457. John Wiley & Sons, Ltd., Chichester, 2004.
4. Brown, K. E. Human parvoviruses. In Zuckerman, A. J., Banatvala, J. E., Pattison, J. R., Griffiths, P. D., and Schoub, B. D. (eds) *Principles and Practice of Clinical Virology*, 5th edn, pp. 703–720. John Wiley & Sons, Ltd., Chichester, 2004.
5. Minor, P. D., and Muir, P. Enteroviruses. In Zuckerman, A. J., Banatvala, J. E., Pattison, J. R., Griffiths, P. D., and Schoub, B. D. (eds) *Principles and Practice of Clinical Virology*, 5th edn, pp. 467–489. John Wiley Wiley & Sons, Ltd., Chichester, 2004.
6. Enders, G., Miller, E., Cradock-Watson, J., *et al*. Consequences of varicella and herpes zoster in pregnancy: prospective study of 1739 cases. *Lancet*. 1994; **343**: 1548–1551.
7. Miller, E., Cradock-Watson, J. E., and Ridehalgh, M. K. S. Outcome in newborn babies given anti-varicella-zoster immunoglobulin after perinatal maternal infection with varicella-zoster virus. *Lancet*. 1989; **ii**: 371–373.
8. Miller, E., Fairley, C. K., Cohen, B. J., *et al*. Immediate and long term outcome of human parvovirus B19 infection in pregnancy. *Br. J. Obstet. Gynaecol*. 1998; **105**: 174–176.
9. Fairley, C. K., Smoleniec, J. S., Caul, O. E., *et al*. Observational study of effect of intrauterine transfusions on outcome of fetal hydrops after parvovirus B19 infection. *Br. Med. J.* 1995; **346**: 1335–1337.
10. Modlin, J. F. Echovirus infections of newborn infants. *Pediatr. Infect. Dis. J.* 1988; 7: 311–312.

11. Banatvala, J. E. Rubella – could do better?. *Lancet*. 1998; **351**: 849–850.
12. Calista, D., Morri, M., Stagno, A., *et al*. Changing morbidity of cutaneous diseases in patients with HIV after the introduction of highly active antiretroviral therapy including a protease inhibitor. *Am. J. Clin. Dermatol*. 2002; **3**: 59–62.
13. European Mode of Delivery Collaboration Elective caesarean-section versus vaginal delivery in prevention of vertical HIV-1 transmission: a randomised clinical trial. *Lancet*. 1999; **353**: 1035–1039.
14. Ellis, E. and Scheinfeld, N. Eosinophilic pustular folliculitis: A comprehensive review of treatment options. *Am. J. Clin. Dermatol*. 2004; **5**: 189–197.
15. Aftergut, K. and Cockerell, C. J. Update on the cutaneous manifestations of HIV infection. *Dermatol. Clin*. 1999; **17**: 445–471.
16. Arvin, A. M. and Whitley, R. J. Herpes simplex virus infections. In Remington, J. S. and Klein, J. O. (eds) *Infectious Diseases of the Fetus and Newborn Infant*, 5th edn, pp. 425–546. W. B. Saunders Company, Philadelphia, 2001.
17. Drake, S., Taylor, S., Brown, D., *et al*. Improving the care of patients with genital herpes. *Br. Med. J*. 2000; **321**: 619–623.
18. Langenberg, A. G. M., Corey, L., Ashley, R. L., *et al*. A prospective study of new infections with herpes simplex virus type 1 and type 2. *N. Engl. J. Med*. 1999; **341**: 1432–1438.
19. Fleming, D. T., McQuillan, G. M., Johnson, R. E., *et al*. Herpes simplex virus type 2 in the United States, 1976 to 1994. *N. Engl. J. Med*. 1997; **337**: 1105–1111.
20. American College of Obstetricians and Gynecologists Management of herpes in pregnancy. Clinical management guidelines for obstetrician-gynecologists. *Int. J. Gynaecol. Obstet*. 2000; **68**: 165–173.
21. Benedetti, J., Corey, L. and Ashley, R. Recurrence rates in genital herpes after symptomatic first-episode infection. *Ann. Intern. Med*. 1994; **121**: 847–854.
22. Wald, A., Zeh, J., Selke, S., *et al*. Reactivation of genital herpes simplex virus type 2 infection in asymptomatic seropositive persons. *N. Engl. J. Med*. 2000; **342**: 844–850.
23. Wald, A., Zeh, J., Barnum, G., *et al*. Suppression of subclinical shedding of herpes simplex virus type 2 with aciclovir. *Ann. Intern. Med*. 1996; **124**: 8–15.
24. Stone, K. M., Brooks, C. A., Guinan, M. E., *et al*. National surveillance for neonatal herpes simplex virus infections. *Sex. Transm. Dis*. 1989; **16**: 152–156.
25. Koskiniemi, M., Happonen, J. -M., Järvenpää, A. -L., *et al*. Neonatal herpes simplex virus infection: a report of 43 patients. *Pediatr. Infect. Dis. J*. 1989; **8**: 30–35.
26. Whitley, R. J., Corey, L., Arvin, A., *et al*. Changing presentation of herpes simplex virus infection in neonates. *J. Infect. Dis*. 1988; **158**: 109–116.
27. Prober, C. G., Sullender, W. M., Yasukawa, L. L., *et al*. Low risk of herpes simplex virus infections in neonates exposed to the virus at the time of vaginal delivery to mothers with recurrent genital herpes simplex virus infections. *N. Engl. J. Med*. 1987; **316**: 240–244.
28. Brown, Z. A., Benedetti, J., Ashley, R., *et al*. Neonatal herpes simplex virus infection in relation to asymptomatic maternal infection at the time of labor. *N. Engl. J. Med*. 1991; **324**: 1247–1252.
29. Brown, Z. A., Selke, S., Zeh, J., *et al*. The acquisition of herpes simplex virus during pregnancy. *N. Engl. J. Med*. 1997; **337**: 509–515.
30. Low-Beer, N.M. and Kinghorn, G.R. on behalf of the Guidelines and Audit Committee of the Royal College of Obstetricians and Gynaecologists. *Green-top Guideline No. 30. Management of genital herpes in pregnancy*. Royal College of Obstetrics and Gynaecologists, London, September 2007. http://www.rcog.org.uk/resources/Public/pdf/greentop30_genital_herpes0907.pdf (accessed 28 April 2008)
31. Centers for Disease Control Pregnancy outcomes following systemic prenatal aciclovir exposure – June 1, 1984–June 30, 1993. *MMWR. Morb. Mortal. Wkly. Rep*. 1993; **42**: 806–809.
32. Frenkel, L. M., Brown, Z. A., Bryson, Y. J., *et al*. Pharmacokinetics of aciclovir in the term human pregnancy and neonate. *Am. J. Obstet. Gynecol*. 1991; **164**: 569–576.
33. Brocklehurst, P., Kinghorn, G., Carney, O., *et al*. A randomised placebo controlled trial of suppressive aciclovir in late pregnancy in women with recurrent genital herpes infection. *Br. J. Obstet. Gynaecol*. 1998; **105**: 275–280.
34. Van Everdingen, J. J., Peeters, M. F. and ten Have, P. Neonatal herpes policy in The Netherlands. Five years after a consensus conference. *J. Perinat. Med*. 1993; **21**: 371–375.
35. Brown, Z. A. HSV-2 specific serology should be offered routinely to antenatal patients. *Rev. Med. Virol*. 2000; **10**: 141–144.
36. Kulhanjian, J. A., Soroush, V., Au, D. S., *et al*. Identification of women at unsuspected risk of primary infection with herpes simplex virus type 2 during pregnancy. *N. Engl. J. Med*. 1992; **326**: 916–920.
37. Wilkinson, D., Barton, S. and Cowan, F. HSV-2 specific serology should *not* be offered routinely to antenatal patients. *Rev. Med. Virol*. 2000; **10**: 145–153.
38. Arvin, A. M. and Maldonado, Y. A. Other viral infections of the fetus and newborn (human papillomavirus (condyloma acuminatum), Epstein-Barr virus, human herpesvirus 6, influenza A and B, respiratory syncytial virus, lymphocytic choriomeningitis virus, molluscum contagiosum, rabies virus). In Remington, J. S. and Klein, J. O. (eds) *Infectious Diseases of the Fetus and Newborn Infant*, 5th edn, pp. 855–866. W. B. Saunders Company, Philadelphia, 2001.
39. Mant, C., Cason, J., Rice, P., *et al*. Non-sexual transmission of cervical cancer-associated papillomaviruses: an update. *Papillomavirus Rep*. 2000; **11**: 1–5.
40. Lockwood, D. N. J. and Sinha, H. H. Pregnancy and leprosy: a comprehensive literature review. *Int. J. Lepr*. 1999; **67**: 6–12.
41. Duncan, M. E., Melsom, R., Pearson, J. M., *et al*. The association of pregnancy and leprosy I; new cases, relapse of cured patients and deterioration in patients on treatment during pregnancy and lactation – results of a prospective study of 154 pregnancies in 147 Ethiopian women. *Lepr. Rev*. 1981; **52**: 245–262.
42. Ulrich, M., Zulueta, A. M., Caceres-Dittmar, G., *et al*. Leprosy in women: characteristics and repercussions. *Soc. Sci. Med*. 1993; **37**: 445–456.
43. Duncan, M. E. and Pearson, J. M. H. The association of pregnancy and leprosy III, erythema nodosum leprosum. *Lepr. Rev*. 1984; **55**: 129.

第二部分
妇科皮肤病学

第 13 章

外阴解剖学

Hope Haefner

引言

女性外阴是指位于生殖股褶之间的区域，前方隆起为阴阜，后方为肛门。外阴的内缘为处女膜环。外阴的外观因年龄和种族而不同。

胚胎学

妊娠第 5 周前，泌尿生殖系统和消化系统共享一个共同的腔——泄殖腔。后者来自于后肠的近尾部区域（图 13.1），从泄殖腔膜的表面分离出来。在妊娠第 5 ～ 7 周之间，中胚层迁移到远侧成为尿生殖膈，将泄殖腔分成较大的泌尿生殖窦和肛门直肠管。泌尿生殖膈最终与泄殖腔膜融合并分化产生肛膜和泌尿生殖膜，前方为生殖结节（图 13.2）。外阴和肛门之间在胚胎学起源上十分密切，表现为这些区域有共同的血液供应和神经支配，许多皮肤病也以相同的方式影响这两大系统。

大约到妊娠第 7 周，泄殖腔膜被分为泌尿生殖膜和肛膜（图 13.3），前方为生殖结节、两个对称的生殖褶和两个生殖隆起。在妊娠第 8 ～ 9 周时，如果出现睾丸，Leydig 细胞开始产生睾酮。如果外生殖器的靶细胞含有 5α 还原酶，睾酮可被转化为双氢睾酮，到妊娠第 10 周时，男性生殖器官形成。如果没有睾酮产生，或上皮细胞没有还原酶，外阴开始发育[1]。女性生殖器官的转化要到妊娠第 20 周时才能完成。

处女膜是泌尿生殖膜残留的遗迹，其胚胎发育过程中的许多变异可发生并导致微孔处女膜、筛状处女膜、索状处女膜和中隔处女膜等，其韧性和（或）弹性大不相同。处女膜外观有许多类型。在极少数的情况下，处女膜无孔，可引起月经血淤积并致阴道积血（图 13.4）。

男性胎儿第二性征的出现较女性胎儿第二性征的出现早，这反映了睾丸组织较早即出现功能。在遗传学男性胎儿中，Y 染色体诱导性腺发育为睾丸。分化为女性外生殖器是由于不存在男性决定作用。此时雄激素作用于上皮可导致外生殖器受雄激素影响。女性雄激素化的原因包括

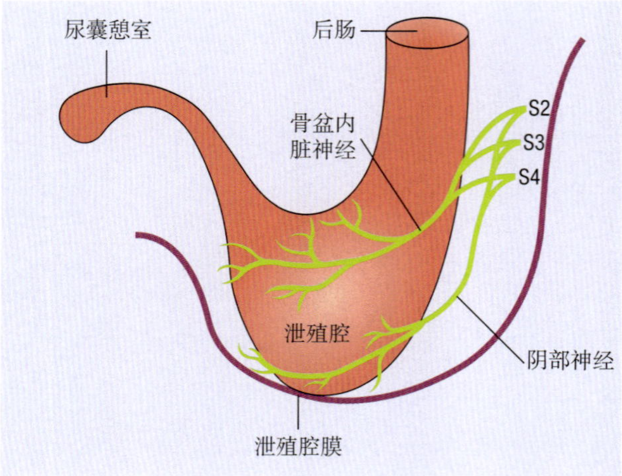

图 13.1 宫内生命大约 5 周时的泄殖腔。

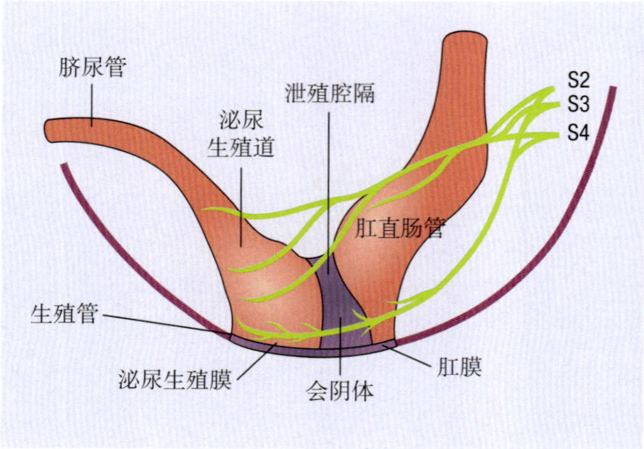

图 13.2 宫内生命 7 周后的泄殖腔。

药物或外源性激素的摄入、胎盘芳香化酶缺乏、母体产雄激素的肿瘤和先天性肾上腺增生。最终的结果是生殖器形成模棱两可的女性假两性畸形。

正常外阴

外阴包含以下结构，形成女性外生殖器（图 13.5 和 13.6），包括：

- 阴阜
- 大阴唇
- 唇间沟
- 小阴唇
- 阴蒂包皮（阴蒂头）
- 阴蒂系带
- 阴蒂
- 前庭
- 巴氏腺和导管
- 前庭大腺和导管
- 尿道口
- Skene 腺和导管
- 阴唇系带
- 舟状窝
- 会阴体（会阴）
- 肛门

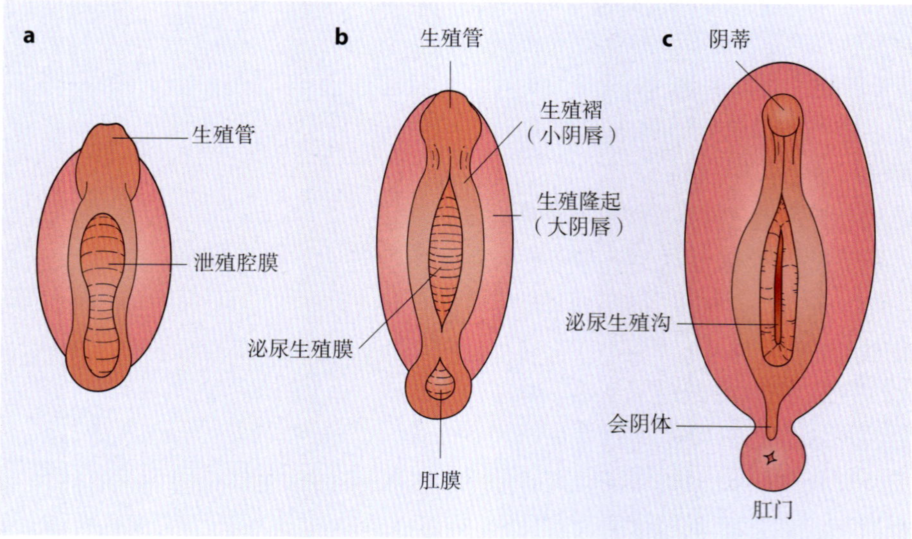

图 13.3 女性外生殖器的发育阶段：（a）5 周时；（b）7 周时；（c）12 周时。

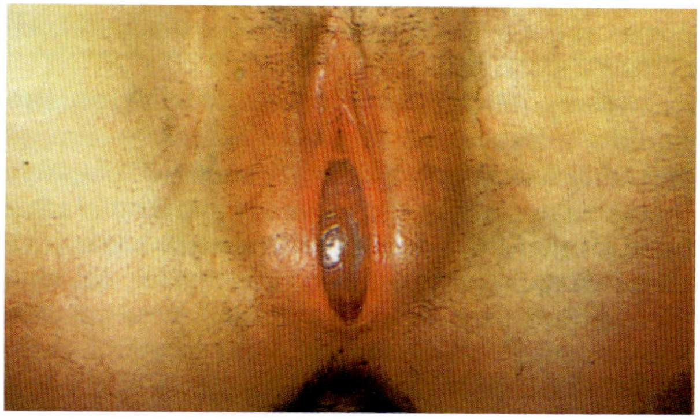

图 13.4 无孔处女膜导致月经血积聚。

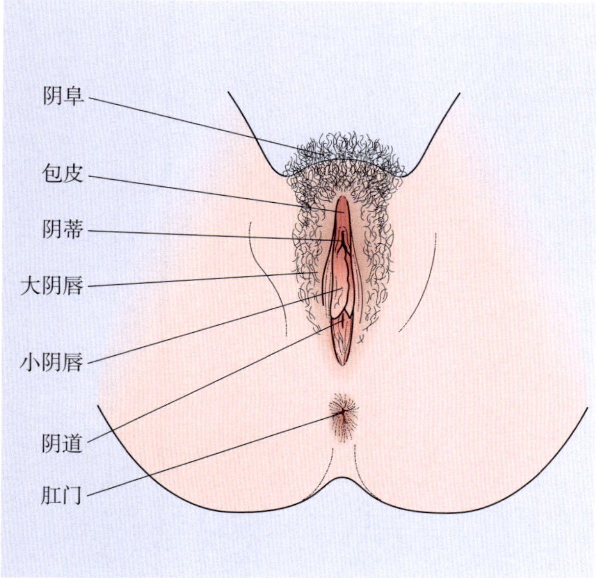

图 13.5 外阴的示意图。(© 2007 Dawn Danby and Paul Waggoner)

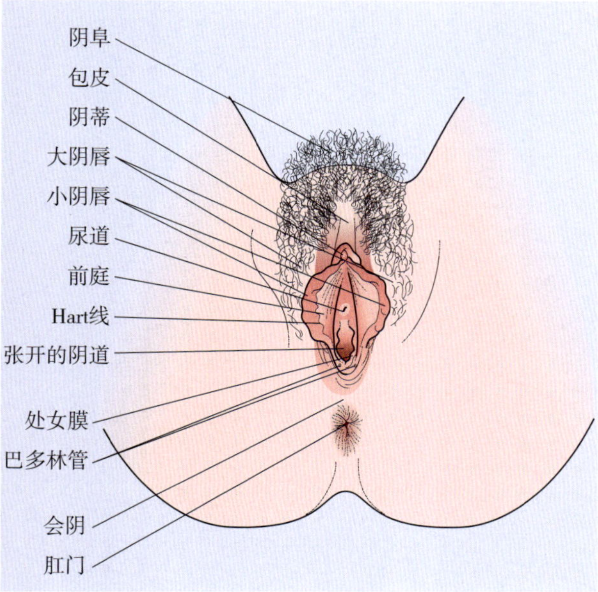

图 13.6 外阴的示意图。(© 2007 Dawn Danby and Paul Waggoner)

了解外阴的解剖结构、掌握外阴不同部位的病理改变非常重要。表 13.1 列举了一些不同外阴部位的各种病理改变。

阴阜

阴阜位于耻骨联合前方。被覆阴毛。阴毛于青春期开始出现，青春期后期阴毛数量达到成人水平。阴毛分布于外阴上方，呈倒三角形，底边朝向阴阜。绝经后阴毛的数量开始下降。阴阜区皮下富有脂肪。

大阴唇

大阴唇相当于男性的阴囊，为小阴唇外侧的一对隆起的皮肤皱襞，由脂肪和纤维组织组成。两侧大阴唇在前端融合，形成位于耻骨上方的阴阜，后端融入会阴皮肤。组织学上为复层鳞状上皮。大阴唇内含有大量毛囊，以及顶浆分泌腺、外分泌腺和皮脂腺。顶浆分泌腺（大汗腺）有导管结构，可形成一个完整的分泌期循环（矮立方形到分泌，然后回到矮立方形）。外分泌腺（汗腺）含有分泌细胞，其在转化过程中变化很小。与顶浆分泌腺相比，外分泌腺的腔更小。汗腺在一生中均有功能。皮脂腺是有小泡的全分泌腺。它们不含有腔。

唇间沟

唇间沟位于大阴唇和小阴唇之间。

小阴唇

小阴唇系位于大阴唇内侧的一对薄的皱襞。小阴唇的内侧含有微小皮脂腺，当皱襞被拉伸展时，其看起来就成了小块黄白色的、稍微突起的、光滑的区域（Fordyce 斑点）(图 13.7)。小阴唇没有毛囊和脂肪组织。成人小阴唇有色素沉着过度，大小可有很大差别。

阴蒂包皮和阴蒂系带

小阴唇在前端分为两部分，一部分越过阴蒂上方，形成包皮；另一部分在阴蒂下方，形成系带。小阴唇在后端形成了阴唇系带。

表13.1 解剖部位和部位特异的相关性疾病

阴阜	阴虱病
尿道口	Skene管囊肿 脱垂 肉阜 憩室
大阴唇	汗腺腺瘤
唇间沟	乳头状汗腺腺瘤
小阴唇	硬化性苔藓 小阴唇肥大 小阴唇粘连
巴氏腺开口和导管	巴氏腺囊肿或脓肿
前庭	前庭疼痛 黏液腺囊肿
处女膜	无孔处女膜
肛门	尖锐湿疣 侵袭前或侵袭性 外阴疾病
生殖股褶	酵母菌感染 擦烂
阴蒂	肥大
阴蒂包皮	脓肿

阴蒂

阴蒂包括勃起组织（一对阴蒂球和一对阴蒂体，延续为阴蒂脚）和阴蒂头[2]。在性活动时，阴蒂变得充血并有高度的敏感性。通常认为阴蒂由阴部神经支配，但是，阴蒂附近的髂腹股沟神经和生殖股神经的分支似乎也参与阴蒂的感觉。阴蒂组织学显示，勃起组织和静脉由平滑肌围绕。非增强的磁共振成像（MRI）已经用于阴蒂解剖学的研究[3,4]。在 O' Connell 和 DeLancey[3] 的研究中，阴蒂解剖学在轴面上展示得最清楚。矢状面和冠状面可补充轴向平面。解剖学课本中没有对阴蒂球进行过很好的描述。MRI 清楚地显示了尿道和阴蒂球之间的广泛联系，也反映了这些结构与阴蒂脚和阴蒂体之间有怎样的密切关系，以形成阴蒂的根部。阴蒂球在尿道支持和性功能中的准确作用还不清楚。在某些病例中，阴蒂在解剖学上增大。图 13.8 为阴蒂肥大的表现。

前庭

前庭从阴蒂系带延伸到后联合，两侧为 Hart 线。Hart 线位于前庭上皮非角化转化区和小阴唇角化区连接处（图 13.9）。尿道（前方）、Skene 腺导管（尿道

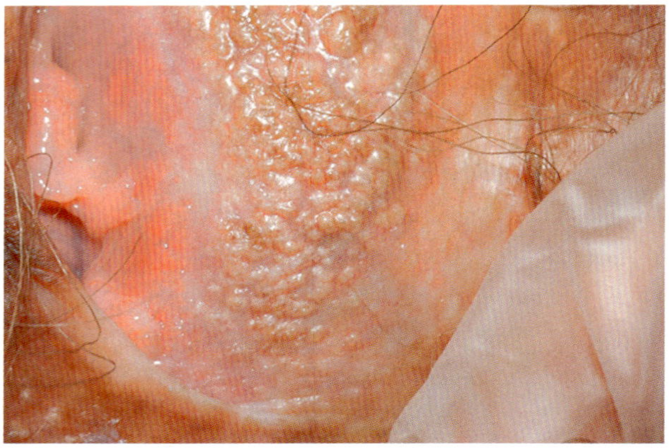

图 13.7 Fordyce 斑点。

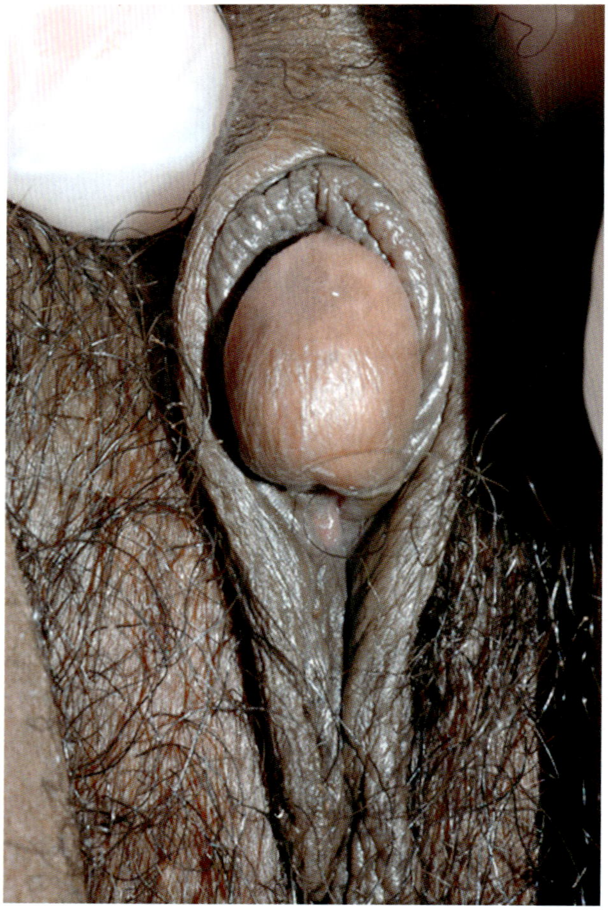

图 13.8 阴蒂肥大。

两侧)、巴氏腺导管（后侧面）和前庭导管开口于前庭。前庭小腺导管开口位于 Hart 线和处女膜之间的半圆形区域。前庭小腺数量在 1 ～ 100 之间，但在前庭切除术标本中，平均 2 ～ 10 个[1]。

微小乳头瘤病（前庭乳头状突起）

前庭处的光滑的、指头状突起病变可被称为微乳头瘤病、前庭乳头状突起、外阴鳞状乳头状瘤和阴唇微小乳头瘤病几个名称。图 13.10 显示了正常外阴改变的典型外观。有时这种外观常常与尖锐湿疣混淆。鉴别微小乳头状瘤和尖锐湿疣的一种方法是：微小乳头状瘤是从单个基底突出的单个突起，而尖锐湿疣基底较宽，其上有多个突起。

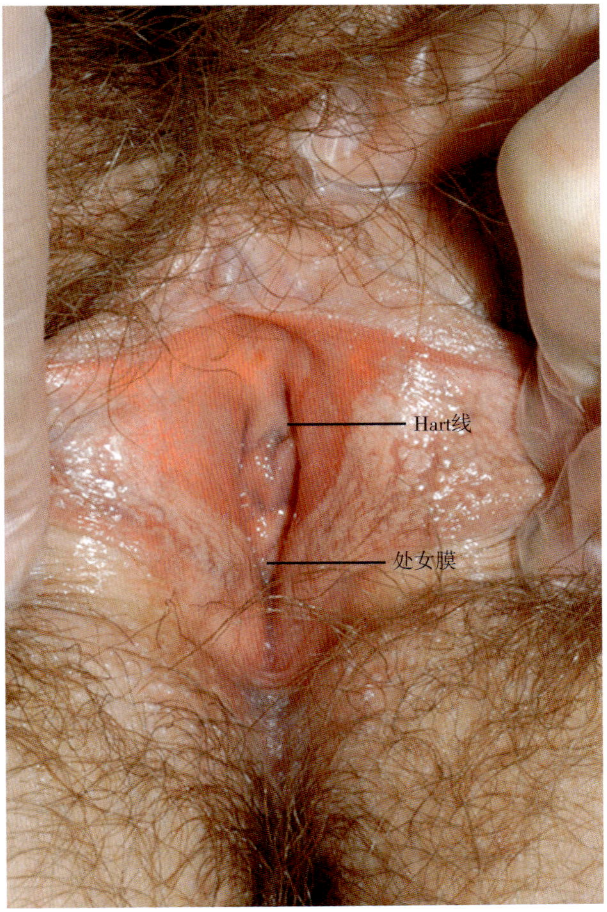

图 13.9 前庭处出现的小阴唇分离。前庭是位于哈特线和处女膜之间的区域。

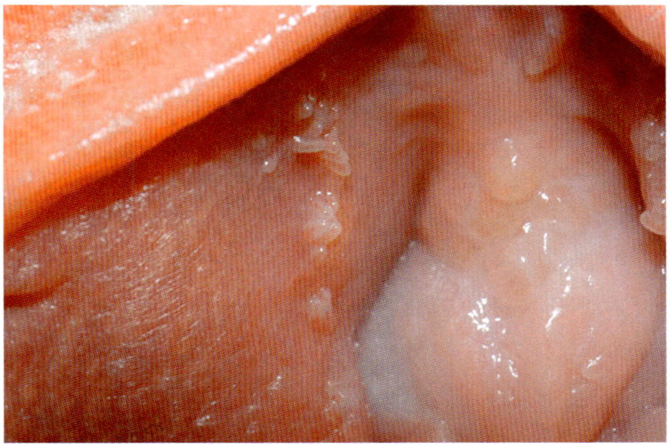

图 13.10 前庭的微小乳头瘤病。

巴氏腺导管开口

巴氏腺导管开口位于每侧前庭球底部的后方，大约在向下到达侧壁长度的 2/3 处（大约在前庭的 5 点和 7 点位置）。导管为分泌黏液的巴氏腺附属物。腺体包含柱状上皮。导管内为移行上皮，导管的开口处含有鳞状上皮。巴氏腺导管一般不能触及，但导管口闭塞时，可形成囊肿或脓肿。

尿道

尿道位于阴蒂和阴道之间，长约 3 ～ 5.5cm。未扩张尿道的直径大约为 6mm。尿道是从膀胱颈延伸到尿道外口。其边缘外翻。不同部位的女性尿道上皮的层次不同。远端 2/3 由复层鳞状上皮构成，而近端 1/3 由移行上皮构成。

Skene腺管开口

Skene 腺导管为毗邻尿道的导管（尿道旁管）。它们向前延伸，分为许多小分支，最后终止于尿道壁的两侧和前方。

阴唇系带

大阴唇和小阴唇在后方融合，形成阴唇系带。

舟状窝

舟状窝或后方窝为前庭后方的一个凹陷。其前方为处女膜，后方为阴唇系带，两侧为小阴唇。舟状窝的组织学特征为：覆盖在厚厚的固有层状纤维组织和平滑肌组织上的鳞状黏膜。

会阴体

会阴体的肌纤维由共同插入到会阴窝的浅层肌肉所组成。同时支持阴道下部，并将其与肛管分开。分娩时由于撕裂或会阴切开，会阴体常被损伤（图13.11）。

肛门

直肠的开口为肛门。在外阴检查中，肛门的检查是很重要的一部分。影响外阴的许多因素也可以影响肛门。

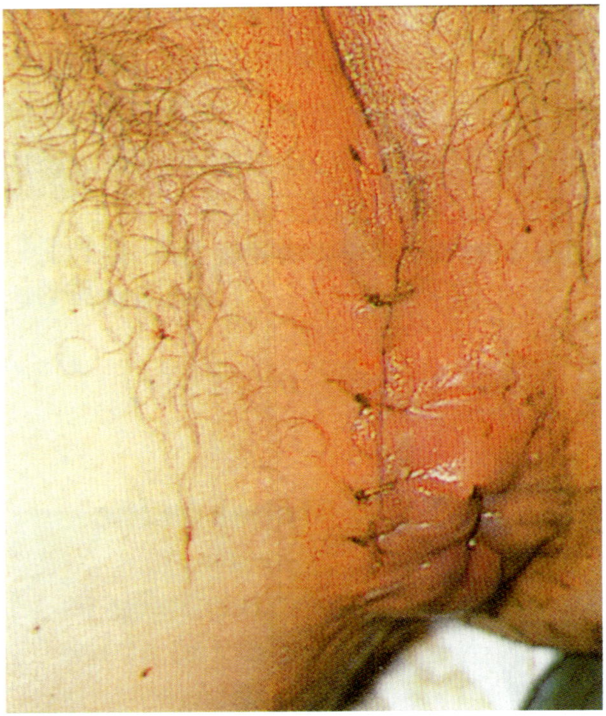

图 13.11 外阴切开修补术。(Reproduced from E. M. Symonds and M. B. A. Macpherson Color Atlas of Obstetrics and Gynaecology (Fig. 10.1), Mosby-Wolfe, London, 1994.)

血液供应

动脉

外阴的血液供应主要来自髂内动脉和股动脉的分支。阴部内动脉（图 13.12）为髂内动脉（腹下动脉）的终支，为外阴提供了大量的血液供应。它在臀大肌下方进入臀部，绕过坐骨棘，穿过坐骨小切迹到达舟状窝的底部会阴处，在阴部管（Alcock）内与阴部神经伴行。

从后到前的终支命名如下：

- 直肠下动脉从阴部管中央穿过供应肛管和肛门括约肌
- 会阴和会阴横向动脉穿过坐骨直肠窝的前中部，穿入浅层会阴肌肉供应肛门和阴道括约肌、肛提肌的前方、会阴体皮肤和阴唇后方
- 前庭球动脉穿过泌尿生殖隔供应前庭球
- 阴蒂背动脉终止于阴蒂头，而阴蒂深动脉供应阴蒂脚

当然也有来自于外阴动脉的浅支和深支的血液供应，起自于股动脉。

静脉

阴部内静脉收集大部分会阴的血液。一些血液经阴蒂背静脉汇入膀胱静脉丛或经阴部外静脉汇入大隐静脉[5]。也有血液汇入到阴部内静脉丛，最终进入阴部内静脉。后者汇入到髂内静脉。阴道上静脉可与子宫和宫颈阴道静脉汇入髂内静脉。收集大阴唇血液的阴部外静脉可汇入到大隐静脉。

神经支配

外阴部主要的神经包括阴部神经、生殖股神经（L1 ~ L2）和髂腹股沟神经（L2）。外阴部主要由阴部神经支配（S3 ~ S5）。阴部神经和其他外阴神经的走行见图 13.12 和图 13.13。超过 40% 的阴部神经有多个分支[6,7]。

已知的分支包括：

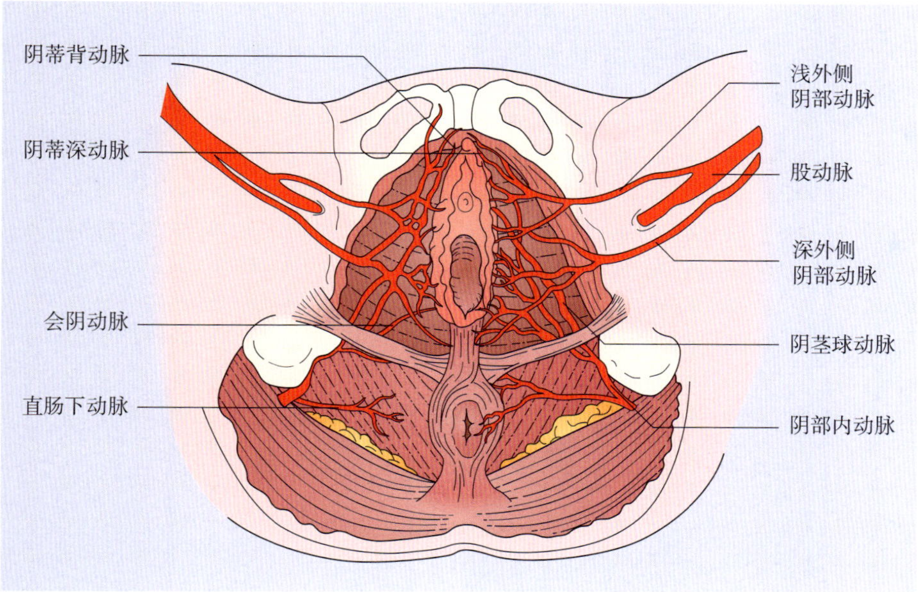

图 13.12 外阴的血液供应和神经支配。

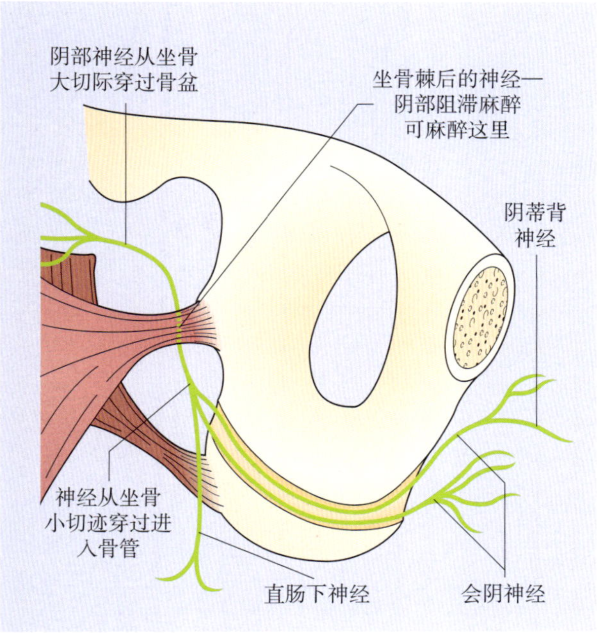

图 13.13 女性外生殖器的发育阶段 :（ a ）5 周时 ;（ b ）7 周时 ;（ c ）12 周时。

- 直肠下神经分布于肛门外括约肌和肛周皮肤
- 会阴神经，分成两支，一支为浅支（分布于会阴体上的皮肤），另一支为较大的深支，分布于肛提肌、肛门外括约肌、阴道肌肉，最终到达勃起组织。
- 阴蒂背神经在耻骨弓下走行，向两侧到达坐骨耻骨支

外阴部的神经之间有广泛的重叠，因此在前方腹股沟神经、股中部的皮支和后方的肛尾神经之间有相当多的重叠支配区域。

特异性感觉神经纤维的末梢，如 Meissner 触觉小体，在外阴特别是小阴唇和阴蒂中很丰富。无髓神经纤维分布于汗腺、血管和外阴皮肤的肌纤维。在真皮内，可找到有髓和无髓感觉神经纤维。无髓神经纤维可终止于真皮 - 表皮结合处或其上。它们主要负责痒觉和轻微痛觉，而有髓神经纤维则负责深度疼痛、压力和温度的感觉。

外阴与背下部、臀部、会阴、肛门（黏膜皮肤交界以下）的淋巴液经过浅表淋巴管汇入腹股沟浅淋巴结。这些淋巴结位于两侧腹股沟韧带的末端。从这里开始，淋巴管通过阔筋膜内大隐静脉入口处汇入到位于股三角区的腹股沟深部淋巴结（图 13.14）。

不变的特征是 : 位于中央的 Cloquet 淋巴结把守着股管的入口。淋巴沿腹股沟韧带的下方走行，汇入髂外淋巴结，然后再到髂总淋巴结，最后汇入主动脉旁淋巴结。来自于阴唇的输出管主要汇入同侧的腹股沟淋巴结，而位于中线处的阴唇系带，特别是阴蒂，可能会分别汇入两边。

肌肉

外阴可看成是被两侧坐骨结节之间的连线分开

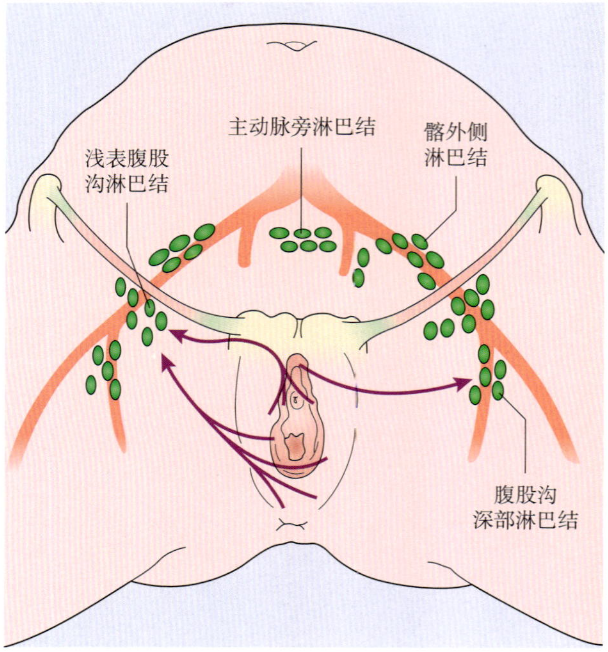

图 13.14 外阴淋巴的示意图。

的前后两个三角共同组成。图 13.15 列出了外阴的肌肉组成。球海绵体肌起于耻骨弓下方边缘的深部表面，然后沿着阴道口侧表面的后方走行，止于位于阴唇系带后方和肛门之间的会阴中心腱（会阴体）。当性兴奋时，前庭球变得充血。肛提肌在前方进入到会阴深筋膜，形成与后方部分分开的深部边缘。肛门周围是由肛门外括约肌皮下附属物形成的浅表皮肤皱褶[8]

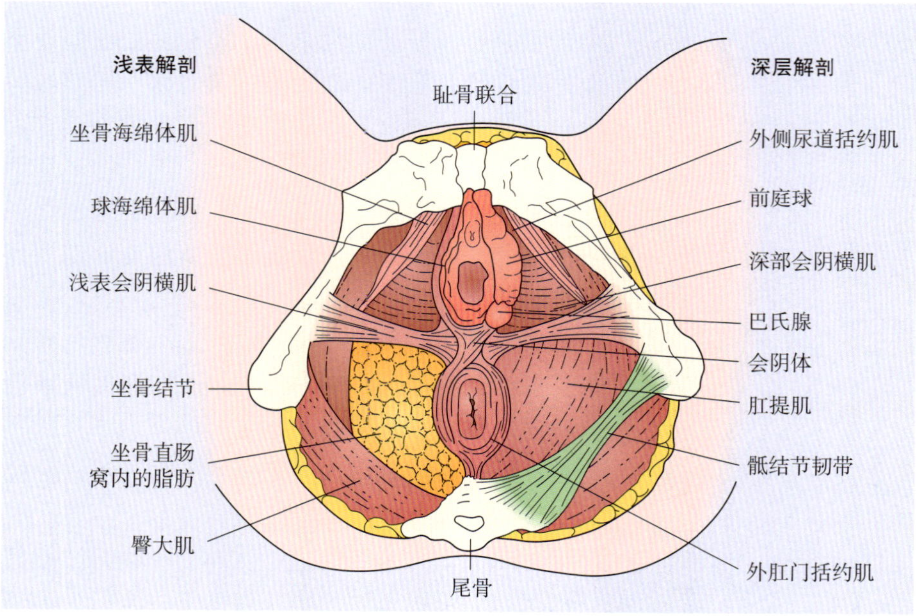

图 13.15 显示外阴肌肉的会阴解剖图。

参考文献

1. Anatomy and histology of the normal female lower genital tract. In Ferris, D.G., Cox, J.T., O'Connor, D.M., *et al.* (eds) *Modern Colposcopy Textbook and Atlas,* 2nd edn, Iowa: Kendall/Hunt Company; 2004.
2. O'Connell, H. E., Sanjeevan, K. V., and Hutson, J. M. Anatomy of the clitoris. *J. Urol*. 2005; **174**: 1189–1195.
3. O'Connell, H. E. and DeLancey, J. O. L. Clitoral anatomy in nulliparous, healthy, premenopausal volunteers using unenhanced magnetic resonance imaging. *J. Urol*. 2005; **173**: 2060–2063.
4. Puppo, V. Clitoral anatomy in nulliparous, healthy, premenopausal volunteers using unenhanced magnetic resonance imaging. *J. Urol*. 2006; **175**: 790–791.
5. Netter, F. H. *Atlas of Human Anatomy*, 3rd edn. Icon Learning Systems, Teterboro, New Jersey, 2003.
6. Gruber, H., Kovacs, P., Piegger, J., *et al*. New, simple, ultrasound-guided infiltration of the pudendal nerve: topographic basics. *Dis. Colon Rectum*. 2001; **44**: 1376–1380.
7. Mahakkanukrauh, P., Surin, P., and Vaidhayakarn, P. Anatomical study of the pudendal nerve adjacent to the sacrospinous ligament. *Clin. Anat*. 2005; **18**: 200–205.
8. Metz, S. Vulvar–vaginal reconstruction. Available online at http://www.emedicine.com/med/topic3340.htm Jun 2006.

第 14 章

硬化性苔藓

Libby Edwards

硬化性苔藓是一种发生于绝经后女性外阴的经典的、瘙痒性的、慢性皮肤病。

流行病学和临床表现

一般认为，硬化性苔藓最常发生于绝经后妇女会阴和极少数青春期前女童。硬化性苔藓可见于任何年龄组，但在青春期后和绝经期前的女性——没有雌激素减少和阴道萎缩，较少出现临床症状。硬化性苔藓也常见于男性龟头，并且不论性别，硬化性苔藓很少单独出现于外生殖器皮肤。

硬化性苔藓是一种常见病，据报道，在老人之家中，大约 3% 的有尿失禁的妇女罹患此病[1]。另一个调查显示，到妇科诊所就诊的 1.7% 的妇女患有硬化性苔藓[2]。此外，英格兰的外阴诊所发现，硬化性苔藓是最常就诊与治疗的疾病，发病率为 39%[3]。此病有轻度的家族倾向，然而，硬化性苔藓在家族成员中发生的风险还不清楚。

妇女硬化性苔藓最常出现的症状是瘙痒。瘙痒通常极为剧烈，搔抓常可引起撕裂和紫癜，因为受累的皮肤极为脆弱。之后患者会经历由于糜烂引起的疼痛，特别是在排尿、性活动或尝试性活动时。排便疼痛是由于肛门周围硬化性苔藓的龟裂，常可引起便潴留和便秘，尤其是在年轻女孩。

通常，典型的硬化性苔藓表现为边界清楚的白色隆起，环绕在修复性会阴黏膜、会阴体和肛门周围皮肤（图 14.1）。通常硬化性苔藓始于阴蒂包皮，但尽管病变主要累及会阴体与肛门皮肤，但并不影响大阴唇的角化和毛发生长（图 14.2 和 14.3）。有作者报道，远处的生殖器外病损亦见于少数妇女。该作者的诊所进行的 250 例检查发现，6% 有生殖器外角化性皮肤病而没有口腔或阴道病损（abstract still in press; presented at XIX World Congress of International Society for the study of Vulvovaginal Disease, July 2007, Alaska）。最常见的外生殖器之外的皮损发生于上臂、背部和胸部（图 14.4）。硬化性苔藓有时可发生于生殖器黏膜，偶尔还有发生于口

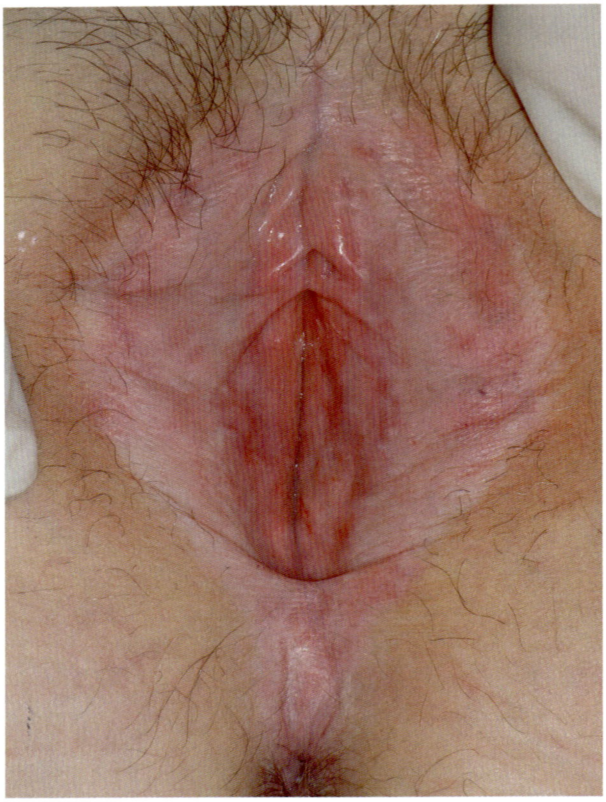

图 14.1 经典的硬化性苔藓，显示边界清楚的白色斑片，包绕修复性黏膜和会阴体；皮肤有光泽且卷曲，伴小阴唇缺失和阴蒂部分黏着。

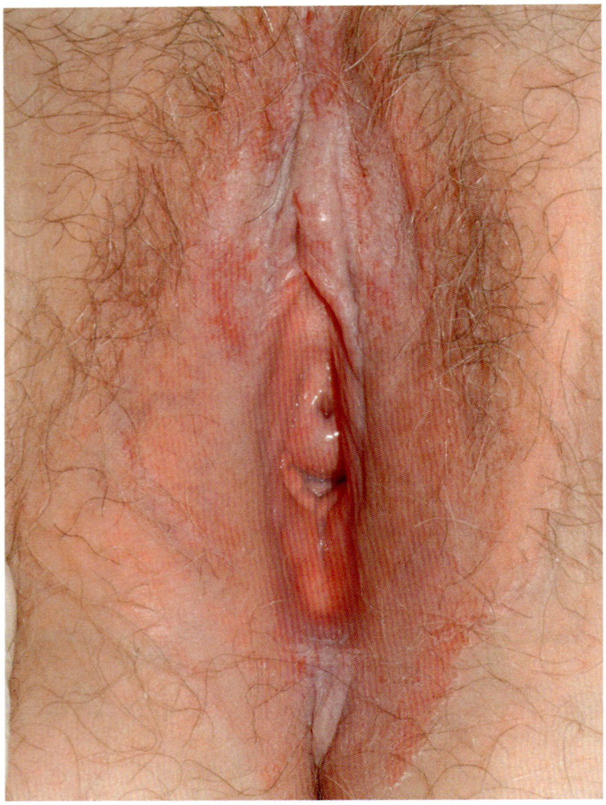

图 14.2 硬化性苔藓优先累及阴蒂周围皮肤和会阴体。

腔黏膜的报道[4]。仅有 1 例阴道黏膜硬化性苔藓的报道[5]。口腔或阴道的皮损提示另外的或额外的诊断。

尽管许多皮肤病在湿润黏膜或修复性黏膜上出现白色皮肤，硬化性苔藓的标志性纹理改变是特征性的白色斑片。尽管特异病症性的纹理改变是皱缩或玻璃纸样的表现，一些皮损表现为光滑 、蜡样表面，另一些表现为非特异性不规则的、角化过度的白色皮肤（图 14.5 至 14.7）。有时摩擦和搔抓会使皮肤增厚（苔藓化），且与慢性单纯性苔藓重叠可能会使皮损的诊断变难（图 14.8）。皮肤脆弱是硬化性苔藓的特征，表现为紫癜、糜烂和裂隙（图 14.9 至 14.12）。由于皮肤的干燥特性，生殖器外的皮损表现更加明显。有时这些皮损上可见毛囊栓塞。

长期存在和严重的疾病与外阴结构的内陷有关，伴有小阴唇缺失和阴蒂埋入瘢痕化的阴蒂盖内（图 14.13 和 14.14）。有时阴道前部与后部边对边的粘连最终会导致阴道口狭窄（图 14.15）。高达 5% 的未经治疗的硬化性苔藓发展为鳞状细胞癌（图 14.16）[6]。进展为鳞状细胞癌的主要危险因素是患者年龄较大（或许提示疾病长期持续存在）和过度角化病损的存在（图 14.17）[7]。

硬化性苔藓有时伴有修复性黏膜和前庭色素沉着斑片（图 14.18）。这种色素改变从轻度、界限不清的、黄褐色斑片到广泛的、不规则的、深棕色和黑色斑片，与恶性黑色素瘤难以区分。色素变化几乎总是良性的，但活检和随访要谨慎，因为有硬化苔藓背景的非典型痣和黑色素瘤的病例报告提示它们之间可能有关联[8-10]。外阴硬化性苔藓的良性色素损害有时还表现为非特异性组织改变，使良性恶性表现难以区别[11]。

有硬化性苔藓的妇女甲状腺功能减退的发病率增高，尽管数据有限，一些临床医生观察到，硬化性苔藓患者更容易同时出现白癜风或扁平苔藓[13-14]。

诊断和鉴别诊断

硬化性苔藓有可能与外阴其他白色疾病和其他有可能形成瘢痕的疾病混淆。慢性单纯性苔藓和扁平苔藓是有时表现为外阴白色斑块的疾病；扁平苔藓可导致外阴标志点内陷，与硬化性苔藓难以区别。明显的

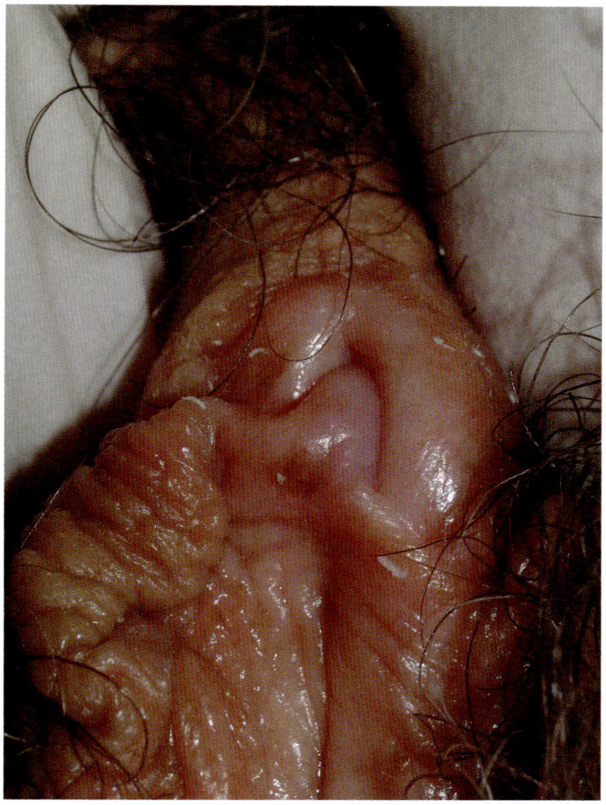

图 14.3 阴蒂周围区域常常是硬化性苔藓最先累及的区域，皮肤水肿、光滑、有光泽是早期皮肤改变。

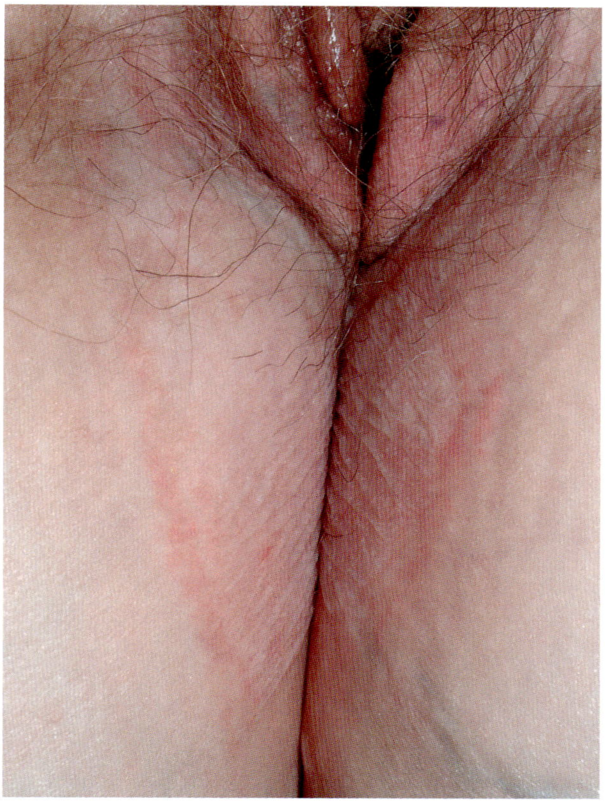

图 14.5 肛门周围皮肤透明纸样卷曲几乎是硬化性苔藓特异性病征。

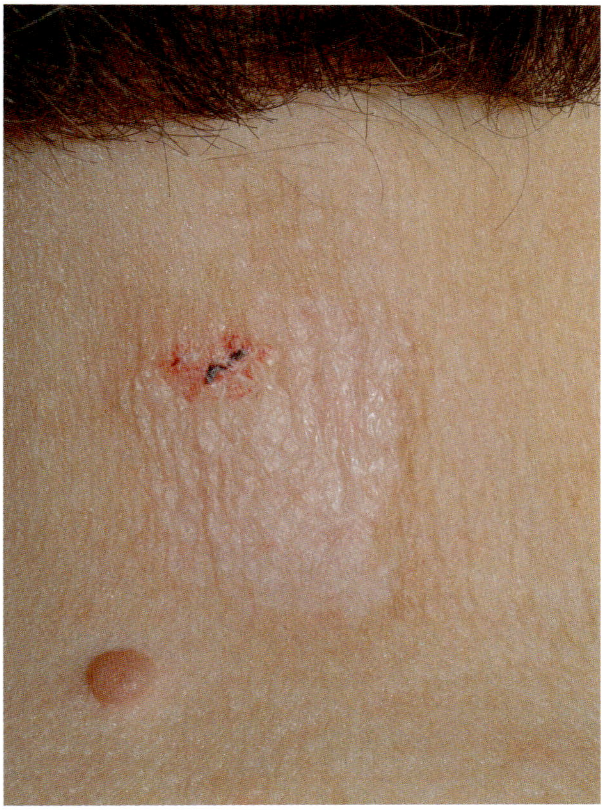

图 14.4 该妇女生殖器外硬化性苔藓位于上背部，显示该病典型的卷曲质地和紫癜。

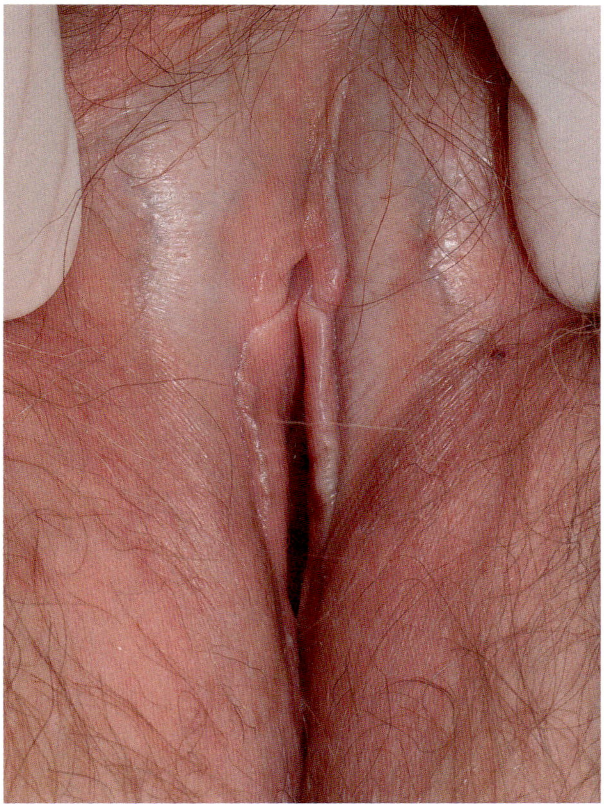

图 14.6 一些有硬化性苔藓的妇女出现光滑、色素减少、几乎蜡状的皮肤，如这位患者出现于大阴唇中部的。

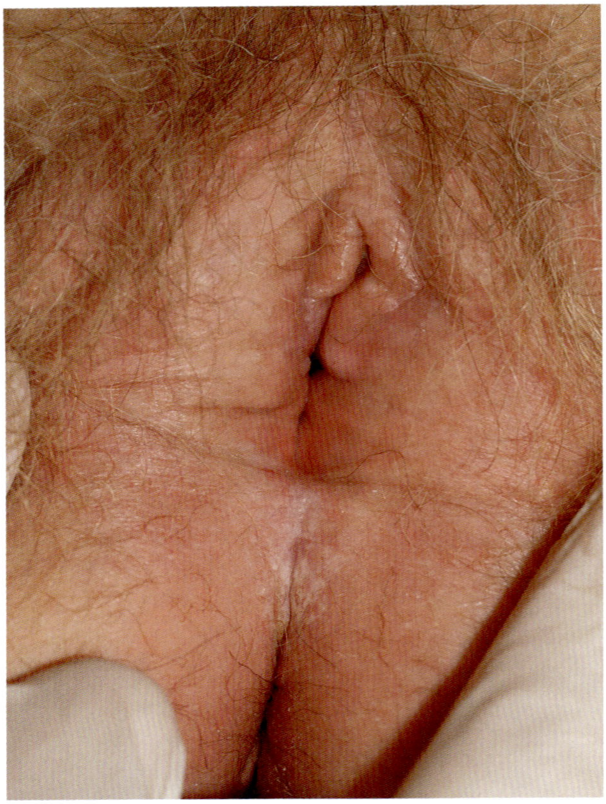

图 14.7 时间较久的疾病表现为皮肤角化过度或浸渍性皮损。会阴体是硬化性苔藓的好发部位。

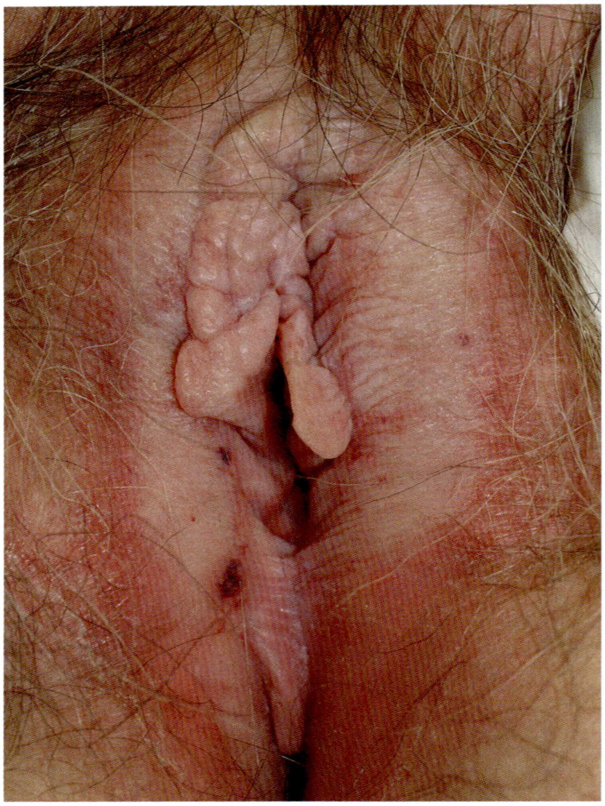

图 14.8 该患者由于摩擦出现了重叠肥厚和紫癜。

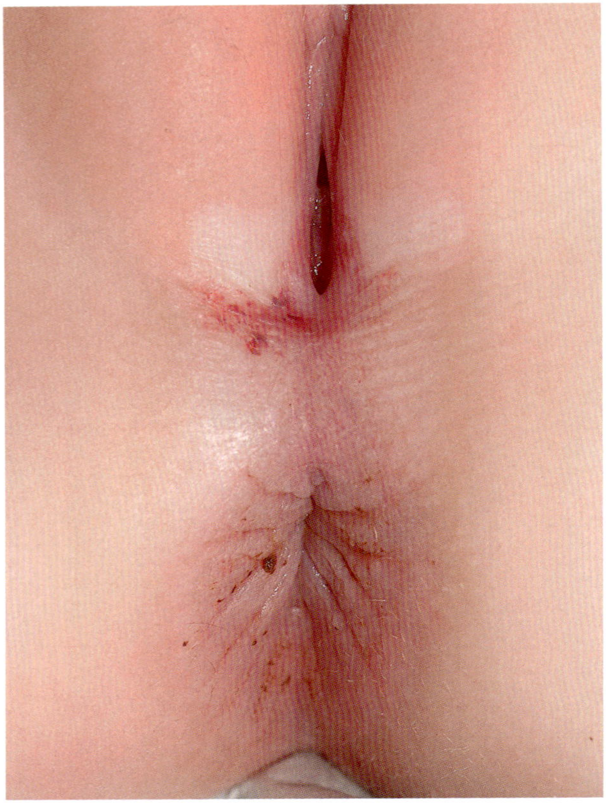

图 14.9 在白色、卷曲皮肤上出现紫癜是硬化性苔藓的经典体征。

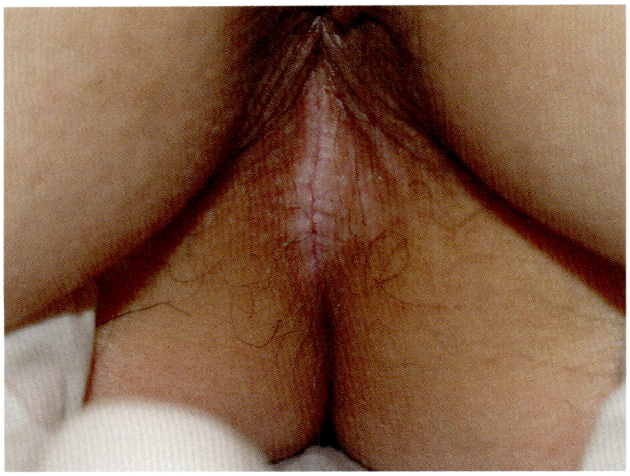

图 14.10 硬化性苔藓妇女常见龟裂，尤其是在天然皮肤皱褶。

前庭侵蚀与常同时发生的口部和阴道病变提示扁平苔藓的诊断。白癜风常被误诊为硬化性苔藓，但白癜风只有色素脱失表现，而没有症状和纹理变化，也没有鳞片、糜烂或摩擦与搔抓的痕迹。

与硬化性苔藓相比，生殖器疣和外阴上皮内瘤变

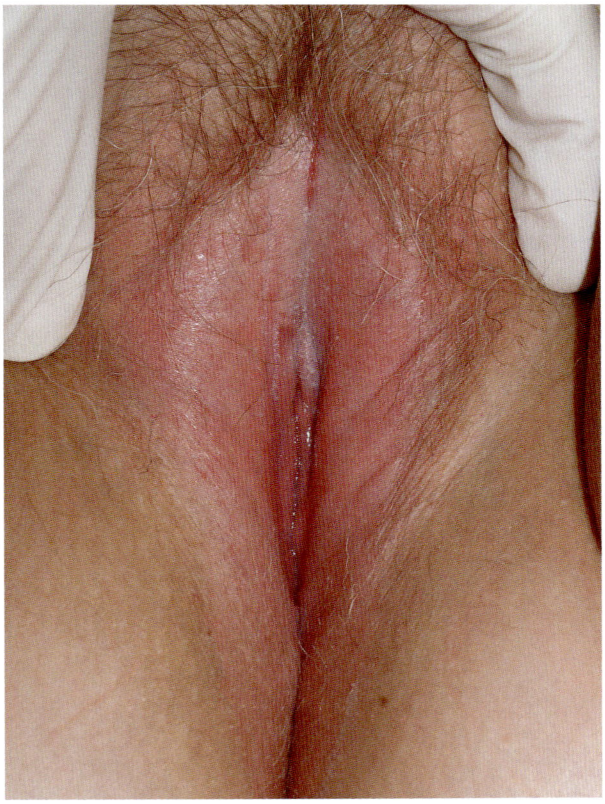

图 14.11 硬化性苔藓的薄而脆弱的皮肤更易发生由较小刺激引起的炎症、龟裂、侵蚀和继发感染。该患者有继发性葡萄球菌性皮肤感染。

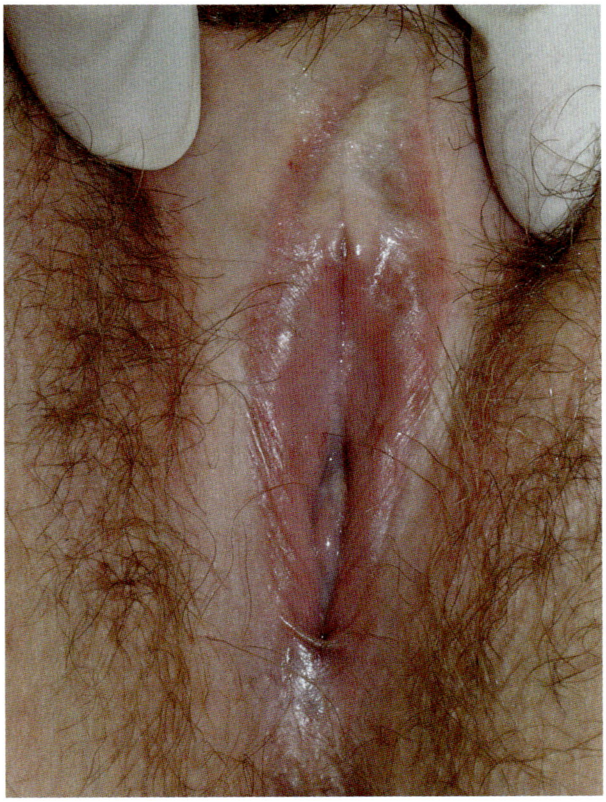

图 4.13 小阴唇粘连和部分阴蒂粘连常见于进展性硬化性苔藓。

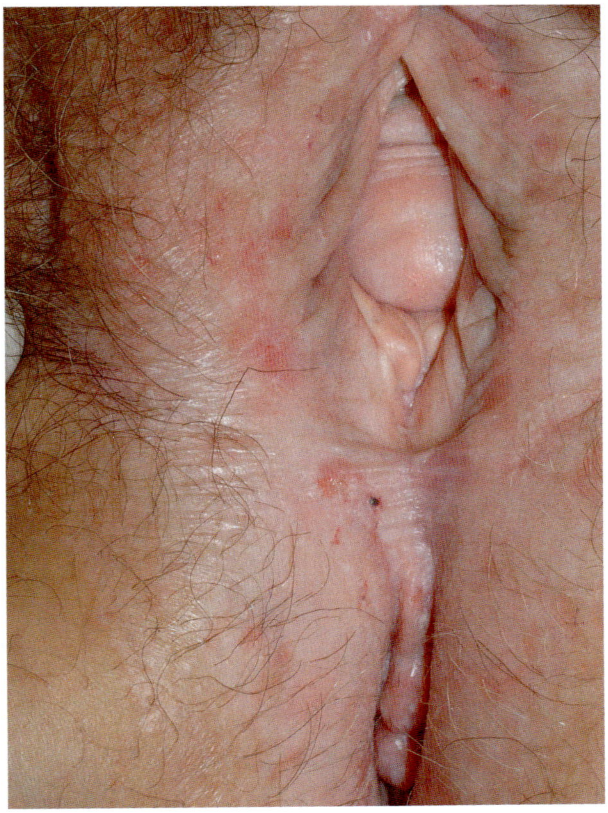

图 14.12 该硬化性苔藓患者由于搔抓引起了不规则侵蚀。

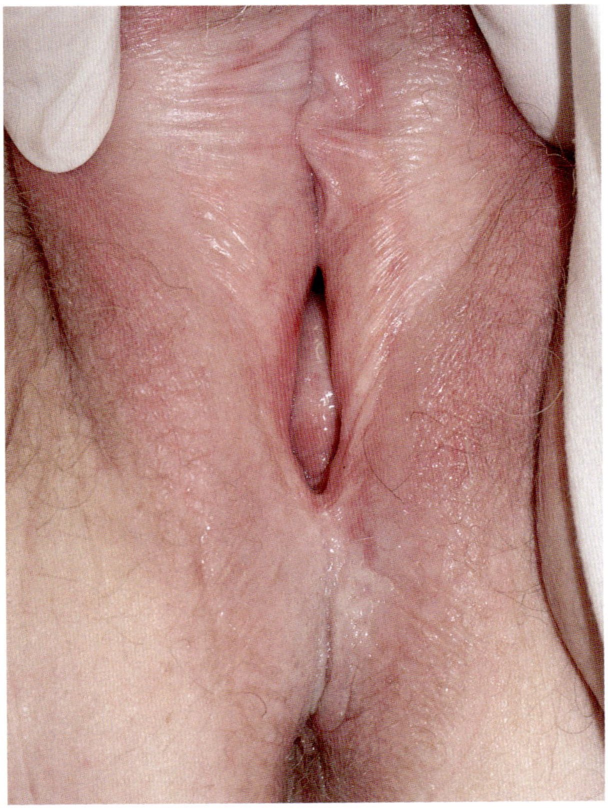

图 14.14 该硬化性苔藓妇女的会阴前部有清晰地进行性黏着。

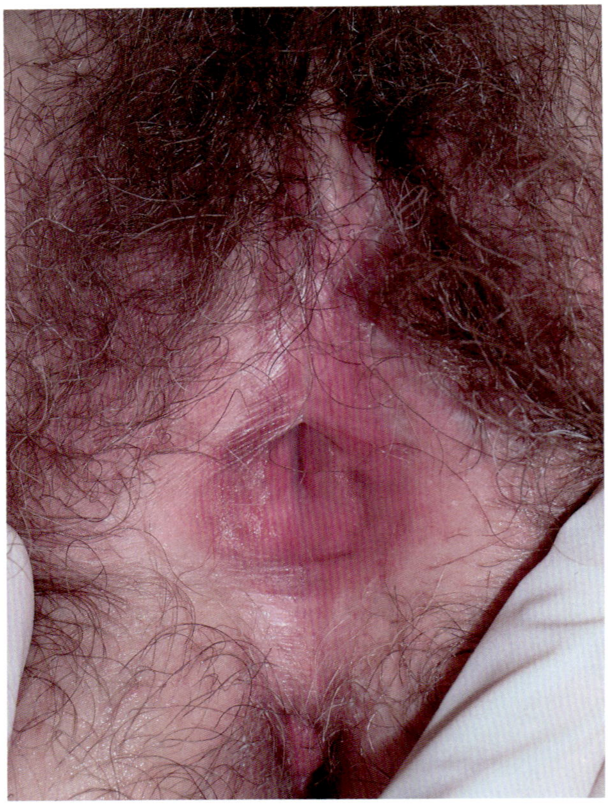

图 4.15 会阴前部中线粘着引起早期阴道口狭窄。

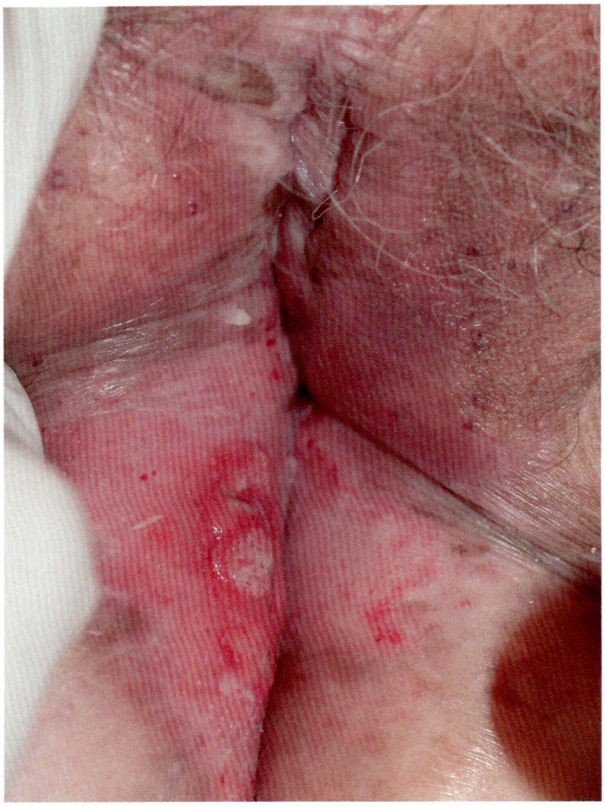

图 4.16 这位 89 岁的老年女性有极度痛苦的瘙痒的未诊断的硬化性苔藓，出现痛性结节，活检结果显示为侵袭性鳞状细胞癌。

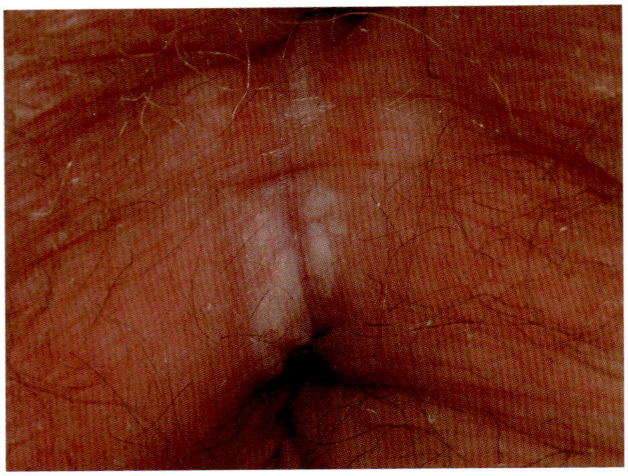

图 14.17 难治性角化过渡性硬化性苔藓，形态学上多数有转化为鳞状细胞癌的风险。

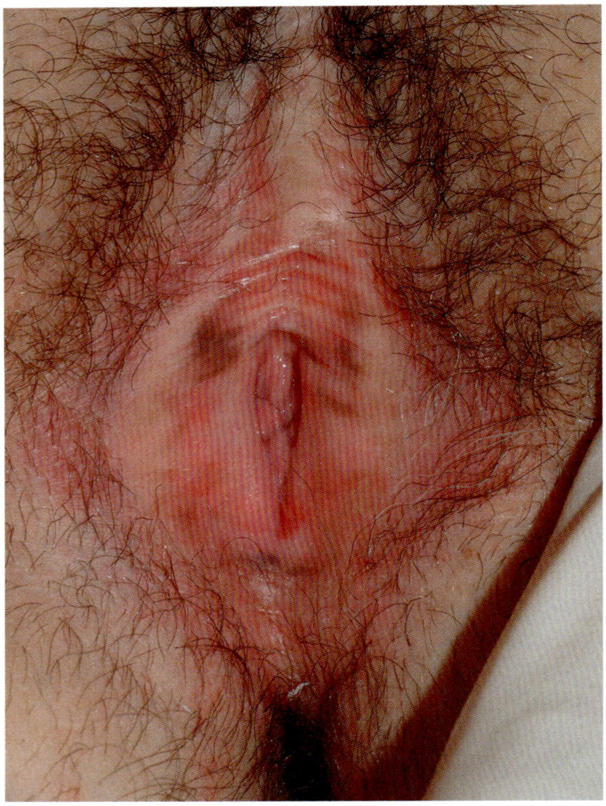

图 14.18 硬化性苔藓常见色素沉着斑片，多数治疗后仍可见。

3 级有时是白色的、形状规整的丘疹，较少对称分布。瘢痕性类天疱疮和糜烂性天疱疮是糜烂性疾病，常引起外阴结构的内陷，而与硬化性苔藓难以鉴别，但通常没有白色和质地改变或仅有轻微改变。

尽管外阴的白色丘疹比较常见且无特异性，尽管其他疾病也可形成与硬化性苔藓完全一样的外阴瘢痕，但硬化性苔藓的诊断常根据其形态学特征作出。当出现特征性的卷曲或透明纸样改变是，特别是在色素减退或创口愈合区域，即具有诊断价值。当诊断不完全清楚时，应进行活检。

实验室检查和组织学

硬化性苔藓的传统组织变化经常出现在色素减退和质地变化的区域。硬化性苔藓的修复性黏膜和皮肤通常显示过度角化和钉突丧失所致的表皮变薄。早期病变显示，真皮 - 表皮交接处单核细胞苔藓样浸润，伴有基底细胞层水肿样变性。典型的硬化性苔藓的诊断性组织学标志是真皮上层透明样变，一种模糊的无细胞凝胶样物质（图 14.19）。

色素沉着过度斑的组织学有两种不同类型。第一种类型是炎症后色素沉着过度，在基底细胞层和真皮上层巨噬细胞内黑色素增加。第二种类型是生殖器黑变病表现，又称为生殖器着色斑病。生殖器黑变病显示，基底细胞层钉突增长和黑色素增加。二者均不出现黑色素细胞异型性。

组织学上，硬化性苔藓的早期和轻度病变很难区分。变化是细微的，异常首先出现于皮肤附件结构周围。这些异常通常显示棘层肥厚和过度角化伴颗粒层增厚。滤泡间上皮有时显示棘层肥厚和基底膜局部增厚。真皮透明样变可局限于真皮浅层，并可能伴有血管扩张。炎症反应可能出现，真皮噬黑素细胞可能可见。由于每个患者只会出现上述表现中的一部分，并且病变通常是局限的或发育不良，可能需要通过连续切片与过碘酸 - 希夫染色加以证实[15]。

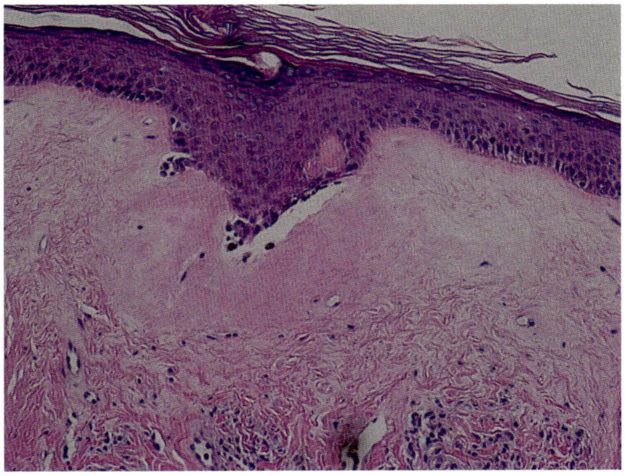

图 4.19 活检透明样化真皮是典型硬化性苔藓的特征性和特异病症性表现；过度角化和慢性炎性浸润也是特征性表现。

有典型硬化性苔藓表现的妇女不需活检即可诊断，但即使是这些患者有时也可从其病历中的活检诊断报告中受益。许多妇女治疗后皮损完全消退，他们或将来医生有可能由于错误地怀疑最初诊断而不恰当地中断治疗。

此外，其他实验室检查不能证实该诊断，但患者应评估是否有甲状腺功能减退，因其较为普遍。与背景人群相比，患者及其家庭成员自身抗体筛查显示较高滴度[16,17]。硬化性苔藓患者及其家属更可能出现人类白细胞抗原（HLA）DQ7[17]。

发病机制

对硬化性苔藓的发病机制知之甚少，可能为多因素致病。包括自身免疫、遗传和环境因素，感染因素亦可能参与其中。一些观察结果显示为自身免疫的作用。首先，组织学与其他自身免疫性疾病（即红斑狼疮、扁平苔藓和移植物抗宿主病）相似。其次，硬化性苔藓患者更易患其他自身免疫性疾病，包括甲状腺疾病、白癜风、扁平苔藓和移植物抗宿主病，一些研究显示硬化性苔藓患者及其家族成员自身抗体增高[16-19]。经鉴定，在有硬化性苔藓的女性患者，自身抗体直接抗细胞外基质和基底膜已被证实，可能是致病原因或副现象[20,21]。已报道有细胞介导的自体免疫的证据。免疫组织学证据显示皮肤免疫功能障碍。炎性浸润内观察到 CD4 和 CD8 淋巴细胞以及角质细胞周围表达 HLA DR，提示角质细胞可能与抗原递呈有关[20]。然而，亦有研究未发现细胞和体液免疫异常[23,24]。

硬化性苔藓在家庭成员中群集提示基因因素，并且硬化性苔藓与 HLA DQ7 的存在具有强且明确的相关关系[17,18]。更多的针对 HLA 单倍型的研究表明，HLA DR 和 DQ 或它们的一些单倍型都可能促使或防止外阴硬化性苔藓的发生[25]。

硬化性苔藓最常在女性发病，特别是青春期前的女孩和绝经后的女性，这一事实显示激素的可能作用。一些研究发现，硬化性苔藓累及的外阴皮肤的雄性激素受体减少[26]。

欧洲已有硬化硬性苔藓与包柔螺旋体感染有关的

报道，而在美国未见报道。

环境因素可能在硬化性苔藓的发病中发挥作用。这种疾病通常局限于会阴，很少出现在其他皮肤皱褶区。切除后移植外生殖器皮肤常导致其复发。一例会阴部皮肤硬化性苔藓移植到患者背部后移植皮肤皮损消退[27]。硬化性苔藓会表现出同形现象，局部刺激或损伤可加速其发病。因此，常见的刺激，如大小便失禁、念珠菌感染、由于清洗过度导致的刺激性接触性皮炎和性行为，都可能加剧病情并引起病情恶化。

治疗和预后

治疗硬化性苔藓局部用强效皮质类固醇激素。尽管局部使用2%的睾酮混合物曾经是一线治疗，但双盲、安慰剂对照试验未发现睾酮的显著益处。一项临床研究显示，58名患者在局部使用睾酮后改善率为66.6%，与使用凡士林的患者的改善率75%相比没有统计学意义[28]。与氯倍他索相反，使用睾酮，即使症状改善时，皮肤的基本颜色和质地也没有发生变化[29]。而且，免疫组织学异常不随睾酮治疗而改变[29,30]。一项多组分层的对照和双盲研究表明，相对于睾酮和赋形剂，氯倍他索具有明显的优越性（图14.20）[31]。

这些研究用Temovate牌的氯倍他索进行。其他可替代的强效皮质类固醇激素是丙酸乌倍他索（Ultravate）、有优化赋形剂的倍他米松二丙酸盐（Diprolene）以及双醋二氟松（Psorcon）。由于霜剂中的乙醇和防腐剂常常刺激皮肤并在应用时难以耐受而首选软膏为赋形剂。作者发现，一些形式的普通氯倍他索对有些患者是刺激性的，但此观点并无证据证实，而当女性患者没有预期的改善时，则优先选择Temovate软膏。

病变部位应用皮质类固醇应非常谨慎，每日2次，一直到皮肤质地正常，一般需3～4个月，因为会阴体的硬化性苔藓往往最后清除。症状通常很快会消失，但不能直接根据症状用药，而应根据皮肤的临床表现用药。如果外阴的不同区域皮肤质地是正常的，则这些部位的用药可减少到每周3次，生殖器外硬化性苔藓可以用同样的方式治疗，但疗效较差。

偶尔患者对类固醇治疗没有反应或出现类固醇治疗的不良反应。改用钙磷酸酶抑制剂治疗可使患者受益[32,33]。多个小型病例研究已报告，他克莫司（Protopic）和吡美莫司（Elidel）对治疗硬化性苔藓有用，并且一项有84例患者的大型临床试验表明，在他克莫司治疗的患者中，43%的硬化性苔藓清除，34%症状改善[33]。相对于皮质类固醇激素，这些药物具有几个优势：钙磷酸酶抑制剂不会导致皮肤萎缩、激素性皮炎和激素性红斑痤疮。这些药用药规律，每日2次，小心使用并不重要；只需一张规律的用药时间表，而且不需使用镜子和光线，使用简单，易于依从。这些药物缺点是：

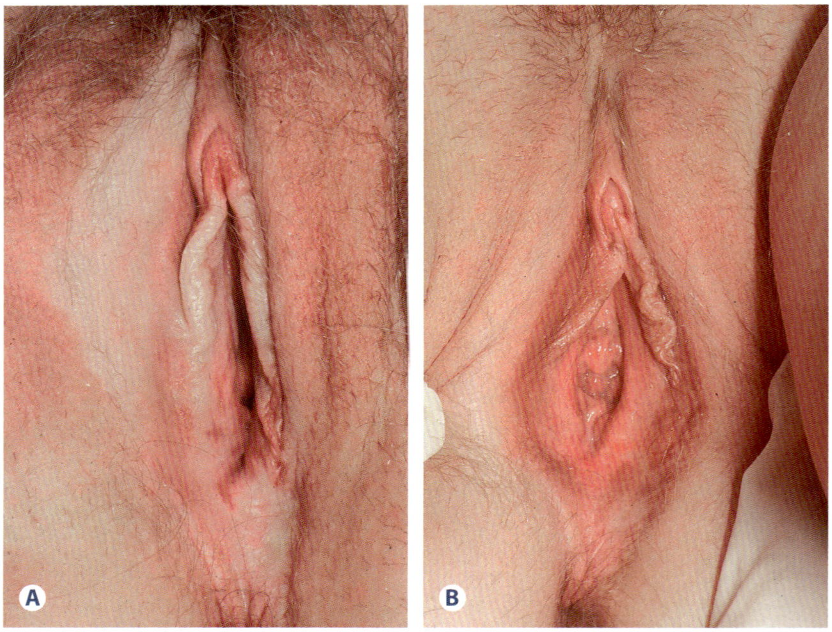

图14.20a 局部使用强效皮质类固醇对硬化性苔藓非常有益；硬化性苔藓治疗前典型的白色斑片。

图14.20b 治疗后皮肤显示正常颜色和质地。

他克莫司具有刺激性，在应用时经常导致灼伤，并且起效慢。相对于强效皮质类固醇，他克莫司和吡美莫司对硬化性苔藓不那么有效，除非是在那些皮肤颜色正常的患者。最后的顾虑是，最近美国食品和药物管理局关于致癌性的警告。已知长期系统性使用他克莫司可诱发淋巴网状内皮细胞肿瘤和皮肤癌。然而，目前未见在那些没有危险的患者身上使用钙调素抑制剂与出现恶性肿瘤相关的报道。然而，临床医生应注意，硬化性苔藓可使外阴鳞状细胞癌的风险增加，并且医疗服务提供者对此种事件的发生可能需要承担责任。应该就此对患者进行教育。

以往未经过对照研究予以证实疗效的经验疗法以及已经基本舍弃的方法包括：口服维 A 酸、含钾氨基苯甲酸制剂以及局部雌激素和黄体酮治疗。切除和移植、二氧化碳激光和冷冻治疗也曾使用过且已被舍弃。基于病例报告和小规模开放性病例研究提出的新的治疗建议包括：卡泊三烯、中效皮质类固醇和口服抗生素[34,35]。紫外线已试用过，包括 UVA1 和补骨脂素与 UVA，由于其实用性和可能增加生殖器鳞状细胞癌的风险，主要用于生殖器外疾病[36,37]。小型病例研究提示，激光介导的光动力疗法和聚焦超声波治疗为可能的治疗方法，并且还有采用脉冲染料激光治疗的病例报道[38-40]。

特殊问题

雌激素缺乏

青春期女孩和不使用雌激素替代治疗的绝经后妇女可出现雌激素缺乏的其他问题，并且是皮肤萎缩、放大镜症状和脆弱症状的叠加的次要原因。绝经后妇女通常可从阴道内使用雌二醇软膏受益，1g 置入，每周 3 次，晚上用。但阴道内使用雌激素软膏不适用于青春期前的女孩。

青春期女孩

一般说来，局部强效皮质类固醇激素不适用于儿童。然而，局部强效皮质类固醇激素软膏已成功安全应用于青春期前外阴硬化性苔藓患者。没有证据表明，局部用雌激素或黄体酮，以及以前对女孩的标准治疗，在保湿之外对硬化性苔藓有效。

脆弱所引起的撕裂和紫癜常常被误认为是性虐待。谨慎的医生通过瘙痒史和辨认白色褪色区可以做出正确诊断。然而，目前硬化性苔藓出现并不排除儿童性虐待和其他误治的体征。

侵蚀、表皮剥脱、浸渍的皮肤

外阴皮肤硬化性苔藓表现为糜烂、表皮脱落和浸渍，局部敷药较为痛苦，特别是用软膏剂，并有应用皮质类固醇继发感染（尤其是念珠菌）的风险增加（图 14.21）。有极度疼痛的患者可给予口服抗葡萄球菌 / 抗链球菌的抗生素，安眠药以防夜间搔抓，温水浸泡，以及开始局部用皮质类固醇时使用温和润肤剂，如凡士林。

过度角化皮损

过度角化常出现于老年妇女和病程较长的硬化性苔藓患者。外用皮质类固醇对角质化病变的疗效不是很理想，部分原因是皮损厚，可阻碍药物的吸收，而且有时这种过度角化会进一步向恶性转化，尽管常规切片观察并未发现增生异常的证据（图 14.22）。

角化过度（和糜烂）症状对 1 个月规律涂抹强效皮质类固醇软膏无反应者需要进行活检。对未发现发育异常的病变可使用 0.1 ～ 0.5ml 的皮质类固醇，如曲安奈德（Kenalog），10mg/ml，直接注入患者皮损。有报道显示，外用维 A 酸可以治疗角化过度[41]。在过度角化的区域应非常保守地应用 0.025% 的维 A 酸霜，因后者刺激性很强，用于外阴常难以耐受。 角化性硬化性苔藓有时对外用皮质类固醇耐药。这些皮损最好切除。因为一方面切除是仅有的有效治疗方法，另一方面尽管没有组织学异常，难治性角化过度皮损可能是恶性变先兆。

依从性

一些患者难以长期记住每周 3 次用药，一些患者由于肥胖或虚弱不能认真用药。年幼的女孩不会把适量的强效皮质类固醇涂于恰当皮肤区域。对于这类患者，临床医生可以尝试使用弱效的皮质类固醇。然而，每日使用更安全的、弱效皮质类固醇不足以完全控制硬化性苔藓，不良反应仍可能出现，尽管较少。持续

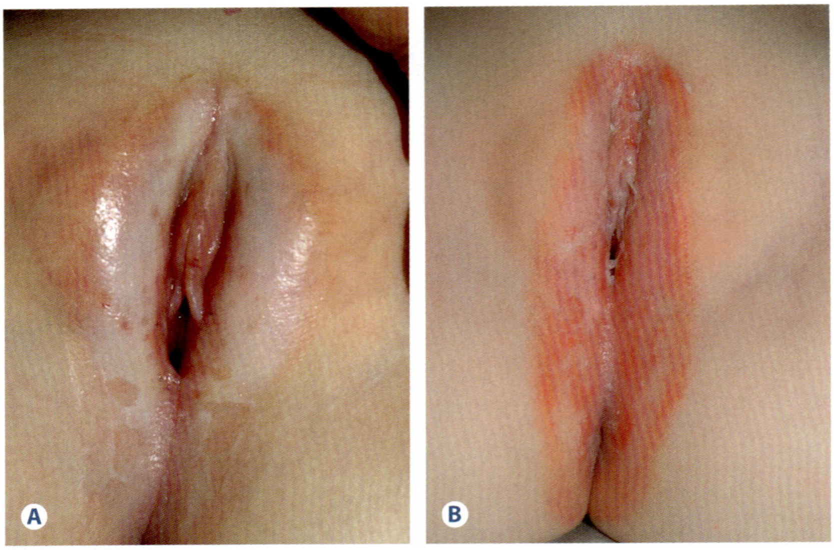

图 14.21a 和 b 青春期前女孩、绝经后无雌激素替代治疗的女性，浸渍的皮肤和过度角化的皮肤更容易对局部用皮质类固醇反应而伴有继发感染与刺激性皮炎，如该女孩发生的。

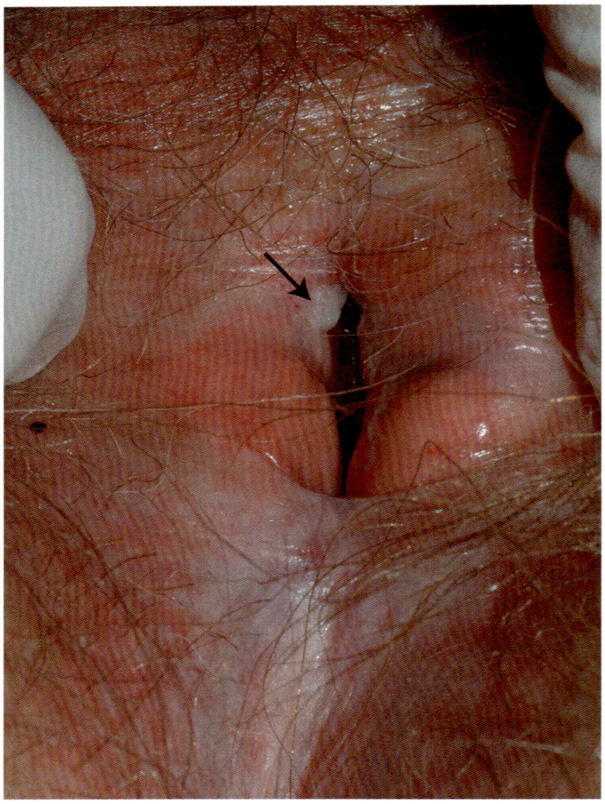

图 14.22 硬化性苔藓的过度角化皮损应积极治疗，由于有进展为鳞状细胞癌的趋势，对难治性病例应进行活检。

使用不引起萎缩的他克莫司，每日 2 次，有益于这些患者。

不进行治疗，多数患者会复发。近来的研究发现，84% 的女性出现复发症状[42]。前期研究显示，治疗硬化性苔藓可使继发鳞状细胞癌的风险降至最低[42]。尽管未得到证实，该假设合乎逻辑。因为控制良好的硬化性苔藓一般不会进展为最常与恶性相关的过度角化皮损。

经过几周至几个月每日局部使用强效皮质类固醇治疗后，大部分硬化性苔藓患者的症状可迅速消失，皮肤恢复正常颜色和质地。除了 1 例报告，临床医生发现有永久性瘢痕。皮肤病控制良好后，部分患者可从渐进式扩张或手术松解狭窄阴道口的粘连中受益。那些过度角化疾病风险最高的高龄妇女，倾向于经历部分而不是完全的症状和体征消退。所有妇女都应每 6 ～ 12 个月随访一次以监测是否出现疾病复发、治疗不良反应和发生继发恶性肿瘤，而对应用皮质类固醇后皮损没有完全清除的老龄妇女和伴有过度角化皮损的妇女应更经常地进行随访。

硬化性苔藓

见表 14.1。

表14.1 硬化性苔藓

诊断
临床表现
白色卷曲或蜡样斑
紫癜和侵蚀常见
后期小阴唇和阴蒂包皮内陷
没有口腔和阴道病变
经活检证实
鉴别诊断
慢性单纯苔藓
扁平苔藓
白癜风
扁平生殖器疣
外阴上皮内新生物/鳞状细胞癌
治疗
强效皮质类固醇，如0.05%的氯倍他索丙酸盐，保守使用，每日2次，直至皮损恢复正常（2～4个月）
最初夜间镇静（安眠药）以防止搔抓
治疗和控制感染，将刺激减小至最小
每月随访1次，同时每日使用皮质类固醇
长期使用强效皮质类固醇，每周3次
病情控制后，每年2次监控复发、类固醇不良反应和鳞状细胞癌

参考文献

1. Leibovitz, A., Kaplun, V., Saposhnicov, N., *et al.* Vulvovaginal examinations in elderly nursing home women residents. *Arch. Gerontol. Geriatr.* 2000; **31**: 1–4.
2. Goldstein, A. T., Marinoff, S. C., and Stodon, C. K. Prevalence of vulvar lichen sclerosus in a general gynecology practice. *J. Reprod. Med.* 2005; **50**: 477–480.
3. Cheung, S. T., Gach, J. E., and Lewis, F. M. A retrospective study of the referral patterns to a vulval clinic: highlighting educational needs in this subspecialty. *J. Obstet. Gynaecol.* 2006; **26**: 435–437.
4. Mendonoca, E. F., Ribeiro-Rotta, R. F., Silva, M. A., *et al.* Lichen sclerosus atrophicus of the oral mucosa. *J. Oral Pathol. Med.* 2004; **33**: 637–640.
5. Longinotti, M., Schieffer, Y. M. and Kaufman, R. H. Lichen sclerosus involving the vagina. *Obstet. Gynecol.* 2005; **106**: 1217–1219.
6. Tasker, G. L. and Wojnarowska, F. Lichen sclerosus. *Clin. Exp. Dermatol.* 2003; **28**: 128–133.
7. Jones, R. W., Sadler, L., Grant, S., *et al.* Clinically identifying women with vulvar lichen sclerosus at increased risk of squamous cell carcinoma: a case-controlled study. *J. Reprod. Med.* 2004; **49**: 808–811.
8. Rosamilia, L. L., Schwartz, J. L., Lowe, L., *et al.* Vulvar melanoma in a 10-year-old girl in association with lichen sclerosus. *J. Am. Acad. Dermatol.* 2006; **54**: S52–S53.
9. Hassanein, A. M., Mrstik, M. E., Hardt, N. S., *et al.* Malignant melanoma associated with lichen sclerosus in the vulva of a 10-year-old. *Pediatr. Dermatol.* 2004; **21**: 473–476.
10. Carlson, J. A., Mu, X. C., Slominski, A., *et al.* Melanocytic proliferations associated with lichen sclerosus. *Arch. Dermatol.* 2002; **138**: 77–87.
11. El Shabrawi-Caelen, L., Soyer, H. P., Schaepppi, H., *et al.* Genital lentigines and melanocytic nevi with superimposed lichen sclerosus: a diagnostic challenge. *J. Am. Acad. Dermatol.* 2004; **50**: 690–694.
12. Birenbaum, D. L. and Young, R. C. High prevalence of thyroid disease in patients with lichen sclerosus. *J. Reprod. Med.* 2007; **52**: 28–30.
13. Carli, P., De Magnis, A., Mannone, F., *et al.* Vulvar carcinoma associated with lichen sclerosus. Experience at the Florence, Italy, Vulvar Clinic. *J. Reprod. Med.* 2003; **48**: 313–318.
14. Di Fede, O., Belfiore, P., and Cabibi, D. Unexpectedly high frequency of genital involvement in women with clinical and histological features of oral lichen planus. *Acta Dermatol. Venereol.* 2006; **86**: 433–438.
15. Regauer, S., Liegl, B., and Reich, O. Early vulvar lichen sclerosus: a histopathological challenge, *Histopathology*, 2005; **47**: 340–347.
16. Meyrick, R. H., Ridley, C. M., McGibbon, D. H., *et al.* Lichen sclerosus at atrophicus and autoimmunity – a study of 350 women. *Br. J. Dermatol.* 1988; **118**: 41–46.
17. Powell, J., Wojnarowska, F., Winsey, S., *et al.* Lichen sclerosus premenarche: autoimmunity and immunogenetics. *Br. J. Dermatol.* 2000; **142**: 481–484.
18. Aslanian, F. M., Marques, M. T., Matos, H. J., *et al.* HLA markers in familial lichen sclerosus. *J. Dtsch Dermatol. Ges.* 2006; **4**: 842–847.
19. Shaffer, J. P., McNiff, J. M., Seropian, S., *et al.* Lichen sclerosus and eosinophilic fasciitis as manifestations of chronic graft-versus-host disease: expanding the sclerodermoid spectrum. *J. Am. Acad. Dermatol.* 2005; **53**: 591–601.
20. Howard, A., Dean, D., Cooper, S., *et al.* Circulating basement membrane zone antibodies are found in lichen sclerosus of the vulva. *Australas. J. Dermatol.* 2004; **45**: 12–15.
21. Chan, I., Oyama, N., Neill, S. M., *et al.* Characterization of IgG autoantibodies to extracellular matrix protein 1 in lichen sclerosus. *Clin. Exp. Dermatol.* 2004; **29**: 499–504.
22. Farrell, A. M., Marion, P., Dean, D., *et al.* Lichen sclerosus: evidence that immunological changes occur at all levels of the skin. *Br. J. Dermatol.* 1999; **140**: 1087–1092.
23. Scrimin, F., Rustja, S., Radillo, O. C., *et al.* Vulvar lichen sclerosus: an immunologic study. *Obstet. Gynecol.* 2000; **95**: 147–150.
24. Foldes-Papp, Z., Reich, O., Demel, U., *et al.* Lack of specific immunological disease pattern in vulvar lichen sclerosus. *Exp. Mol. Pathol.* 2005; **79**: 176–185.
25. Gao, X. H., Bardnardo, M. C., Winsey, S., *et al.* The association between HLA DR, DQ antigens, and vulval lichen sclerosus in the UK: HLA DRB112 and its associated DRB112/DQB 10301/04/09/010 haplotype confers susceptibility to vulval lichen sclerosus, and HLA DRB10301/04 and its associated DRB10301/04/DQB10201/02/03 haplotype protects from vulva lichen sclerosus. *J. Invest. Dermatol.* 2005; **125**: 895–899.
26. Clifton., M. M., Garner, I. B., Kohler, S., *et al.* Immunohistochemical evaluation of androgen receptors in genital and extragenital lichen sclerosus: evidence for loss of androgen receptors in lesional epidermis. *J. Am. Acad. Dermatol.* 1999; **41**: 43–46.
27. Whimster, L. W. Personal communication. In Jeffcoate, T.N.A. The dermatology of the vulva. *J. Obstet. Gynaecol. Commonw.* 1962; **68**: 888.
28. Sideri, M., Origoni, M., Spinaci, L., *et al.* Topical testosterone in the treatment of vulvar lichen sclerosus. *Int. J. Gynaecol. Obstet.* 1994; **46**: 53–56.
29. Cattaneo, A., De Marco, A., Sonni, L., *et al.* [Clobetasol versus testosterone in the treatment of lichen sclerosus of the vulvar region.] *Minerva Ginecol.* 1992; **44**: 567–571.
30. Carli, P., Bracco, G., Taddei, G., *et al.* Vulvar lichen sclerosus. Immunohistologic evaluation before and after therapy. *J. Reprod. Med.* 1994; **39**: 110–114.

31. Bracco, G. L., Carli, P., Sonni, L., *et al*. Clinical and histologic effects of topical treatments of vulval lichen sclerosus. A critical evaluation. *J. Reprod. Med.* 1993; **38**: 37–40.
32. Stritmatter, H. J., Hengge, U. R., and Blecken, S. R. Calcineurin antagonists in vulvar lichen sclerosus. *Arch. Gynecol. Obstet.* 2006; **274**: 266–270.
33. Hengge, U. R., Krause, W., Hofmann, H., *et al*. Multicentre, phase II trial on the safety and efficacy of topical tacrolimus ointment for the treatment of lichen sclerosus. *Br. J. Dermatol.* 2006; **155**: 1021–1029.
34. Ronger, S., Viallard, A. M., Meunier-Mure, F., *et al*. Oral calcitriol: a new therapeutic agent in cutaneous lichen sclerosis. *J. Drugs Dermatol.* 2003; **3**: 23–28.
35. Cattaneo, A., De Magnis, A., Botti, E., *et al*. Topical mometasone furoate for vulvar lichen sclerosus. *J. Reprod. Med.* 2003; **48**: 444–448.
36. Beattie, P. E., Dawe, R. S., Ferguson, J., *et al*. UVA1 therapy for genital lichen sclerosus. *Clin. Exp. Dermatol.* 2006; **31**: 343–347.
37. Brenner, M., Herzinger, T., Berking, C., *et al*. Phototherapy and photochemotherapy of sclerosing skin diseases. *Photodermatol. Photoimmunol. Photomed.* 2005; **21**: 157–165.
38. Alexiades-Amenakas, M. Laser-mediated photodynamic therapy. *Clin. Dermatol.* 2006; **24**: 16–25.
39. Li, C., Bian, D., Chen, W., *et al*. Focused ultrasound therapy of vulvar dystrophies: a feasibility study. *Obstet. Gynecol.* 2004; **104**: 915–921.
40. Greve, B., Hartschuh, W., and Raulin, C. [Extragenital lichen sclerosus and atrophicus-treatment with pulsed dye laser.] *Hautarzt* 1999; **50**: 805–808.
41. Virgili, A., Corazza, M., Bianchi, A., *et al*. Open study of topical 0.025% tretinoin in the treatment of vulvar lichen sclerosus. One year of therapy. *J. Reprod. Med.* 1995; **40**: 614–618.
42. Renaud-Vilmer, C., Cavelier-Balloy, B., Porcher, R., *et al*. Vulvar lichen sclerosus: effect of long-term topical application of a potent steroid on the course of the disease. *Arch. Dermatol.* 2004; **140**: 709–712.

延伸阅读

Funaro, D. Lichen sclerosus; a review and practical approach. *Dermatol. Ther.* 2004; **17**: 28–37.

Powell, J. J. and Wojnarowska, F. Lichen sclerosus. *Lancet* 1999; **353**: 1777–1783.

Smith, Y. R. and Haefner, H. K. Vulvar lichen sclerosus: pathophysiology and treatment. *Am. J. Clin. Dermatol.* 2004; **5**: 105–125.

第 15 章

扁平苔藓

Libby Edwards

扁平苔藓是一种随发生部位和严重程度不同而形态表现多样的相对常见的疾病。

流行病学和临床表现

外阴阴道扁平苔藓以前被认为非常罕见，现在则被认为很常见或已变得更为普遍。任何部位的扁平苔藓可发生在大约 1% 的人身上，大约 57% 的有口腔扁平苔藓的妇女有外阴病变，后者常常是无症状的[1,2]。

外阴阴道扁平苔藓可以有几种不同形态，个别患者常同时出现几种不同的表现（表 15.1）。这些表现包括糜烂性病损，白色网状花边状纹理，片状白色上皮，以及非黏膜皮肤上红色或暗棕红色的丘疹。

糜烂性扁平苔藓最常见于外阴阴道皮肤，其表现具有特征性，但没有特异性的症状和体征。患者一般报告阴道内有刺激感、灼热、表面性感不快和有时瘙痒。大约 2/3 的有糜烂性生殖器扁平苔藓的患者常有口腔扁平苔藓，通常有口腔疼痛[3]。体格检查，典型的糜烂性扁平苔藓表现为界限相对清楚的前庭糜烂，疾病晚期显示瘢痕化和正常表面标志内陷（图 15.1 至 15.3）。一些妇女还出现小阴唇、大阴唇内侧和修复性黏膜区域的糜烂（图 15.4）。小阴唇粘连常见，遮盖阴蒂的粘连也常见。糜烂性疾病有时导致前庭中线融合而引起阴道狭窄（图 15.5）。直肠常受累（图 15.6）。

表15.1　外阴阴道扁平苔藓的常见形态类型

黏膜/修复性黏膜病
糜烂
白色、网状、花边状沟纹
坚硬的白色上皮
扁平苔藓角质化皮肤
暗红、有光泽、平顶丘疹

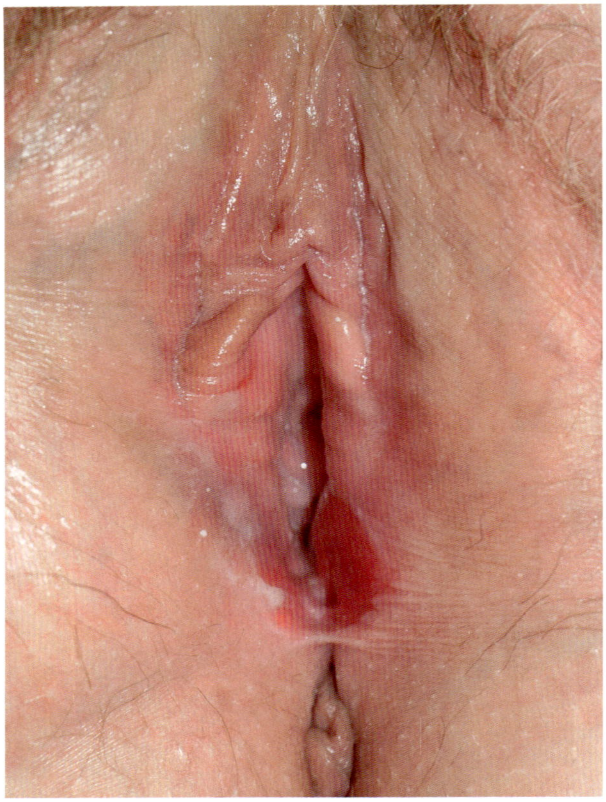

图 15.1 此患者的阴唇系带后方有边界清楚的糜烂，围绕着的白色上皮是典型的糜烂性扁平苔藓。

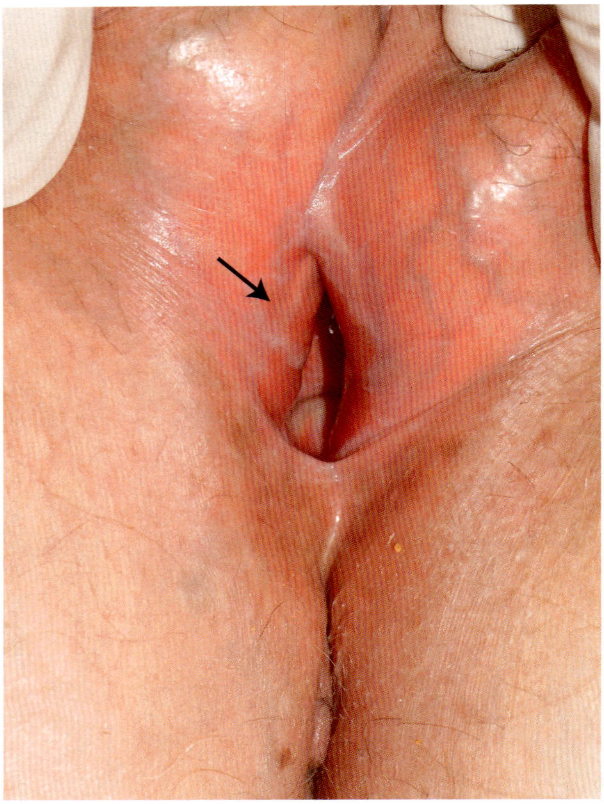

图 15.3 糜烂和白色沟纹（箭头所示）伴有泛发的瘢痕和小阴唇缺失，阴蒂内陷于阴蒂包皮。

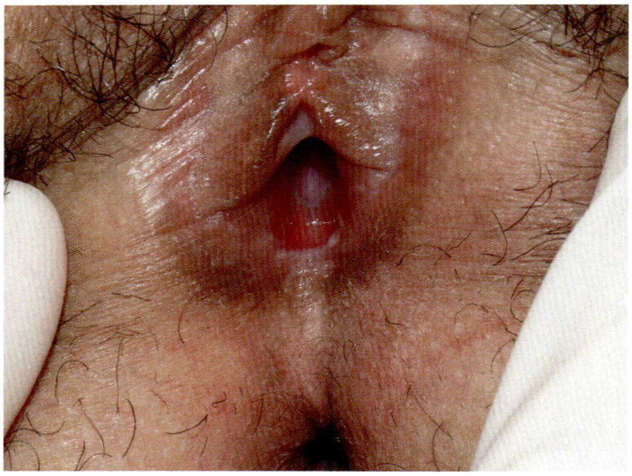

图 15.2 局限于前庭的糜烂性扁平苔藓，围绕以斑片状白色上皮和由于中线前部粘连而导致的阴道口狭窄。

糜烂性外阴扁平苔藓通常伴有阴道和口腔扁平苔藓，即"阴道-牙龈综合征"。糜烂性扁平苔藓表现为表浅的阴道糜烂或阴道深部充血。阴道分泌物多为脓性分泌物（图 15.7）。光镜下淡黄色或绿色分泌物显示为多种白细胞（主要为中性粒细胞），副基底层细胞和基底细胞（不成熟的上皮细胞）从侵蚀的基底部脱落，并且乳酸杆菌显著减少，pH 呈碱性。正是由于外阴扁平苔藓导致瘢痕形成，阴道粘连时有发生，有时也会引起阴道闭锁。

对有糜烂性阴道扁平苔藓的妇女进行口腔检查常发现其后颊部黏膜上有白色、花边状丘疹和条纹和（或）糜烂（图 15.8）。通常，有糜烂性阴道扁平苔藓的妇女会同时出现糜烂和严重的牙龈充血（图 15.9）。有时舌受累，伴有白色表面过度角化和（或）糜烂（图 15.10）。食管糜烂性扁平苔藓已越来越多地得到识别，可以产生狭窄而影响吞咽[4]。

尽管外阴扁平苔藓常伴有阴道和口腔疾病，一些妇女只在上述三个部位中的一、两个部位发病。

此外，一些患者还有其他部位累及，包括直肠黏膜和。同在阴道一样，可能发生食管粘连和狭窄。外耳道和鼻腔黏膜发病不常见。有时有糜烂性阴道疾病的妇女还有生殖器外扁平苔藓，表现为角质化皮肤上暗红色丘疹、指甲破坏或受累头皮出现瘢痕

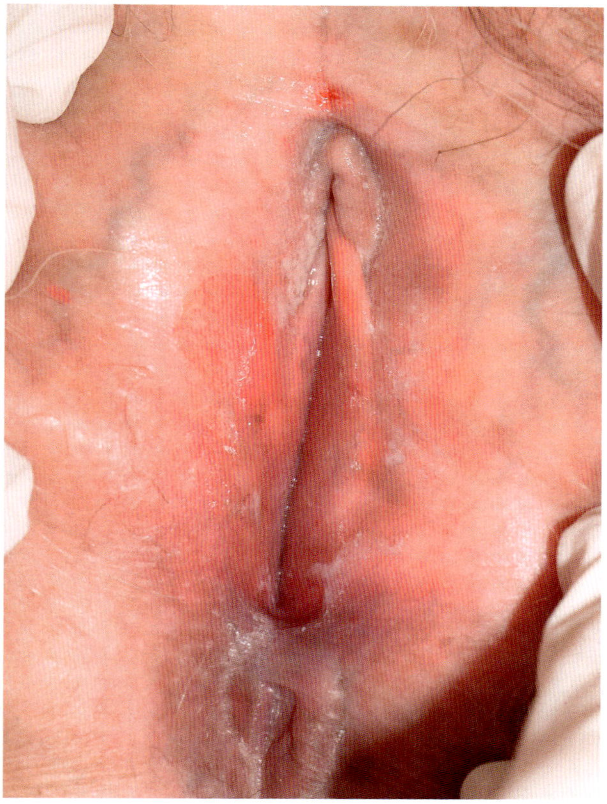

图 15.4 有时扁平苔藓更广泛，影响整个外阴区并扩大至阴毛覆盖区。

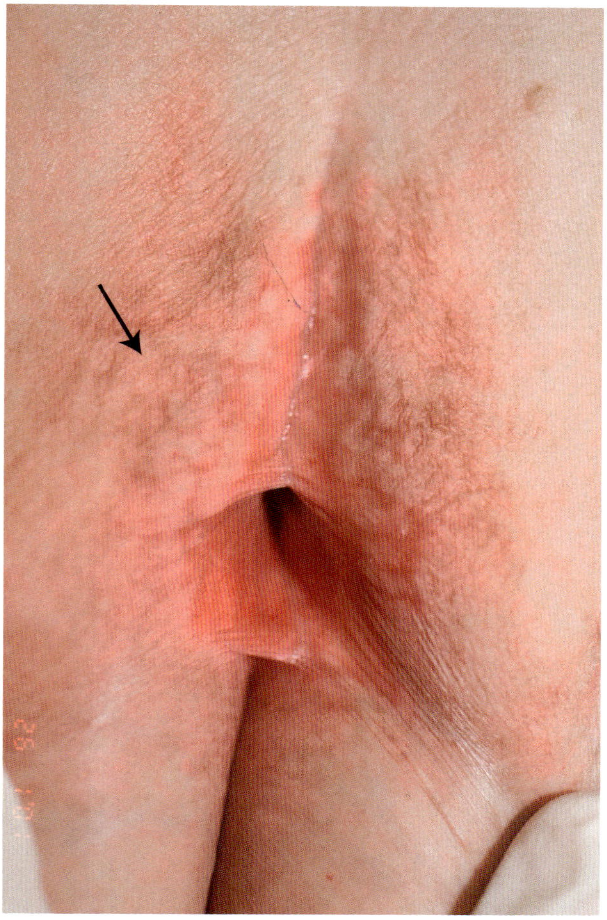

图 15.5 扁平苔藓患者的糜烂、白色丘疹和明显的阴道口狭窄。

性秃发。

阴道扁平苔藓的第二种形态学表现是经典性的、花边状白色上皮（图 15.11 和 15.12）。虽然这种经典的黏膜扁平苔藓远没有糜烂扁平苔藓常见，但这种形式是扁平苔藓的特征性表现。这一表现以白色沟纹为特征，往往形成蕨类或网状斑块。阴道扁平苔藓常伴有这些独特的斑块。口腔扁平苔藓也如此。

通常，外阴黏膜扁平苔藓具有第三种形态学表现——围绕糜烂的均匀白色上皮（图 15.13 和 15.14）。扁平苔藓的白色皮损，无论是蕨类状或固态，总是位于黏膜或湿润的修复性黏膜皮肤，而不是位于干燥、角质化的皮肤。有白色丘疹和斑块的妇女最有可能感到搔痒。

然而，另一种出现于干燥、角质化皮肤的扁平苔藓形态表现为暗红色、平顶、有光泽的丘疹（图 15.15）。生殖器外扁平苔藓可发生在任何部位，尽管面部受累非常罕见。只有大约 3% ~ 5% 的有糜烂性阴道扁平苔藓的妇女伴有非黏膜损害。

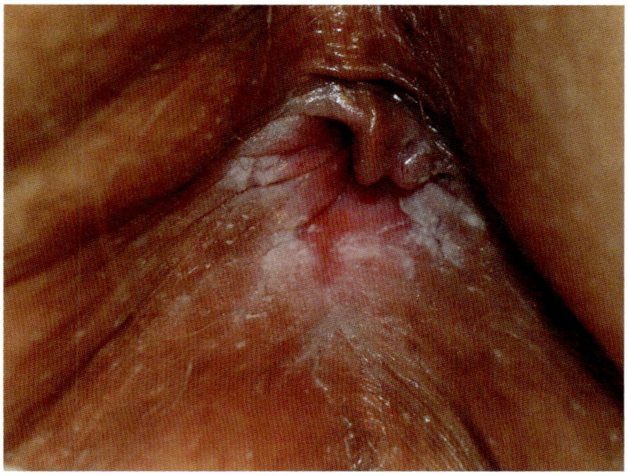

图 15.6 常见肛周扁平苔藓，形态上与外阴扁平苔藓相似。

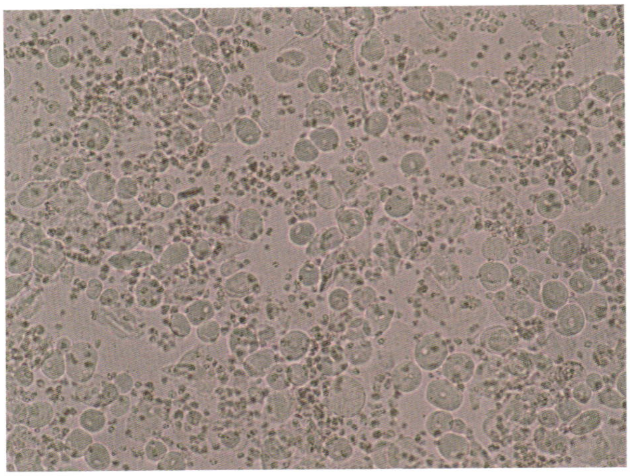

图 15.7 阴道扁平苔藓患者的阴道分泌物湿片显示大量未成熟的、类基底细胞、大量白细胞和乳酸菌缺乏。

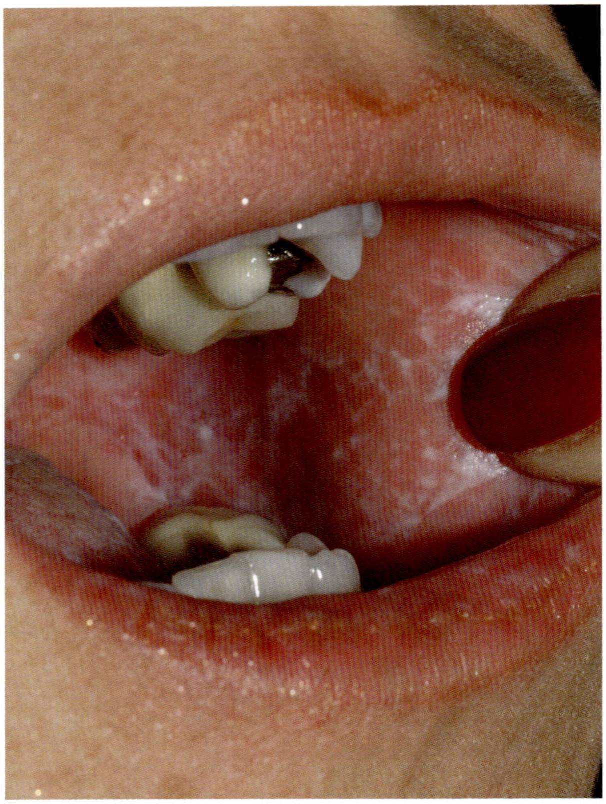

图 15.8 通常外阴糜烂性扁平苔藓伴有颊黏膜的经典的白色、花边状沟纹，有时伴有糜烂。

诊断和鉴别诊断

扁平苔藓的鉴别诊断依靠形态学表现。糜烂性扁平苔藓与黏膜发疱性疾病最为相像，它们都表现为

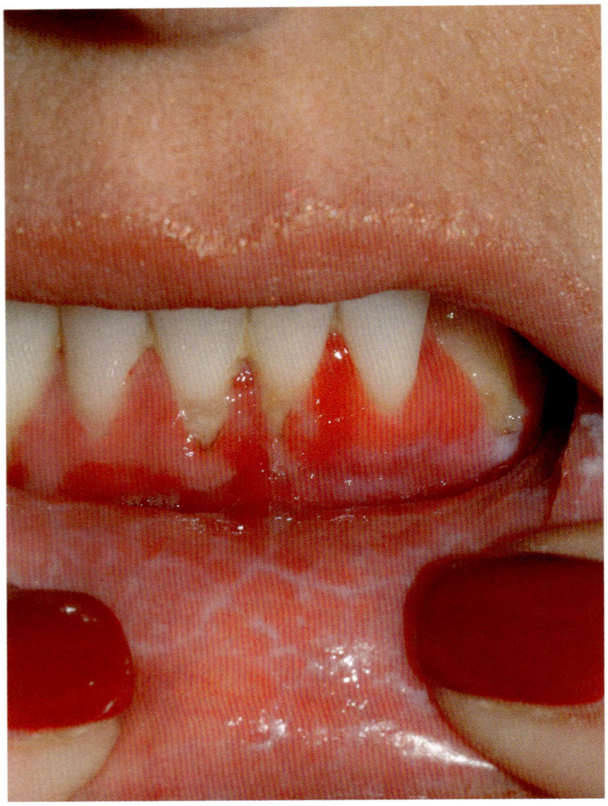

图 15.9 此患者的界限清楚的糜烂可证实为牙龈扁平苔藓，或可表现为弥漫性牛肉样红色牙龈或白色条纹。

黏膜糜烂表面的脆弱的大水疱，而非特异性糜烂（表15.2）。要除外的疾病包括：瘢痕性类天疱疮、寻常型天疱疮、固定药疹和发疱性多形性红斑（Stevens-Johnson 综合征和中毒性表皮坏死溶解）。偶尔，单纯疱疹病毒（HSV）感染可以像扁平苔藓。单纯疱疹病毒小疱的侵蚀通常是簇集的、小的和局限化的。这些发疱性疾病可以通过起病、背景、特征性的生殖器外皮损以及常规和直接免疫荧光切片鉴别。浆细胞性外阴炎（Zoon 外阴炎，浆细胞性外阴炎）是一种外阴皮肤病，它类似于扁平苔藓糜烂，临床表现为深红色斑块，常伴有糜烂，通过组织学切片检查可以获得正确的诊断。

苔藓样药疹是一种对某种药物的特殊反应。这种情况在临床和组织学上都与扁平苔藓类似，有时与扁平苔藓也难以鉴别。在这种情况下，停止用药将影响疾病转归。

扁平苔藓的白色的、花边状丘疹一般不易与其他任何疾病混淆，虽然黏膜红斑性狼疮偶尔显示这种形

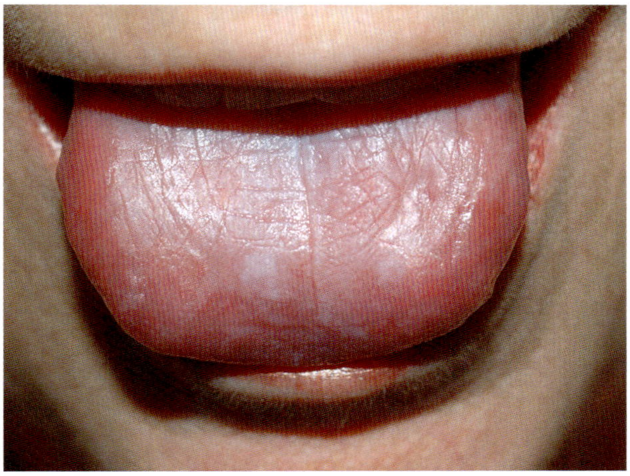

图 15.10 由外阴扁平苔藓的妇女有时伴有舌扁平苔藓，常表现为弥漫性白色上皮，常伴有不规则角化过度和糜烂。

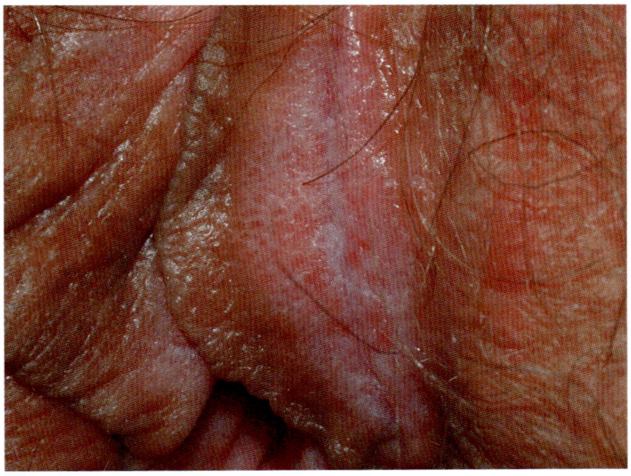

图 15.11 尽管经典，形状规整的白色、花边状、网状沟纹不常见。

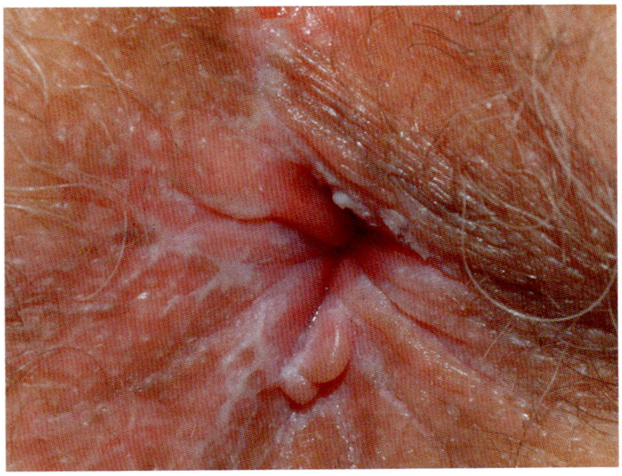

图 15.12 典型的白色沟纹可发生于肛周皮肤。

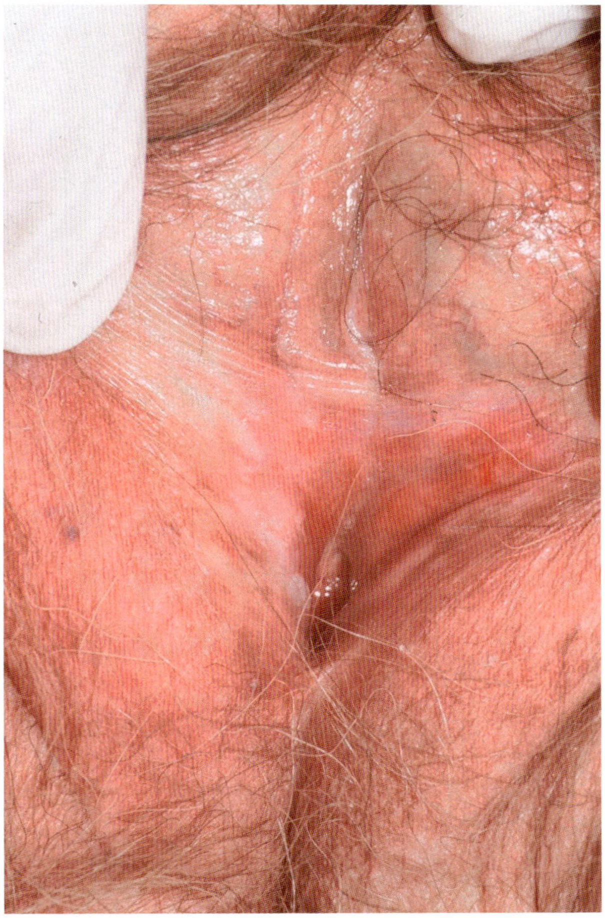

图 15.13 扁平苔藓可表现为白色的、与硬化性苔藓相似的泛发上皮。

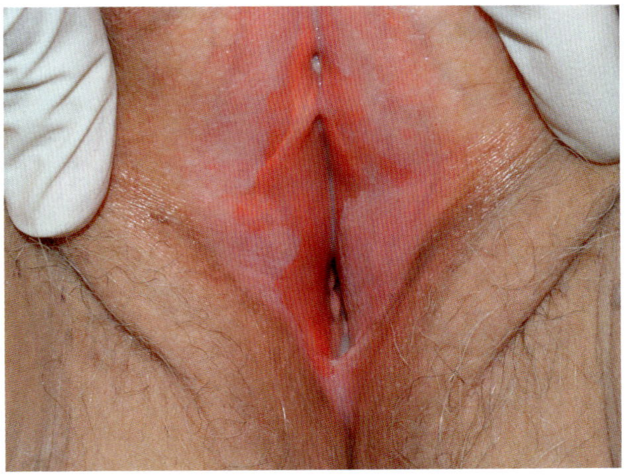

图 15.14 这些围绕黏膜糜烂的白色丘疹是典型的，但不是扁平苔藓的特有表现。

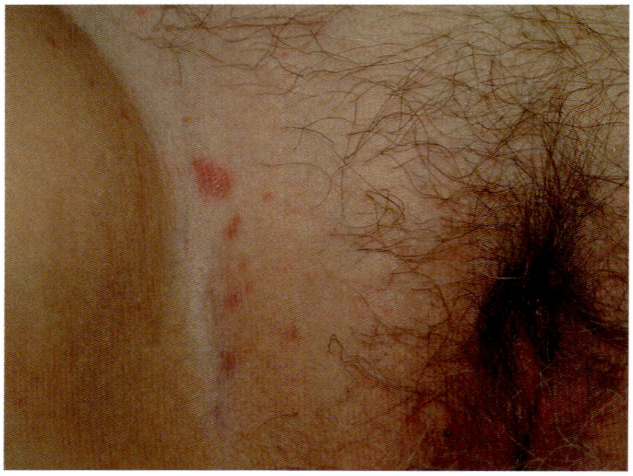

图 15.15 这些红斑、平顶的生殖器外扁平苔藓丘疹通常不伴有外阴疾病。

表15.2 扁平苔藓

诊断
临床表现（部分或全部）
糜烂
白色花边状丘疹
坚硬的白色丘疹或斑疹
突出的瘢痕
存在口腔和阴道损害
活检确认
鉴别诊断
大疱病——瘢痕性类天疱疮、寻常型天疱疮、固定性药疹、中毒性表皮坏死溶解、Stevens-Johnson综合征
浆细胞性外阴炎
苔藓样药物反应
硬化性苔藓
慢性单纯苔藓
治疗
外阴局部用皮质类固醇，每日2次
阴道内氢化可的松栓塞入，逐渐减量
必要时氟康唑防止和治疗酵母菌
全身用药包括羟氯喹、氨甲蝶呤、硫唑嘌呤、霉酚酸酯、依那西普

态。常规活检组织学和直接免疫荧光检查可鉴别两者。

扁平苔藓表现为坚硬白色上皮，最常与硬化性苔藓和慢性单纯苔藓相似，虽然硬化性苔藓通常显示特殊的卷曲纹理。免疫疱性疾病和硬化性苔藓有时会产生外阴结构粘连而与扁平苔藓难以鉴别，并且两种疱性疾病与扁平苔藓一样均可瘢痕化而闭锁阴道。

实验室检查和组织学检查

没有相关的实验室检查异常。

通过相关的形态学等临床背景可以区分扁平苔藓与其他相似疾病，经活检可确诊。活检应取白色皮损，如果没有白色上皮，应取糜烂的边缘作为样本。扭转钻孔器（取材）有时可剪开脆弱的上皮；剪断或刮取活检常可最大限度地减小机械损伤（见附件 2）。上皮扁平苔藓需要进行病理诊断。

不同形态的扁平苔藓的病理表现是不同的。糜烂性外阴扁平苔藓的特征是表皮变薄、钉突消失。真皮上层单核细胞浸润毗邻表皮，且产生基底细胞层空泡变性。散在的坏死角质细胞被称为“细胞样体”，是特征性的。常见角化过度和颗粒细胞层增厚（图 15.16）。肥厚性扁平苔藓不表现为上皮细胞变薄，而表现为规则的棘层肥厚和更明显的角化过度。很不幸，由于苔藓样炎症（真皮上层单核细胞浸润和基底细胞液化变性）是一种常见的外阴炎症反应，活检是特征性的但非诊断性的。活检阴性并不能排除扁平苔藓的诊断。

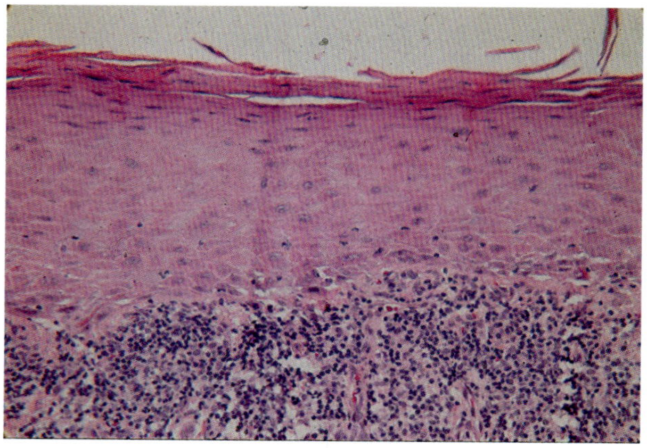

图 15.16 扁平苔藓活检显示，真皮上层慢性炎性浸润和上皮基底细胞层破坏。上皮因角化过度而增厚，如此处所见，或如常发生于黏膜者，表皮可能变薄。

发病机制

一般认为扁平苔藓是一种细胞介导的自身免疫性疾病。一些因素支持这种发病机制。首先，扁平苔藓的活检和临床表现与移植物抗宿主疾病基本相同，扁平苔藓也显示了与其他自身免疫性疾病相似的组织学表现，如红斑狼疮和硬化性苔藓。其次，有效的治疗主要是免疫抑制药物。此外，药物可诱发扁平苔藓，提示超免疫机制。

有人报道扁平苔藓与丙型肝炎相关，但其他研究并未支持这种相关性[5-7]。一些临床肝病专科医生认为，严重的扁平苔藓更易显示丙型肝炎感染的血清学表现。

治疗和预后

正如对所有外阴疾病一样，支持治疗是至关重要的，尤其是对有时难以控制的疾病。就扁平苔藓的慢性病程和患者对治疗的预期而言，对患者进行教育很关键。患者应被告知，除一线外用皮质类固醇以外，需进行个体化治疗且病情改善较慢。患者应被告知避免接触刺激物。最常见的是使用制霉菌素软膏和局部麻醉剂，诸如苯佐卡因和苯海拉明，以及过度清洗或使用刺激性肥皂。由于该病最常发生于绝经后妇女，患者常叠加阴道萎缩和上皮变薄。治疗可阴道内局部使用雌激素，如每次 1g 雌二醇软膏阴道内使用，每周 3 晚，以最大限度地减少不适和瘢痕形成。此外，为了尽量减少阴道口和阴道粘连狭窄，如果患者没有性生活，每天应使用阴道扩张器。

目前没有研究显示任何有意义的评估扁平苔藓治疗方法的方式，因此，治疗建议是基于一系列小规模开放性病例研究和临床医生的个人经验而提出的[8]。扁平苔藓的特殊治疗包括免疫抑制治疗。一线治疗是局部应用皮质类固醇[8]。显示白色上皮细胞的丘疹性扁平苔藓通常对局部皮质类固醇治疗反应良好。但糜烂型扁平苔藓则难控制得多。几乎没有用于评估阴道扁平苔藓治疗方法的精心设计的临床试验报道。

虽然治疗扁平苔藓的特殊方法主要是局部用皮质类固醇，但是扁平苔藓仅对激素适度反应。 强效激素最有效且耐受良好，包括丙酸氯倍他索（Temovate）、倍他米松丙酸盐（Ultravate）、双醋二氟松（Psorcon）或用二丙酸倍他米松作为增强赋形剂（Diprolene）。首选软膏，特别是在侵蚀的皮肤，因为酒精和药膏载体防腐剂会灼痛。这种药物应保守使用，每日 2 次。在最初的日常应用中，患者应每 4 ~ 6 周进行 1 次监测，以评估病情改善和不良反应。当疾病可以控制时，用药频率可减至控制病程的最小频次，一般约为每周 3 次。

不论是对患者的舒适度还是对尽量减少阴道粘连的风险来说，阴道的治疗都是非常重要的。与外阴疾病一样，皮质类固醇是阴道扁平苔藓的治疗选择。没有专用于阴道内的皮质类固醇制剂。但可使用醋酸氢化可的松 25mg 直肠栓剂，每夜用于阴道[9]，或 1g 氯倍他索或其他强效外用皮质类固醇软膏，用一个棉签送入阴道。外阴只是微量吸收局部皮质类固醇，而阴道上皮有时可大量吸收皮质类固醇。当疾病充分控制时，给药频率应由每晚使用渐减至可控制这种疾病的最少频次。对那些需要长期夜间滴注强效激素的妇女，皮质醇刺激检测可发现明显的全身吸收。

阴道内使用皮质类固醇，尤其是阴道局部使用雌激素，会增加阴道念珠菌病的风险。每周口服氟康唑一次，每次 150mg，直到疾病控制，可减小发病风险。

口腔扁平苔藓治疗对患者的舒适度来说同样重要，对于治疗外阴和阴道扁平苔藓的临床医生而言，治疗口腔扁平苔藓是容易的。口腔和牙龈炎症和糜烂很痛苦且影响进食，哪怕是刺激性小的食物。此外，牙龈扁平苔藓易诱发牙齿脱落。强效外用皮质类固醇凝胶常首选用于患者口腔，开始时每日 3 次或每日 4 次，有时疗效非常显著。应用牙模局部使用皮质类固醇效果更好。牙模通常很容易从为患者做化学美白牙齿的牙医那里获得，并且当重叠牙龈的模具边缘不平整时可以成为一个良好的递药系统。牙龈应用药物后，指导患者佩戴模具入睡，以防唾液将药物清除。用免疫抑制剂药物治疗口腔扁平苔藓有时会引起口腔念珠菌病而与扩张型扁平苔藓混淆。

小型、标签公开的临床病例研究表明，外阴阴道扁平苔藓外用类固醇无明显改善，有时对 0.1% 的外用他克莫司（Protopic）反应良好[10,11]。神经钙蛋白抑制剂是一种非类固醇免疫抑制剂。当外阴部使用他克莫司有刺激感并产生难以耐受的烧灼感时，有些患者用混合配方时不适感减轻（无对照组）（个人交流，Lynnette Margesson）。第二个限制使用神经钙蛋白抑制剂的因素是近期对其致癌性的担心[12]。他克莫司慢性全身用药已发现与淋巴瘤和非黑色素瘤皮肤肿瘤相关，引起一些临床医生对神经钙蛋白抑制剂用于疾病诱发鳞状细胞癌的担心。最后，初始时他克莫司对扁平苔藓的有利影响相对缓慢，需要几个星期才能改善疗效，对口腔的疗效比对外阴阴道的疗效更明显。然而，对于可以耐受使用他克莫司并明白使用这种药物致癌性风险很低（可能比未控制的扁平苔藓发生鳞状细胞癌的风险还小）的患者，这种药物可能是有用的。吡美莫司（Elidel）是一种类似的药物，但使用报告比他克莫司的少。一般采用联合治疗，特别是局部钙磷酸酶抑制剂和类固醇对一些病例有效[13]。据报道，外用环孢霉素 A 对口腔扁平苔藓有效并已用于外阴阴道疾病[14]。

严重的糜烂扁平苔藓患者通常需要给予系统性抗代谢药物或免疫抑制剂以最大限度地控制疾病。唯一可以预见的有效的全身治疗是类固醇治疗。虽然长期治疗不安全，但是短期试用，每天早晨 40 ～ 60mg，使用 1 ～ 3 周，有时可以达到治愈效果，所以局部治疗可以耐受且疗效可以维持。历史上，羟氯喹（Plaquenil），200mg，每日 2 次曾经被用作扁平苔藓全身治疗的一线用药之一，至少部分是由于其易于给药和监测[15]。也已证明，每周甲氨蝶呤 15 ～ 25mg 对一些患者有效[16]。无对照的病例报告或对身体其他部位扁平苔藓进行的小型病例研究报道的有效的其他药物包括：依那西普、英夫利昔单抗、维生素 A、霉酚酸酯、环孢素 A、环磷酰胺和咪唑嘌呤[16-19]。对于严重病例，多种药物治疗常优于单一用药。也有报道体外光化学疗法有效[20]。

尽管偶有患者自愈，但扁平苔藓是一种一般不会自行缓解的慢性疾病。使用局部和全身疗法常可逐渐控制不适。然而，由于感染、应激、活动、刺激和雌激素不足的影响，扁平苔藓一般表现相对突发和缓解。随着疾病的控制，性行为可变得舒适，但是并非所有患者均可如此。偶尔，有阴道粘连的患者即使在疾病控制后亦不会性活动活跃。对于这类妇女，外科手术可以松解阴道粘连，但常出现再次狭窄。已尝试使用各种技术防止阴道狭窄，包括长期放置阴道模具和使用无细胞皮片移植[21]。

无论是在会阴还是在口腔，慢性糜烂和增厚、过度角化的皮损区域最有可能发展为继发性鳞状细胞癌（图 15.17）。因此，慢性、未治愈的糜烂，尤其是那些

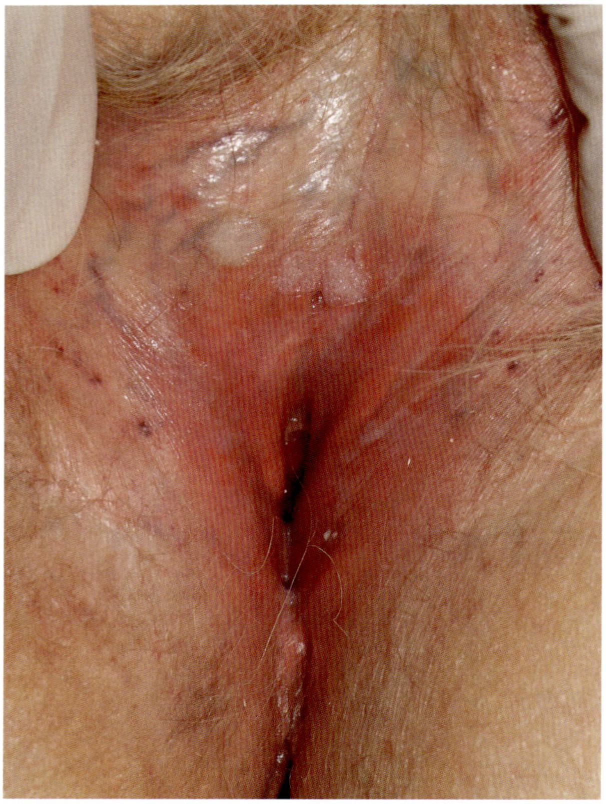

图 15.17 慢性扁平苔藓有确定的恶变可能性；这位妇女表现为外阴上皮内新生物 3 型的白色丘疹。

触诊质硬、慢性过度角化结节或斑块，应定期检查评估是否发展为鳞状细胞癌。尚未有阴道扁平苔藓相关鳞状细胞癌的报道。经外用或皮损内使用皮质类固醇不能迅速消除的慢性溃疡与角化皮损，需要活检诊断 / 切除。

患者应常规监测是否发展为鳞状细胞癌、药物不良反应和瘢痕。控制良好的患者应每年复查 2 次，疗效不佳的患者应多次复诊。经过积极治疗，大多数患者的病情会明显改善，但糜烂性疾病不会完全消除[22]。

参考文献

1. Eisen, D. The clinical features, malignant potential, and systemic associations of oral lichen planus: a study of 723 patients. *J. Am. Acad. Dermatol.* 2002; **46**: 207–214.
2. Belfiore, P., De Fede, O., Cabibi, D., *et al.* Prevalence of vulval lichen planus in a cohort of women with oral lichen planus: an interdisciplinary study. *Br. J. Dermatol.* 2006; **155**: 994–998.
3. Kirtschig, G., Wakelin, S. H. and Wojnarowska, F. Mucosal vulval lichen planus: outcome, clinical and laboratory features. *J. Eur. Acad. Dermatol. Venereol.* 2005; **19**: 301–307.

4. Shenfine, J. and Preston, S. R. Lichen planus in the eoesohagus: are we missing something? *Eur. J. Gastroenterol. Hepatol.* 2006; **18**: 1043–1045.
5. Harman, M., Akdeniz, S., Dursun, M., *et al.* Lichen planus and hepatitis C virus infection: an epidemiologic study. *Int. J. Clin. Pract.* 2004; **58**: 1118–1119.
6. Cooper, S. M., Kirtschig, G., Jeffery, K. J., *et al.* No association between hepatitis B or C viruses and vulval lichen planus in a UK population. *Br. J. Obstet. Gynaecol.* 2004; **111**: 271–273.
7. Chainani-Wu, N., Lozada-Nur, F., and Terrault, N. Hepatitis C virus and lichen planus; a review. *Oral Surg. Oral Med. Oral Pathol. Oral Radiol. Endod.* 2004; **98**: 171–183.
8. Cribier, B., Frances, C. and Chosidow, O. Treatment of lichen planus. An evidence-based medicine analysis of efficacy. *Arch. Dermatol.* 1998; **134**: 1521–1530.
9. Anderson, M., Kutzner, S., and Kaufmanh, R. H. Treatment of vulvo-vaginal-lichen planus with vaginal hydrocortisone suppositories. *Obstet. Gynecol.* 2002; **100**: 359.
10. Byrd, J. A., Davis, M. D., and Rogers, R. S., Recalcitrant symptomatic vulvar lichen planus: response to topical tacrolimus.3rd. *Arch. Dermatol.* 2004; **140**: 715–720.
11. Kirtschig, G., Van Der Meulen, A. J., Ion Lipan, J. W., *et al.* Successful treatment of erosive vulvovaginal lichen planus with topical tacrolimus. *Br. J. Dermatol.* 2002; **147**: 625–626.
12. Berger, T. G., Duvic, M., Van Voorhees, A. S., *et al.* The use of topical calcineurin inhibitors in dermatology: safety concerns. Report of the American Academy of Dermatology Association Task Force. *J. Am. Acad. Dermatol.* 2006; **54**: 818–823.
13. Jensen, J. T., Bird, M. and Leclair, C. M. Patient satisfaction after the treatment of vulvovaginal erosive lichen planus with topical clobetasol and tacrolimus: a survey study. *Am. J. Obstet. Gynecol.* 2004; **190**: 1759–1763.
14. Conrotto, D., Carbone, M., Carrozzo, M., *et al.* Ciclosporin vs. clobetasol in the topical management of atrophic and erosive oral lichen planus: a double-blind, placebo-controlled trial. *Br. J. Dermatol.* 2006; 154: 139–145.
15. Eisen, D. Hydroxychloroquine sulfate (Plaquenil) improves oral lichen planus: an open trial. *J. Am. Acad. Dermatol.* 1993; **28**: 609–612.
16. Nylander Lundqvist, E., Wahlin, Y. B., and Hofer, P. A. Methotrexate supplemented with steroid ointments for the treatment of severe erosive lichen ruber. *Acta Dermatol. Venereol.* 2002; **82**: 63–64.
17. Lear, J. T. and English, J. S. Erosive and generalized lichen planus responsive to azathioprine. *Clin. Exp. Dermatol.* 1996; **21**: 56–57.
18. Verma, K. K., Mittal, R. and Manchanda, Y. Azathioprine for the treatment of severe erosive oral and generalized lichen planus. *Acta Dermatol. Venereol.* 2001; **81**: 378–379.
19. Frieling, U., Bonsmann, G., Schwartz, T., *et al.* Treatment of severe lichen planus with mycophenolate mofetil. *J. Am. Acad. Dermatol.* 2003; **49**: 1063–1066.
20. Guyot, A. D., Farhi, D., Ingen-Housz-Oro, S., *et al.* Treatment of refractory erosive oral lichen planus with extracorporeal photochemotherapy: 12 cases. *Br. J. Dermatol.* 2007; **156**: 553–556.
21. Stany, M. P., Winter, W. E. Elkas, J. C., *et al.* The use of acellular dermal graft for vulvovaginal reconstruction in a patient with lichen planus. *Obstet. Gynecol.* 2005; **105**: 1268–1271.
22. Cooper, S. M. and Wojnarowska, F. Influence of treatment of erosive lichen planus of the vulva on its prognosis. *Arch. Dermatol.* 2006; **142**: 289–294.

延伸阅读

Eisen, D. The evaluation of cutaneous, genital scalp, nail, esophageal, and ocular involvement in patients with oral lichen planus, *Oral Surg. Oral Med. Oral Pathol. Oral Radiol. Endod.* 1999; **88**: 431–436.

Kirtschig, G., Wakelin, S. H., and Wojnarowska, F. Mucosal vulval lichen planus: outcome, clinical and laboratory features. *J. Eur. Acad. Dermatol. Venereol.* 2005; **19**: 301–307.

Moyal-Barracco, M. and Edwards, L. Diagnosis and therapy of anogenital lichen planus. *Dermatol. Ther.* 2004; **17**: 38–46.

Pelisse, M. The vulvo-vaginal-gingival syndrome: a new form of erosive lichen planus. *Int. J. Dermatol.* 1989; **28**: 381–384.

第 16 章

外阴瘙痒症和慢性单纯性苔藓

Peter J. Lynch

外阴皮肤和黏膜具有丰富的慢传导、无髓鞘神经纤维，它们终止于表皮下层和真皮上层。当受到触发时，这些感觉神经纤维会将痛感和痒感传入感觉皮层。为何刺激有时传达疼痛，有时传达瘙痒还不完全清楚。但最近发现，这些神经纤维中有一种亚型生理学上局限于传导瘙痒感。因为最常见的触发神经末梢的刺激是环境因素，如发热、出汗、摩擦和其他形式的轻度创伤等，因此，与身体其他部位相比，妇女更容易发生外阴阴道瘙痒。

外阴瘙痒的发生既可以是原发的也可以是继发的。在原发性瘙痒症，瘙痒最初发生于表现正常、没有疾病的组织；在继发性瘙痒症，瘙痒常常是某种基础病的一部分，诸如念珠菌病、硬化性苔藓、股癣、银屑病或外阴上皮内肿瘤（VIN）。原发性瘙痒症可观察到“先瘙痒后丘疹”，继发性瘙痒症则表现为“先有丘疹而后有瘙痒”。由于瘙痒而搔抓或摩擦，原发性瘙痒症与继发性瘙痒症可能呈现相似的临床表现。

当妇女出现外阴阴道瘙痒症状时，临床检查可能会也可能不会发现异常。有时，疾病早期外阴表现完全正常。大多数情况下有明显的抓挠和摩擦。有时候，如上所述，还可能有提出存在诸如念珠菌病或外阴皮肤病改变的基础疾病。本章只概述原发性瘙痒症。伴有其他疾病的继发性瘙痒将在本书讨论这些疾病的章节予以讨论。认识到不论是原发性还是继发性瘙痒和搔抓的处理都是相似的非常重要，当初始时不能鉴别两种瘙痒症时，在初期可以使用恰当的抗瘙痒治疗。

不幸的是，原发性瘙痒症存在术语上的问题。在不同时代、不同国家、不同的专家，这种外阴瘙痒曾被称为“外阴瘙痒”、“湿疹”、“特应性湿疹”、“特应性皮炎”、“神经性皮炎”、“增生性营养障碍”、“鳞状细胞增生”或“慢性单纯性苔藓”。因此引起了广泛的误解和混乱。考虑到这一点，对其中的某些术语似乎应该进行讨论。

不言自明，“外阴瘙痒症”是对患者症状的拉丁文简单翻译，没有提升对疾病的理解，因而不是很有用。此外，这个名称无助于区分原发性瘙痒症和继发性瘙痒症。“湿疹”一词来源于希腊语“煮沸”，是指皮肤的急性、渗出性炎症，“湿疹”这个术语单独使用有时可作为特应性湿疹的缩写。但“湿疹”的特殊性已逐渐减弱，今天一般用作“皮炎”的同义词，因此，“特应性湿疹”与“特应性皮炎”这两个术语现在也是同义词。

“特应性皮炎”和“特应性湿疹”这些术语原本只用于存在特应性反应临床证据（过敏性鼻炎、花粉热或哮喘）的患者和（或）其直系亲属。后来，“特应性”的定义还包括总免疫球蛋白水平升高、抗原特异性 IgE 水平升高和嗜酸细胞增多。由于这种使用限制，当丘疹与特应性皮炎的临床特征相似时而不能确认特异反应性时，用所谓的“神经性皮炎”代替。但“神经性皮炎”含有心理不适的内涵，后者可能存在，也可能不存在。此外，这个术语常常困扰患者。现在越来越多的特应性和非特应性原发性瘙痒被描述为“外在的”（即变应性）特应性皮炎和“内在”（即非变应性）特应性皮炎[1]。

出于临床实践考虑，所谓的“慢性单纯性苔藓”这个术语可以被认为是外部或内部特应性皮炎的局限形式。这是一个历史悠久的形态学术语，它的描述性不偏重于一个特定的病因或病理生理学机制。因此，我选择用“慢性单纯性苔藓”这个术语来描述外阴的原发的、局限的、慢性搔抓和摩擦。

慢性单纯性苔藓

流行病学和临床表现

瘙痒，特别是肛门生殖器区域的瘙痒，是男性和女性最常遇到的情况之一。在一家外阴疾病专科诊所，瘙痒是最常见的单一症状，发生于 70% 的患者[2]。在另一家外阴专科诊所，“皮炎”发生于 25% 的患者，是第二常见病，位于硬化性苔藓之后[3]。在 114 例核查的非肿瘤性外阴活检标本中，35% 是慢性单纯性苔藓，是最常见的诊断[4]。

患者病史

当患者就诊时，通常表明瘙痒症状已经发生几周甚至几个月。患者也通常指出瘙痒很严重和很顽固。大多数患者承认自己曾经抓挠，即使尽量尝试不抓挠。有些人还认为“抓挠的感觉很好”；而其他人认为抓挠的感觉很讨厌，患者一直抓挠直到疼痛的感觉取代了瘙痒的感觉。还有一些人为抓挠而感到尴尬，要么尽量把抓挠的程度往轻说，要么否认抓挠。

无论哪种情况，瘙痒时抓挠都会使指甲进一步刺激皮肤的神经末梢。这会增加痒感并导致更多的抓挠。在短期内瘙痒和抓挠形成恶性循环。出现“搔痒 - 搔抓”循环是慢性单纯性苔藓的重要特征，可看做是其单个最确定的特征。

因此，为了诊断慢性单纯性苔藓，必须证明“搔痒 - 搔抓”循环的存在。这可以通过询问患者是否发生白天和（或）晚上睡觉时下意识的搔抓来确认。由于患者可能并不清楚自己夜间的搔抓，这种情况可以通过床伴的确认或根据床单或患者指甲血液斑点来确认。我把这种夜间搔抓现象称为“Penelope 现象”，类推于荷马史诗中描述的奥德修斯在特洛伊战争结束后延误回家的故事。奥德修斯的妻子 Penelope 坚信他能够平安归来，并告诉她的追求者，她只有在为她即将病死的公公编织完传统寿衣之后才会考虑再婚。应为坚信丈夫能平安归来，为了拖延寿衣完成的时间，她白天富有成效地编织，而在夜间却起来拆散她白天编织的寿衣。当然，相似的事实是夜间搔抓抵消了仅通过减少白天搔抓的治疗计划带来的益处。

患者其他方面的病史收集应包括有害的环境因素，如出汗、使用卫生巾、衣服摩擦和使用各种药物等。这些环境因素类似于搔抓可刺激神经末梢，从而在建立“搔痒 - 搔抓”循环中起作用。

对于许多慢性单纯性苔藓患者而言，心理因素具有重要作用[5,6]。少数患者志愿者存在焦虑和(或)抑郁，但是，当直接询问时，很多人会承认当他们处于压力之下时，瘙痒和由此产生的搔抓会更严重。基于长期的经验，我相信这些因素往往被忽略，对所有慢性单纯性苔藓患者均应该询问并记录。

体格检查

慢性单纯性苔藓作为一种湿疹性疾病，具有湿疹性疾病的标准形态特征：边界不清的、红色的、脱屑的丘疹和斑块（图 16.1）。最初出现表皮脱落、渗出、结痂，长期病例出现苔藓样变和色素改变。

初起时，丘疹和斑块是鲜红色的，但是随着时间的推移，发展为灰暗、棕红色。但是请注意，在深肤色的患者当中，患者的正常棕色色素可能会掩盖红色（图 16.2）。皮损边缘即异常组织向正常组织的过渡是

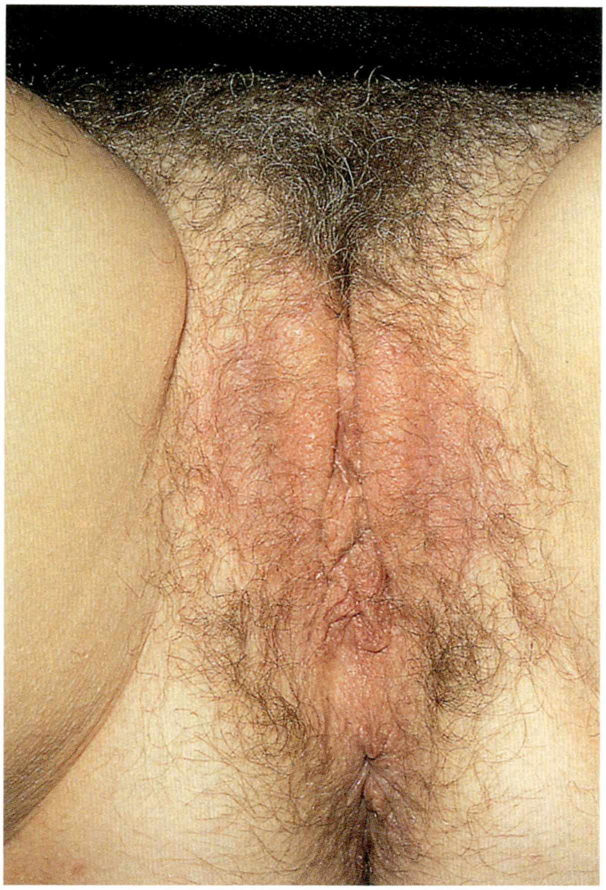

图 16.1 慢性单纯性苔藓的典型的红色、苔藓样变、界限不清的丘疹。（Reproduced from P. J. Lynch and L. Edwards Genital Dermatology (Fig. 5-1), New York: Churchill Livingstone; 1994.）

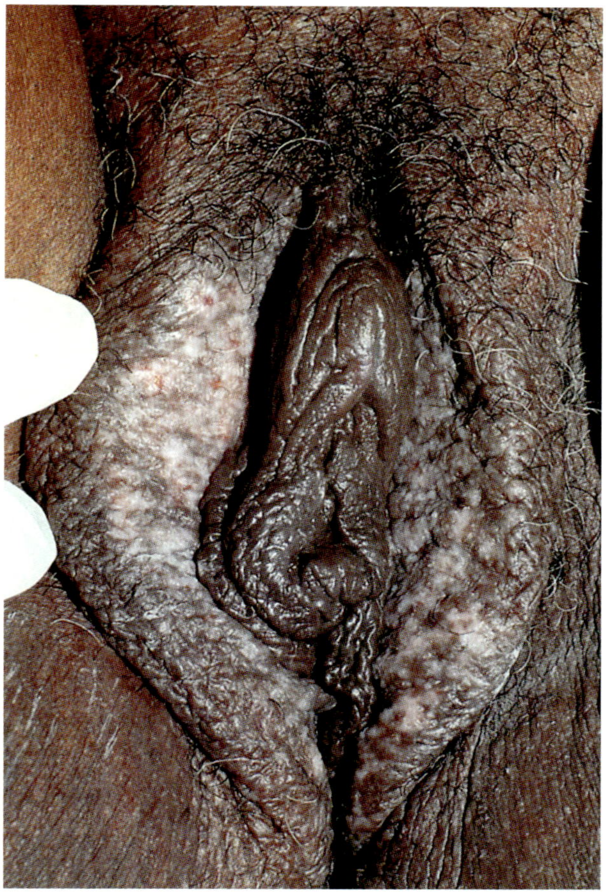

图 16.2 慢性单纯性苔藓特有的由于摩擦所致肥厚和由于搔抓所致不规则溃疡；如在大多数肤色深的患者，尽管存在显著的炎症，但是红色难以鉴别。（Reproduced from P. J. Lynch and L. Edwards Genital Dermatology (Fig. 5-4), New York: Churchill Livingstone; 1994.）

渐进的，边缘不清。出现鳞屑，但由于通常位于湿润的肛门生殖器区，看起来不明显。在这种情况下，鳞屑可能只有在触诊时检测到轻微的粗糙。由于慢性单纯性苔藓的病程变得更为慢性，从表面上看，潮湿时，可为白色（见下文）（图 16.3）。

表皮脱落与感染的红斑重叠，它们可以表浅也可以深在。这些抓痕通过其角度和线条在临床上可以与其他原因引起的糜烂和溃疡区别（图 16.4）。伴有渗出的表皮脱落在内衣上会留下浅黄色或血色斑点。由于渗出物水分蒸发，血浆蛋白留在原处而形成结痂。这些结痂可以是黄色的，或如果存在血液，也可以是红色、蓝色或黑色的。结痂几乎总是包含有细菌，但是否代表细菌感染，或是否有细菌聚集，则需要其他临床证据才能作出判断。

搔抓可导致抓痕。另一方面，苔藓化是保护性的、胼胝样的、因摩擦而增厚的皮肤（图 16.5）。用拇指和示指捏涉及的组织很容易触及组织增厚。苔藓样变组织通常是暗红色的，但是当这个过程发生在潮湿的区域时，如肛门生殖器区域，增厚的角质层（这是很亲水）变为白色，使红色模糊（图 16.6）。这种白色与指腹经过长时间接触水而变白类似。在某些病例，这种增厚的组织失去弹性，可进展为线性龟裂。这与妇女由于常穿凉拖鞋而发生的龟裂类似。

炎症存在可激活黑色素细胞。这个过程说明原有的明亮的红色被替代为缓慢发展的棕红色（图 16.7）。并且在炎症消退后，棕色仍会存在相当长的时间。这一过程即炎症后色素沉着。这种变黑与阳光照晒下诱发炎症反应而变黑类似。然而，如果炎症足够严重时，黑色素细胞可被破坏而不是激活。在这种情况下，在表皮脱落的深层，黑色素细胞脱落可引起炎症后色素

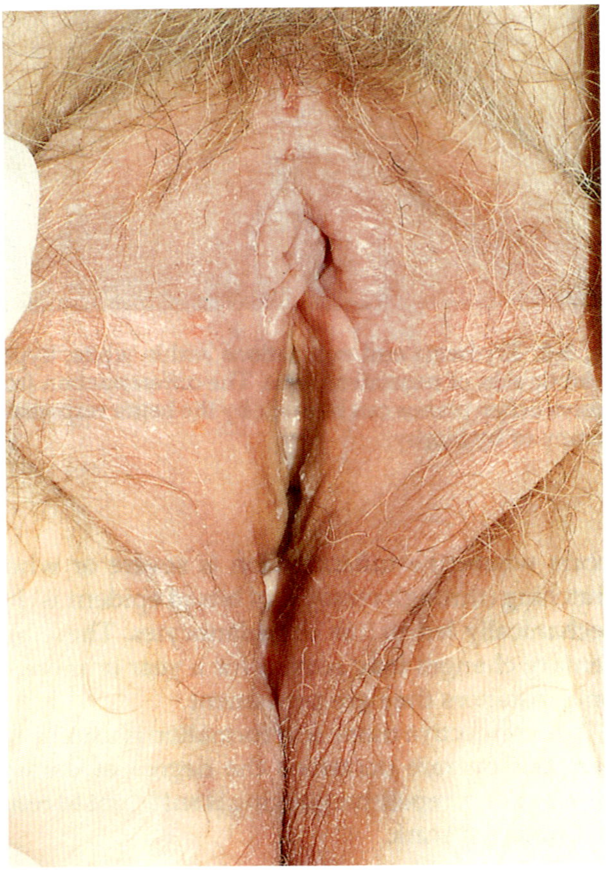

图 16.3 该慢性单纯性苔藓妇女患者的皮损表现为红色、苔藓样变、鳞屑和龟裂加剧。增厚的皮肤因水合作用而呈白色。（Reproduced from P. J. Lynch and L. Edwards Genital Dermatology (Fig. 5-7), New York: Churchill Livingstone; 1994.）

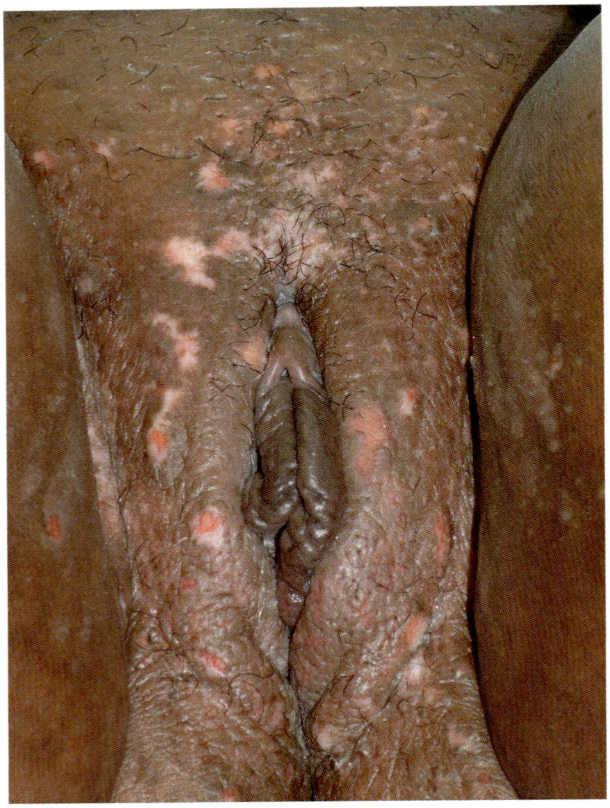

图 16.4 多个溃疡，多数形状不规则，典型的表皮脱落，呈现在苔藓化背景之上。

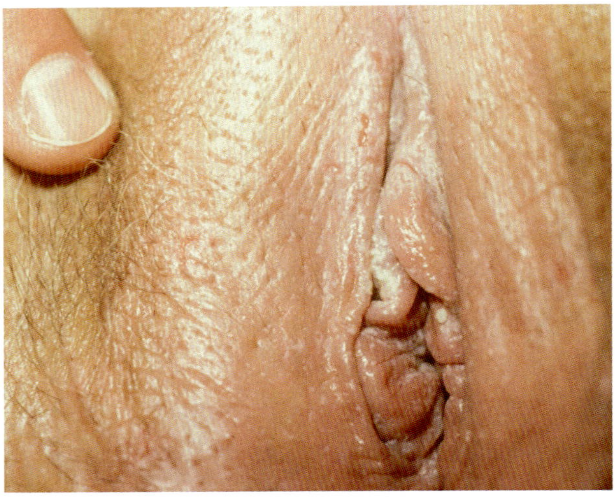

图 16.5 不仅有搔抓和摩擦所致的皮肤苔藓化增厚、有光泽和线状溃疡，而且还有毛发因摩擦脱失。

减退。

慢性单纯性苔藓主要分布在大阴唇，但累及小阴唇、阴阜、大腿上内侧和肛门周围区域并不罕见（图16.8）。

诊断和鉴别诊断

慢性单纯性苔藓的诊断通常是建立在以上述特征性临床表现基础之上的。一般不需要进行活检。此外，当慢性单纯性苔藓诊断成立时，有必要确定病程是原发性（正常皮肤出现新发皮损）还是继发性（叠加在基础性疾病之上）的。通常，第一次看到患者时凭直觉是不可能区分的，此时活检也不会有帮助。最好的办法是处理“瘙痒 - 搔抓”循环，使摩擦和搔抓不再发生。如果“瘙痒 - 搔抓”循环已被打破，检查只观察到正常组织，可假设该异常是原发性慢性单纯性苔藓。否则，如果仍然可以见到基础病变，则该异常是继发性的。在这种情况下，必须确定原发的疾病，可通过临床、活检、氢氧化钾或培养来协助诊断。此外，一旦诊断成立，必须尽快治疗以防止叠加的慢性单纯

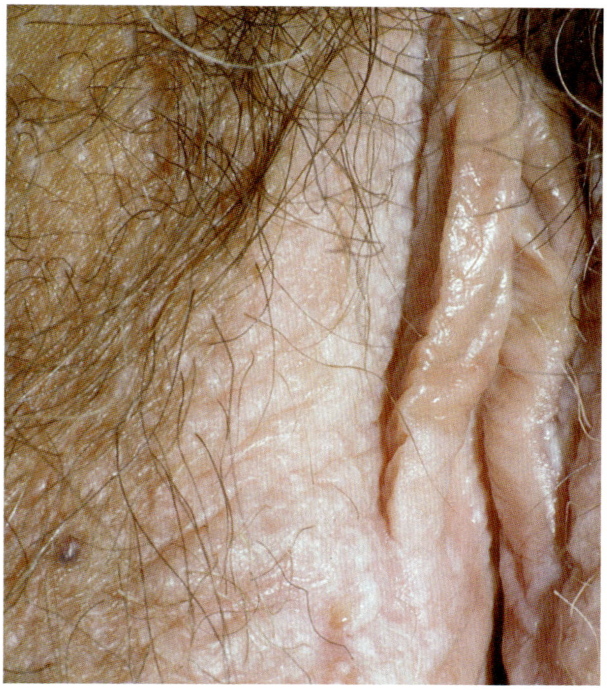

图 16.6 这些白色、增厚的皮肤显示水合角化过度的白色脱失，是一种非特异性表现，可见于任何原因所致的天然潮湿区域增厚皮肤。

性苔藓快速复发。最常见的基础疾病包括念珠菌病、硬化性苔藓、股癣、银屑病、接触性皮炎、人乳头状瘤病毒感染（疣）和 VIN（表 16.1）。

组织学和实验室检查

早期的慢性单纯性苔藓病变病理显示，表皮明显的细胞间水肿（称为“棘细胞层水肿”或“棘细胞层水肿皮炎”）。血管周围和真皮内广泛分布炎性细胞，主要是淋巴细胞。由于慢性单纯性苔藓病程延长，棘细胞层水肿减少，明显的表皮钉突伸长和变宽可使表皮增厚。表皮棘层肥厚可伴有角化过度和角化不全性角质层增厚。存在真皮炎性过程和轻度真皮乳头层纤维变性。注意，慢性单纯性苔藓病谱末期重叠有银屑病的一些病理表现。因此，有时病理医生很难将慢性单纯性苔藓与牛皮癣鉴别开来，而诊断为“银屑病状皮炎。”在这种情况下，临床医生就要根据临床病理相关性修正诊断。除了组织病理检查外，不需要进行其他实验室检查。

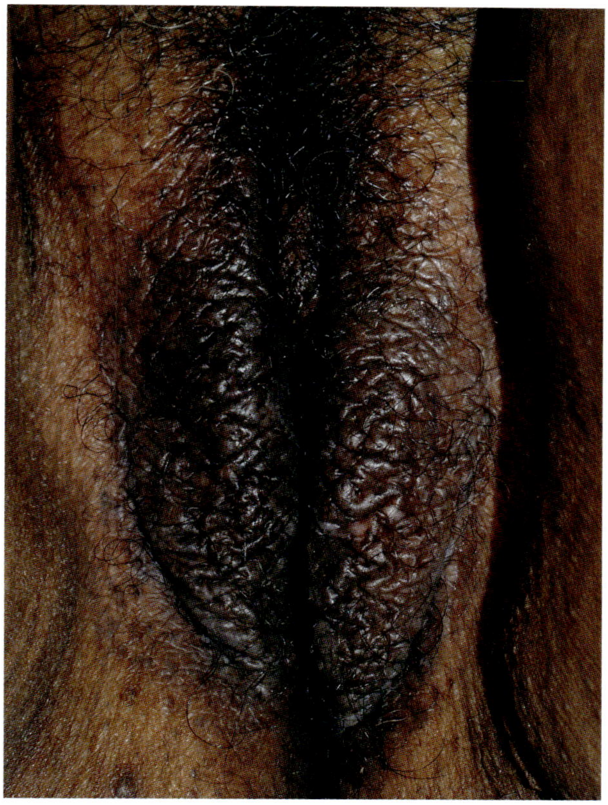

图 16.7 在肤色深的患者，因摩擦所致炎症可引起色素细胞活跃而是红色表现加深为色素过度沉着。

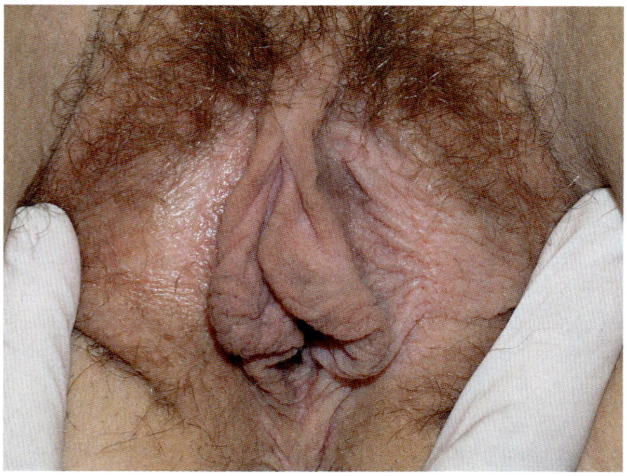

图 16.8 尽管大阴唇是最常罹患慢性单纯性苔藓的部位，其他区域，诸如黏膜区，亦可受累。

发病机制

许多因素可引起原发性外阴瘙痒并进而发展为慢性单纯性苔藓。这些因素包括上述讨论的环境因素以及经常焦虑和（或）抑郁等心理因素[5,6]。然而，重要

表16.1 慢性单纯苔藓

诊断
顽固的瘙痒和搔抓
夜间搔抓的证据 (瘙痒-搔抓循环)
可见的表皮脱落和（或）苔藓化
特应性背景有帮助但不是必需的
鉴别诊断
临床：除外基础外阴皮肤病和外阴上皮内肿瘤
镜下：除外银屑病
治疗
浴缸内浸泡和润滑
中-高效外用类固醇
晚上早些使用羟嗪或多塞平
考虑系统用类固醇
日间考虑选用血清素再吸收抑制剂

的是要记住，这仅仅是诱因。一旦“瘙痒-搔抓”循环已经开始，无论诱因是否持续存在，慢性单纯性苔藓就会自行发生。

原发性外阴瘙痒和慢性单纯性苔藓的实际病因不明。如前所述，大多数患者的这些问题被认为是特应性的。即患者有个人或直系亲属的过敏性鼻炎、过敏性结膜炎、花粉热和（或）哮喘病史。这些都是一种由 IgE 介导的对特异性抗原敏感的结果，而不是发生于这种情况下的真正湿疹样损害。而特应性皮炎及其局部的变型，慢性单纯性苔藓则是由 T 细胞介导的疾病。作为Ⅳ型反应，慢性单纯性苔藓患者对多种抗原的斑贴试验常呈阳性[7]。遗憾的是这些阳性反应很少与患者肛门生殖器区存在的可识别抗原相关。因此，我们不把斑贴试验作为慢性单纯性苔藓患者的常规检查。

当患者询问为什么会出现瘙痒和后续皮疹时，我指出患者遗传了偏干燥的、易发痒的皮肤。最近的证据表明，在分子水平上，这可能是中间丝相关蛋白基因突变的结果，导致屏障层缺陷，而更容易受到皮肤神经纤维对瘙痒和轻度疼痛的反应的刺激[8]。

治疗和预后

如果不治疗，慢性单纯性苔藓蜡状物在数月到数年会减退，但很少完全自动痊愈。大部分慢性单纯苔藓没有长期的、严重的医疗后果，但长期的慢性单纯性苔藓作为易感因素使其进展为外阴鳞状细胞癌的可能性增加[9,10]。另一方面，治疗通常是相当成功的。但即使治疗很成功，也应警告患者，一旦停止治疗，复发的可能性极大。特殊的患者应被告知，复发是一个疾病的自然发展的一部分，并不代表治疗失败。

慢性单纯性苔藓的治疗分为四个环节：(1) 在治疗任何可能的存在皮肤疾患的同时，确定和消除潜在的环境和心理诱发因素；(2) 恢复一个完整的表皮屏障层；(3) 减少相关的炎症；(4) 打破“瘙痒-搔抓”循环。

确认潜在疾病和其他诱发因素

有时，患者初诊时，基础疾病已经存在。例如，可能存在典型的念珠菌病阴道分泌物或卫星病灶，或另一方面，可能存在其他部位的典型银屑病斑块。但更多时候，初次检查还不清楚是否存在基础疾病。在这种情况下，有必要治疗“瘙痒-搔抓”循环。这样，就可剔除由搔抓和摩擦造成的“背景”，进而可以清楚是否还存在其他疾病。当然，如果可以确定存在基础疾病并予以治疗，不仅能够缓解患者相关疾病的症状和体征，还能减少基础疾病再次触发慢性单纯性苔藓快速复发的可能性。

生殖器区域是一个温暖潮湿的环境，容易诱发瘙痒。这一事实很难改变，但以下一些办法可能会有帮助：穿宽松的外衣（裙子而不是裤子）；少穿紧身的内衣（全棉或聚酯混纺）；坐在棉织物上而不是乙烯树脂上；汽车座椅上使用多孔坐垫；内置棉条替代卫生巾；停用内裤护垫；以及减少不必要的侵入性清洁措施尝试和次数。注意月经期的清洁卫生。指甲应每周剪短 2 次，并且修剪后，用指甲锉从顶到底修锉尖锐的边缘而不是从一侧到另一侧。提醒患者，吹风机不是医疗器械，不应用于干燥生殖器区。不必改变洗涤剂品牌或双倍漂洗内衣。

不要等待患者提及心理因素。直接询问他们是否与来自生活中的压力（家庭、社会、财务、性或工作相关的）因素。如果确认有，寻找是否存在焦虑或抑郁症特殊体征可能有额外的帮助。当然，如果确认存在，应予以治疗。

恢复表皮屏障

表皮的屏障层位于表皮的最外层、角质层下方。它由紧密排列的表皮细胞“砖头”与桥粒和角质形成细胞产生的脂质（“砂浆”）联结在一起。完整的屏障层可保护终止于表皮层的感觉神经末梢免受有害环境事件的刺激。当指甲破坏屏障层的功能时以及当表皮水肿（棘细胞层水肿）强力分开表皮细胞时，屏障层功能受损。

屏障层的功能改善可以恢复神经末梢的生理环境，并有助于缓冲瘙痒信号传入感觉皮层。通过浸泡可以最快改善屏障功能。告诉患者将浴缸装满水，然后每次坐入浸泡 20 分钟。自来水就可以，没有必要使用商业性浸泡液或添加额外的添加剂，如沐浴油。应采用患者感到舒适的水温。极热或极冷都可能会暂时性麻痹神经末梢，通常会引起瘙痒反弹。如有必要，每天可重复浸泡多次。

不幸的是，浴缸浸泡的效果很短暂。一旦组织干燥，神经末梢将再次暴露。因此，浸泡后应立即使用润滑剂，以减缓水分蒸发。使用什么样的润滑剂，取决于临床医生的指导和患者的喜好。一般纯凡士林产品（如凡士林）的效果很好，但太“黏”和油腻，看患者能否接受。护手霜（那些固体而不是液体）也有很好的效果，而且更易被人接受。不应该选择包含保湿剂（如乳酸、羟乙酸、乳酸铵或尿素）的产品，因为往往会引起刺痛和烧灼感。润滑油的品牌不重要，患者可以用手边的产品。此外，皮肤科医生可向患者推荐一些老字号的品牌，包括 Aquaphor、Cetaphil、Eucerin、Lubriderm、妮维雅等。这些产品应经常使用，每次浸泡后和排尿后直接使用。

减轻炎症

慢性单纯性苔藓中始终存在炎症。肤色浅的患者可见皮肤发红。然而，在个别肤色深的患者，天然色素会掩盖红色的强度而使颜色显得偏黑红、棕红色。存在炎症是有害的，因为它可引起棘细胞层水肿而致屏障层功能障碍。炎症也与有刺激特性的细胞因子的释放有关。注意，无论如何，细胞因子组织胺在炎症中的作用非常有限，因此，口服抗组胺药不会将炎症减轻到明显程度。皮质类固醇类药物是减少炎症最强大的和适当的药物。

局部使用类固醇

当用于局限性部位时，如外阴，局部外用类固醇治疗因为没有显著的系统性吸收风险而最为安全。从历史上看，皮肤科医生都建议在生殖器区域使用低效激素，如氢化可的松等。不幸的是，这些产品疗效甚弱。后来逐步发现，更强的产品同样安全且更为有效。我通常开始时使用 0.05% 的醋酸氟氢松（Lidex）软膏，必要时用强效的 0.05% 的丙酸倍氯美松（Temovate 类）软膏。开始使用软膏剂型而不是乳剂型的类固醇几乎总是最明智的。因为软膏刺激少并有润滑效果。稍后，皮损已开始痊愈时，如果患者个人喜好，可改用乳剂赋形剂。

局部类固醇治疗应每日 2 次。一般每次敷用少量，约一个铅笔擦的大小。大剂量的使用可能会蔓延到不需治疗的外阴以外组织，并增加不良反应的可能性，如沟纹形成，皮肤萎缩，毛细血管扩张。少量订购类固醇，如 30g 是可取的。这一数量足够使用好几个星期并有助于患者保守使用。

其他外用抗炎剂

在过去 5 年，两种非类固醇局部治疗剂一直被大力推广用于治疗特应性皮炎。这些产品——他克莫司（Protopic 软膏）和吡美莫司（Elidel 霜）——在治疗慢性单纯性苔藓方面疗效非常有限。其疗效仅相当于低 - 中效类固醇，应用时有刺激，价格昂贵，且美国食品和药物管理局的“黑箱”警告有可能诱发恶性肿瘤。在确认局部外用类固醇完全无效时才能使用。

系统使用类固醇

如果使用外用类固醇 3 个星期后改善很少或没有改善，应考虑使用全身性类固醇治疗。大多数皮肤科医生最喜欢泼尼松或泼尼松龙短期冲击疗法。这两种药物本质上是可互换的且给药剂量相似。典型的给药方法是任选其一，早晨单次给药 40mg，连用 7 天，然后20mg，连用7天。不必进一步减量。不过，我更喜欢用曲安奈德（Kenalog），80mg，臀部肌内注射。两种给药途径都有效且安全。我更喜欢肌内注射是因为没有顺应性问题，没有患者或药店的剂量错误。这种激素类药物的缓慢减量极少或不会引起疾病的反弹，经过一个疗程的治疗，（患者）使用类固醇的总剂量较低。

打破“瘙痒-搔抓”循环

在慢性单纯苔藓治疗时没有打破“瘙痒-搔抓”循环是最常见的错误。对此缺乏关注常导致治疗欠佳。当然，如果抓挠是发生在潜意识层面或睡着的时候，则患者无法打破这个循环。

夜间搔抓

如上所述，夜间抓挠非常常见并影响睡眠模式[11]。抗组胺药仍被用于减轻瘙痒和搔抓[12]，即使其效力缺乏科学依据[13]。最初，使用抗组胺剂的原因是其抗组织胺效应。然而，最新的资料和研究结果显示，非镇静类的抗组胺药是相对无效的，提示其疗效主要取决于其镇静作用。几乎所有的皮肤科医生都建议使用如羟嗪（Atarax），但其他镇静类抗组胺药物（Benadryl）也有效。这些药物都于睡前2小时而不是上床时服用低剂量（10～25mg）开始，以减轻患者清晨困倦而使患者易于接受治疗。治疗剂量每周增加10～25mg（仍然晚间单次给药），直到患者夜间搔抓停止或直到不良反应（口干、视力模糊或早晨嗜睡）不进一步增加位置。一般而言。最有效的剂量在50～75mg之间。每日最大剂量不超过150mg。

如果羟嗪疗效不佳或出现不可接受的不良反应，我会换用三环抗抑郁药和抗组胺药多塞平。与羟嗪一样，该药的功效主要取决于其镇静效果。使用剂量与羟嗪相似。

日间搔抓

夜间的治疗通常足以控制白天的瘙痒和搔抓。但是，如果白天持续抓挠，则需要晨间治疗。我选择不使用上述药物，因为困倦会影响驾车和机器操作的安全性。我更喜欢选择血清素再摄取抑制剂（SSRI）。尽管对其作用机制知之甚少，但它相当有效。当我开SSRI类药物处方时，我会说明这些药物已被批准用于强迫症（OCD），而一个人的不断抓痒，可以看作强迫症的一种类型。我最常使用西酞普兰（Celexa），开始时每天早晨10～20mg。剂量可以每周逐渐增加，每日最大剂量为60mg。其他SSRI药物，如氟西汀（百忧解）、帕罗西汀（帕罗西汀）和舍曲林（Zoloft），效果也不错。

参考文献

1. Park, J. -H., Choi, J. -H., Namkung, W. -S., *et al.* Characteristics of extrinsic vs. intrinsic atopic dermatitis in infancy: correlations with laboratory variables. *Br. J. Dermatol.* 2006; **155**: 778–783.
2. Sullivan, A. K., Staughair, G. J., Marwood, R. P., *et al.* A multidisciplinary vulva clinic: the role of genito-urinary medicine. *J. Eur. Acad. Dermatol. Venereol.* 1999; **13**: 36–40.
3. Ball, S. B. and Wojnarowska, F. Vulvar dermatoses: lichen sclerosus, lichen planus and vulval dermatitis/lichen simplex chronicus. *Semin. Cutan. Med. Surg.* 1998; **17**: 182–188.
4. O'Keefe, R. J., Scurry, J. P., Dennerstein, G., *et al.* Audit of 114 non-neoplastic vulvar biopsies. *Br. J. Obstet. Gynaecol.* 1995; **102**: 780–786.
5. Chuh, A., Wong, W., and Zawar, V. The skin and the mind. *Aust. Fam. Physician* 2006; **35**: 723–725.
6. Krishnan, A. and Koo, J. Psyche, opioids, and itch: therapeutic consequences. *Dermatol. Ther.* 2005; **18**: 314–322.
7. Virgili, A., Bacilieri, S. and Corazza, M. Evaluation of contact sensitization in vulvar lichen simplex chronicus. *J. Reprod. Med.* 2003; **48**: 33–36.
8. Palmer, C. N. A., Irvine, A. D., Terron-Kwiatkowski, A., *et al.* Common loss-of-function variants of the epidermal barrier protein filaggrin are a major predisposing factor for atopic dermatitis. *Nature Genet.* 2006; **38**: 441–46.
9. Micheletti, L., Scurry, J., Bogliatto, F., *et al.* Premalignant aspects of the vulvar non-epithelial disorders (formerly the vulvar dystrophies). *CME J. Gynecol. Oncol.* 2005; **10**: 157–168.
10. Nascimento, A. F., Granter, S. R., Cviko, A., *et al.* Vulvar acanthosis with altered differentiation: a precursor to verrucous carcinoma? *Am. J. Surg. Pathol.* 2004; **28**: 638–643.
11. Koca, R., Altin, R., Konuk, N., *et al.* Sleep disturbance in patients with lichen simplex chronicus and its relationship to nocturnal scratching: a case control study. *South. Med. J.* 2006; **99**: 482–485.
12. O'Donoghue, M. and Tharp, M. D. Antihistamines and their role as antipruritics. *Dermatol. Ther.* 2005; **18**: 333–340.
13. Klein, P. A. and Clark, R. A. An evidence-based review of the efficacy of antihistamines in relieving pruritus in atopic dermatitis. *Arch. Dermatol.* 1999; **135**: 1522–1525.

延伸阅读

Lynch, P. J. Lichen simplex chronicus (atopic/neurodermatitis) of the anogenital region. *Dermatol. Ther.* 2004; **17**: 8–19.

Weichert, G. E. An approach to the treatment of anogenital pruritus. *Dermatol. Ther.* 2004; **17**: 129–133.

第 17 章

外阴皮肤病：丘疹鳞屑性疾病

Libby Edwards

炎症和鳞屑性皮肤病从形态学上被分为两组疾病，即丘疹鳞屑性疾病和湿疹性疾病。丘疹鳞屑性疾病的皮疹境界清楚，较少伴有瘙痒和抓痕。湿疹性疾病皮疹境界多不清楚，因搔抓引起皮肤肥厚（苔藓化）或表皮剥蚀为其主要特征。

任何丘疹鳞屑性疾病和湿疹性疾病都可以累及外阴 。一些皮肤病更常累及外阴，或与生殖器外的皮疹治疗原则存在差异。本章将讨论这些相对常见或有疑问的疾病。

银屑病

银屑病是一种自身免疫病因性疾病，临床上可有多种形态学改变。其中一种亚型，脓疱型银屑病，与 Reiter 病密切相关。各种亚型的组织学和形态学表现可以十分类似，并无明确界限，是一个连续的疾病谱。

流行病学和临床表现

银屑病在普通人群中的发病率约为 1% ～ 3%[1]。肛门生殖器通常会受累，且多半有身体其他部位的银屑病。银屑病可累及所有种族和所有年龄的患者，但患者多数在 30 岁以前发病。肥胖和嗜酒人群更容易患银屑病。

有些患者出现严重的瘙痒感，其他部分患者因皮肤干燥和皲裂而出现明显疼痛，还有些患者并无任何症状。大多数女性会为有明显的过度增生性鳞屑导致的皮肤外观问题而烦恼，特别是为座椅或床铺上有过多的鳞屑而感到十分尴尬。

银屑病的临床表现因有几种主要的形式而不同（表 17.1）。最常见的类型是寻常型银屑病（又称斑块型银屑病）。寻常型银屑病的典型表现为境界清楚的红色斑块，上覆致密性银白色鳞屑（图 17.1 和 17.2）。而位于皮肤皱褶部位的皮损鳞屑会比较细小，皮肤看起来有光泽且显得光滑（图 17.3）。尽管全身皮肤都可以发病，但寻常型银屑病多发生于肘部、膝盖

表17.1 银屑病的多种形态学表现

寻常型银屑病——好发于肘部、膝盖和头皮的、境界清楚的鳞屑性大斑块
点滴状银屑病——0.5～2cm大小、轻度鳞屑性、广泛分布的斑块
反转型银屑病——皮肤皱褶部位的潮湿的、深红色斑块
红皮病型银屑病——泛发性红斑和鳞屑
脓疱型银屑病——红色斑块基础上的脓疱和结痂

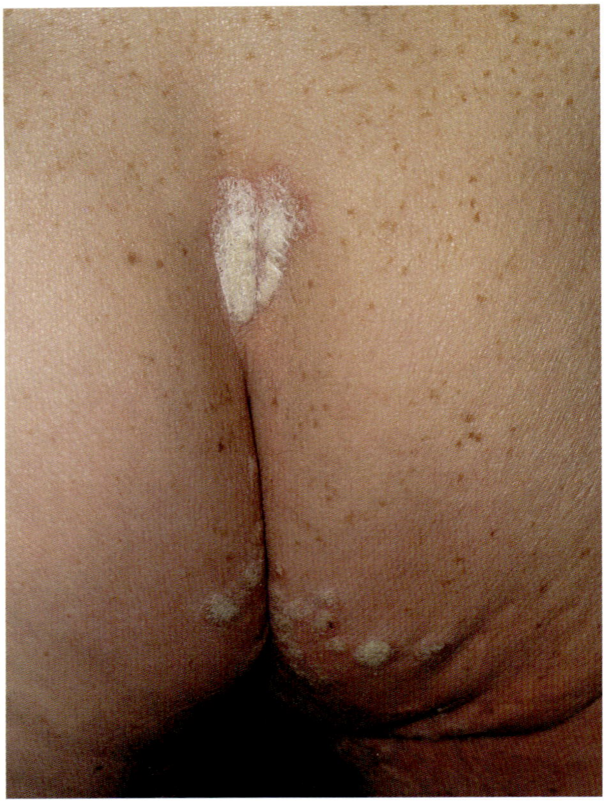

图 17.1 这些境界清晰的、附有较厚白色银屑的红疹和斑块是发生在干燥角化皮肤上的典型的未经治疗的银屑病。

和头皮。银屑病可以出现同形现象，即皮疹可出现于炎症或创伤后的部位。这种现象也能部分解释为什么皮疹分布多见于肘部、膝盖和生殖器皮肤，因为这些部位都是容易摩擦和易受轻伤的地方。许多患者也可以出现指甲的小点，银屑病的一种相对特异性的特征。

第二种类型为点滴状银屑病，表现为 0.5 ～ 2cm 大小的圆形、红色、鳞屑性丘疹和小斑块（图 17.4）。头皮和指甲较少受累。这种类型的银屑病并不好发于肛门生殖器周围皮肤、肘部、膝盖或头皮。

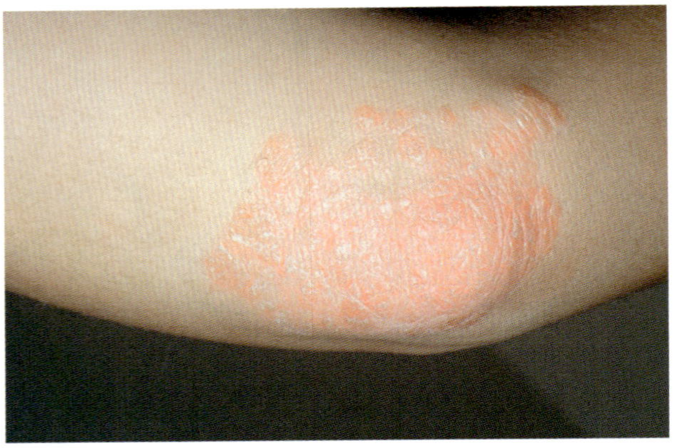

图 17.2 寻常型银屑病好发于肘部、膝盖，寻找这些部位的典型皮疹有利于对生殖器部位的非特异性皮疹作出诊断。（Reproduced from L. Edwards Dermatology in Emergency Care (Fig. 14.1), New York: Churchill Livingstone; 1997.）

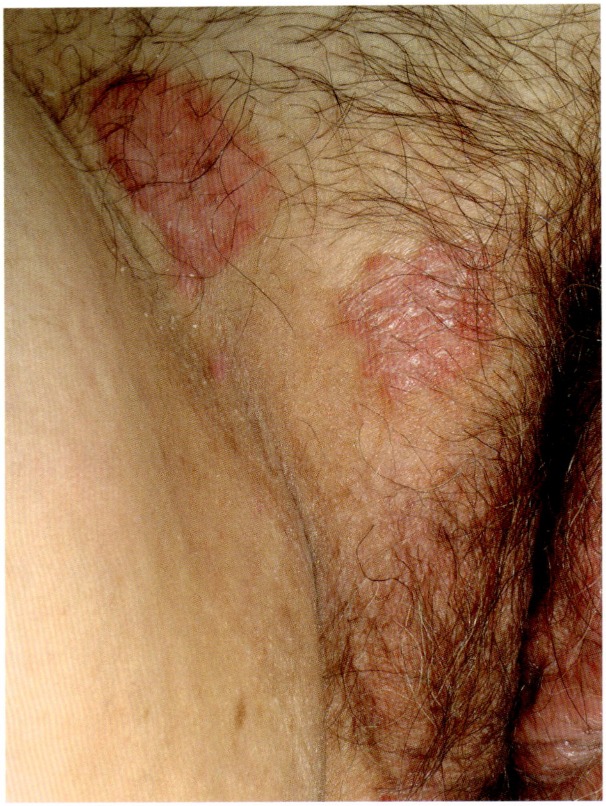

图 17.3 外阴和其他皮肤皱褶部位的银屑病缺乏其他部位银屑病的典型的银白色厚鳞屑，通常皮肤更倾向于呈现有光泽的、玻璃样改变。

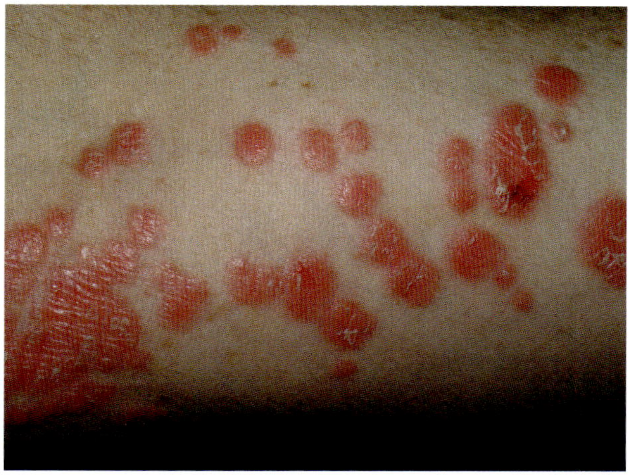

图 17.4 点滴状银屑病的细小的、分散性鳞屑性丘疹，通常缺乏寻常型银屑病特有的银白色厚鳞屑。(Reproduced from L. Edwards Dermatology inEmergency Care (Fig. 14.2), Churchill Livingstone.)

反转型银屑病主要累及皮肤皱褶部位，包括腋窝、乳房下、下肢屈侧和肛门生殖器周围皮肤。反转型银屑病表现为潮湿性深红色斑块，伴有极细小的鳞屑（图 17.5 至 17.7）。皱褶部位的肥厚性皮肤通常出现浸渍而发白。典型的皮疹发生于臀裂和脐周，通常不累及经典的银屑病部位，包括肘部、膝盖和头皮。

第四种类型为红皮病型银屑病，可以由于任何一种类型的银屑病加重泛发导致，表现为泛发性非特异性红斑和鳞屑。红皮病型银屑病通常不出现典型的肥厚性银白色鳞屑。红皮病型银屑病与其他的

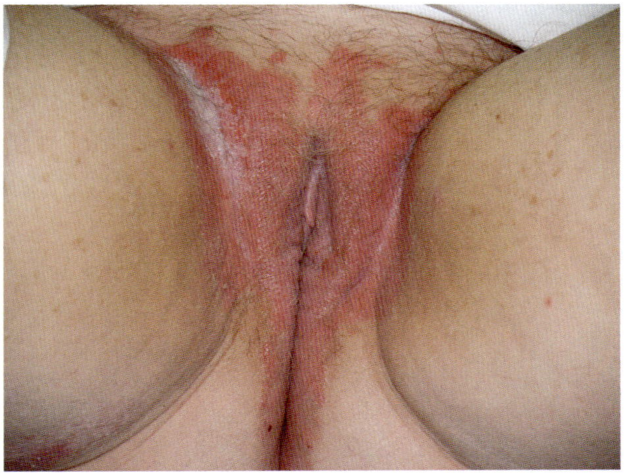

图 17.5 外阴银屑病典型表现：境界清楚、带有光泽的斑块。

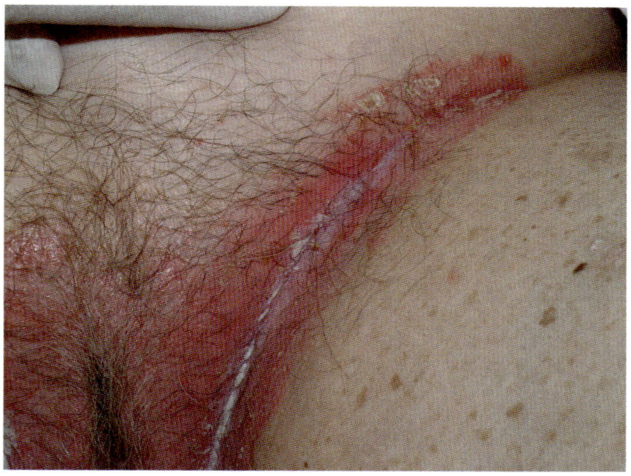

图 17.6 银屑病肥厚性的皮疹在皮肤皱褶部位发白，通常是由于这些部位的慢性潮湿环境所致。皮肤皱褶部位的银屑病可以类似于念珠菌病，有时也并发念珠菌病，这些疾病通常需要真菌培养和试验性治疗来鉴别。

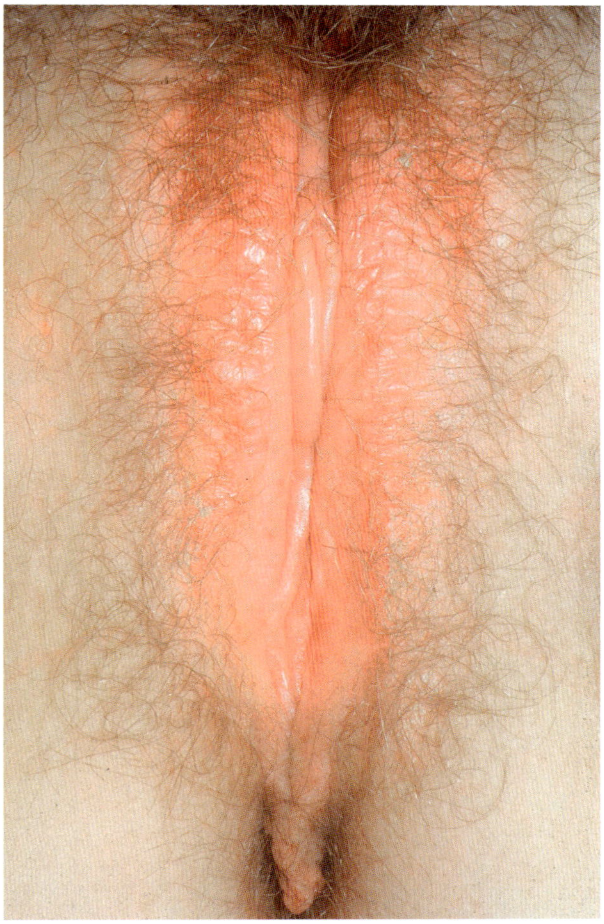

图 17.7 外阴银屑病通常表现为警界不清的红色斑块，与慢性单纯性苔藓、接触性皮炎和脂溢性皮炎很难鉴别，因此，寻找其他部位皮损的诊断证据、活检和治疗反应有助于鉴别这些疾病。

泛发性皮肤病无法区别，如泛发性湿疹或药物过敏反应。

最后一种类型为脓疱型银屑病，表现脓疱性斑块，并最终进展为结痂性斑块。脓疱型银屑病的皮疹可以泛发全身，也可以仅限于手、足或生殖器部位的皮肤。脓疱型银屑病的皮肤表现与 Reiter 综合征的无法区别（图 17.8 和 17.9）。脓疱型银屑病比其他类型的银屑病更容易伴有关节炎。

除了点滴状银屑病外，所有其他类型的银屑病均常累及肛门生殖器部位，而反转型银屑病几乎无一例外地累及外阴和下肢屈侧。银屑病通常累及有毛发的、非黏膜部位的肛门生殖器皮肤。然而，脓疱型银屑病极少发生在外阴分泌型黏膜上皮、阴道上皮和子宫颈阴道部。

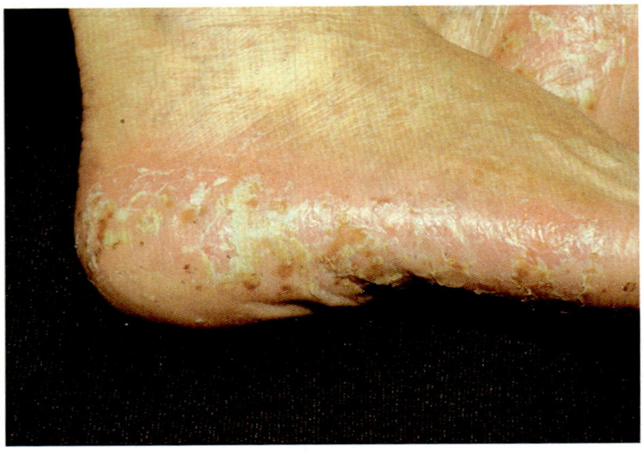

图 17.9 肢端脓湖和伴痂屑性融合性斑块，为溢脓性角皮病脓疱破裂后的典型表现，该病为 Reiter 综合征的皮损表现。本病临床和组织病理表现与脓疱性银屑病完全相同。(Reproduced from L. Edwards Dermatology in Emergency Care (Fig. 7.8), Churchill Livingstone.)

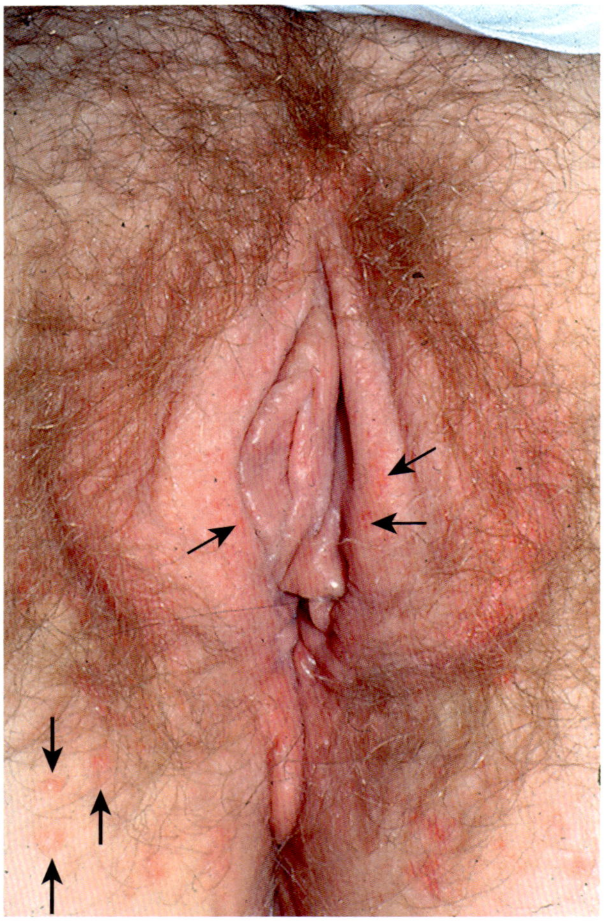

图 17.8 脓疱性银屑病表现为斑块和脓疱，薄壁脓疱通常迅速破裂，遗留小的融合性糜烂面（细箭头所示）。该患者的皮疹边缘还出现脓疱（粗箭头所示），开始被误诊为难治性念珠菌感染。

鉴别诊断

与生殖器银屑病相似的疾病包括念珠菌病，后者亦可以表现为典型的红色腹股沟斑块，但念珠菌病通常伴有小卫星斑块和围领状脱屑，真菌镜检或培养为阳性。抗真菌治疗好转可帮助确诊该病。股癣，尽管在女性相对少见，有时亦可以表现得与肛门生殖器部位的银屑病极为相似。大阴唇和阴阜的慢性单纯性苔藓从形态学上与银屑病类似，但境界不如后者清楚。发生于外阴部位的脂溢性皮炎尽管极为少见于外阴或大腿屈侧，但是形态学上和组织学上与银屑病极为相似，即为红色、潮湿红色斑块，伴细微的鳞屑。脂溢性皮炎通常伴有头皮、面中部和其他皮肤皱褶部位典型的油脂溢出。刺激性接触性皮炎或过敏性接触性皮炎的红色粗糙性斑块可与银屑病相似，但境界较不清楚，且不伴有生殖器外银屑病皮疹。上述疾病可以通过培养、其他部位的典型皮疹和治疗反应进行鉴别。银屑病也常常可以伴发上述疾病，特别是念珠菌病、慢性单纯性苔藓和接触性皮炎（表 17.2）。

实验室检查和组织学

轻度的银屑病通常不伴有实验室检查的异常。脓疱型银屑病多表现出白细胞升高，银屑病关节炎可出现为典型的 X 光检查改变。

表17.2 银屑病

诊断
临床表现
红色、境界清楚的、鳞屑性或潮湿性斑块
通常不累及阴道或外阴皮肤黏膜交界部位
常累及头皮、指甲、肘部和膝盖
当表现不典型时，需要进行活体组织学检查
鉴别诊断
Reiter病
慢性单纯性苔藓
念珠菌病
刺激性或接触性皮炎
股癣
脂溢性皮炎
红癣
治疗
局部外用皮质类固醇，0.1%的曲安西龙软膏，每日2次，可能的情况下逐渐减量，或更强效的丙酸氯倍他索软膏，每日2次外用，并快速减至每周1～3次。
局部外用0.005%的卡泊三醇软膏，每日2次
严重顽固性银屑病需要系统性治疗，包括甲氨蝶呤、维A酸、环孢素、依那西普、英夫利昔单抗和依法利珠单抗

早期的皮疹和进展期的皮疹的边缘可以显示出银屑病的具有诊断意义的改变，而晚期的皮损通常表现不特异。经典的组织病理改变为：钉突规律延长，钉突的下部增厚，而乳头浅表皮肤变薄，角化过度和角化不全，真皮出现慢性炎症细胞浸润，而具有诊断意义的改变为表皮内嗜中性粒细胞的小聚集（微脓肿）和角化不全的角质层。脓疱型银屑病的脓肿较大，因此临床上可以表现出来。然而，银屑病在更多情况下为慢性病程，组织学改变并不特异，因此有银屑病样皮炎的组织学诊断。这是一种描述性语言而非诊断，通常提示既有银屑病又有湿疹样改变，但又均不符合。这种诊断报告时既非确诊也不排除银屑病的诊断。

发病机制

银屑病是一种T细胞浸润的免疫性疾病[2]。这种T细胞介导的Ⅰ型自身免疫过程和细胞因子的产生最终导致角质细胞更替加速，表皮增厚和鳞屑。银屑病发生具有一定的遗传性。

治疗和预后

外阴银屑病通常可以通过外用药治疗控制。皮质类固醇可以消除刺激症状，只要注意继发感染性疾病，特别是念珠菌病，就可以很好地控制肛门生殖器部位的银屑病。超强效的外用皮质类固醇软膏，如氯倍他索，需要谨慎外用，开始每日1～2次外用，并逐渐减量至可控制疾病的最低频率，通常是每周3次左右。最常受累的部位包括：大阴唇的毛发生长部位、下肢屈侧、肛周皮肤和双腿中部，均为容易出现皮肤萎缩的部位。需要长期治疗的患者需局部使用弱效的皮质类固醇激素，必要时可以使用卡泊三醇软膏（达力士）。其他局部外用药，如煤焦油、水杨酸和地蒽酚软膏等，对肛周生殖器部位皮肤刺激性较大。他克莫司和吡美莫司软膏在一些患者中效果不错，尽管有些刺激性，但是一些女性耐受性较好，特别是对外用皮质类固醇控制后的患者，可以考虑使用这两种药物。

对于外用药无法控制的患者，需要系统性药物治疗，如甲氨蝶呤、维A酸或某种生物制剂，包括依那西普、英夫利昔单抗、依法利珠单抗、阿达木和阿法赛特。

银屑病无法根治，但可以控制。肛门生殖器部位的银屑病通常比其他部位的银屑病更容易控制，但皮质类固醇的不良反应也会比较明显，因此需要在医生监督下用药。继发的肛门生殖器恶性肿瘤尚未报道，但可能会出现变形性关节炎的并发症。近期研究还表明，银屑病的炎症可以导致冠状动脉疾病发生率增高[3]。

Reiter综合征

Reiter综合征是一种多系统疾病，主要表现为尿道炎、结膜炎和关节炎，通常也会伴有皮肤症状、虹膜炎、角膜炎、发热和全身乏力。皮损主要累及手、足和生殖器皮肤，这些部位的皮损临床上和组织学上与脓疱型银屑病无法区别（见图17.8和17.9）。银屑病和Reiter综合征的关系密切，属同一个疾病谱。

Reiter综合征几乎均发生于男性，且具有一定的遗传易感性。手、足通常出现红色脓疱性斑块或由破溃的脓疱演变而来的结痂。环切后的龟头可以出现类似的鳞屑和结痂性斑块，而未行环切男性则表现为白色环状或弓形丘疹和斑块（环状龟头炎）。少数发病的女性Reiter综合征患者多表现为宫颈炎，有时宫颈出现白色、弓状丘疹、黏膜改变和角化上皮的炎症性鳞屑性斑块。有时巴氏涂片可出现炎症性改变的异常。口腔皮疹较为少见。

关节炎症通常影响大关节，如膝盖，多为不对称性的。疼痛性强直性脊柱炎和骶髂关节炎较为常见。

Reiter综合征的皮肤症状首先要鉴别的疾病是脓疱型银屑病。这两种疾病密切相关，且经常无法区分。脓疱型银屑病较少出现HLA-B27阳性、眼部炎症、强直性脊柱炎和尿道炎/宫颈炎。男性患者尿道排出分泌物并伴有关节炎提示播散性淋球菌菌血症，外阴的结痂性斑块可与念珠菌病相似。Reiter综合征的诊断依赖于上述的症状的组合，包括寡关节炎（特别是膝盖和踝关节），尿道炎或宫颈炎，球结膜炎，生殖器和手、足部位的脓疱鳞屑或结痂性斑块，肌腱的炎症，以及跟腱韧带插入物和口腔溃疡。然而，多数Reiter综合征患者为非完全型表现，即仅有部分特征性表现，特别是在疾病早期，而且没有确诊性试验。

实验室检查异常包括：HLA-B27阳性和关节疾病的典型放射线检查的改变。组织学改变与脓疱型银屑病相似，表现为棘层肥厚和表皮中性粒细胞浸润并融合形成脓疱。

Reiter综合征的病因改变包括：遗传易感性（表现为患者多为HLA-B27阳性）和感染诱因，特别是耶尔森菌属、志贺菌属或HIV感染，这些感染可以诱发免疫反应。

Reiter综合征的外阴表现的治疗与银屑病相似。大多数患者因疾病的其他表现需要系统治疗，如上所述的银屑病治疗。一些患者表现为自限性改变，而其他一些患者被慢性致残性疾病所折磨。

股癣

股癣又称为“寄生性湿疹”，是一种毛发生长部位的皮肤真菌感染。

流行病学和临床表现

股癣主要发生于男性，特别是在伴有足癣和甲真菌感染的患者中，多发生于青春期后，好发于潮湿温暖的气候。

股癣最常伴随的症状是瘙痒，特别是在大腿近端中部。另外，皮疹对于一些人而言极不雅观，通常不伴有疼痛感。

经典的股癣表现为大腿近端中部的、境界清楚的、红色鳞屑性斑块，周围的鳞屑比较明显，因此呈现环状改变（图17.10）。通常情况下，股癣并不明显累及大阴唇或阴阜，除非是使用外用皮质类固醇或其他情况导致免疫抑制女性患者。毛发部位受累有时可累及毛囊上皮（真菌性毛囊炎），导致在典型的股癣斑块基础上出现红色结节、脓疱和（或）结痂性丘疹。股癣并不累及外阴的黏膜部位。

若不恰当地使用外用激素治疗，股癣可能会导致皮疹形态不典型（难辨认癣），表现为边缘不清的、融合性弓状斑块和真菌性毛囊炎。在这种情况下，皮疹外周鳞屑加重变得不甚明显（图17.11）。

鉴别诊断

所有引起外阴红色斑块的疾病均应与股癣进行鉴别（表17.3）。这包括慢性单纯性苔藓、银屑病、念珠菌病、接触性皮炎和脂溢性皮炎。真菌学镜检发现分枝性菌丝而非念珠菌性芽孢均有诊断意义。不确定的患者可进行皮肤癣菌培养进行确认。

实验室异常和组织学

股癣患者的唯一实验室检查异常是真菌培养阳性或鳞屑的真菌镜检提示皮肤癣菌病。

通常情况下股癣的诊断并不需要组织学证据。尽管如此，组织学上，角质层的微生物在如PAS染色的特殊染色下最容易被发现，还可以看到皮炎样组织学改变，包括棘细胞层海绵水肿。

发病机制

股癣的发病原因是皮肤癣菌感染，其中红色毛癣菌、须癣毛癣菌或絮状表皮癣菌的感染最为常见。镜

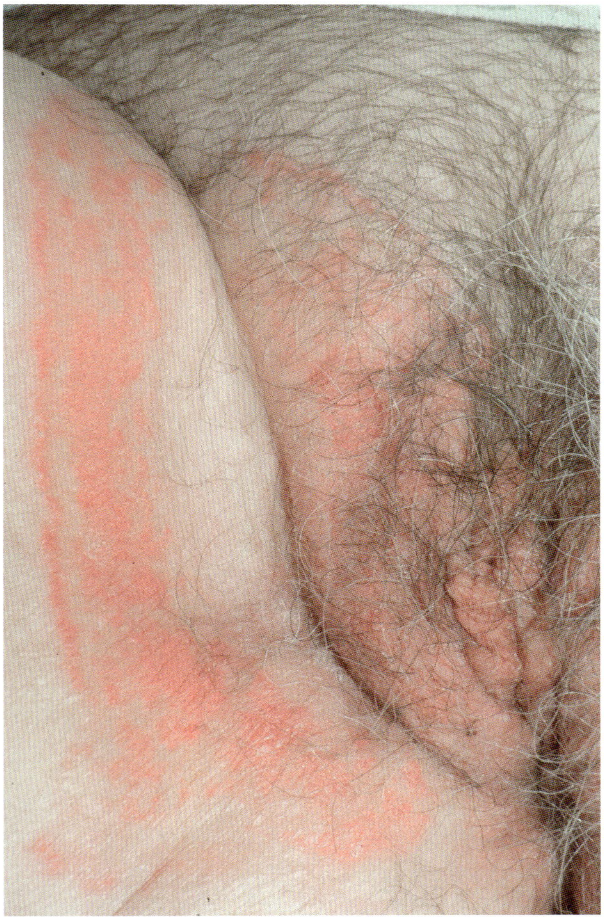

图 17.10 股癣表现为大腿根部和阴阜部位的红色斑块，周边红斑明显，并形成环形改变。

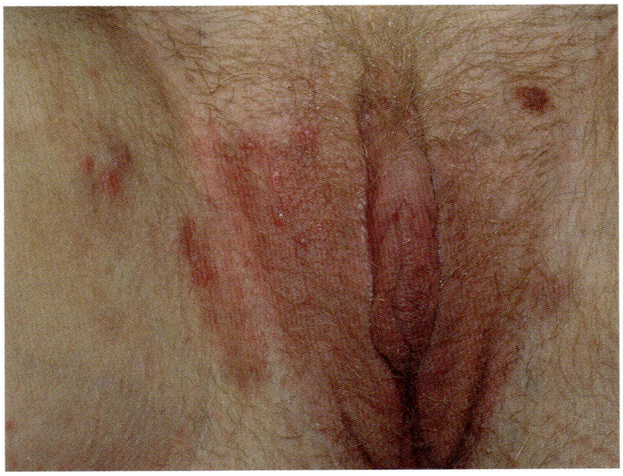

图 17.11 股癣局部外用皮质类固醇治疗以后表现为非典型外观，称为难辨认癣。斑块可能会缺乏通常具有的环形外观，且通常境界不清，伴有丘疹和结痂，提示皮肤癣菌侵犯毛囊，形成真菌性毛囊炎。(Reproduced from C. M. Lawrence and N. H. Cox Color Atlas and Text of Physical Signs in Dermatology (Fig. 6.27) , Wolfe, London, 1993.)

表17.3 股癣

诊断
临床表现
主要发生于大腿近端中部的红色、境界清楚的鳞屑性斑块，有时皮疹可以累及臀部或阴阜
外周鳞屑
通常伴有甲真菌病或足癣
临床确诊需要依靠氢氧化钾制片的鳞屑镜检或培养和治疗反应
鉴别诊断
慢性单纯性苔藓
念珠菌病
刺激性和过敏性接触性皮炎
脂溢性皮炎
红癣
治疗
无真菌性毛囊炎改变的轻度疾病
任何唑类软膏、特比萘芬软膏或环吡酮软膏，每日2次外用，直至皮疹消退
皮损广泛或伴有毛囊炎
口服唑类药物，疗程因药物而异，包括：
氟康唑，每周100～200mg，共2～4周
伊曲康唑，每天100mg，共2周
酮康唑，每天200mg，直至消退
口服特比萘芬，每天250mg，直至消退
口服灰黄霉素，每天500mg，直至消退

检无法区分感染的皮肤癣菌的种类。

治疗和预后

股癣的治疗方法包括使用多种口服或外用抗真菌药中的一种。所有唑类药物均有效，而制霉菌素对癣菌没有疗效。特比萘芬(Lamisil)或环吡酮(Loprox)也是有效药物。这些药物的用法为每日 1 ～ 2 次，特别适用于股癣程度较轻且局限、不伴有真菌性毛囊炎的患者。当出现大量粗糙性毛发或伴有毛囊炎时，或当股癣累及范围较广时，患者应给予口服药物控制。可选择的药物包括唑类，如氟康唑（Diflucan），每周 100 ~ 200mg，共 2 ~ 4 周，或伊曲康唑（Sporonox），每天 100mg，或酮康唑，每天 200mg，直至皮疹消失。灰黄霉素，500mg，每日 2 次，同样有效，但是有恶心和头痛的不良反应限制了其使用。口服特比萘芬，每天 250mg，直至皮疹消退，同样是一种有效且不良反应小的治疗方法。除了灰黄霉素，所有这些药物即使在误诊的情况下，对于念珠菌同样是有效的。

应该告知患者，股癣可能会复发，特别是伴有甲真菌病的患者。这些患者一旦发现有复发的迹象，应该立即重新使用唑类或特比萘芬软膏重新进行治疗。

红癣

红癣是一种由于微小棒状杆菌感染引起的浅表细菌感染性疾病。红癣更多见于女性，表现为境界清楚的、粉红色的、伴有轻度鳞屑的斑块，好发于大腿近端近中部（图 17.12），可以无任何症状，也可以伴有瘙痒。红癣经常与股癣混淆，但有时也可以表现得与银屑病、念珠菌病、慢性单纯性苔藓或脂溢性皮炎极为相似。诊断主要通过伍德灯下皮肤呈现珊瑚红改变来确定。治疗方法包括：口服红霉素或局部使用 2% 的红霉素溶液或克林霉素软膏，每日 2 次，直至皮疹消退。红癣亦可复发。

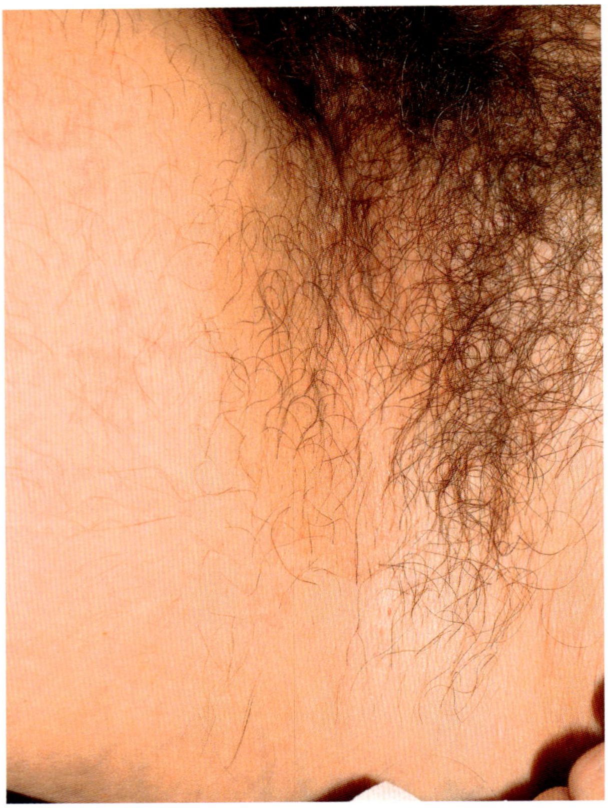

图 17.12 典型的红癣表现为大腿近端中部灰褐色至粉红色的、伴有细小鳞屑的、境界清楚的、不伴有环形外观的红色斑块。

花斑糠疹（花斑癣）

花斑糠疹是一种浅表酵母菌感染，通常不首先累及外阴皮肤，但是躯干部位的皮损有时可以延伸至阴阜和外阴其他非黏膜部位。

患者通常无症状，偶尔有瘙痒感觉。皮疹外观可以呈现粉红色、黄褐色、棕褐色（特别是在有色人种）或白色，因此称之为“花斑”。皮疹为扁平的小丘疹，伴有细微的常被忽略的鳞屑，通常境界清楚，可以融合成片，特别是在胸中部和背中部（图 17.13）。有时可伴有毛囊炎（马拉色菌性毛囊炎），主要位于躯干部位。

本病可以通过皮肤的真菌学检查进行确诊，典型表现为镜下观察到短而弯曲的菌丝和簇状不规则的芽孢。通常无需组织活检，尽管如此，组织学上可显示角质层的大量微生物，通常不伴有炎症反应。

花斑糠疹是由于糠秕马拉色菌感染所致，之前称为“癣”是错误的，因为该菌为酵母属而非癣菌属。

治疗包括口服和局部外用抗真菌药物。所有唑类和特比萘芬每日 1 ~ 2 次外用均有效。泛发型花斑糠疹可以给予口服伊曲康唑，每天 200 ~ 400mg，共 1 周，或氟康唑，400mg 顿服，或酮康唑，每天 200mg 口服，5 ~ 7 天。口服灰黄霉素和特比萘芬无效。与以往的二硫化硒洗剂治疗相比，这些方法具有起效快、刺激性小和对外观影响小等优点。然而，即使经过治疗，复发仍较普遍，可能需要再治疗或间歇性抑制疗法。

玫瑰糠疹

玫瑰糠疹是一种主要累及躯干的、常见的、无害的、自限性皮疹，有时也可累及下腹部、外阴毛发部位皮肤和大腿近端。

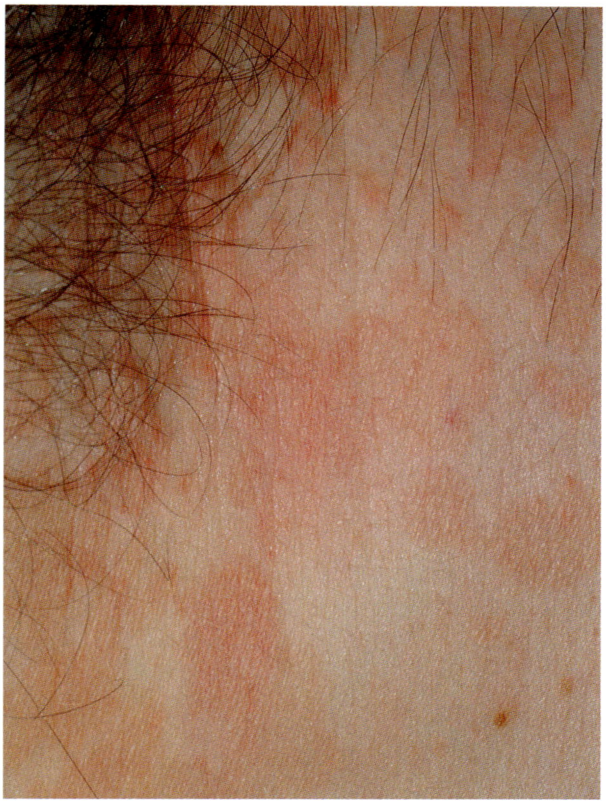

图 17.13 花斑癣（汗斑）表现为粉红色、褐色或色素减退性融合性斑块境界清楚的，可伴有鳞屑，但通常很细小，只有在皮肤轻轻摩擦以后才能看见。

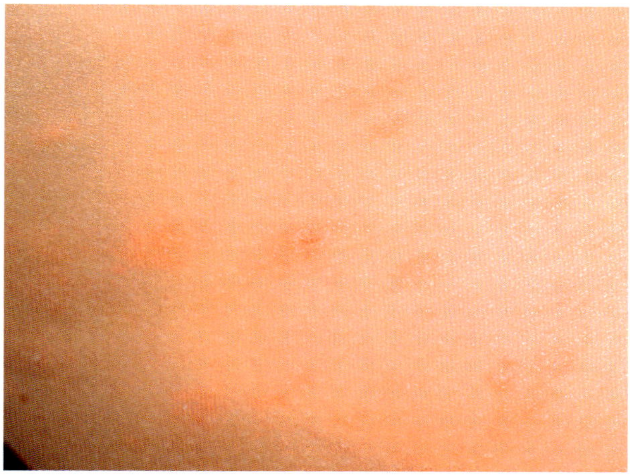

图 17.14 典型玫瑰糠疹表现为卵圆形、粉红色的丘疹，伴轻度鳞屑沿皮纹长轴分布。有些皮疹还表现为环状分布的鳞屑（围领状），通常见于后股部和臀部。

玫瑰糠疹通常累及儿童和年轻人，尽管少数患者伴有瘙痒，多数人并无症状。皮疹通常由一个境界清楚的、圆形或环形的粉红色鳞屑性斑块开始，称为“母斑”。而后出现多发的 1 ~ 2cm 大小的境界清楚的、伴有细微鳞屑的卵圆形斑片或斑块，皮损的长轴与皮纹一致（图 17.14）。这种现象在背部有时呈现一种“杉树样”外观。

与玫瑰糠疹最为相似的皮疹为二期梅毒疹。然而，玫瑰糠疹并不出现二期梅毒疹通常伴有的淋巴结病和掌跖皮损。两者可以通过梅毒血清学检查来鉴别。

本病无异常的实验室检查。组织学表现具有特征性，但不具有确诊意义，主要表现为片状角化不全，轻度棘层肥厚和海绵水肿，真皮浅层有淋巴细胞、嗜酸细胞和组织细胞混合的炎症细胞浸润，有时在真皮乳头层还可以见到胞吐现象、角化不良和红细胞外渗。

玫瑰糠疹的病因尚不清楚。有人认为本病与病毒感染的免疫反应、任意一型的疱疹病毒感染或药物反应有关。

目前暂无有效的清除皮疹的治疗办法。对于伴有瘙痒的患者，使用中效皮质类固醇软膏外用，如 0.1% 的曲安西龙乳膏，可以减轻瘙痒，但不能抑制新发皮疹。对于非生殖器部位的皮疹，日光照射有时可以减轻皮疹，因此可以进行日光浴或医用紫外线治疗。通常情况下，最有效的治疗办法是时间，因为皮疹可以在数周到 2 个月消退。本病可以复发。

浆细胞性外阴炎（Zoon外阴炎，环状浆细胞外阴炎）

浆细胞性外阴炎是一种发生于黏膜和黏膜皮肤交界部位的具有特征性临床和病理表现的疾病，特别是位于外阴。浆细胞性黏膜炎首先在男性龟头发现，目前其他黏膜表现也有报道，包括嘴唇、牙龈、食管、气管和喉黏膜[4]。

流行病学和临床表现

浆细胞性外阴炎是一种少见疾病，但比很多人以为的要多。目前尚无已知的关联或倾向因素。患者通常出现刺激症状、灼热感和性交困难，尽管这些症状的严重程度可以因人而异。

本病皮疹多发生于前庭和尿道周围黏膜，也可以发生于大阴唇的皮肤黏膜交界部位。浆细胞性外阴炎表现为一个或多个境界清楚的、深红色、无鳞屑性斑块（图 17.15 和 17.16）。这些斑块通常会出现有光泽的表面，提示糜烂性改变。皮疹的颜色具有特征性，通常出现为红棕色改变，有时可伴有因紫癜性含铁血黄色沉积导致的斑点（图 17.17）。通常情况下，皮疹仅发生于外阴而不累及口腔黏膜。

鉴别诊断

任何外阴黏膜或皮肤黏膜交界部位的红色斑块均应与本病进行鉴别（表 17.4）。然而，慢性单纯性苔藓、接触性皮炎、脂溢性皮炎和银屑病通常境界较不清楚，颜色较淡且仅累及干燥性角化性皮肤表面。扁平苔藓和固定性药疹的浅表性糜烂面容易与本病混淆。最后，3 级外阴上皮内瘤样病变与浆细胞性外阴炎无法区别。组织学上，外阴炎伴有浆细胞浸润，可能提示梅毒的诊断。浆细胞性外阴炎的确诊和与上述疾病的鉴别需要进行组织活检，其他部位皮肤表现、发病过程和必要时除外梅毒的血清学检查。

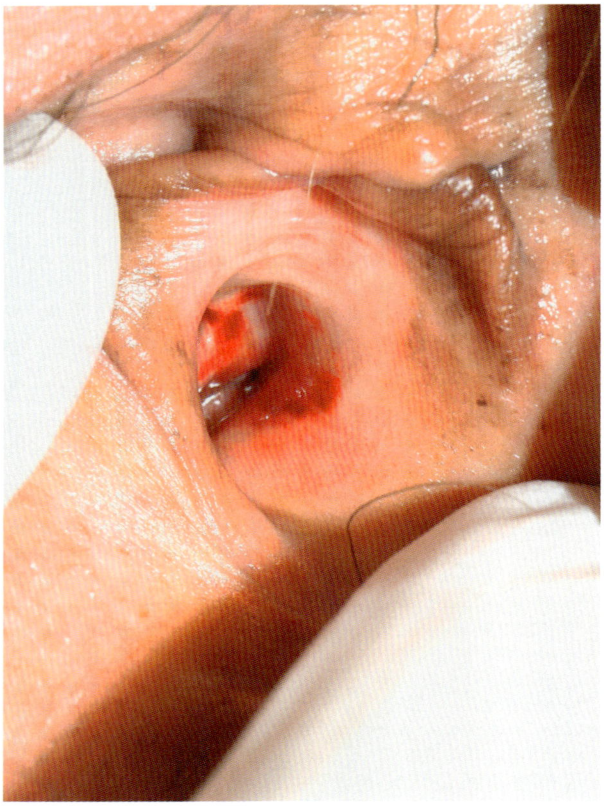

图 17.15 典型的浆细胞性外阴炎表现为黏膜部位的、深红锈色的、境界清楚的斑片。

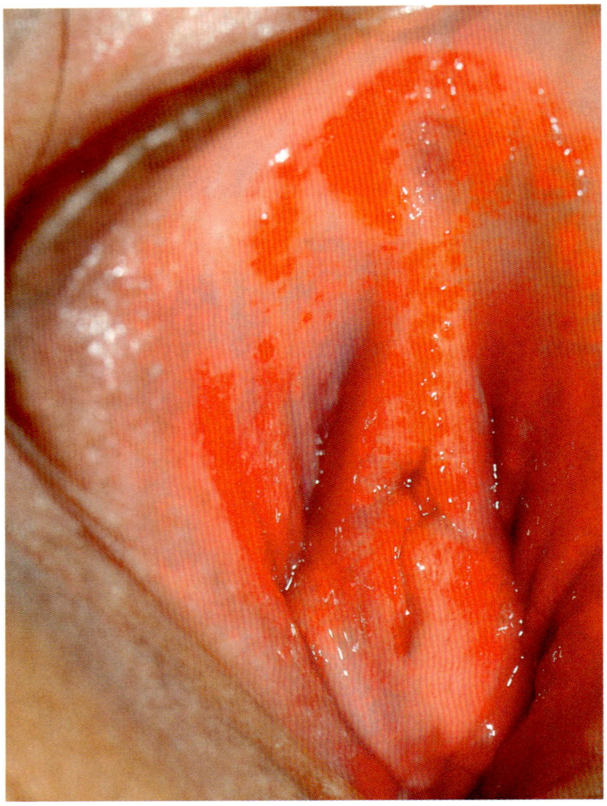

图 17.16 偶尔浆细胞性外阴炎表现为斑点状外观，但通常仍为深红色或棕红色。

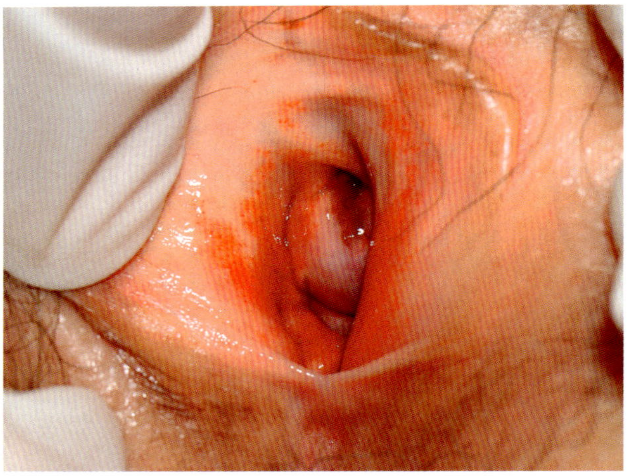

图 17.17 瘀点样外观常见于女性的浆细胞性外阴炎。

实验室检查和组织学

浆细胞性外阴炎的组织病理改变具有特征性，表现为浆细胞的致密带状炎症浸润，伴有表皮变薄，表皮上层缺如甚至糜烂。表皮细胞扁平，细胞间水肿，可以见到红细胞外渗和含铁血黄素沉积。由于外阴皮

表17.4 浆细胞性外阴炎

诊断
临床表现
黏膜部位深红色斑块
组织活检以明确诊断
鉴别诊断
糜烂性扁平苔藓
固定药疹
外阴上皮内瘤样病变3级
治疗
局部外用皮质类固醇，氯倍他索软膏，每日2次外用，并减量至每周3次
皮损内注射皮质类固醇，如醋酸曲安奈德（康宁乐），稀释为3～10mg/ml后使用

肤本身可以见到浆细胞，因此少量的浆细胞不足以诊断该病。浆细胞的百分数计量是最好的单一诊断标准(通常大于 50%，少于 25% 为非特异性改变[5])。

发病机制

浆细胞性外阴炎的病因不清。有人认为本病病因与扁平苔藓相关，甚至是扁平苔藓的一种表现。组织学改变提示为免疫介导的炎症性疾病，但抗炎治疗效果不好，并且疾病本身可以长时间不变的特性在炎症性疾病中较为少见。

治疗和预后

浆细胞性外阴炎暂无疗效确切的治疗方法。对无明显症状的女性患者可不治疗。一线治疗方法包括：超强效的外用皮质类固醇，如丙酸氯倍他索软膏，每日 2 次外用[6,7]。皮损内注射皮质类固醇，如丙酮曲安西龙（康乐宁），3 ～ 10mg/ml，0.2 ～ 0.8ml，有时有良效[4]。曾有外用环孢素和咪喹莫特成功治疗的例子，但局部的刺激性限制了它们的应用[8,9]。也有局部外用米索前列醇取得成功的报道[10]。已有他克莫司成功治疗多例浆细胞性龟头炎的报道，但是在外阴皮损可能效果较差[11,12]。另外，美国食品和药品监督管理局警告本病有癌变可能性，强调组织病理检查区别浆细胞性外阴炎和 VIN 3 的必要性。

红斑狼疮

红斑狼疮是一种高度变异的累及皮肤的自身免疫性疾病，通常还可以累及其他器官，如关节、肾和中枢神经系统。皮肤红斑狼疮多发生于面部和日光暴露部位，但是皮损可以出现于身体任何部位，包括黏膜。

皮肤红斑狼疮可以表现为多种皮疹的任何一种形态。慢性皮肤型红斑狼疮（盘状红斑狼疮）的皮疹为 1 ～ 3cm 的炎性、境界清楚的斑块，通常伴有中央部位鳞屑 / 结痂。这些皮疹缓慢进展可形成中央颜色减退或消失并伴有毛发永久性脱失。这种现象通常发生于脸部和头皮，但也可以发生于任何上皮表面，包括外阴。

亚急性皮肤红斑狼疮表现为境界清楚的、红色鳞屑性斑块，不伴有结痂或瘢痕。亚急性皮肤红斑狼疮主要发生于上肢伸侧和躯干上部。

急性皮肤红斑狼疮伴有更加严重的系统性疾病，通常表现为境界不清的暗红色斑块，可伴有细微鳞屑，也可以无鳞屑。

一项对 121 例红斑狼疮患者进行的调查显示，黏膜受累比以往认为的要更常见，在 42 例有慢性皮肤红斑狼疮的女性患者中发现有 2 例伴有外阴皮疹，但是在有系统性红斑狼疮的患者中未发现外阴受累情况[13]。

外阴的皮肤红斑狼疮的鉴别诊断包括其他炎症鳞屑性疾病，包括扁平苔藓、银屑病、慢性单纯性苔藓和接触性皮炎。皮肤红斑狼疮的诊断需要通过活检来进行。组织病理表现因取样部位而异，但均显示出单核细胞斑片状浸润和真皮附属器周围炎症细胞和水肿。标志性改变为：表皮和毛囊基底细胞的液化变性和基底膜带的断裂。

皮肤红斑狼疮的治疗包括：评估系统疾病、对患者进行有关严重疾病的影响和慢性皮肤红斑狼疮的影响等详细教育。特殊治疗包括：可以改善但却无法消除皮疹的局部外用皮质类固醇治疗，以及羟氯喹，200mg，每日 2 次，持续治疗。其他治疗药物包括氯喹、奎纳克林、维 A 酸或阿维 A、沙利度胺或抗代谢药，如硫唑嘌呤或环磷酰胺。通常情况下，慢性皮肤红斑狼疮不伴有严重系统性疾病，但仍需要持续性治疗以控制病情。

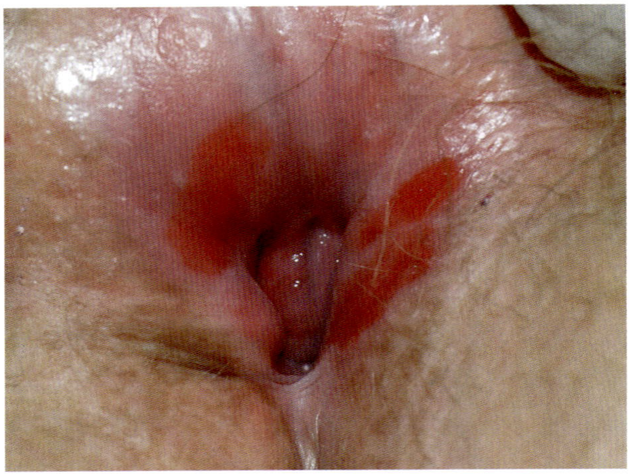

图 17.18 外阴上皮内瘤样病变（VIN）3 通常有好几种外观，红色外观表现为炎症或糜烂，类似于浆细胞性外阴炎和扁平苔藓。该患者有扁平苔藓和鳞状细胞癌病史，已行外阴切除术治疗，现发生了 VIN 3 病变。

外阴上皮内瘤样病变3级（鲍温病，原位鳞状细胞癌：主要在第23章讨论）

VIN 3 表示原位鳞状细胞癌，它可以与炎症性皮肤病表现类似。这种疾病通常无症状，但有些患者可以出现轻度的瘙痒或灼热感 / 刺激。VIN 3 有两种临床类型，第一种为红色、白色或棕色的境界清楚的小丘疹或斑块，伴有人乳头瘤病毒感染（鲍温样丘疹病），此类型好发于性活跃的年轻人群。第二种表现为大斑块（鲍温病），主要发生于绝经后妇女，通常不伴有人乳头瘤病毒感染，却常伴有硬化性苔藓。皮疹发生于干燥性毛发生长部位时通常伴有鳞屑。当累及黏膜时，皮疹表现为深红色，类似糜烂性改变（图 17.8）。

本病需要与其他表现为大面积红色斑块的疾病鉴别，包括念珠菌病、扁平苔藓、浆细胞性外阴炎、银屑病和湿疹。人乳头瘤病毒感染相关性 VIN 3 与生殖器疣或脂溢性角化症最为相似。治疗包括激光、冷冻、手术切除和局部外用氟尿嘧啶和咪喹莫特，后者为适应证外用药。由于本病可发展为侵袭性鳞状细胞癌，且很容易复发，因此此类患者需要随访至皮疹完全消退和定期随访以防复发。

参考文献

1. Myers, W. A., Gottlieb, A. B., and Mease, P. Psoriasis and psoriatic arthritis: clinical features in disease mechanisms. *Clin. Dermatol.* 2006; **24**: 438–447.
2. Liu, Y., Krueger, G., and Bowcock, A. M. Psoriasis: genetic associations in immune system changes. *Genes Immun.* 2007; **8**: 1–12.
3. Ludwig, R. J., Herzog, C., Rostock, A., *et al.* Psoriasis: a possible risk factor for development of coronary artery calcification. *Br. J. Dermatol.* 2007; **156**: 271–276.
4. Yang, J. H., Lee, U. H., Jang, S. J., *et al.* Plasma cell cheilitis treated with intralesional injection of corticosteroids. *J. Dermatol.* 2005; **32**: 987–990.
5. Virgili, A., Levratta, A., Marzola, A., *et al.* Retrospective histopathologic reevaluation of 18 cases of plasma cell vulvitis. *J. Reprod. Med.* 2005; **50**: 3–7.
6. Yoganathan, S., Bohl, T. G., and Mason, G. Plasma cell balanitis and vulvitis (of Zoon). A study of 10 cases. *J. Reprod. Med.* 1994; **39**: 939–944.
7. Botros, S. M., Dieterich, M., Sand, P. K., *et al.* Successful treatment of Zoon's vulvitis with high potency topical steroid. *Int. Urogynecol. J. Pelvic Floor Dysfunct.* 2006; **17**: 178–179.
8. Heinemann, C., Fischer, T., Barta, U., *et al.* Plasma cell mucositis with oral and genital involvement – successful treatment with topical cyclosporine. *J. Eur. Acad. Dermatol. Venereol.* 2006; **20**: 739–740.
9. Ee, H. L., Yosipovitch, G., Chan, R., *et al.* Resolution of vulvitis circumscripta plasmacellularis with topical imiquimod: two case reports. *Br. J. Dermatol.* 2003; **149**: 638–641.
10. Gunter, J. and Golitz, L. Topical misoprostol therapy for plasma cell vulvitis: a case series. *J. Low. Genit. Tract Dis.* 2005; **9**: 176–180.
11. Moreno-Arias, G. A., Camps-Fresneda, A., Llaberia, C., *et al.* Plasma cell balanitis treated with tacrolimus 0.1%, *Br. J. Dermatol.* 2005; **153**: 1204–1206.
12. Virgili, A., Mantovani, L., Lauriola, M. M., *et al.* Tacrolimus 0.1% ointment: is it really effective in plasma cell vulvitis? Report of four cases. *Dermatology.* 2008; 216: 243–246.
13. Burge, S. M., Frith, P. A., Juniper, R. P., *et al.* Mucosal involvement in systemic and chronic cutaneous lupus erythematosus. *Br. J. Dermatol.* 1989; **121**: 727–741.

延伸阅读

Psoriasis

Lowes, M. A., Bowcock, A. M., and Krueger, J. G. Pathogenesis and therapy of psoriasis. *Nature* 2007; **445**: 866–873.

Reiter's syndrome

Kataria, R. K. and Brent, L. H. Spondyloarthropathies. *Am. Fam. Physician* 2004; **69**: 2853–2860.

Pityriasis versicolor

Gupta, A. K., Kogan, N., and Batra, R. Pityriasis versicolor; a review of pharmacological treatment options. *Exp. Opin. Pharmacother.* 2005; **6**: 165–178.

Plasma cell vulvitis (Zoon's vulvitis)

Scurry, J., Dennerstein, G., Brenan, J., *et al.* Vulvitis circumscripta plasmacellularis. A clinicopathologic entity? *J. Reprod. Med.* 1993; **38**: 14–18.

Lupus erythematosus

Burge, S. M., Frith, P. A., Juniper, R. P., *et al.* Mucosal involvement in systemic and chronic cutaneous lupus erythematosus. *Br. J. Dermatol.* 1989; **121**: 727–741.

第 18 章

外阴皮肤病：湿疹性疾病

Peter J. Lynch

湿疹性疾病是指发生于外阴部位的一大类皮肤病。大多数湿疹性疾病症状明显，因此患者通常有强烈的诊治愿望，而且当疾病不能被迅速确诊并正确治疗时，患者通常会迅速表示不满。

湿疹性疾病的形态学表现与丘疹鳞屑性疾病相重叠（见第 17 章）。湿疹性疾病与丘疹鳞屑性疾病共有的三种形态学特征包括：红色外观、鳞屑和丘疹或斑块。同时，湿疹性疾病还另有三种区别于丘疹鳞屑性疾病的特异性形态学特征：(1) 皮疹的边缘境界不清；(2) 上皮破损，特别是在一些特殊的瘙痒性湿疹性疾病；(3) 苔藓化。

皮损趋边现象：趋边现象是指病损皮肤与正常皮肤之间的过渡。边界锐利的皮损与正常皮肤之间有个突然的过渡，可以在正常皮肤与皮损之间的确切边界放置一个铅笔尖。在境界不清楚的皮损中，皮损与正常皮肤之间的过渡延续数毫米。在这种情况下，皮损的边界隐匿地消退为正常皮肤，并且无法标定确切的过渡边界。

上皮破坏：当上皮屏障层完整时，上皮的任何方向都无法出现可察觉的液体透过现象。在丘疹鳞屑性疾病中，上皮屏障层的功能是完整的，而在湿疹性疾病中，该功能受到破坏。出现以下五种特征中的任意一种或几种同时出现时提示上皮破坏：(1) 易于见到由于抓痕引起的线状或多角形糜烂面；(2) 细小的皮肤皲裂下依稀可见窄糜烂面；(3) 由于渗液或渗出导致表面潮湿；(4) 结痂，由于表面水分蒸发导致血浆蛋白干燥形成。痂的颜色为黄色（当不伴有血细胞时）、红色、紫色或黑色（当伴有血细胞时）；(5) 黄色鳞屑，由于少量液体流出，颜色更像是鳞屑而非结痂。

苔藓化：掌跖部位的皮肤经受慢性创伤后会出现保护性反应，我们称之为胼胝。发生于其他部位的慢性损伤由于慢性摩擦，也可以形成一种保护性反应，使表皮和角质层增厚。这种反应称为苔藓化，主要由三种特征性改变组成：(1) 致密性鳞屑；(2) 皮肤纹理变明显；(3) 可触及的肥厚改变。苔藓化通常见于异位性皮炎和神经性皮炎及其局限性亚型，即慢性单纯性苔藓。

理论上讲，上述特征性改变可以帮助我们很容易地诊断出湿疹性疾病。然而，在肛门生殖器部位，由于过度潮热（出现浸渍现象）导致的一系列背景性“杂音”干扰，有时疾病的特征和过程都变得难以辨认。改善环境条件、制止相关的摩擦或搔抓以及组织活检可以帮助鉴别湿疹性疾病与丘疹鳞屑性疾病。

异位性/神经性皮炎和慢性单纯性苔藓

异位性 / 神经性皮炎及其局限性亚型慢性单纯性苔藓是迄今为止湿疹性疾病中最重要的疾病类型。事实上，这种类型的湿疹性疾病是如此重要，以至于整个第 16 章都在讨论该类疾病。临床医生若遇到外阴出现如上描述的具有湿疹样疾病的形态改变，同时伴有持续性的搔抓或摩擦，几乎可以肯定为慢性单纯性苔藓。这种情况可以参考第 16 章的内容，其中介绍了本病如何确诊并确定一种有效的治疗方法。

接触性皮炎

接触性皮炎有两种亚型：刺激性接触性皮炎和过敏性接触性皮炎。前者由接触物的直接破坏作用导致，因此相当常见，后者是由接触物诱导的、免疫介导的反应，因此较为少见。

刺激性接触性皮炎

流行病学和临床表现

刺激性皮炎的确切发病率尚未统计，但是多数临床医生都同意本病相当常见。特别当考虑婴儿和老年人、当“尿布皮炎”几乎不可避免的时候。其余人群中的发病情况较不明确。年轻女性或中年女性容易受到各种因素的刺激，然而，这些刺激因素在患者发病过程中起什么样的作用尚不清楚。刺激性接触性皮炎可以发生于正常组织，也可以在其他疾病的基础上出现。

刺激性接触性皮炎可以是急性也可以使慢性病程[1]。引起急性接触性皮炎的接触物多损伤性较大，一次或两次接触以后即可引起明显的炎症反应，接触后引起反应的时间较短。这种情况下寻找刺激物相对就容易许多。对于隐藏病史的患者（如自残者或强迫症患者），诊断可能会相对困难。急性刺激性接触性皮炎患者的皮疹通常很红且轻度肿胀。患者可伴有疼痛，鳞屑一般较少，表面可能有轻度的糜烂（图 18.1 和 18.2）。

另一方面，慢性接触性皮炎多由于损伤性较小的接触物导致，通常需要多次接触且时间较长。这种情况下，组织水肿相对较轻，红斑也较轻，且通常伴有暗紫红色的边缘(图 18.3)。外阴可能出现干燥或皲裂，伴有细微的结痂和部分鳞屑。患者通常出现轻度的烧灼感或刺激感，瘙痒通常不是最明显的症状。

诊断和鉴别诊断

几乎其他所有丘疹鳞屑性和湿疹性疾病均需进行鉴别（表 18.1）。有时本病与过敏性接触性皮炎不易区分[2]。全面了解患者在肛门生殖器部位的接触史对于

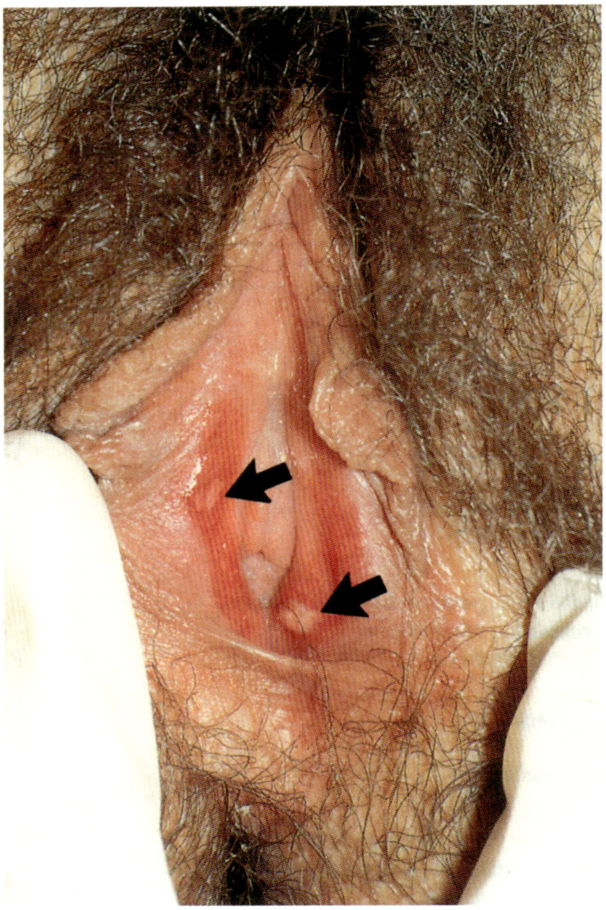

图 18.1 由于生殖器疣，外用氟尿嘧啶以后导致刺激性皮炎，出现伴有糜烂（箭头所示）的深红色改变。（Reproduced from P. J. Lynch and L Edwards Genital Dermatology (Fig. 5-11), New York: Churchill Livingstone; 1994.）

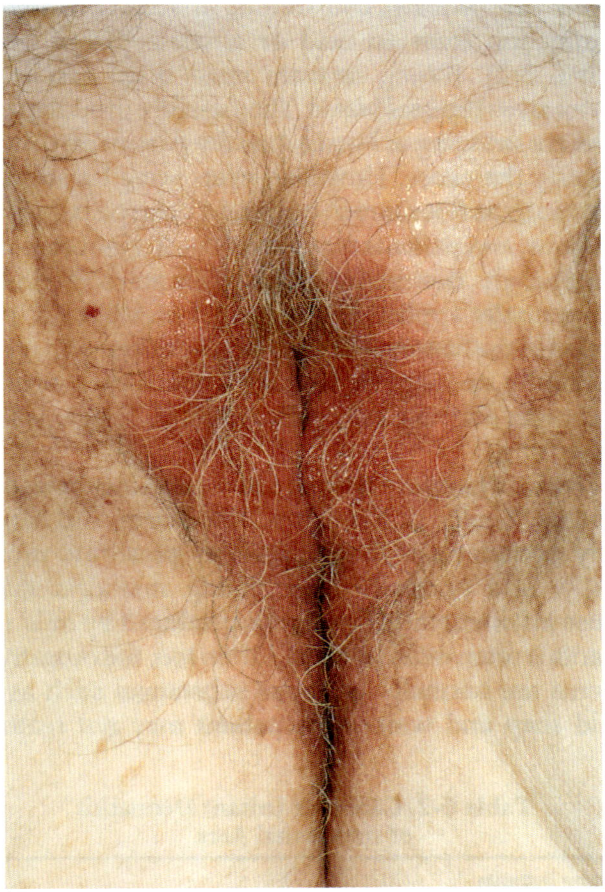

图 18.2 劣质消毒剂导致的渗出性、水疱性和水肿性急性刺激性皮炎。（出处原文照排）

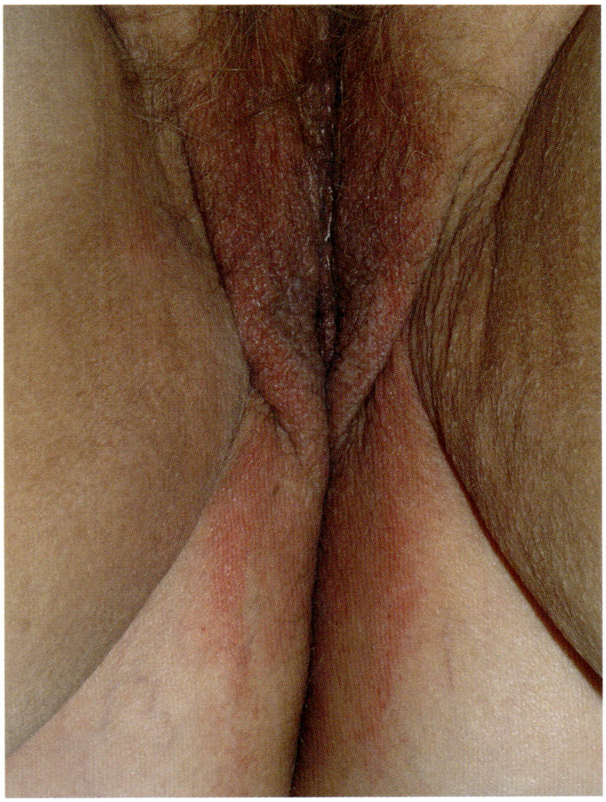

图 18.3 皮肤持续性暴露于尿液和粪便中导致的慢性刺激性皮炎，这位二便失禁的妇女表现为外阴和肛周皮肤暗红色斑片和肿胀。

做出正确的诊断帮助较大。不幸的是，患者通常会忘记自己曾经接触什么物品或羞于将所有接触物均告知医生。在这种情况下，需要多次在多种环境下去询问患者曾经接触何种可疑物品。让患者将自己药柜里的所有外用药物都找出来并在下次就医时带来也是一种有效办法。

组织学和实验室检查

组织病理检查在诊断刺激性接触性皮炎中并无明显作用，尽管有时可以发现其他基础疾病。通常对刺激性接触性皮炎患者不建议进行斑贴试验，但是有些人认为，既然难以区分刺激性接触性皮炎和过敏性接触性皮炎，对于所有治疗效果不好的外阴湿疹女性患者，均应进行斑贴试验。斑贴试验问题将在下文过敏性接触性皮炎章节中进一步讨论。

表18.1 刺激性接触性皮炎

诊断
扁平的、略带暗红色的、皲裂性的湿疹性斑块
伴有使用导致皮肤过度干燥或浸渍的物品的病史
伴有过度清洁的病史
鉴别诊断
念珠菌性外阴炎
过敏性接触性皮炎
异位性/神经性皮炎
慢性单纯性苔藓
脂溢性皮炎
治疗
明确并去除刺激物
弱效（1%的氢化可的松）或中效（0.1%的曲安西龙）皮质类固醇软膏

发病机制

急性刺激性接触性皮炎的刺激物对上皮细胞有直接的细胞毒性作用。多数强烈的刺激物均为内科医生建议的或使用的药物，如氟尿嘧啶、咪喹莫特、三氯乙酸或鬼臼毒素[1]。然而，必须注意，当女性患者绝望或有妄想症时，任何刺激物都可能被外涂于阴部。我们曾经见过漂白剂、碱液、煤油和许多其他异常物质。

慢性刺激性接触性皮炎可以发生于环境轻度改变的情况下，这种情况多数是由于上皮细胞水分调节异常所致。这些细胞由于过干或过湿而死亡。在婴儿或不能自理的老人，可由于潮湿的尿布、垫子或衣物紧贴皮肤导致水分无法蒸发而出现浸渍或细胞死亡。在这种情况下，液体通常是尿液，尽管汗液或粪便排泄物可能也发挥一定的作用。类似的情况也可以出现在因慢性阴道排出物导致持续使用内裤垫或月经垫的患者。

另一情况是由于大多数年轻和中年女性的不必要的、不恰当的和过度的清洁导致的皮肤极度干燥。许多女性在成长过程中被告知“下面那个部位”是“肮脏”的，需要频繁的强力清洁。在有些情况下，女人们由于担心真实的或想象出来的气味而进行过度的清洗。水温过高、洗涤剂过度刺激或毛巾过度锐利是常见的原因。然而，过度使用“正常”的肥皂和水进行清洗也是一个原因，如多于每日 2 次。

治疗和预后

必要的治疗包括：去除激惹性接触物和回归正常的卫生习惯。有时这很容易做到，但有时却不太容易做到。如有强迫症的女性患者，她可能会对某些宗教仪式性的习惯“上瘾”而发现很难戒掉，即使她也知道这对于她的外阴健康是一种损害。同样，有些患者由于继发获益或由于性罪恶感受而不愿戒除该习惯。

局部外用中等或高效激素软膏（0.1% 的曲安西龙或 0.05% 的氟轻松软膏），每日 2 次，共 1 ~ 2 周。最好是软膏基质的药物，这样的话可以减缓皮肤水分蒸发，防止乳膏或凝胶中的酒精、防腐剂或稳定剂等进一步刺激。

润滑剂几乎在任何情况下均是最重要的。在急性情况下，一些类似凡士林的产品可以起到不错的效果。接下来可以使用患者平时选用的护手霜。在浸渍的情况下，氧化锌软膏或氧化锌糊可以用于防止皮肤进一步湿化。

过敏性接触性皮炎

流行病学和临床表现

过敏性接触性皮炎的发病率很难估算。在那些外阴皮炎女性患者中进行斑贴试验的临床过程中，大约 50%（38% ~ 78%）的患者出现斑贴反应阳性。在斑贴试验呈阳性反应的所有女性患者中约有 30% 被认为具有临床相关性[1,3,4]。然而，在那些很少开展斑贴试验的诊所中，斑贴试验阳性率和所谓的过敏性接触性皮炎的发生率可能会更低。有多低不好估计，但是我们相信低于 5%。从这个角度上说，去解释这种广泛的偏倚似乎不太可能。

过敏性接触性皮炎的临床表现为鲜红色、水肿性丘疹或斑块（图 18.4）。鳞屑通常不明显或没有鳞屑。患者通常伴有明显的瘙痒和抓痕。患者通常会出现瘙痒 - 搔抓的恶性周期循环（慢性单纯性苔藓），从而产

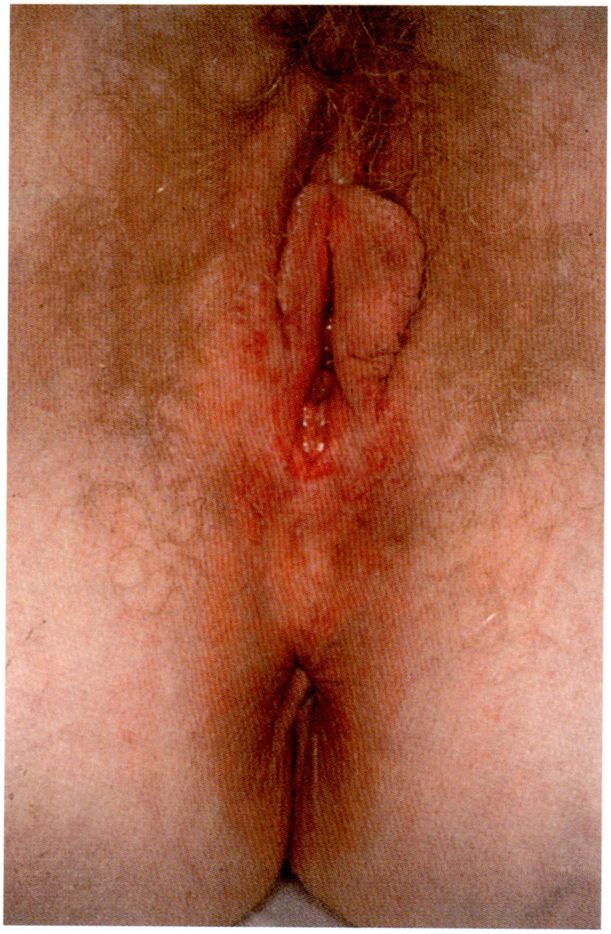

图 18.4 外阴的过敏性接触性皮炎。患者间断使用一种含有新霉素的外用药物，该患者对新霉素过敏。

生一种令人迷惑的临床外观。

最开始对抗原的致敏期大概需要 7 ~ 10 天，一旦致敏，重复接触抗原后仅需数分钟到数小时即可产生炎性反应。因此，对一种新的物品产生过敏性接触性皮炎通常会在接触数天以后出现，但下次再接触时可以迅速引起症状和体征。

诊断和鉴别诊断

过敏性接触性皮炎与刺激性接触性皮炎有重叠的临床表现[2]，但若临床表现为鲜红的颜色、伴有水肿、无皲裂性表现和瘙痒剧烈，通常提示是过敏性接触性皮炎（表 18.2）。其他湿疹性疾病，如慢性单纯性苔藓和脂溢性皮炎，临床表现也类似本病。甚至念珠菌病和丘疹鳞屑性疾病，包括银屑病和股癣，也需要考虑与本病进行鉴别。

过敏性接触性皮炎的诊断通常建立在明确接触“高危”物品基础上（见下文）。可疑的诊断可以通过斑贴试验进行确诊。然而，由于许多斑贴试验阳性结果缺乏临床相关性，因此，斑贴试验呈阳性而诊断过敏性接触性皮炎必须满足以下标准：斑贴试验阳性的物品出现在患者接触的环境中；当患者去除接触过敏源后，皮炎消失。

表18.2 过敏性接触性皮炎

诊断
鲜红色湿疹性斑块
局部外用药物的病史
考虑斑贴试验
鉴别诊断
真菌性外阴炎
刺激性接触性皮炎
异位性/神经性皮炎
慢性单纯性苔藓
脂溢性皮炎
治疗
明确并去除过敏性物质，特别是局部外用药
中效（0.1%曲安西龙）皮质类固醇软膏

组织学和实验室检查

组织病理检查通常没有帮助。过敏性接触性皮炎的组织病理改变为“棘细胞层水肿性皮炎”，但这种改变由于不特异，并不能作为本病的确诊依据。组织病理检查可用于除外其他非湿疹类疾病。

由于多种原因，斑贴试验的意义很有争议性。第一，阳性结果并不能肯定外阴的皮疹就是过敏性接触性皮炎，而仅说明该患者曾经接触过该抗原，且曾经发生过敏性反应。这对于患者现在的皮疹与斑贴试验阳性结果的关系并无多大提示作用。这种情况很类似于一个新发咳嗽的患者皮肤结核试验呈阳性能为诊断结核所带来的帮助一样。第二，斑贴试验不是非常特异，一大部分没有皮肤疾病的患者可以出现一种或多种斑贴试验阳性反应。第三，斑贴试验并非十分敏感，实际可以运用于斑贴试验的物质远远少于成百上千的可能接触到女性外阴的抗原。第四，斑贴试验并不是在外阴部位进行，而进行斑贴试验的皮肤并不完全类似于外阴或能模拟外阴的反应。

当我认为可能是过敏性接触性皮炎时，我倾向于直接利用可疑物品进行测试。取可疑物品的一小部分置于戴绷带的圆形“小碟”中间及患者的上臂内侧，利用一个小片胶带贴于绷带进行固定，确保该物品紧贴皮肤。48 小时后撤除胶带和绷带。该部位出现红斑提示阳性反应。如果患者出现阳性反应，我会同时在自己身上进行测试。若同时阳性，那提示该物品可能是一种刺激性物品。如果我不出现阳性反应，则提示该物品可能是过敏原。

发病机制

过敏性接触性皮炎是由于Ⅳ型变态反应所导致，即细胞介导的免疫反应。在早期致敏期，抗原进入表皮并被朗格汉斯细胞类型来源的巨噬细胞亚型所吞噬。这种细胞将抗原运送至区域淋巴结，在那里抗原被递呈给 T 细胞系统并诱导 T 细胞的活化和增生。这些 T 细胞回到皮肤并形成局部炎症反应。当上皮的屏障功能不完整时，进入表皮的抗原大大增加。因此，过敏性接触性皮炎更容易发生于疾患处皮肤。

最容易诱导过敏性接触性皮炎的物质为治疗外阴疾病的局部外用药物[3]。最常见的过敏原为抗生素类（新霉素、杆菌肽和磺胺相关药品）和麻醉类药物（苯唑卡因和苯海拉明）。这当中，Vagisil，由于含有苯唑卡因且被广泛应用，可能是最常见的触犯物[1]。其他物质如抗真菌药物、雌激素、杀精子药物和其他局部外用的辅助制剂（防腐剂、稳定剂或芳香剂）较少引起过敏性接触性皮炎。罕见有局部外用皮质类固醇引起过敏反应的报道。其他接触物如乳胶和精液也可以引起过敏反应，但多数为Ⅰ型变态反应，即导致荨麻疹样和水肿性红斑改变，而非湿疹性皮疹（见第25章）。

尽管患者和一些医生经常提及，然而，内裤垫、月经垫、止血棉塞、内衣、其他类型的衣物或洗衣用的洗涤剂不太可能引起过敏性反应。使用这些物品同时出现的反应多是因为刺激因素，如出汗、尿液或阴道分泌物，而非这些物品本身引起的。

治疗和预后

有效的治疗需要寻找并去除患者外阴环境中的过敏原。从教科书或其他地方可以获得引起过敏性接触性皮炎的最常见的抗原清单。为患者提供这些信息可以帮助他们防止意外接触一些药品标签上可能不甚明显的过敏原。理论上说，一旦去除过敏原，就无需其他额外治疗。然而，去除过敏原后的恢复过程往往较慢，因此额外使用局部外用皮质类固醇并配合如上所述的治疗刺激性接触性皮炎所用的润滑剂，可以加速皮疹的好转。

免疫记忆可以持续很长一段时间。因此，以后再次接触过敏源可以导致过敏性接触性皮炎的复发，即使是在数年未接触触犯物之后。而且，患者通常会对很少量的抗原产生很明显的过敏反应，因此要求十分谨慎，以确保完全避免再次接触。

间擦疹和脂溢性皮炎

上皮细胞的健康和功能会受一系列环境因素的影响，其中细胞内和细胞周围的水分含量是最重要因素之一。当上皮细胞周围的空气过度干燥时，细胞中的水分会蒸发掉，就会导致细胞脱水、分离和最后死亡（见上述刺激性接触性皮炎节段）。同样，如果上皮细胞周围的空气太过潮湿，则会出现浸渍现象，从而出现炎症反应并导致细胞死亡。间擦疹和脂溢性皮炎是由于浸渍导致的，因此它们可以被认为是一种轻型的刺激性接触性皮炎。

当汗液、尿液或外阴分泌物停留在肛门生殖器区域的皮肤皱褶部位时，外阴可出现间擦疹。显而易见，间擦疹最常发生于肥胖人群或生活在炎热潮湿气候中的人群。体格检查可以发现不高起皮面红斑，无鳞屑（图18.5和18.6）。

在长时间浸渍后，炎症反应加剧，可导致轻度的上皮断裂并产生一些黄色的鳞屑。因此，间擦疹可以逐渐发展成脂溢性皮炎。继发性念珠菌病可以出现小丘疹和脓疱，是间擦疹和脂溢性皮炎常见的合并症。外阴脂溢性皮炎几乎均发生于婴儿，通常还伴有头皮、

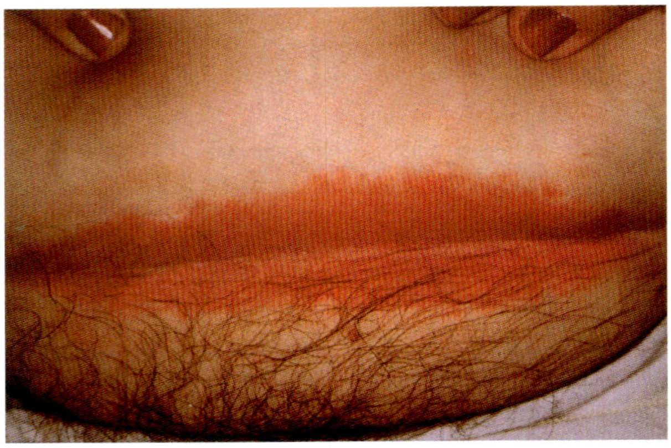

图 18.5 皮肤皱褶部位脂溢性皮炎，轻度油脂溢出通常在氢氧化钾涂片检查时可以发现卵圆形糠秕孢子菌；严重的病例（如图所示）可能是合并银屑病（脂溢性银屑病）。

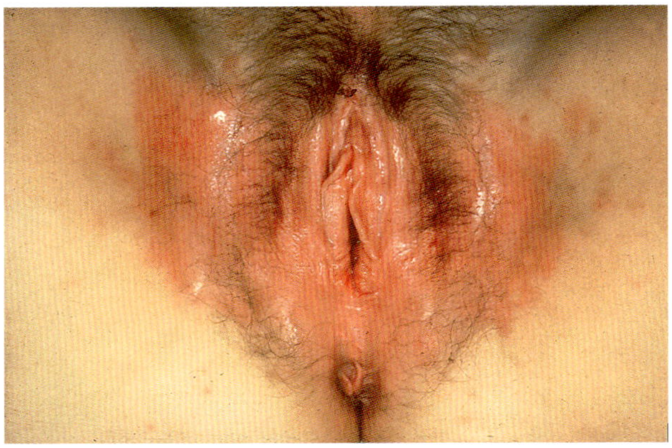

图 18.6 脂溢性皮炎，外阴和间擦部位红斑。这种情况外观与银屑病十分相似，但缺乏银屑病的典型鳞屑。患者脸部和乳房下同时出现典型脂溢性皮炎的皮疹。若在肘部和膝盖同时伴有鳞屑性银屑病样斑块，则应诊断为“脂溢性银屑病”。

腋窝和耳后部位的脂溢性皮炎（图 18.7）。当婴儿出现类似脂溢性皮炎的皮疹时，还必须考虑到 Letterer-Siwe 类型的朗格汉斯组织细胞增生症的诊断，因为这两类疾病的表现极为相似。

间擦疹和脂溢性皮炎的治疗相似。关键的步骤是利用宽松的衣物、空调、频繁干燥、避免久坐、避免乙烯树脂坐垫和在可能的情况下减肥以改善局部环境。值得注意的是，使用吹风机会加重而不是减轻病情。局部外用皮质类固醇效果很好。弱效（2.5% 的氢化可的松）或中效（0.1% 的曲安西龙）制剂即可起效。基于皮损部位，正常寄生的酵母菌过度生长可能导致本病，皮肤科医生通常使用抗酵母菌制剂来治疗头皮和上躯干部位的脂溢性皮炎。这种方法是否能在肛门生殖器周围的皮疹起效尚不清楚。间擦疹和脂溢性皮炎很可能复发，因此可能需要重复治疗。

念珠菌性外阴炎

念珠菌病的主要内容见第 24 章。本节仅讨论发生于肛门生殖器部位的念珠菌病的临床表现。

位于外阴的前庭部位的念珠菌属的过度生长可以导致该部位的正常的红色加深。若累及小阴唇和唇间皱褶同样会出现红色加深。在这些部位，组织也可以出现水肿性改变（图 18.8 和 18.9）。然而，累及肛周、大阴唇、生殖股皱褶和大腿上内侧还可以出现红色丘疹和境界不清的斑块。丘疹在斑块外周呈“卫星灶”状分布。具有特征性的改变为：丘疹上覆盖小脓疱（图 18.10）。单个或群集性脓疱可以分散遍布于斑块累及的区域。大多数严重的患者在炎症部位可能出现浅表性糜烂面。

总体而言，念珠菌性外阴炎的临床表现为湿疹性疾病的过程，因此可以出现瘙痒或烧灼感或两者同时出现。在许多情况下，念珠菌病与其他湿疹性疾病很难区分；事实上，除了出现在正常皮肤，念珠菌病也可以叠加于其他湿疹性或丘疹鳞屑性皮肤病之上。提示念珠菌病诊断的临床体征包括：出现脓疱、卫星灶状丘疹和臀裂、阴唇间或生殖股皱褶处的皲裂。微生物检查需要从完整的脓疱部位取材、涂片并经氢氧化钾处理后发现致病相的菌丝。

多数外阴念珠菌病伴有阴道感染。然而，外阴受累也可以在不伴有阴道炎症状的情况下出现。由于念

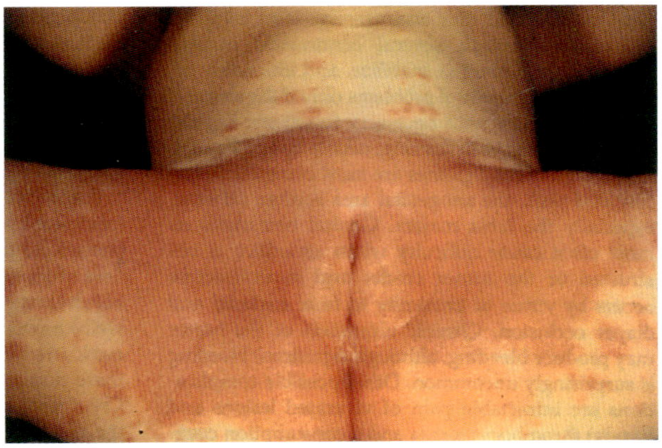

图 18.7 外阴脂溢性皮炎通常为儿科疾病，典型表现为伴潮湿性鳞屑的红色斑块。通常伴有“乳痂”及其他皮肤皱褶部位油脂溢出，可以类似于银屑病。(Reproduced from P. J. Lynch and L Edwards Genital Dermatology (Fig. 22-3), New York: Churchill Livingstone; 1994.)

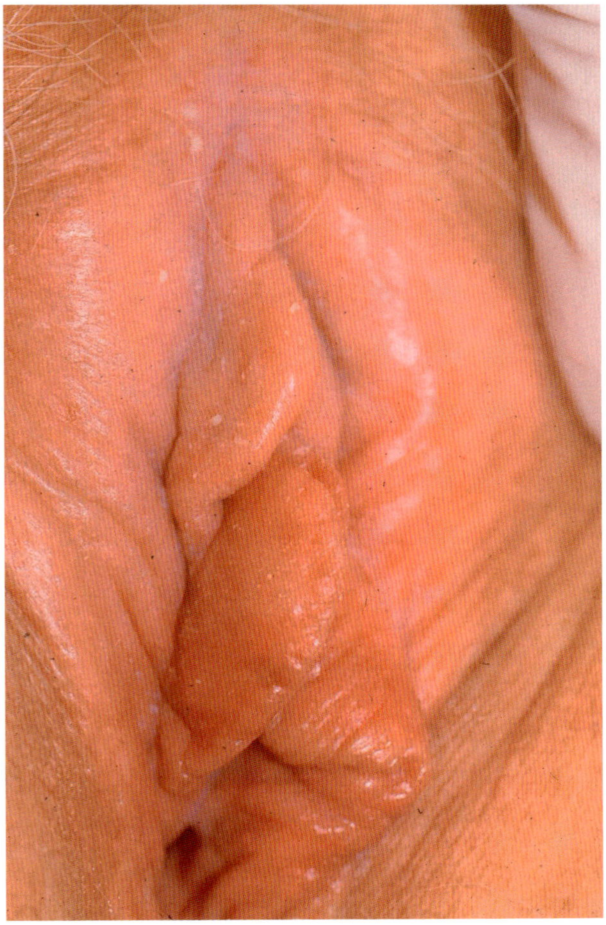

图 18.8 外阴受损黏膜念珠菌病，伴有红斑和水肿。

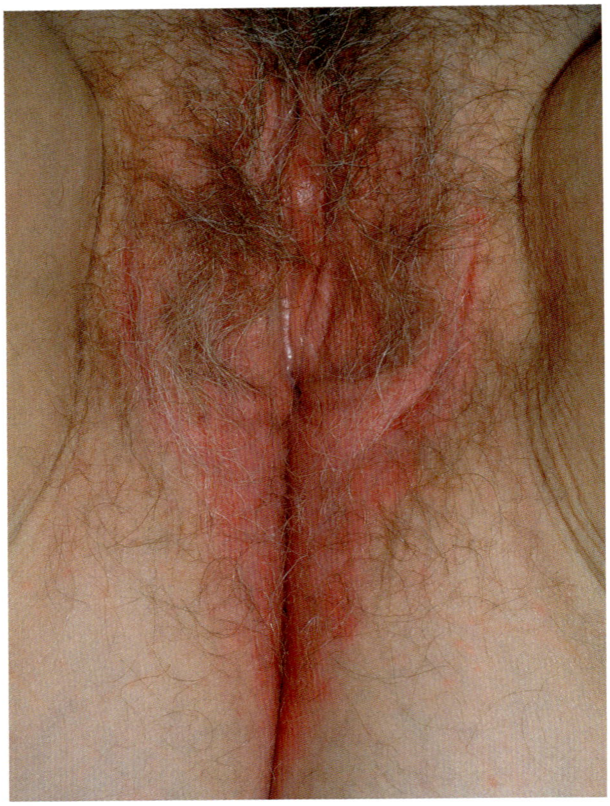

图 18.9 当念珠菌累及周围的伴有毛发的皮肤时，皮肤的鳞屑和皲裂表现十分突出。

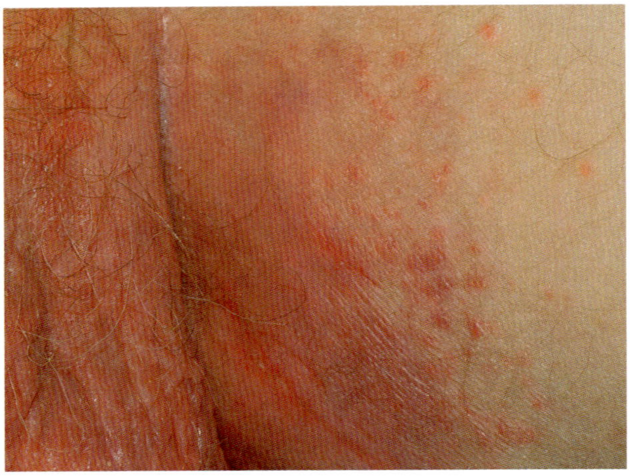

图 18.10 念珠菌主要累及潮湿、温暖的皮肤皱褶部位，斑块的外周通常出现脓疱、脱屑或环状改变，脓疱破裂以后出现环状脱屑。

珠菌属通常是下胃肠道和阴道的无症状寄生菌，这两种来源的念珠菌均可能“播种”到外阴。因此，位于外阴的皮疹不能由于没有阴道症状或体征就排除念珠菌感染的可能性。

念珠菌性外阴炎的最好的治疗方法是：使用局部或口服的咪唑类或三唑类衍生物。这些药物将在第 24 章和附录 3 进行更详细的讨论。所有这些“唑类”药物的效果相近。一些念珠菌属对这些药物的敏感性较白色念珠菌差，但是对于外阴疾病（与阴道疾病相反），这种相对的耐药性并不影响临床反应。以往制霉菌素乳膏或软膏被广泛用于治疗本病，但是外阴病医生认为此类药物的效果远弱于唑类药物。若运用唑类药物治疗一段时间后，瘙痒和炎症仍然持续，可以加用一种弱效（2.5% 的氢化可的松）或中效（0.1% 的曲安奈德）激素乳膏或软膏。由于各种原因，皮肤科医生通常不用皮质类固醇和抗真菌药物复方制剂，如 Lotrisone（1% 的克霉唑和 0.05% 的二丙酸倍他米松制剂）和 Mycolog Ⅱ。

Hailey-Hailey病（良性家族性天疱疮）

流行病学和临床表现

这是一种罕见疾病，发病率为 1/10 万。本病为常染色体显性遗传性疾病，但是外显率差异很大，因此并不总是伴有阳性家族史。男女发病率相等。本病的严重程度受气候和湿度影响，湿热的天气可以导致本病加重。

本病多首发于大龄儿童或年轻人中。常见的受累区域包括：颈部、腋窝、乳房下皱褶和肛门生殖器皮肤，包括外阴。有时可以在斑块的基础上发现小水疱，但由于易碎，通常仅能看到糜烂面或湿疹样外观（图 18.11 和 18.12）。在未治疗的情况下，斑块离心性扩大，有时可以出现中心现象。腹股沟皱褶部位的陈旧性皮疹有时可以出现一些增殖性或肥厚性改变（图 18.13）。

瘙痒症状通常较轻，但是通常会出现烧灼感或刺痛感。皮疹带来的不适感、令人不快的外观和恶臭通常会影响患者的日常活动和人际关系。患者对于生活质量的描述为极差。

鉴别诊断

Hailey-Hailey 病可以通过皮疹的特征性发生部位和通常为阳性的家族史进行临床诊断（表 18.3）。然而，念珠菌性外阴炎、异位性皮炎、慢性单纯性苔藓、脂溢性皮炎、Darier 病和天疱疮的表现与 Hailey-Hailey

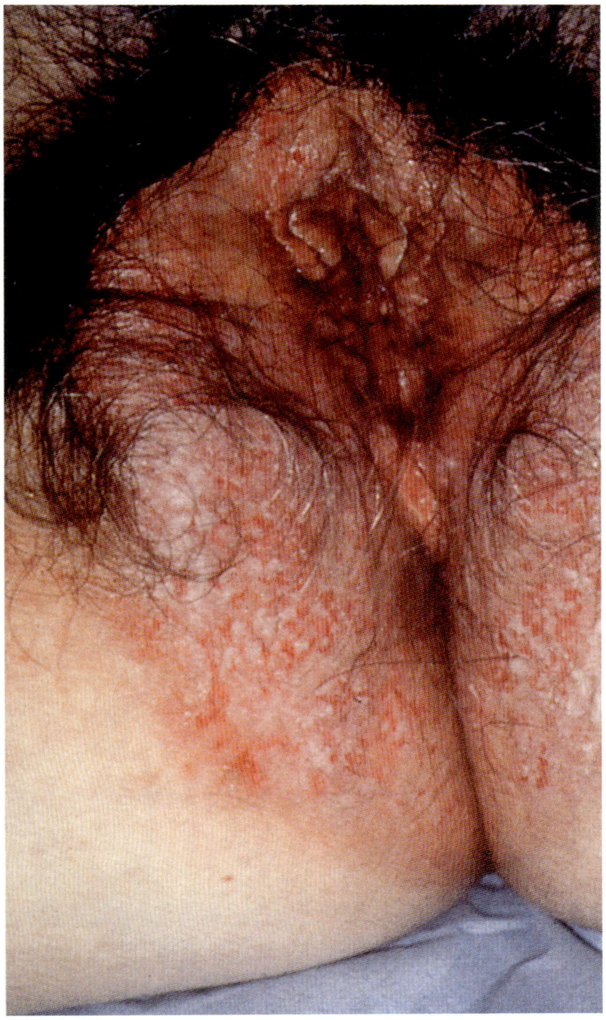

图 18.11 外阴 Hailey-Hailey 病。

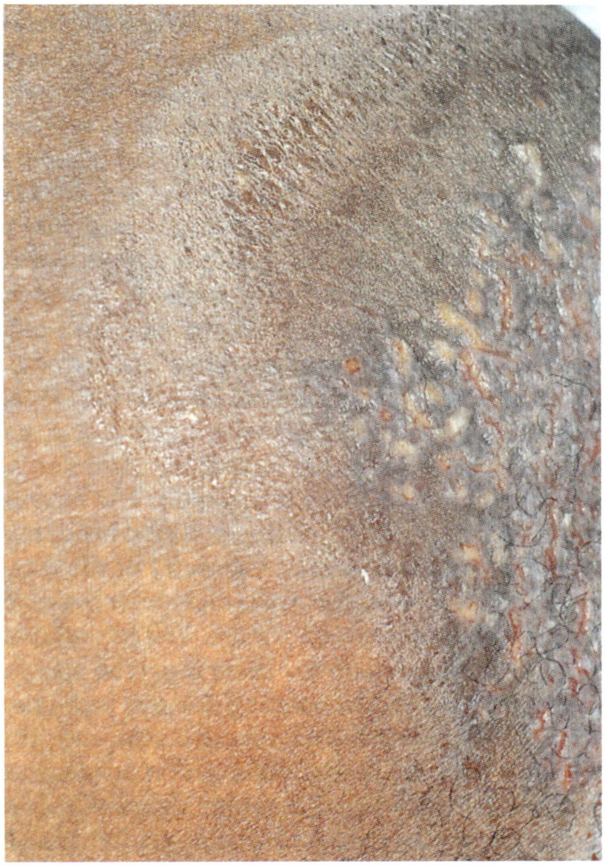

图 18.12 Hailey-Hailey 病的浅表性水疱通常快速破裂和糜烂，形成典型的线状和多角形糜烂。（Reproduced from P. J. Lynch and L Edwards Genital Dermatology (Fig. 5-14), New York: Churchill Livingstone; 1994.）

病的表现很相似。念珠菌病可以通过抗真菌治疗的良好效果确诊。与 Hailey-Hailey 病不同，异位性皮炎、慢性单纯性苔藓和脂溢性皮炎对于皮质类固醇治疗反应明显。Darier 病和天疱疮有不同的且特征性的发病部位。

组织学和实验室检查

Hailey-Hailey 病的主要组织病理学改变特征为棘层松解，这是由于表皮细胞的连接缺失，导致细胞聚集并脱离周围细胞，在基底层裂隙以上自由“漂浮”。偶尔可以看见较多的提前角化（角化不良）的细胞，提示 Darier 病的诊断。直接免疫荧光可用于除外天疱疮的诊断。

另一种疾病在组织学上（非临床上）与 Hailey-

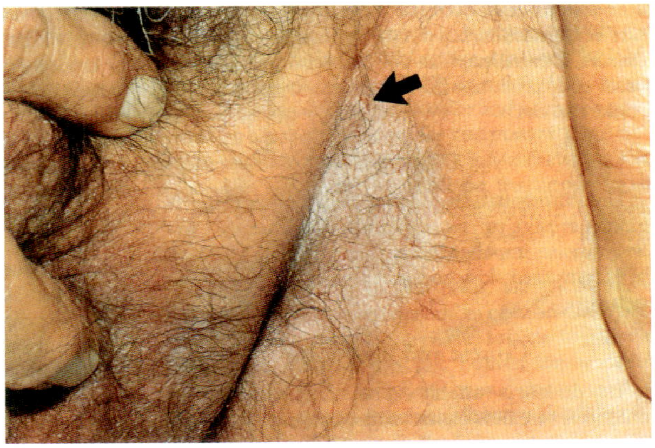

图 18.13 刺激引起的慢性糜烂、搔抓和皮肤肥厚有时最后进展为肥厚、白色斑块。（Reproduced from P. J. Lynch and L Edwards Genital Dermatology（Fig. 5-15）, New York: Churchill Livingstone; 1994.）

表18.3 Hailey-Hailey病

诊断
红色丘疹和斑块
伴有黄痂的糜烂性表面
累及多个间擦性部位
家族中有相似皮疹患者
组织活检特征性表现
鉴别诊断
Darier病
天疱疮
治疗
减少受热、出汗和局部过湿
口服抗念珠菌药物治疗
口服抗细菌药物治疗
中效（0.1%的曲安奈德）皮质类固醇软膏
短期使用系统性皮质类固醇
若效果不好，可以考虑注射肉毒毒素和激光治疗

Hailey病或Darier病几乎完全相同，该病有较多的名称，包括丘疹性棘层松解性皮病、丘疹性棘层松解性角化不良或丘疹性生殖器股部棘层松解症[6,7]。该病临床表现为肤色、白色或轻度红色的孤立性丘疹，通常有蜡样光泽。与Hailey-Hailey病和Darier病一样，该病的皮疹也可以融合形成斑块，但较为少见，且多不累及肛门生殖器外的区域。

发病机制

Hailey-Hailey病的遗传学缺陷是由于*ATP2C1*基因突变所致，该基因在钙的转运和细胞间的黏附中发挥重要作用[8]。突变的基因以常染色体显性模式遗传。该病的临床表达需要某种程度的环境损害参与，如出汗、日晒或机械创伤。

治疗和预后

本病的治疗较为困难。第一步是降低激发本病的环境损害。这可以通过降低衣物的摩擦和减少对热源的暴露从而减少出汗来达到。皮内注射肉毒毒素可以减少肛门生殖器周围出汗[9]。止汗药对于局部皮损可能会比较刺激，但是一旦皮损消退，可以使用止汗剂来预防复发。对于外阴受累的女性，若伴有尿失禁或阴道分泌物，必须积极处理。避免使用内裤垫，使用止血棉塞或月经垫可能对本病有好处。

皮损部位通常会伴有细菌或真菌的过度生长。治疗微生物感染可以改善皮疹状况并降低恶臭味道，建议使用口服而非外用的药物以减少刺激性。同样，肌内注射或口服激素可以减轻炎症。一些病例使用抗炎钙调磷酸酶抑制剂他克莫司取得了良好效果[10]。激光烧灼术，通常是二氧化碳激光，可以起到比预想中更好的效果[11]。报道少数散发病例对环孢素、光动力治疗、局部外用卡泊三醇或手术切除加表皮移植收到了良好效果。

Hailey-Hailey病以慢性病程为特征，最好的预期是临床消退，伴有反复的发作。已有数例外阴Hailey-Hailey病患者出现鳞状细胞癌的报道。

Darier病（Darier-White病，毛囊角化病）

流行病学和临床表现

Darier病比Hailey-Hailey病略为常见，发病率约为万分之三。Darier病多为常染色体显性遗传。皮疹多首发于大龄儿童或年轻人中，表现为伴有鳞屑和黄痂的棕色角化性丘疹。随着时间的推移，丘疹融合形成角化性斑块。皮疹多数发生于“脂溢性”部位——头皮、前额、胸部、肩部和耳后皱褶部位。其他间擦部位，如腋窝和肛门生殖器部位，较少被累及。

本病外阴皮疹的发生率尚不清楚，但是多数Darier病患者诉全身的皱褶部位出现散在性丘疹，包括生殖器股部。少数患者诉皮疹主要发生于间擦部位，部分患者出现大片聚集性、“增殖性”、角化性斑块。口腔出现皮疹很常见，但是阴道内皮疹仅有1例报道。

一些报道的所谓局限性Darier病皮疹仅限于肛门生殖器部位。然而，很有可能这些患者中的大多数应该被诊断为一个有多种名字的疾病，即丘疹性棘层松解性皮病、丘疹性棘层松解性角化病或丘疹性生殖股部棘层松解症[6,7]。这些患者的病情通常较轻，仅有少量稀疏的蜡样光泽的丘疹，多不融合成斑块。本病详细情况可以参考上文 Hailey-Hailey 病节段。

多数患者可以出现中度瘙痒。少数患者诉疼痛感，特别是当角化性斑块裂开出现线状开放性糜烂面时。细菌分解间擦部位的湿润的角蛋白后可以产生一种恶臭味道。

本病的典型表现多累及手部，手背可以出现小的、肤色的丘疹。手掌表面可以出现凹点和点状角化。几乎所有患者均会出现指甲受累，出现从甲皱襞后到远端甲缘的“V”形凹痕、甲横嵴或甲纹（白色、红色或两种颜色同时存在）。部分 Darier 病患者出现低智商、癫痫和精神疾患。

鉴别诊断

肛门生殖器部位的 Darier 病的临床表现可与 Hailey-Hailey 病、脂溢性皮炎、念珠菌病和天疱疮混淆（表 18.4）。特征性的脂溢性部位发疹、典型的手背部皮疹和阳性家族史可以帮助做出正确诊断。抗真菌药物和皮质类固醇治疗有效可以帮助鉴别念珠菌性阴道炎和湿疹性疾病。组织活检和直接免疫荧光可用于排除天疱疮的诊断。

组织学和实验室检查

Darier 病的典型组织病理学改变包括棘层松解（单个表皮细胞分离并聚集）和角化不良（提前的角化成熟，从而出现所谓的“圆体”和“谷粒”细胞），同时伴有表皮肥厚、角化过度和乳头瘤样增生。本病不伴有其他实验室检查异常。组织学上，Darier 病可以表现得与 Grover 病和上文丘疹性棘层松解性角化病极为相似。

发病机制

Darier 病的遗传学缺陷为 ATP2A2 基因突变[8]。该基因在细胞内钙的调节中发挥重要作用。当突变发生以后，表皮细胞间的黏附性降低、棘层松解和表皮细胞凋亡。当皮肤未受到环境应激时，正常的基因足以维持细胞功能。但是，当出现环境应激时，钙泵功能耗竭，表皮细胞无法适当发挥功能[12]。Darier 病为常染色体显性遗传，几乎完全外显。然而，也有很多不伴有家族史的患者，是由于自发性基因突变导致的。

表18.4 Darier病

诊断
棕红色的丘疹或斑块
表面鳞屑和结痂
分布于脂溢性部位：头皮、颈部、胸部和耳后皱褶部位
手部皮疹：背部丘疹，甲凹迹，红色或白色甲纹。
阳性家族史
组织活检的特征性表现
鉴别诊断
Hailey-Hailey病
念珠菌性外阴炎
异位性/神经性皮炎
慢性单纯性苔藓
脂溢性皮炎
治疗
减少受热、出汗和局部过湿
口服抗真菌药物治疗
口服抗细菌药物治疗
局部外用中效（0.1%的曲安奈德）激素软膏
必要时，口服维A酸
考虑激光治疗

治疗和预后

环境应激导致本病的发展。因此，与 Hailey-Hailey 病（见上文）一样，治疗的首要步骤是消除环境应激。同样，本病亦多伴有细菌和真菌的过度生长，这些问题的处理原则与上文所述的 Hailey-Hailey 病是一样的。

然而，与 Hailey-Hailey 病相反，口服维 A 酸类药物（异维 A 酸或阿维 A）可使本病中度改善或明显好转[13]。不幸的是，该类药物的不良反应导致多数患者不愿长期服用。局部外用的维 A 酸是有效的，但是对肛门生殖器周围皮肤有过度刺激。有经验显示，局部外用他克莫司[14]、光动力治疗[15]、局部 5- 氟尿嘧啶、激光烧灼术和切除以及皮肤再移植对本病有一定疗效。

Darier 病是一种慢性疾病，因此很难完全治愈，即便是用口服维 A 酸治疗。已有外阴 Darier 病发展为鳞状细胞癌的报道。本病所伴发的广泛的、严重的皮肤病毒感染似乎比预期中的要多，包括单纯疱疹病毒或水痘 - 带状疱疹病毒感染[17]。

参考文献

1. Margesson, L. J. Contact dermatitis of the vulva. *Dermatol. Ther.* 2004; **17**: 20–27.
2. Bauer, A., Rodiger, C., Greif, C., *et al.* Vulvar dermatoses – irritant and allergic contact dermatitis of the vulva. *Dermatology* 2005; **210**: 143–149.
3. Nardelli, A., Degreef, H., and Goossens, A. Contact allergic reactions of the vulva: a 14-year review. *Dermatitis* 2004; **15**: 131–136.
4. Crone, A. M., Stewart, E. J., Wojnarowska, F., *et al.* Aetiological factors in vulvar dermatitis. *J. Eur. Acad. Dermatol. Venereol.* 2000; **14**: 181–186.
5. Farage, M. and Maibach, H. I. The vulvar epithelium differs from the skin: implications for cutaneous testing to address topical vulvar exposures. *Contact Dermatitis* 2004; **51**: 201–209.
6. Saenz, A. M., Cirocco, A., Avendano, M., *et al.* Papular acantholytic dyskeratosis of the vulva. *Pediatr. Dermatol.* 2005; **22**: 237–239.
7. Bell, H. K., Farrar, C. W., and Curley, R. K. Papular acantholytic dyskeratosis of the vulva. *Clin. Exp. Dermatol.* 2001; **26**: 386–388.
8. Szigeti, R. and Kellermayer, R. Autosomal-dominant calcium ATPase disorders. *J. Invest. Dermatol.* 2006; **126**: 2370–2376.
9. Bansal, C., Omlin, K. J., Hayes, C. M., *et al.* Novel cutaneous uses for botulinum toxin type A. *J. Cosmet. Dermatol.* 2006; **5**: 268–272.
10. Umar, S. A., Bhattacharjee, P., and Brodell, R. T. Treatment of Hailey–Hailey disease with tacrolimus ointment and clobetasol foam. *J. Drugs Dermatol.* 2004; **3**: 200–203.
11. Collet Villette, A. M., Richard, M. A., Fourquet, F., *et al.* Treatment of Hailey–Hailey disease with carbon dioxide laser vaporization. *Ann. Dermatol. Venereol.* 2005; **132**: 637–640.
12. Byrne, C. R. The focal nature of Darier's disease lesions: calcium pumps, stress, and mutation? *J. Invest. Dermatol.* 2006; **126**: 702–703.
13. Sehgal, V., Sirvastava, G., and Sardana, K. Isotretinoin – unapproved indications/uses and dosage: a physician's reference. *Int. J. Dermatol.* 2006; **45**: 772–777.
14. Rubegni, P., Poggiali, S., Sbano, P., *et al.* A case of Darier's disease successfully treated with topical tacrolimus. *J. Eur. Acad. Dermatol. Venereol.* 2006; **20**: 84–87.
15. Exadaktylou, D., Kurwa, H. A., Calonje, E., *et al.* Treatment of Darier's disease with photodynamic therapy. *Br. J. Dermatol.* 2003; **149**: 606–610.
16. Yoon, T. Y., Kim, J. W., and Kim, M. K. Successful treatment of Darier disease with topical 5-fluorouracil. *Br. J. Dermatol.* 2006; **154**: 1210–1212.
17. Nikkels, A. F., Beauthier, F., Quatresooz, P., *et al.* Fatal herpes simplex virus infection in Darier disease under corticotherapy. *Eur. J. Dermatol.* 2005; **15**: 293–297.

延伸阅读

Contact dermatitis

Bauer, A., Rodiger, C., Greif, C., *et al.* Vulvar dermatoses – irritant and allergic contact dermatitis of the vulva. *Dermatology*. 2005; **210**: 143–149.

Margesson, L. J. Contact dermatitis of the vulva. *Dermatol. Ther.* 2004; **17**: 20–27.

Hailey–Hailey disease

Szigeti, R. and Kellermayer, R. Autosomal-dominant calcium ATPase disorders. *J. Invest. Dermatol.* 2006; **126**: 2370–2376.

Darier's disease

Sehgal, V. and Srivastava, G. Darier (Darier–White) disease/keratosis follicularis. *Int. J. Dermatol.* 2005; **44**: 184–192.

Szigeti, R. and Kellermayer, R. Autosomal-dominant calcium ATPase disorders. *J. Invest. Dermatol.* 2006; **126**: 2370–2376.

第 19 章

肤色和红色丘疹及结节

Peter J. Lynch
Lynette J. Margesson

肤色性丘疹和斑块

当“肤色”用于描述皮损时是指与患者皮肤相同的颜色。因此，一个深色人种出现的棕色皮疹也被认为是肤色。同样，红斑性损害若出现于粉红色皮肤或黏膜部位也为肤色损害。肤色丘疹和斑块可以是光滑的，也可以是表面粗糙的。触诊时粗糙表明有鳞屑，尽管这种鳞屑肉眼可能无法观察到。

生殖器疣（人乳头状瘤病毒感染）

流行病学和临床表现

生殖器疣是由无包膜的、包含双链 DNA 的人乳头瘤病毒（HPV）感染感染导致的。在英国，HPV 感染的增长率极快，在美国略微缓慢[1]。在女性人群中，生殖器疣的一生感染率估计是 4%[2]。基于私人诊所的就诊数据，在美国，生殖器疣每年的发生率低于 1%[1]。这些数据仅反映显性 HPV 感染者。据估算，在女性人群中，各年龄段的外生殖器隐性感染率大约为 13%，而在 20 岁人群的感染率约为 22%[3]。而且，在性活跃的年轻女性中，2 ~ 3 年的累积发病率超过 40%[3]。发病率随着年龄增长快速下降，在 35 岁人群仅为 10%[3]。这些数据与宫颈 HPV 感染相当[4]。总体而言，这些数据说明，HPV 是所有性传播疾病当中最为常见的。

从临床形态学角度而言，生殖器疣可以分为四种主要类型。角化性疣（普通型）类似于发生于手部的疣，呈“方形”（直径 5 ~ 10mm，高度 5 ~ 10mm）。表面粗糙伴鳞屑，呈肤色或轻度棕色，主要发生于阴阜、大腿上内侧和其他肛门生殖器干燥区域（图 19.1）。丝状疣（尖锐湿疣型）的高度（10 ~ 20mm）要比宽度（2 ~ 5mm）大，为肤色或粉红色，末端呈“毛刷样”丝状，发生在肛门生殖器的潮湿部位。平顶状疣（丘疹）

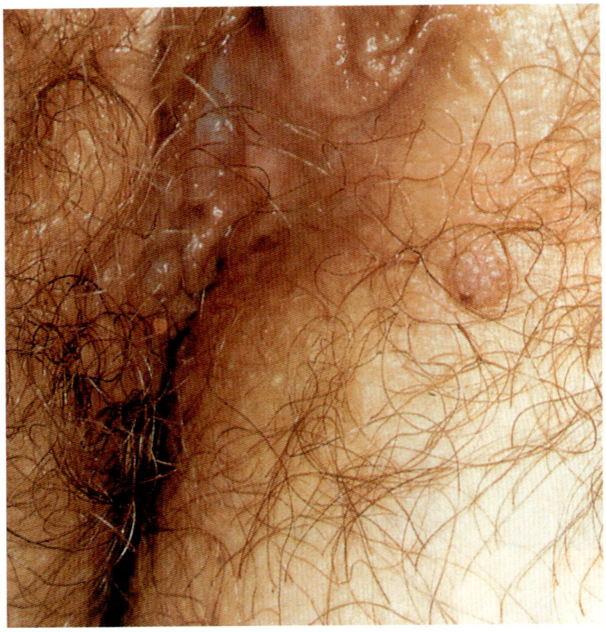

图 19.1 一些生殖器疣表现为外生性、坚固性表面，如本图中的疣体所示。(Reproduced from P. J. Lynch and L. Edwards Genital Dermatology (Fig. 9-5), Churchill Livingstone.)

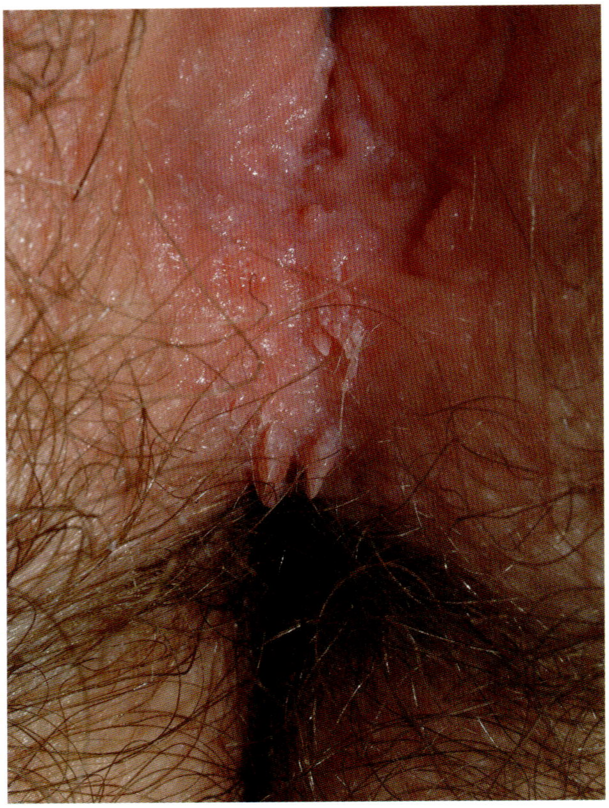

图 19.2 “尖锐湿疣”用于描述如图所示的这些生殖器疣，表面呈尖锐性外观。

的宽度（5 ~ 15mm）比高度（2 ~ 5mm）大，表面扁平，可以发生于肛门生殖器的任何部位（图 19.2 和 19.3），颜色高度变异，可以是肤色、粉红色、红色、棕色或黑色（图 19.4）。这种类型的疣可以离心性增大或融合形成大斑块。结节性疣（Buschke-Lowenstein 型）为球星，伴有脑回状或乳头瘤样表面。它们多为肤色到粉红色，通常表面光滑（图 19.5 和 19.6）。

前两种类型的疣没有恶变的可能性，因此不需要进行活检，而后两种类型的疣有恶变的可能性，因此需要进行活检。

诊断和鉴别诊断

生殖器疣可以通过临床表现进行诊断，但如果不确定，应该进行组织病理检查。而且，如上所述，当出现平顶的丘疹和结节状类型的疣时，必须进行活检，以明确是否有发育异常。以往醋白试验被用于确诊生殖器疣的感染，然而，由于该试验既非特异，也不敏感，现在已经不被推荐使用了。

女性生殖器疣可能并发宫颈 HPV 感染，因此，有必要同时对宫颈进行视诊和细胞学检查。当疣发生于肛门边缘时，对于免疫正常的人群可以同时进行肛门镜检查，而对于免疫抑制人群应强制进行肛门镜检查，可能的话，进行细胞学检查。

生殖器疣的鉴别诊断包括前庭乳头瘤病、淋巴管扩张症、皮赘和传染性软疣（表 19.1）。所有这些疾病均可以通过临床表现进行鉴别。前庭乳头瘤病是由排列紧密的、小的、鹅卵石排列的圆形丘疹组成。这种正常解剖学变异仅发生于外阴前庭器。皮赘表现为带蒂、表面光滑、触之柔软的丘疹，主要发生于毛发生长部位的皮肤。传染性软疣为肤色到白色的、半球形、通常带有脐凹的丘疹，也多发生于毛发生长部位。

组织学和实验室检查

生殖器疣的组织病理表现为典型的空泡细胞特征（过度染色的核伴有核周空泡改变）和棘层肥厚（伴有皮突延长的表皮肥厚）。应注意，空泡细胞在一些正常黏膜上皮的外层也可以发现，有时会被病理医生误认为是 HPV 感染。真正的空泡细胞可以蔓延到表皮的中

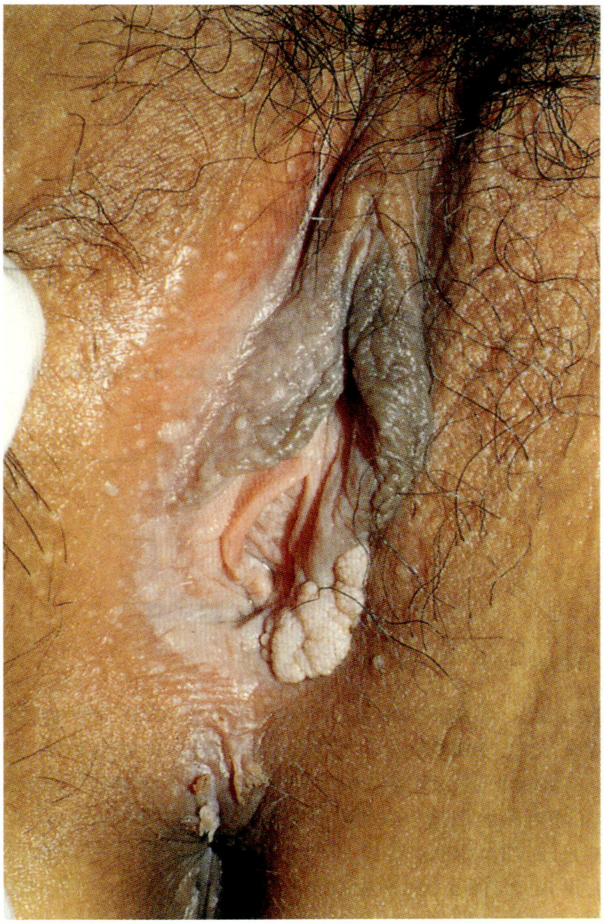

图 19.3 前庭和会阴体丘疹性疣体，以及肛周皮肤尖锐性疣体，说明肛门生殖器部位的疣体可以表现出多种形态。（Reproduced from P. J. Lynch and L. Edwards Genital Dermatology (Fig. 9-1), Churchill Livingstone.）

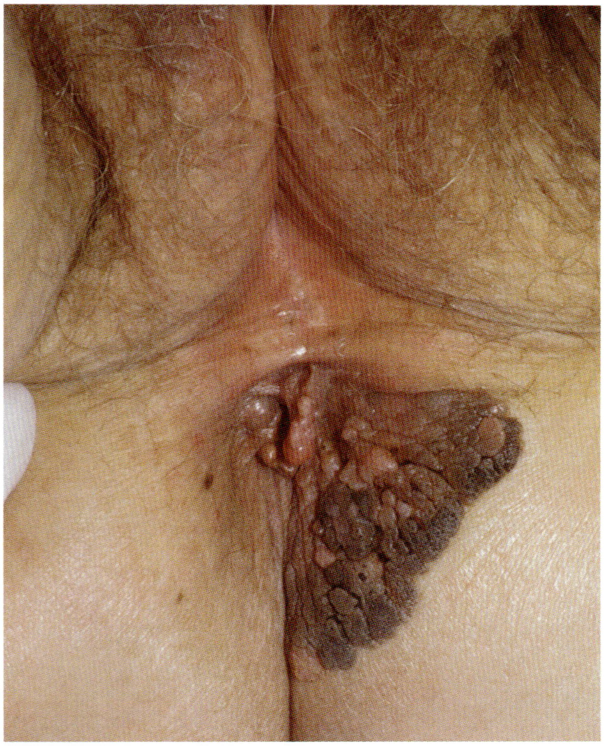

图 19.4 色素性扁平疣，特别是体积较大时，皮肤活检表现为与上皮内瘤样病变相似。不过，该疣体为良性病变。

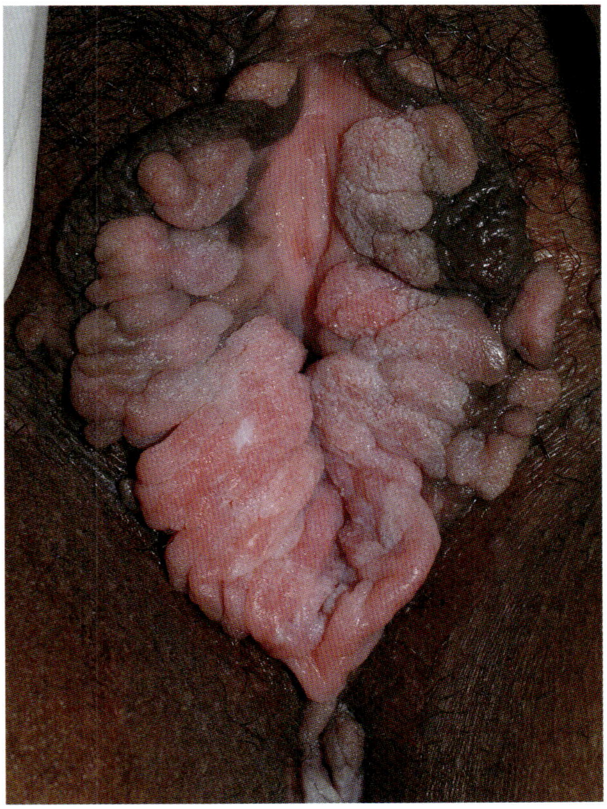

图 19.5 非常大的疣体有可能表现出肿瘤样改变。图上所示的疣体发生于一位免疫抑制患者，表现为外阴上皮内瘤样病变 3。

下层，且伴有核染色加深。

目前检测 HPV 特殊亚型的试剂已有售[5]。支持这种检查的人认为，探明 HPV 特殊亚型对预后有提示作用。然而，这些测试很贵且使用范围有限。疾病控制中心（CDC）并不推荐使用 DNA 检测方法进行 HPV 分型[6]。HPV 无法进行培养，因此实验室病毒检测仅能通过应用病毒 DNA 引物特异性 PCR 扩增。

发病机制

生殖器疣是由于 HPV 感染引起的。这些 DNA 病毒非常小，仅包含大约 8000 个碱基对。病毒的 DNA 为双链结构且呈闭合环状。HPV 的 DNA 被包含在一个 20 面体的蛋白病毒衣壳里。核酸序列高度变异，导

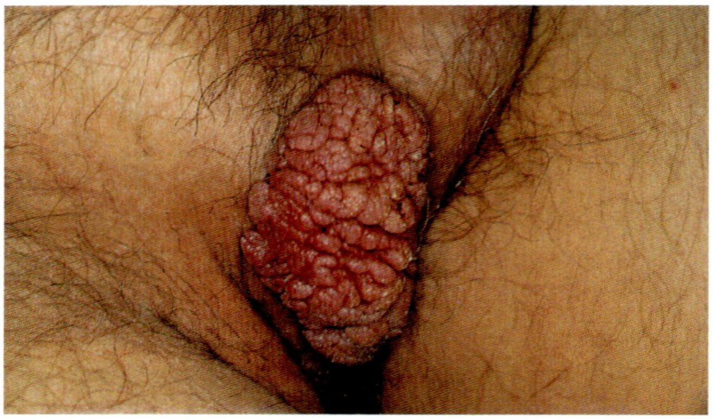

图 19.6 大的、球形的疣体需要进行活体组织检查，以除外疣状鳞癌（Buschke-Lowenstein 瘤）。（Reproduced from P. J. Lynch and L. Edwards Genital Dermatology（Fig. 9-6），Churchill Livingstone.）

表19.1 生殖器疣（人乳头瘤病毒感染）
诊断
四种类型的皮疹，多数为肤色且表面粗糙： 1．角化型（方形） 2．丝状型（高大于宽） 3．平顶型（宽大于高） 4．结节型（球体型）
鉴别诊断
前庭丘疹病
传染性软疣
淋巴管扩张症
外阴上皮内瘤样病变
治疗
药物治疗
普达非洛
咪喹莫特
鬼臼毒素
双氯乙酸或三氯乙酸
手术治疗
冷冻
切除
电外科治疗
激光消融

致进化出 100 多种 HPV 亚型。生殖器感染大约可以由 30 ~ 40 种 HPV 病毒亚型导致。基于是否引起上皮细胞癌，感染生殖器的 HPV 病毒亚型可以分为两组，即高危组和低危组。低危组最重要的亚型为 HPV 6 和 11。超过 90% 的生殖器疣是由于这两种亚型的病毒感染所致[1]。高危组最重要的成员为 HPV 16 和 18。它们大约引起 70% 的宫颈癌[7]和更高比率的外阴上皮内瘤样病变。其他 HPV 相关性恶性肿瘤由其他 12 种或更多的 HPV 亚型引起[7]。

尽管通过 PCR 可以从手指和其他无生命物体中检测到 HPV 亚型的 DNA，如内镜、内衣和激光烟柱，但是流行病学研究显示，几乎所有成人的生殖器感染均来源于性接触[1]。患者从接触到出现肉眼可见的疣体所需的平均潜伏期为数周到数月。毫不奇怪，其他伴随性传播性疾病在 15% 的生殖器疣患者中可以发现[8]。研究表明，使用避孕套可能有保护防止出现生殖器疣的作用[9]。病毒负载量、激素水平、吸烟、男性包皮环切等情况在获得 HPV 感染的过程中所起的作用仍然很有争议[3]。

儿童的生殖器疣的情况在某些方面是不一样的。性虐待导致的本病时有发生，但是更常见的是从感染的产道出生时发生的垂直传播导致的以及通过水平的、无性接触的传播方式导致的（图 19.7）。明确儿童的得病方式非常重要，这无法通过临床表现、解剖部位或特殊的 HPV 亚型而确定。需要全面详细地询问患儿可能出现的性虐待，尽管这种情况仅见于少数病例[10]。

HPV 仅感染上皮细胞。病毒进入表皮基底层的上皮细胞后开始最初的复制。进一步的复制发生在基底层以上。随着分化的上皮细胞脱落到环境中，完整的病毒颗粒从细胞表面脱落。在良性感染中，HPV 病毒 DNA 保持在不掺入宿主 DNA 的游离状态。HPV 感染导致的恶性肿瘤的发生机制将在第 23 章讨论。

治疗和预后

未治疗的生殖器疣倾向于随时间推移而消退。不幸的是，仅有少数报道有自行消退的百分比数据。宫颈部 HPV 感染自行消退的数据要全面得多，因此可以用于外阴生殖器的感染。由于发病率随着年龄增长而明显下降，多数未治疗的宫颈 HPV 感染是一过性的，接近 90% 的感染在 2 ~ 3 年内消退[11]。低危组病毒感染比高危组似乎要消退得更快[3,11]。病毒的清除主要取

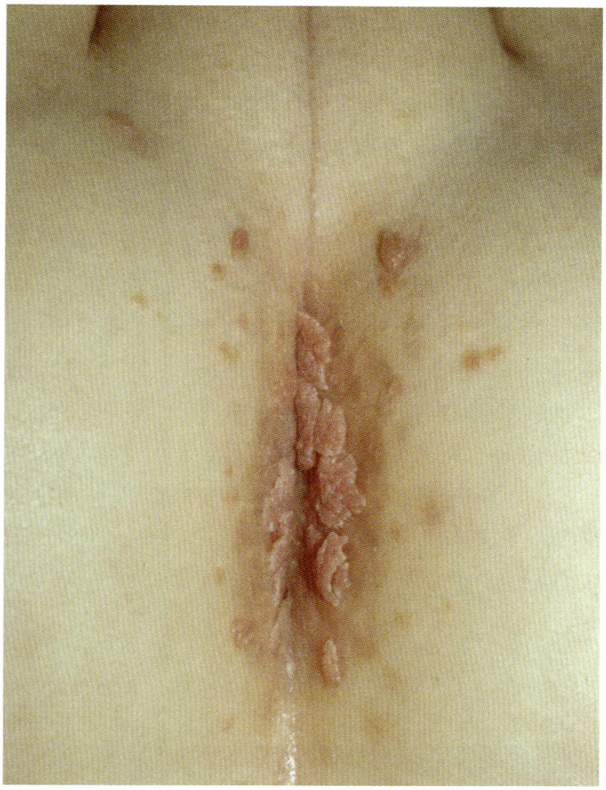

图 19.7 儿童的肛门生殖器疣可能与性虐待有关，但是更小的患者可能是由于分娩时人乳头状瘤经产道传播或看护者传播所致。

决于免疫反应的启动。先天性免疫反应和体液免疫反应可以起到一定作用，然而，病毒清除主要取决于细胞介导的免疫反应[11]。在感染清除以后，有可能再发生同一种病毒亚型或其他病毒亚型的重新感染。

在免疫抑制个体，特别HIV感染患者，感染状态可以持续好几年。持续性高危HPV病毒感染的女性患者(特别是16和18型)有发生宫颈和外阴的鳞状细胞癌的风险。

细胞治疗方面首先需要明确三个问题。第一，性伴侣是否需要检查？答案很可能是不需要。无症状的感染可能是数年前接触感染的，因此，接触追踪可能无法得到明确结果。同时，接触的患者可能为潜伏感染，这种情况下临床上寻找感染伴侣可能无法实现。第二，生殖器疣需要进行活检吗？答案是有时需要。丝状疣和小结节状疣不太可能出现发育不良，因此不需要进行活检。任何颜色的大结节状生殖器疣（Buschke-Lowenstein 型）和平顶状疣都有发育不良风险，因此需要进行活检取样。第三，生殖器疣应该分型吗？如上所述，测试的高费用和较差的敏感性和特异性导致 CDC 不推荐进行疾病分型[6]。

CDC 在修订的性传播性疾病治疗指南中讨论了生殖器疣的治疗方法[6]。这份文件中的两个声明值得引用："已有的数据表明，目前的可用的生殖器疣治疗可减少，但可能不能清除 HPV 感染。减少 HPV 病毒 DNA 的治疗是否可以减少病毒的传播尚不清楚"且"没有明确证据表明任何现在可用的治疗优于其他治疗方法，并且没有任何一种单独的治疗适合于所有患者和所有疣体"[6]。除了 CDC 的指南，近期还有两篇全面总结生殖器疣的综述可供参考[12,13]。下面所述的多数问题的信息都是基于这些材料的。

基于家庭的药物治疗

使用这种治疗方式，患者方便易行、内容简单，而且由治疗诱发的不适感可以自行控制。有两种常用的药物：0.5% 的普达非洛溶液或凝胶是一种细胞毒药物，可以每日外用 2 次，每周用 3 天停 4 天，或隔日外用。该药物不能在孕期使用，4 ～ 8 周的治愈率约为 60% ～ 70%。5% 的咪喹莫特软膏是一种免疫调节剂，每日睡前 1 次外用，16 周以后的治愈率为 50% ～ 60%。有几种因素限制这两种药物的使用：局部刺激、治疗时间较长、治愈率相对较低和复发率相对较高。

基于诊室的药物治疗

这种方式可能会降低患者的依从性，但是可以让临床医生更容易控制药物的用量和用药时间。然而，由于需要多次随访，可能会耗费患者很多的时间和费用。有两种广泛使用的药物：25% 的安息香树脂的鬼臼毒素酊，这是一种细胞毒药物，每周 1 次或每 2 周 1 次外用，由临床医生进行。孕期不能使用该药物。治愈率随治疗时间不同而异，2 个月的治愈率为 50% ～ 70%。复发率很高。80% ～ 90% 的双氯乙酸或三氯乙酸，每周 1 次或隔 1 周 1 次。这种疗法对角化性疣体无效，且如果过量外用于皮损周围的正常皮肤，会导致糜烂面产生。治愈率与鬼臼毒素相似，复发率同样很高。与过去相比，基于诊室的药物治疗方法现在已经较少使用。

基于诊室的破坏性疗法

使用棉签或冷冻器进行液氮冷冻的治疗方法可能

是最为广泛的治疗生殖器疣的方法。通常隔周进行一次冷冻治疗。这种疗法伴有中度的疼痛，但通常不需要进行麻醉。通常不会出现瘢痕。治疗 3 ~ 4 次以后的治愈率约为 70% ~ 80%，但是复发率很高。其他可以选择的疗法包括：外科切除或剪除术、使用电外科疗法或二氧化碳激光消融治疗。所有这四种方法均需要使用局麻药，且可能需要较长的愈合时间，而且，可能会产生一些瘢痕。这些治疗方法的优点是：可以一次性清除全部或接近全部的疣体。不幸的是，复发率大约为 25%。

疫苗

美国食品和药品监督管理局最近批准了一种适合于 9 ~ 26 岁女性人群的四价体疫苗。这种疫苗主要针对 HPV 6 和 11 亚型（引起生殖器疣的最常见的两种亚型）和 HPV 16 和 18 亚型（最常伴发宫颈癌和外阴癌的两种亚型）[14]。临床试验表明，这种疫苗对预防新发感染和去除部分已有感染的效果显著。正如预期的那样，额外的信息表明，这种疫苗对预防 HPV 16 和 8 亚型相关的宫颈上皮内瘤样病变（CIN 2 和 CIN 3）具有良好效果[15]。尽管这种疫苗的治疗可能是目前在预防和治疗 HPV 感染中最让人兴奋的进展，但是必须认识到可能有下列需要考虑的问题：价格高、长期有效性并不清楚以及某些人群可能抵制这种疫苗使用。

对于多数患者而言，外阴 HPV 相关性疾病的预后很好。然而，5% 左右的患者感染的是高危型 HPV 病毒亚型，这类患者有发生外阴上皮内瘤样病变和侵袭性鳞状细胞癌的风险。

传染性软疣

流行病学和临床表现

多数的研究表明，大约 80% ~ 90% 的传染性软疣病毒（MCV）感染发生于小孩[17,18]。然而，在过去的 30 年里，成人的发生率明显增加，多数是由于性接触传播所致。在西方国家，每年临床上确诊的传染性软疣的发病率为 1% ~ 2%[19]。无症状的感染发生率肯定高于这个数据，因为在 6% ~ 23% 的正常人群中可以检测到抗 MCV 抗体[20,21]。后者的检出率随着年龄增长而增加，阳性率在正常中年人群中能达到 40%[21]。在细胞介导的免疫反应低下的个体（特别是未治疗的 HIV 感染者或 AIDS 患者），发生传染性软疣的风险增高[22]。在局部外用皮质类固醇和他克莫司治疗的异位性皮炎患者中，MCV 感染的风险也会明显增加[18]。

传染性软疣的临床皮疹为光滑的半球形丘疹，平均直径为 3 ~ 10mm。皮疹多为肤色，但也可以是白色、粉红色或半透明状（图 19.8 和 19.9）。中心脐凹为本病高度特征性改变，见于约 30% ~ 50% 的大的皮疹，但在新的和小的皮疹中通常不出现（图 19.10 和 19.11）。偶尔可以见到巨大型皮疹（直径可以达到 2cm）。有时由于创伤，或在免疫介导的消退期，软疣性皮疹和损害周围皮肤可能变成鲜红色，伴有触痛（图 19.12）。这样的皮疹可以类似于疖肿或炎症性囊肿。

通常一次可以出现 10 ~ 30 个皮疹[18]，但是在免

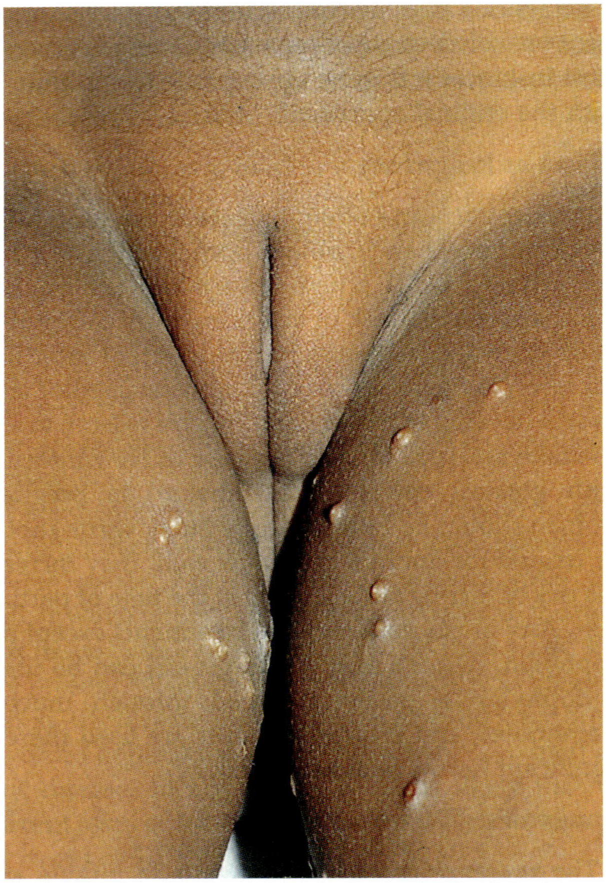

图 19.8 传染性软疣的典型表现为坚固、白色、有光泽的圆顶丘疹。本病在成人中可以通过性接触传播，但儿童外阴的传染性软疣通常是由非性接触传播所致。（Reproduced from P. J. Lynch and L. Edwards Genital Dermatology (Fig. 9-8), Churchill Livingstone.）

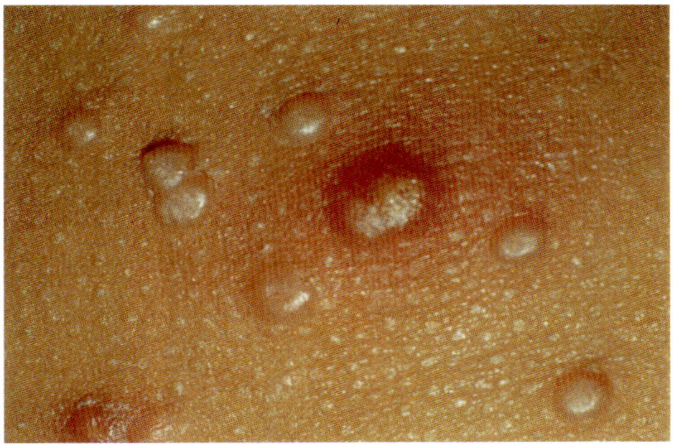

图 19.9 传染性软疣可以是白色或肤色的，类似于脓疱或水疱。该患者的多个皮疹可以见到典型的中央脐凹。(Reproduced from P. J. Lynch and L. Edwards Genital Dermatology (Fig. 9-9), Churchill Livingstone.)

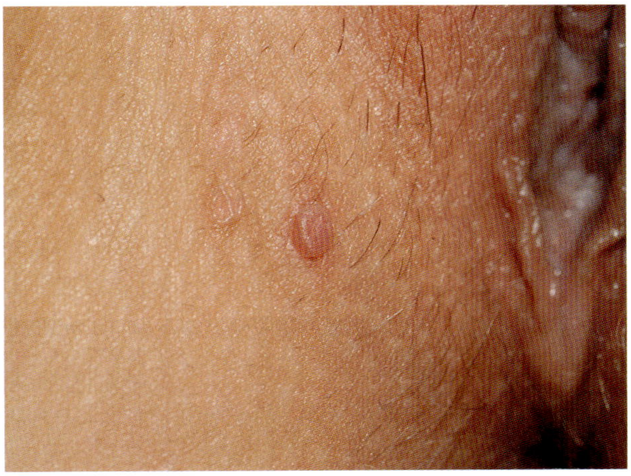

图 19.10 单发性传染性软疣表现出典型的脐凹改变。

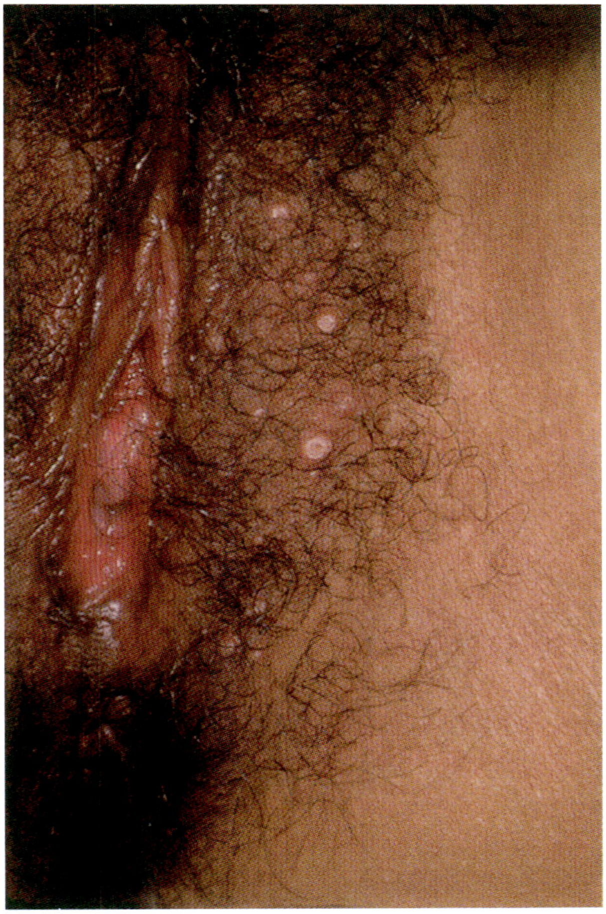

图 19.11 传染性软疣表现为坚固的、肤色至红色丘疹，最常见于大阴唇部位。最大的皮疹通常会表现出具有特殊诊断意义的脐凹，但是在小的皮疹中脐凹表现往往不明显。

疫抑制患者中，可以一次出现数百个皮疹。在儿童患者中，多数皮疹发生于面部、躯干和肢体[18]。而在成人患者中，由于性接触传播，皮疹更常见于肛门生殖器部位、耻骨部位和大腿上内侧。皮疹偶尔可以发生在生殖器的黏膜部位。

诊断和鉴别诊断

诊断几乎可以完全依靠临床表现，特别是当皮疹伴有脐凹时。必要的话，进行刮取活检，或通过刮匙取样进行细胞学涂片观察，可以看见“软疣小体”。

鉴别诊断包括淋巴管扩张症、疥疮、生殖器疣和光泽苔藓（表 19.2）。淋巴管扩张症的水疱损害中可以

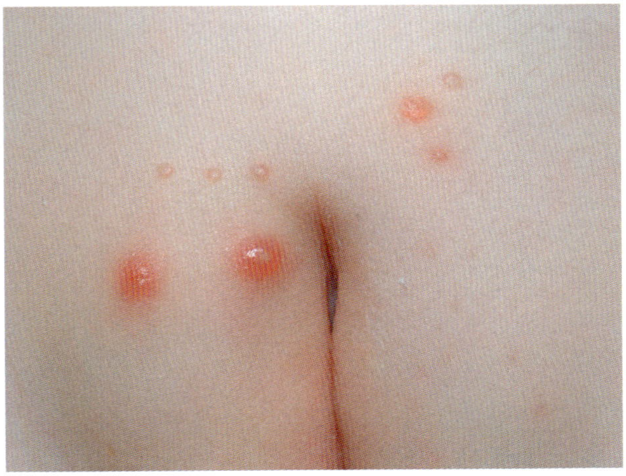

图 19.12 大阴唇的传染性软疣。

表19.2 传染性软疣
诊断
圆顶，表面光滑的丘疹
直径3～10mm
肤色、粉红色或白色
中心脐凹
鉴别诊断
淋巴管扩张症
生殖器疣，人乳头瘤型
疥疮
光泽苔藓
治疗
刮除术
冷冻治疗
斑蝥素
咪喹莫特

见到液体。疥疮的皮损有特征性的发病部位（指蹼间、腋窝和小间隙），可能发现线状洞穴，可以在这些洞穴中的刮出物中找到疥虫。生殖器疣几乎从不表现为肤色的光滑半球形丘疹，组织活检可以有特征性改变。光泽苔藓的皮疹为小的、白色丘疹，数量通常比传染性软疣要多。

组织学和实验室检查

MCV 仅感染上皮细胞。感染可导致表皮肥厚（棘层肥厚）。组织病理学上，感染的表皮细胞出现含有 MCV 病毒的胞浆内包涵体。这些包涵体细胞在表皮开口处聚集，呈火山口状，并且从这些部位脱落到环境中。本病无需进行实验室检查，但是在皮疹泛发的患者中，必须进行免疫学检查以除外免疫抑制状态。

发病机制

MCV 是一种痘病毒（牛痘属），内含双链排列成线状的 DNA。MCV 是一种非常大的病毒，包含 180 000 个碱基对，约为 HPV 病毒的 20 倍。MCV 不能进行体外培养，但已克隆出该病毒的基因组结构。总共有四种病毒类型，分别为 MCV 1、2、3 和 4。所有这四种类型可引起相同的临床皮疹。多数免疫正常的患者感染的类型为 MCV 1 型。MCV 可以引起伴有明显皮疹的症状性感染，也可以是不伴有可见性皮疹的无症状的潜伏感染。目前无症状的感染是否有传染性尚不清楚。

MCV 多数通过直接的皮肤接触传染。这种传染通过儿童日常玩耍接触或通过成人的性接触或体育运动接触导致。本病也可以通过接触污染物而传染，但是发生率并不清楚。潜伏期通常为 1 ～ 3 个月，但是报道过更长的潜伏期。

治疗和预后

传染性软疣的自然病程仅在小孩患者中明确。在未经治疗的患儿中，单个皮疹会在 1 ～ 2 个月后消退。然而，新的皮疹持续出现，因此本病的总病程可以持续数年[23]。自发吸收也可以见于成年患者，然而不像小孩那么常见，而且需要持续很长的一段时间才能消退。

尽管本病可以出现伴有抗体形成的体液免疫反应，但是需要强有力的细胞介导的免疫反应皮疹才能自行消退。在缺乏这种免疫反应的患者（如 HIV 阳性或 AIDS 患者），皮疹发展迅速，出现大量的皮疹，并且疾病的病程无法确定。疾病免疫似乎可以相对较长时间存在，因为传染性软疣完全消退后的重新感染仅在少数患者发生。

由于通常出现自行消退，且本病没有长期的不良后果，因此并不需要治疗。然而，患者可能由于不好的外观和可能潜在的传染性而要求治疗。很少有研究涉及传染性软疣。近期的询证医学回顾仅发现 5 个随机对照临床试验，没有一个对临床实践有很大的指导意义。

通常用于传染性软疣的治疗包括：程序性治疗（冷冻或刮除术）和药物性治疗（外用斑蝥素或咪喹莫特）。使用液氮进行冷冻治疗便宜，方便使用，并且效果良好。不幸的是，这种疗法对于小孩而言疼痛明显。刮除术，即皮肤刮匙刮除皮疹，无需局部麻醉，可以用于治疗成人而非小孩皮疹。这种方法相对便宜，容易使用，而且相当有效。使用木制棉签蘸用斑蝥素治疗可以诱发丘疹下水疱形成。多数情况下，当疱顶分离后，软疣皮疹也同时被去除。这种方法在使用时无疼痛感，但是出现的水疱多伴有不适感，并且水疱破裂后的缓慢的自行吸收可以导致感染。使用咪喹莫特治疗，如上述 HPV 感染章节所述，优点是可以在家使用，缺点是刺激性强、治疗周期长和费用高。

一项近期的研究比较了三种治疗儿童传染性软疣的方法[25]。20% 的进行刮除术患者、65% 外用斑蝥素治疗患者和 45% 使用咪喹莫特治疗患者进行了多于一次的随访。结果发现，5% 的使用刮除术治疗的患者、20% 的使用斑蝥素治疗的患者和 25% 的使用咪喹莫特治疗的患者出现了不良反应。我的个人经验是：使用斑蝥素治疗儿童患者，而使用冷冻或刮除术治疗成人患者。

前庭乳头瘤病

前庭乳头（前庭乳头瘤病）可见于大约 1/3 的无症状的正常女性。皮疹通常为无症状的、柔软的、圆顶丘疹，排列成鹅卵石状。乳头瘤的高度为 1 ~ 8mm。乳头瘤的颜色与周边前庭黏膜的颜色一致，因此前庭乳头被认为是肤色皮疹。由于正常前庭黏膜的颜色可以有较明显的变化，前庭乳头的颜色可以是淡粉红色到鲜红色。乳头的数量从十多个到上百个不等，几乎可以覆盖整个前庭表面。皮疹高度一致，每个皮疹与周围皮疹几乎完全相同。通常皮疹紧密聚集成簇，但并非融合，而是皮疹间仍有一定的间隔。偶尔皮疹呈线状排列（图 19.13）。前庭丘疹与发生于冠状沟的阴茎珍珠状丘疹被认为是类同疾病。

前庭乳头外观上在一定程度上与生殖器疣相似，在 30 年前对这两种病仍然等同对待（图 19.14）。然而，近期的分子研究表明，HPV 病毒 DNA 在前庭乳头的检出率并不比前庭部位无此类皮疹的正常女性的检出率高。因此，前庭乳头是一种正常的解剖学变异，无需治疗。

皮脂腺增生（Fordyce状态）

尽管仅有少量报道[26]，在小阴唇的内侧面经常可以发现增大的异位皮脂腺。这些皮疹通常是无症状的、

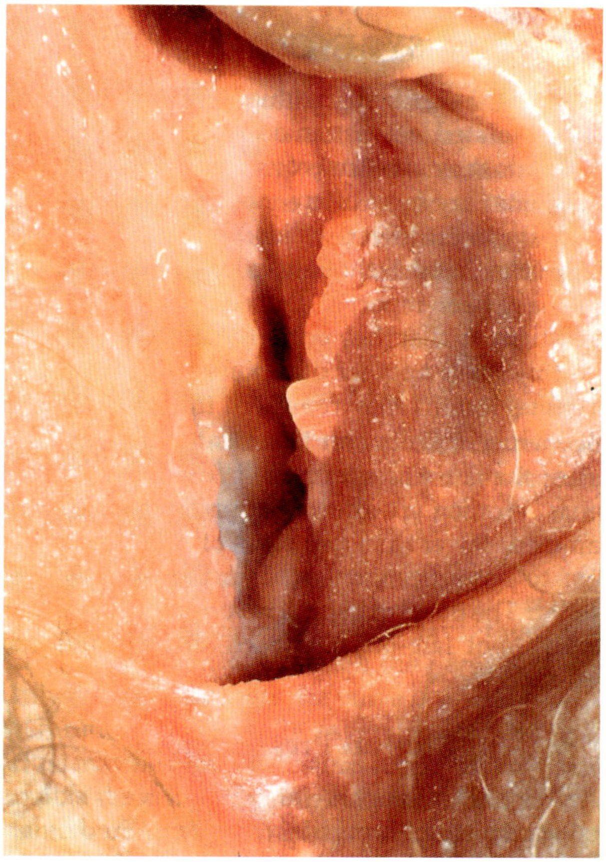

图 19.13 前庭乳头有时会被误诊为生殖器疣，但是，与疣不同的是，前庭乳头通常柔软并伴有与基底分离的圆形末端。（Reproduced from P. J. Lynch and L. Edwards Genital Dermatology (Fig. 9-13), Churchill Livingstone.）

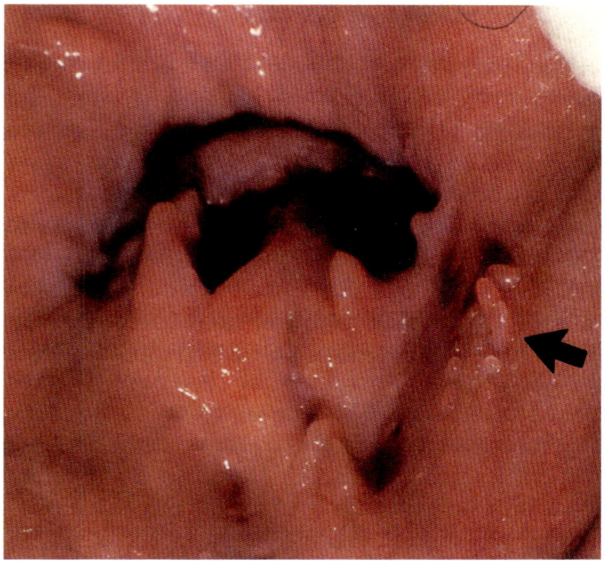

图 19.14 前庭乳头通常呈双侧对称簇状分布，不伴有瘙痒或疼痛。（Reproduced from P. J. Lynch and L. Edwards Genital Dermatology (Fig. 9-12), Churchill Livingstone.）

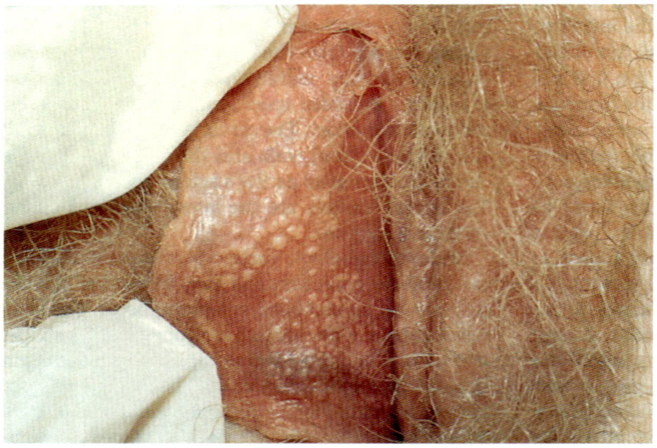

图 19.15 皮脂腺增生（福代斯斑）通常见于绝经前妇女，但是如本图所示，它们有时很大，与生殖器疣或粟丘疹很难区分。（Reproduced from P. J. Lynch and L. Edwards Genital Dermatology (Fig. 1-2), Churchill Livingstone.）

黄色到黄白色、表面光滑的、直径为 1 ~ 2mm 的小丘疹（图 19.15），数量从数个到几百个不等。类似的皮疹可见于阴茎和嘴唇。这是外阴正常解剖学变异，无需治疗。

皮赘

这些柔软的、光滑的、肤色的、带蒂的丘疹主要在第 23 章进行讨论。

扁平湿疣

扁平湿疣是一种二期梅毒的临床表现。这些皮疹表现为 1 ~ 2cm 大小的、平头的、表面光滑的丘疹和小斑块，通常与周围的皮疹发生融合。皮疹可能是肤色的、粉色的、白色的或棕色的（图 19.16）。通常可以见到分布于生殖器、生殖器周围皮肤或肛周皮肤的多发性皮疹。皮疹的表面有大量的螺旋体聚集，因此具有高度的传染性。梅毒的其他方面的表现在第 21 章讨论。

Fox-Fordyce病

这是一种少见的顶泌汗腺相关性毛囊性疾

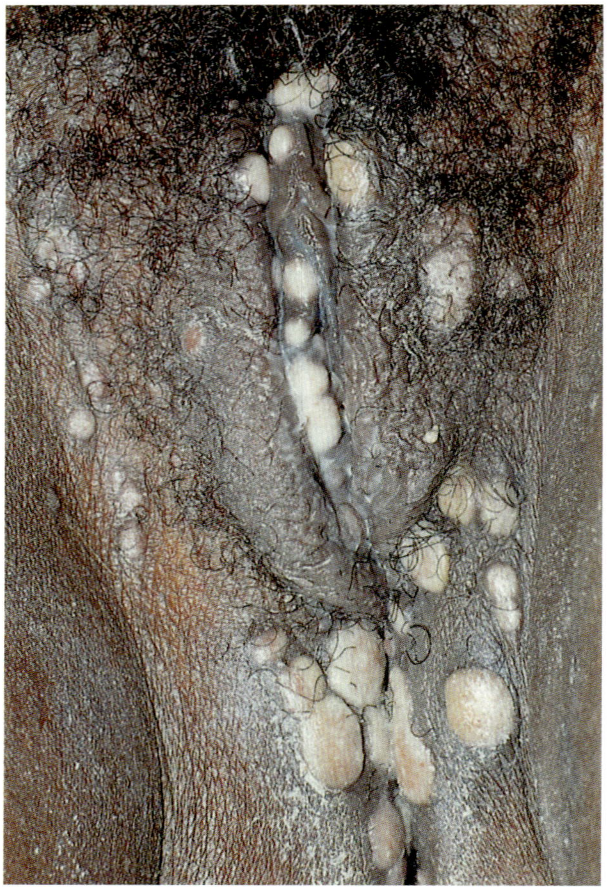

图 19.16 一位二期梅毒妇女的呈平顶丘疹的扁平湿疣，潮湿性损害多为白色，而干燥性皮疹表现为红色或肤色改变。（Reproduced from P. J. Lynch and L. Edwards Genital Dermatology (Fig. 10-3), Churchill Livingstone.）

病。皮疹表现为紧密相连的、表面光滑的小丘疹（2 ~ 3mm），仅见于腋窝和肛门生殖器周围区域（图 19.17 和 19.18）。皮疹多为肤色，但也可以见到粉红色、橙色或棕色皮疹。这种疾病在非洲裔美国人中多发，多伴有瘙痒。目前认为本病是一种汗腺分泌疖，主要是由于顶泌汗腺相关的毛囊被角蛋白栓堵塞后出现了皮肤表面下的“汗液水疱”。不幸的是，本病没有典型的组织学表现，而且没有任何记录的有效治疗。局部外用皮质类固醇可能可以降低瘙痒症状。

其他疾病

异位性乳腺组织沿乳房线发生，因此可以发生

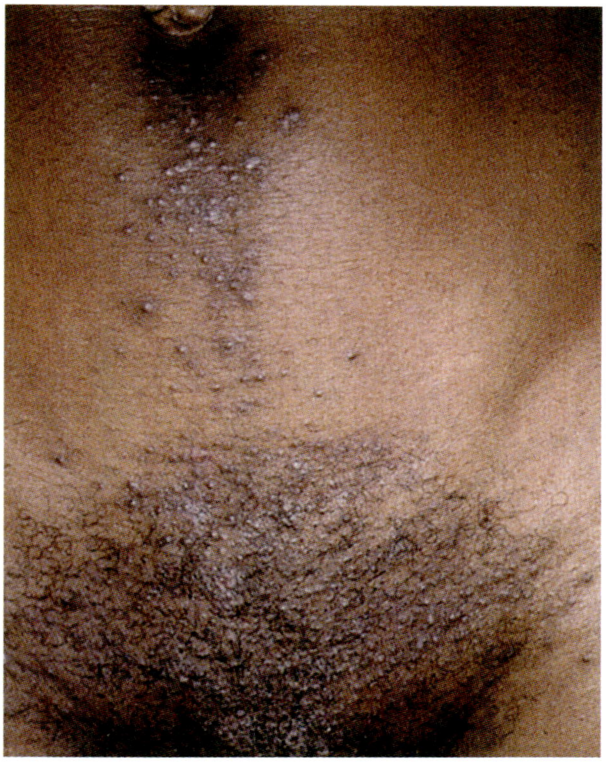

图 19.17 外阴和脐周的 Fox-Fordyce 病。这种剧烈瘙痒性疾病累及含有顶泌汗腺的皮肤，并且可以累及腋窝和乳晕。

于外阴。这种情况表现为肤色的结节，当皮疹大小随着女性月经周期而出现周期性改变时，可以临床确诊。

许多囊肿和良性肿瘤可以表现为肤色结节。这些情况主要在第 23 章肿瘤性疾病中讨论。

红色丘疹和结节

本节讨论的疾病主要是由于炎症引起的。

炎症性囊肿和红色肿瘤在第 23 章讨论。在检查伴有“红色丘疹和结节”的患者时，必须考虑三个问题。第一，红色为一种色谱广泛的颜色，可以从淡粉红色到鲜红色，也可以是紫红色或红棕色。第二，在深色人种中，表皮中大量的黑素可以掩盖红色。因此，当深黑肤色的患者中出现棕色皮疹时，必须考虑到可能伴有临床看似不明显的炎症。第三，炎症的出现对于是否有感染无任何提示作用。许多红色的丘疹和结节可以是无菌性炎性疾病的表现。

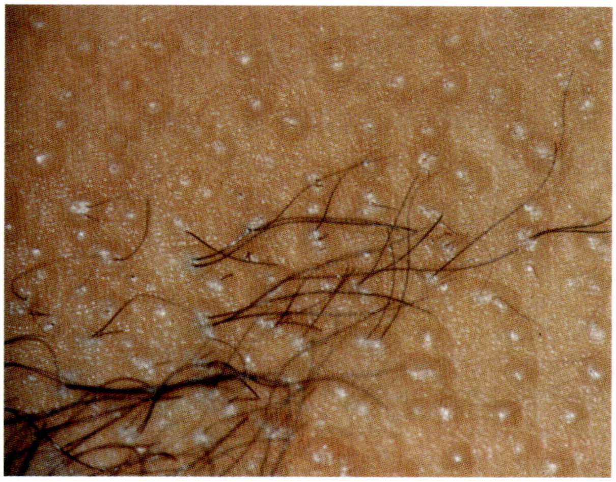

图 19.18 几乎仅见于黑人，这些圆顶的毛囊性丘疹通常伴有瘙痒感。(Reproduced from P. J. Lynch and L. Edwards Genital Dermatology (Fig. 12-3), Churchill Livingstone.)

化脓性汗腺炎

化脓性汗腺炎（HS）是一种毛囊闭锁性疾病，特征性的临床表现为主要位于腋窝、乳房下、生殖股、会阴和肛门周围的反复发作的深在性丘疹、结节和脓肿。在轻症患者中，表现为炎症性毛囊脓肿性疾病，在重症患者中可以出现窦道、瘘管和肥厚性瘢痕。

流行病学和临床表现

化脓性汗腺炎是一种相对常见的疾病，在普通人群发病率约为 1%，非洲裔美国人发病多于高加索人。女性和男性的发病比率为 2∶1 ～ 5∶1[27]。发病年龄从儿童到中年不等，多数在 21 ～ 30 岁早期发病[27]。大约 40% 的患者有阳性家族史[27]。

多数患者在青春期以后发病，且疾病多在 11 ～ 30 岁加重。早期皮损为单发性、痛性炎症性丘疹和结节，可以持续数周到数月。这些皮疹通常会被误认为是毛囊炎或疖肿。周围皮肤多可见到双头或多头粉刺（“黑头”）（图 19.19）。

单发皮疹的持续时间通常是 7 天。普通的轻到中度的患者大约每个月出现两个新发皮疹，就像真的毛囊炎那样。这些结节无开口且表面不破溃。相反，受累毛囊在皮肤深处破溃，导致大量炎症反应，可

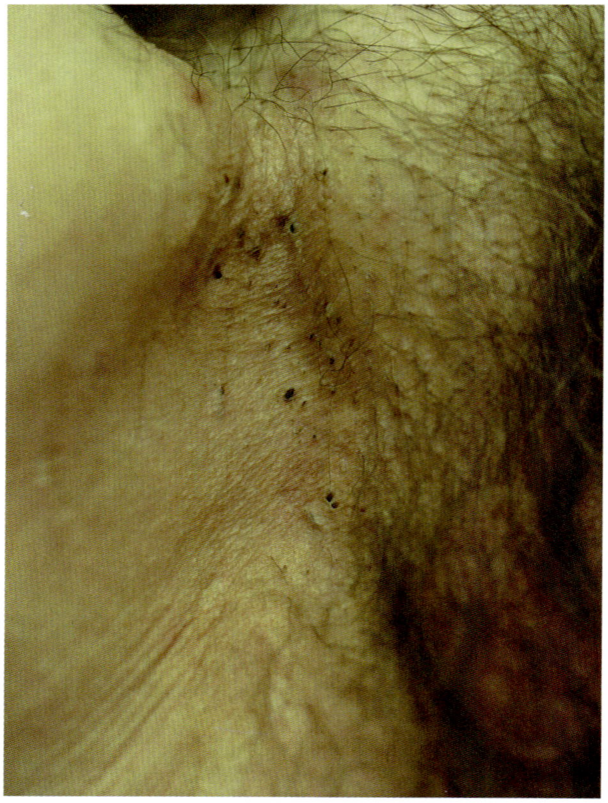

图 19.19 化脓性汗腺炎的标志性表现为粉刺，特别是群集性粉刺，这些粉刺发生于角蛋白淤积的毛囊部位。

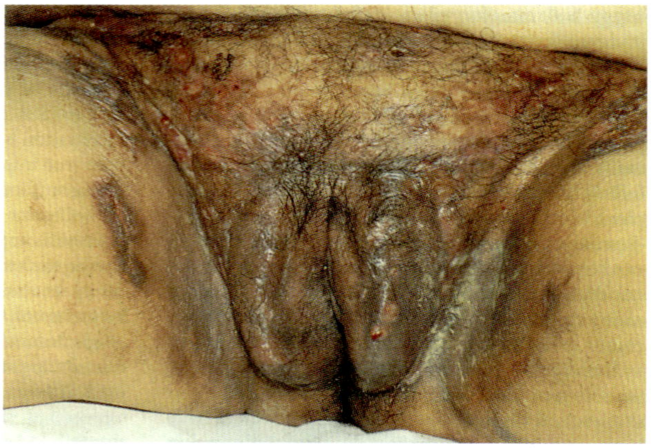

图 19.20 有时称为"反转型痤疮"，囊肿破裂和分泌物排出，有时出现严重水肿和瘢痕以及慢性分泌物排出。（Reproduced from P. J. Lynch and L. Edwards Genital Dermatology (Fig. 8-10), Churchill Livingstone.）

以累及到周围的毛囊。经过一段时间，炎症性团块从皮肤表面破溃，排出脓性分泌物，最后愈合形成瘢痕。皮疹可以在同一部位反复发作，特别是可以伴随月经周期性发作。一些排出通道上皮化，导致慢性窦道形成，并间断性地排出浆液性、脓性或微带血性的液体（图 19.20）。愈合以后可以出现深厚性蹼带状瘢痕。

大约 75% 的患者仅有少量的脓肿性、小囊肿性或假性囊肿性皮疹，伴有轻到中度的瘢痕形成。约有 25% 的患者有大量的反复发作性脓肿、窦道形成和中到重度的瘢痕形成。接近 1% 的重症患者可以出现巨大的、融合性的、斑块状皮疹，伴有炎症性囊肿、脓液排出、窦道形成和毁容性瘢痕。最常累及的部位为腋窝、乳房下和肛门生殖器部位。外阴部位主要累及阴阜、大阴唇、腹股沟和生殖股皱褶部位。皮疹可以蔓延到会阴、大腿上内侧和臀部。这些皮疹显然可以引起明显的疼痛和功能障碍，导致生活质量明显下降。

诊断和鉴别诊断

化脓性汗腺炎的诊断主要基于临床上反复发作的病程、主要位于乳房线的皮疹、异常的黑头粉刺以及抗生素治疗后无法快速彻底地好转等特征。本病主要需要与葡萄球菌性疖病进行鉴别（表 19.3）。疖病皮疹数量少，发病部位不定，对于系统性抗生素治疗反应快速彻底。位于肛门生殖器周围的皮疹需要与 Crohn 病鉴别。临床鉴别这两种疾病较为困难，而且这两种疾病的皮疹可以同时存在。组织活检可以起到鉴别作用。其他较少见的疾病包括深部真菌感染、分枝杆菌感染、性病淋巴肉芽肿、腹股沟肉芽肿和各种类型的炎症性囊肿。

组织学和实验室检查

本病通常不需要活检，但如果进行活检，必须选取一个相对早期的损害，这样可以看到顶泌汗腺旁的毛囊角栓和毛囊周围炎症。晚期的皮损可以见到毛囊的大量破坏和广泛的通常是肉芽肿性的炎症。本病无需进行实验室检查，但是如果进行血常规检查，可以看到轻度的贫血和白细胞计数增高。如果考虑可能是 Crohn 病又缺乏胃肠道症状或体征，可以考虑放射线检查或结肠镜检查。

表19.3 化脓性汗腺炎

诊断
皮损
深在性疼痛性丘疹
脓肿样疖子
瘘管和窦道
桥状、蹼状瘢痕
两头或多头粉刺（黑头）
分布
腋窝
乳房和乳房下
大阴唇
生殖股皱褶
肛周和臀部
鉴别诊断
疖和痈
炎症性表皮囊肿
Crohn病
真菌和分枝杆菌感染
治疗
1级疾病
局部和口服抗生素 皮损内注射皮质类固醇 葡萄糖酸锌 抗雄激素治疗
2级疾病
上述所有治疗 高剂量抗生素 氨苯砜 外科去顶术
3级疾病
上述所有治疗 系统性皮质类固醇 肿瘤坏死因子α抑制剂 环孢素 外科切除

发病机制

化脓性汗腺炎不是一种原发性顶泌汗腺疾病，而是恰好发生于顶泌汗腺和导管周围的毛囊部位。在毛囊部位可以发现毛囊末端开口的角质栓和解剖学结构发育不全。这可导致阻隔作用和毛囊扩大，进一步破裂，最终毛囊内容物分散到周围结缔组织中，诱发周围的外来物炎症反应。因此，化脓性汗腺炎是一种痤疮样疾病而非感染性疾病。然而，可以伴发继发性细菌定殖甚或感染。炎症最终消退，但是当新的毛囊形成以后，这个过程会再度重现。最终，瘢痕组织将彻底破坏毛囊，毛囊无法再生，而这个过程也将最终“耗尽”。

化脓性汗腺炎有好几个易发原因。接近一半的患者有阳性家族史[27]，提示有遗传学方面的原因，但似乎遗传的是出现解剖学异常的顶泌汗腺相关性毛囊的倾向性。本病在初潮时发病，月经前后加重，怀孕时减轻，可伴有不同程度的多毛和肥胖，提示激素在发病中起一定作用。血清激素水平通常是正常的，但是有人认为终末器官对于雄激素反应异常。吸烟可导致疾病加重，可能是通过干扰伤口愈合。一些药物，如锂制剂，可以加重疾病。

治疗和预后

治疗取决于疾病的严重程度。本病可以分为三个严重级别，前两个等级对于药物治疗有效，而第三个等级需要生物制剂或手术治疗。所有患者均需要进行良好的疾病教育、支持和持续的抚慰。

疾病严重程度分级如下：1 级——单发或多发脓肿，不伴有明显的窦道或瘢痕；2 级——复发性脓肿，伴有窦道形成和轻到中度的瘢痕，皮疹为多发性且分布广泛；3 级——皮损广泛分布，伴有多发性交联性脓肿、排出性窦道和严重的瘢痕。

1级的治疗

建议药物治疗[28]，包括 1% 的克林霉素洗剂，每日 2 次，皮损内注射曲安西龙（5 ~ 10mg/ml，注射 0.1 ~ 0.5ml）；口服抗生素，如四环素 250mg，每日 4 次，多西环素 100mg，每日 2 次，克林霉素 150mg，每日 4 次，或利福平 300mg，每日 2 次[29]。由于化脓性汗腺炎并非是一种原发性感染性疾病，使用这些抗生素主要是由于它们的非激素性抗炎特性。葡萄糖酸锌，每天 50mg 口服，可以作为一种辅助性预防性治疗。抗雄激素性治疗可能有效[30]，这可以通过口服避孕药（如雅思明）或必要时口服螺内酯或非那雄胺来实现。日常护理包括：穿宽松衣服、戒烟、减肥和防止环境刺激因素。

2级的治疗

皮损内注射曲安奈德治疗方法同上文。如果有慢性的囊肿或窦道，应进行外科去顶术或造袋术。应如上文所述进行口服抗生素治疗，但是剂量可能需要更高一些，且需要持续至少 3 个月。氨苯砜，作为一种非激素类抗炎药，可以给到每天 150mg 治疗[31]。葡萄糖酸锌、抗雄激素治疗和如上所述的常用方法是可行的。口服维生素 A 类衍生物，如用于治疗痤疮的维 A 酸，效果并不好。

3级的治疗

药物治疗效果可以通过加用一些药物而增强，如泼尼松（每天 20 ~ 40mg）、环孢素（每天 4mg/kg）或肿瘤坏死因子 α 抑制剂（依那西普，25mg 皮下注射，每周 2 次；英夫利昔单抗，5mg/kg 静脉注射，每 6 周 1 次）[32]。然而，在多数情况下，3 级被认为是一种外科疾病。两种外科手术方法可用。多数外科医生喜欢切除一个特定区域的所有受累组织，然后进行表皮移植或皮瓣转移[33]。另一种方法为阶段性切除伴一期闭合[34]。这种方法会在切除边缘预留皮损，但是可以随后进行切除。调查表明，患者极为乐于进行外科手术切除，即使是他们的外科医生对于切除的必要性和结果的外观有所保留。化脓性汗腺炎，即使是进行很好的医疗护理，仍是一种严重影响生活质量的慢性疾病。化脓性汗腺炎通常持续 10 ~ 20 年，而且通常会伴有不同程度的瘢痕。最后，瘢痕组织消除了受累的毛囊，其时疾病活动性缓慢消退。许多患者出现持续性的外阴水肿，类似于许多其他慢性皮肤病，发生鳞状细胞癌也有可能[35]。大约已报道 35 例这样的恶性肿瘤。

细菌性毛囊炎

尽管细菌性毛囊炎可以表现为小的红色丘疹，但几乎所有的皮疹都伴有脓头。由于这个原因，这种毛囊性感染性疾病主要在第 20 章脓疱性疾病讨论。

疖和脓肿

疖和脓肿最常见的原因是金黄色葡萄球菌感染。这些皮疹，从定义上讲，是毛囊性的。“毛囊炎”这个名词用于感染表浅的时候，当感染比较深在时用“疖病”这个名词。“脓肿”用于指发生在毛囊以外部位的葡萄球菌感染（或异物反应）。在肛门生殖器部位，这两种损害偶尔可以是由于其他细菌感染所致，如胃肠道来源的厌氧菌。疖和脓肿有类似的临床表现，主要为鲜红色的、表面光滑的、直径 2 ~ 4cm 的压痛性结节。早期的皮损是坚硬的，但随着中性粒细胞的聚集，脓疱可能会在顶点部位形成，或整个结节可能会出现波动感。在未治疗的情况下，皮疹表面可能会出现自行破溃并排出脓性分泌物（图 19.21）。通常在一个时间点仅有 1 ~ 2 个皮疹，但是皮疹可以连续性发生，并且某个皮疹在不同时间点诊断可能会有所变化。

破裂的表皮囊肿与疖子有相似的表现。是否能够辨别出这些无菌性情况取决于病史中是否有无炎症性团块或囊肿。化脓性汗腺炎的皮疹可以看起来很像疖子，但这些皮疹仅发生于乳房线，并且通常是多发性的，是无菌性的或培养时包含多种微生物而不是仅有金黄色葡萄球菌，并且常规抗生素治疗无效。

小的疖子可以自发吸收或使用局部抗生素治疗。大的坚硬性皮疹应口服抗葡萄球菌药物治疗，如双氯西林，250 ~ 500mg，每日 4 次，或头孢氨苄，250 ~ 500mg，每日 4 次。如果怀疑为甲氧西林耐药的金黄色葡萄球菌（MRSA）感染，可能需要用其他药物治疗，如磺胺甲基异恶唑、克林霉素、四环素、利福平或万古霉素[36]。坚硬的皮疹不需要切开引流，但是伴有波动感的皮疹需要。这种情况下需要进行细菌培养和抗生素敏感试验，抗生素治疗应同时进行，待药敏结果出来以后再调整抗生素治疗方案。几乎所有的临床医生都建议使用热敷或浸泡，尽管几乎没有询证医学证据支持这种做法。

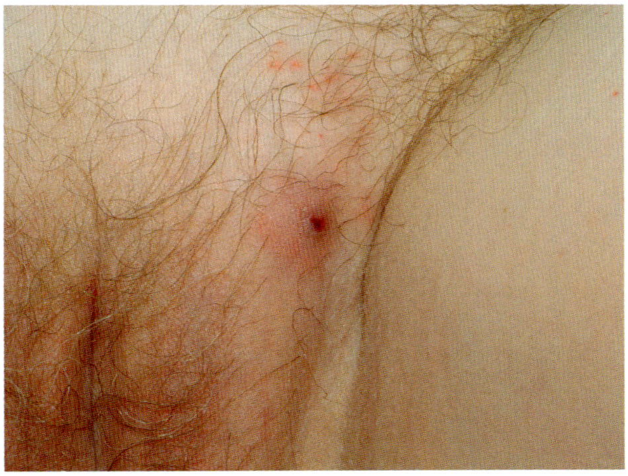

图 19.21 疖子突然出现于一系列的毛囊炎当中，细菌培养显示为金黄色葡萄球菌。

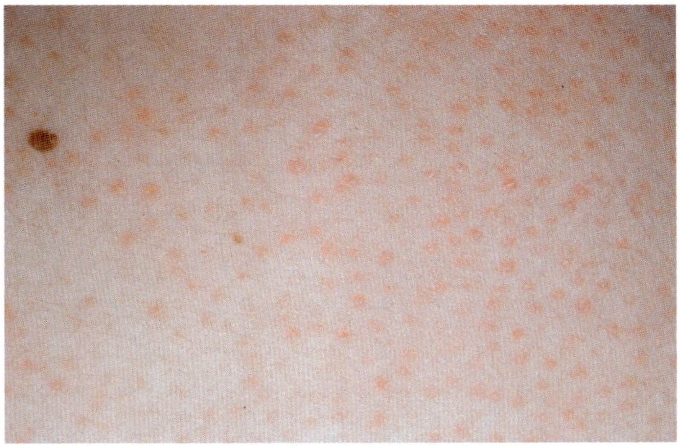

图 19.22 毛发苔藓表现为微小的、毛囊性、形态单一的粉红色粗糙性丘疹，多数位于侧腕部、大腿前侧和臀部。有时可以在每个皮疹表面见到一个小的白色角栓，类似于脓疱。

毛发苔藓

毛发苔藓是一种常见的慢性无菌性毛囊炎。本病发生于儿童时期并持续到中年[37]，是由于毛囊角蛋白栓塞所致。在轻度疾病中可见到紧密连接的、小的（1 ~ 2mm）、粉红色或红色毛囊。由于毛囊角化，所累及的皮肤摸起来很粗糙（“砂纸样”）。丘疹的大小和颜色高度一致为其特征性表现。在一些病例中，毛囊的末端是白色的（图 19.22），这是毛囊口角栓所致。这种角栓通常会被患者用指甲抠去，遗留浅红色糜烂面。

当疾病更加严重时，可以见到大的、鲜红色丘疹，有时伴有顶端脓点，分散在小皮疹周边。这种角蛋白栓可以引起阻隔作用，类似于痤疮，毛囊扩大并破裂，形成炎症反应性丘疹。这些较大的、炎症较明显的皮疹通常会被误认为是毛囊炎。毛发苔藓与细菌性毛囊炎的区别在于其损害呈多样性，病程较长，抗生素治疗无反应和典型的累及上臂、大腿前内侧和臀部的分布模式。本病尚无有效治疗，规律使用润滑剂和海浮石轻度摩擦可以得到一定程度改善。

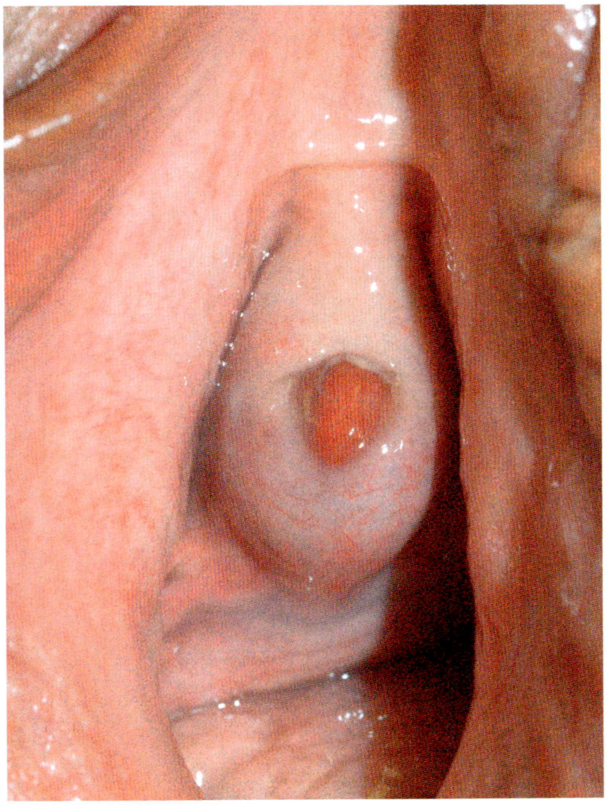

图 19.23 尿道肉阜表现为尿道口的深红色、分叶状突起，通常见于绝经后妇女。

尿道肉阜和尿道脱垂

尿道肉阜主要发生于绝经后女性，表现为尿道口的小的（3 ~ 10mm）、红色的、柔软的丘疹（图 19.23）。皮疹可以呈圆顶样或带蒂。肉阜多为单发，通常无伴随症状。皮疹临床表现特异，但是某些情况下需要进行活检以除外其他尿道肿瘤。显微镜下特征包括尿道扩张和混合性炎症反应。小的无症状的皮疹无需治疗。局部外用雌激素效果较好，但一些患者需要进行手术切除或电外科切除。

尿道黏膜脱垂的临床表现也是尿道口的红色皮疹，与肉阜的临床表现有一定差异，主要为环绕尿道口的、红色、部分或完整性隆起性圆环，而非圆顶或带蒂的皮疹。若伴有水肿，脱垂的组织会很大并影响排尿。脱垂主要发生于女孩月经前期或绝经后妇女，提示可能与低雌激素水平有关。治疗包括脱垂物的手法复位或结扎、破坏或切除脱垂物。

糜烂性丘疹结节性皮肤病

这个名词包含了几种极为类似的肛门生殖器疾病："婴儿 / 成人臀部肉芽肿"、"Jacquet 糜烂性尿布皮炎"、"假性疣状丘疹"和"尿布区肉芽肿"[38]。所有这些疾病很可能都是由于汗液、尿液或粪便排泄物的停留导致的浸渍和刺激反应所致。通常可以伴有念珠菌属，但是尚不清楚这些酵母菌是否为原发致病性的或继发性的。

皮疹表现为相当大的（1 ~ 2cm）、平顶的粉红色、红色或紫红色结节。由于水分停留在角质层中，大量的角化性皮疹可以表现为白色。多数皮疹为圆形，但部分可能为卵圆形。结节的表面可以是光滑的、过度角化性的或糜烂性的（图 19.24 和 19.25）。一些患者出现疼痛感，但是多数患者无症状。皮疹分布于整个肛门生殖器部位，主要见于间擦部位的扁平皮肤而非皱褶处皮肤，主要是由于刺激物停留于皮肤与尿布或床单之间导致。

治疗需要减少糜烂并去除任何其他刺激物。多数医生建议使用局部外用的抗念珠菌药物。局部外用皮质类固醇是有争议的。一些文献报道认为，皮疹是由于长时间外用皮质类固醇所致，但有些文献认为皮质类固醇有治疗作用。

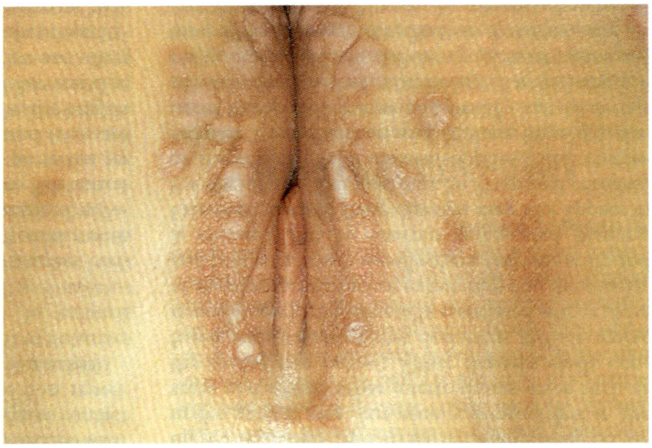

图 19.24 尿布肉芽肿为扁平的、境界清楚的丘疹，通常是由于长期暴露于刺激物所致，多数情况下为液态粪便所致。(Reproduced from P. J. Lynch and L. Edwards Genital Dermatology (Fig. 2-22), Churchill Livingstone.)

其他红色结节

约 25% 的结节病患者发生皮肤损害，但是累及生殖器部位的报道少于 100 例，且多数为男性患者。报

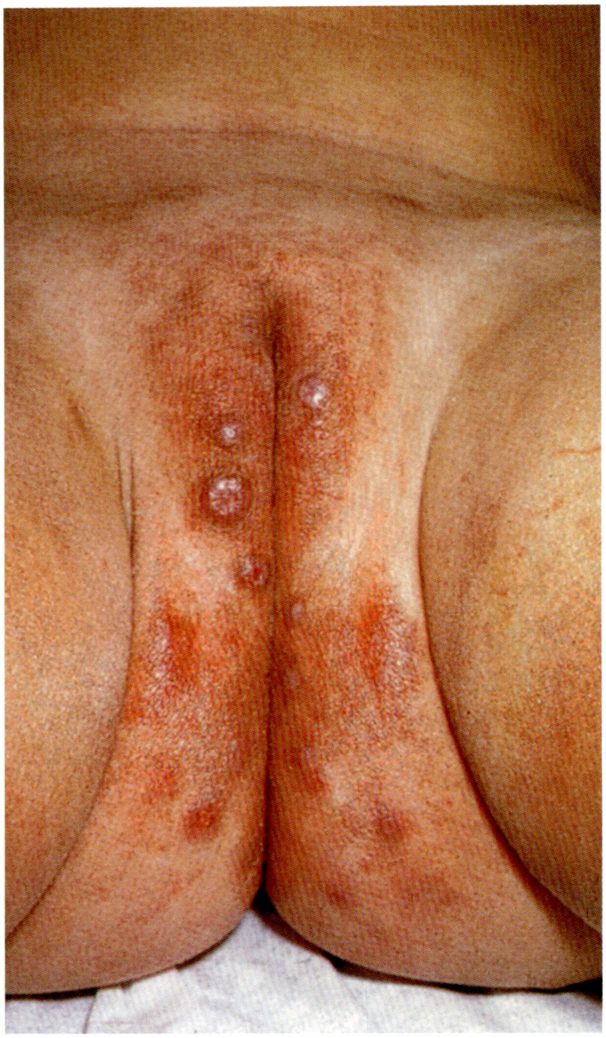

图 19.25 尿布肉芽肿（婴儿臀部肉芽肿）。这些良性棕褐色肉芽肿结节可能是由于皮肤对于局部炎症刺激、浸渍和继发性感染的一种反应。活检有助于本病的诊断。婴儿臀部肉芽肿在治疗炎症和继发性感染以后数月内可彻底自发性消退。

道不足可能是因为当患者出现其他部位的皮损时，对外阴部位未进行系统性检查。皮肤结节病患者的肛门生殖器部位的皮损可出现多形性改变，包括丘疹、结节和斑块。皮疹可以是肤色的、红色的、棕色的或白色的（图 19.26 和 19.27）。确诊依赖于活检。尽管可能仅仅为皮肤受累，但是真正累及生殖器部位的结节病很可能伴有系统性疾病。如果未发现系统性疾病，皮疹可能是 Crohn 病或 Melkersson-Rosenthal 肉芽肿被误诊为结节病，因为这两种疾病的组织病理表现与结节病的肉芽肿是很相似的。

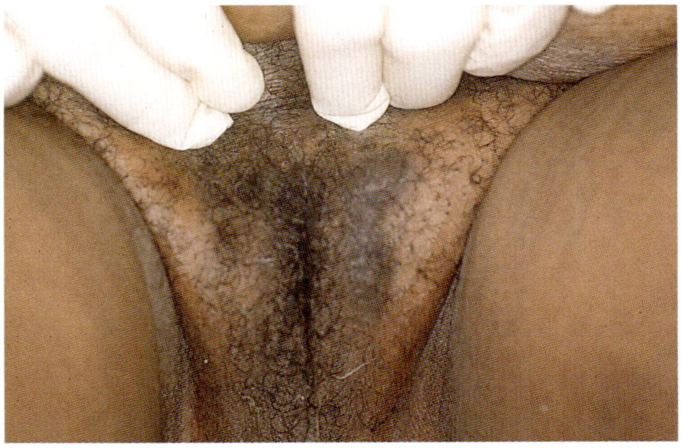

图 19.26 结节病性肉芽肿。该患者伴有脑结节病。

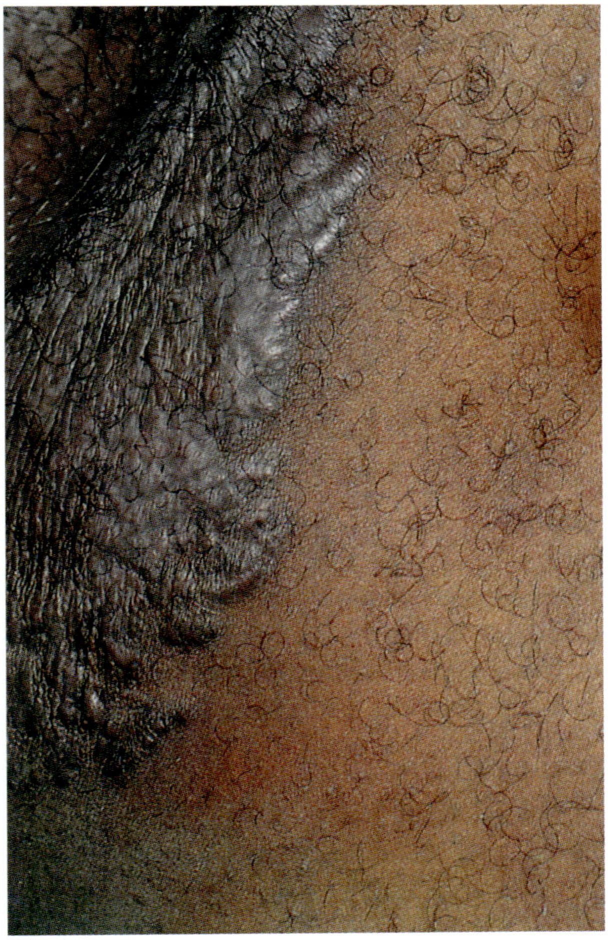

图 19.27 结节病的色素沉着性、光滑的结节性斑块。(Reproduced from P. J. Lynch and L. Edwards Genital Dermatology (Fig. 8-6), Churchill Livingstone.)

外阴子宫内膜异位症较为少见，主要继发于子宫操作或创伤性分娩导致的子宫内膜碎片在外阴部位种植。皮疹十多形性的，大小和颜色变化可以很大（图 19.28 和 19.29）。最具有特征性的表现为：皮疹随着月经周期出现的大小和症状的改变。诊断依赖于活检。治疗主要是外科手术切除。本病容易复发。

所有的囊肿出现炎症时均表现为红色结节和团块。囊肿在第 23 章讨论。传染性软疣的少数皮疹由于免疫攻击而消退，并出现明显的炎症和发红。这个题目主要在本章肤色性丘疹病中讨论。红色的外阴肿瘤在第 23 章讨论。

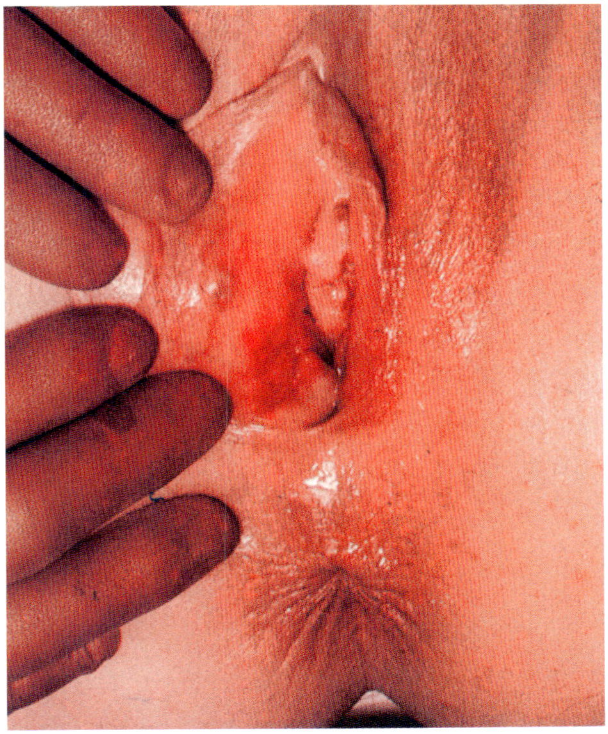

图 19.28 子宫内膜异位。右侧可见一个伴有浅凹的小结节。

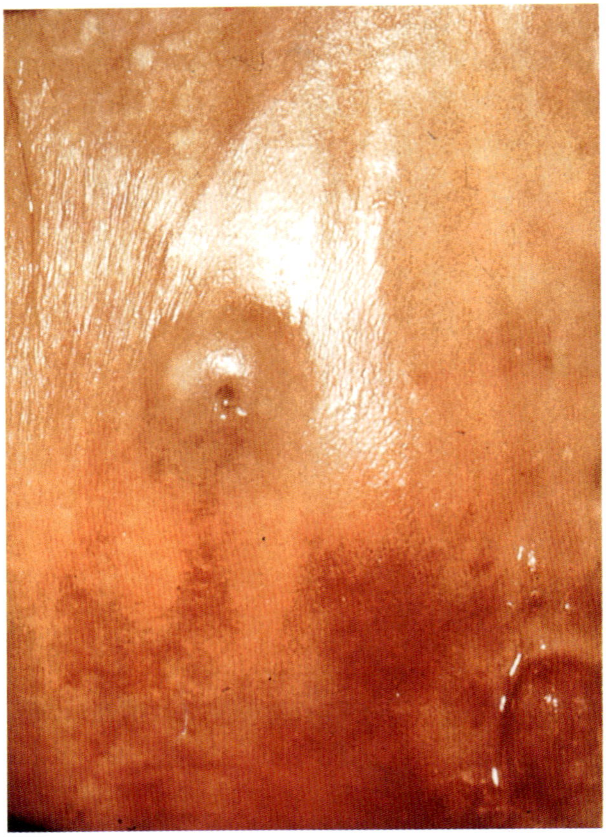

图 19.29 图 19.29 所示结节的关闭状态，当排卵未受到干预时，该结节呈现周期性血性分泌物排出。

参考文献

1. Lacey, C. J. N., Lowndes, C. M., and Shah, K. V. Chapter 4: Burden and management of non-cancerous HPV-related conditions: HPV-6/11 disease. *Vaccine*. 2006; **24**(suppl 3): S3/35–S3/41.
2. Fenton, K. A., Korovessis, C., Johnson, A. M., *et al*. Sexual behavior in Britain: reported sexually transmitted infections and prevalent genital chlamydial trachomatis infection. *Lancet*. 2001; **358**: 1851–1854.
3. Burchell, A. N., Winer, R. L., de Sanjose, S., *et al*. Chapter 6: Epidemiology and transmission dynamics of genital HPV infection. *Vaccine*. 2006; **24**(suppl 3): S352–S361.
4. Dunne, E. F., Unger, E. R., Sternberg, M., *et al*. Prevalence of HPV infection among females in the United States. *J.A.M.A*. 2007; **297**: 813–819.
5. Chin-Hong, P. V. and Klausner, J. D. Diagnostic tests for HPV infection. *Med. Lab. Obstet*. 2004; **36**: 10–12. 14–16.
6. Workowski, K. A. and Berman, S. M. Sexually transmitted diseases treatment guidelines. *Morbid. Mortal. Week. Rep*. 2006; **55**: 62–67.
7. Clifford, G., Franceshi, S., Diaz, M., et al. Chapter 3: HPV type-distribution in women with and without cervical neoplastic diseases. *Vaccine*. 2006; **24**(suppl 3): S3/26–S3/34.
8. Griffiths, V., Cheung, W. H., Carlin, E. M., *et al*. Incidence of concurrent sexually transmitted infections in patients with genital warts. *Int. J. STD AIDS*. 2006; **17**: 413–414.
9. Manhart, L. E. and Koutsky, L. A. Do condoms prevent genital HPV infection, external genital warts, or cervical neoplasia? A meta-analysis. *Sex. Transm. Dis*. 2002; **29**: 725–735.
10. Sinclair, K. A., Woods, C. R., Kirse, D. J., *et al*. Anogenital and respiratory tract human papillomavirus infections among children: age, gender, and potential transmission through sexual abuse. *Pediatrics*. 2005; **116**: 815–825.
11. Moscicki, A. -B., Schiffman, M., Kjaer, S., *et al*. Chapter 5: Updating the natural history of HPV and anogenital cancer. *Vaccine*. 2006; **24**(suppl 3): S3/42–S3/51.
12. Lacey, C. J. Therapy for genital human papillomavirus-related disease. *J. Clin. Virol*. 2005; **32**(Suppl 1). S82–S0.
13. Scheinfeld, N. and Lehman, D. S. An evidence-based review of medical and surgical treatments of genital warts. *Dermatol. Online J*. 2006; **12**: 5.
14. Garland, S. M., Hernandez-Avila, M., Wheeler, M., *et al*. Quadrivalent vaccine against human papillomavirus to prevent anogenital diseases. *N. Engl. J. Med*. 2007; **356**: 1928–1943.
15. The Future II Study Group. Quadrivalent vaccine against human papillomavirus to prevent high-grade cervical lesions. *N. Engl. J. Med*. 2007; **356**: 1915–1927.
16. Paavonen, J., Jenkins, D., Bosch, F. X., *et al*. Efficacy of a prophylactic aduvant bivalent L1 virus-like-particle vaccine against infection with human papilloma-virus types 16 and 18 in young women: an interim analysis of a phase III double-blind, randomised controlled trial. *Lancet*. 2007; **369**: 2161–2170.
17. Laxmisha, C., Thappa, D. M., and Jaisankar, T. J. Clinical profile of molluscum contagiosum in children versus adults. *Dermatol. Online J*. 2003; **9**: 1.
18. Dohil, M. A., Lin, P., Lee, J., *et al*. The epidemiology of molluscum contagiosum in children. *J. Am. Acad. Dermatol*. 2006; **54**: 47–54.
19. Pannell, R. S., Fleming, D. M. and Cross, K. W. The incidence of molluscum contagiosum, scabies and lichen planus. *Epidemiol. Infect*. 2005; **133**: 985–991.
20. Watanabe, T., Nakamura, K., Wakugawa, M., *et al*. Antibodies to molluscum contagiosum virus in the general population and susceptible patients. *Arch. Dermatol*. 2000; **136**: 1518–1522.
21. Konya, J. and Thompson, C. H. Molluscum contagiosum virus: antibody response in persons with clinical lesions and seroepidemiology in a representative Australian population. *J. Infect. Dis*. 1999; **179**: 701–704.
22. Cribier, B., Scrivener, Y. and Grosshans, E. Molluscum contagiosum: histologic patterns and associated lesions. A study of 578 cases. *Am. J. Dermatopathol*. 2001; **23**: 99–103.
23. Brown, J., Janniger, C. K., Schwartz, R. A., *et al*. Childhood molluscum contagiosum. *Int. J. Dermatol*. 2006; **45**: 93–99.
24. Van der Wouden, J. C., Menke, J., Gajadin, S., *et al*. Interventions for cutaneous molluscum contagiosum. *Cochrane Database Syst. Rev*. 2006; **19**. CD004767.
25. Hanna, D., Hatami, A., Powell, J., *et al*. A prospective randomized trial comparing the efficacy and adverse effects of four recognized treatments of molluscum contagiosum in children. *Pediatr. Dermatol*. 2006; **23**: 574–579.
26. Malliah, R., Gilhooly, P., Lambert, W. C., *et al*. Sebaceous hyperplasia of the vulva: case report and review of the literature. *J. Low. Genit. Tract Dis*. 2006; **10**: 55–57.
27. von der Werth, J. M. and Williams, H. C. The natural history of hidradenitis suppurativa. *J. Eur. Acad. Dermatol. Venereol*. 2000; **14**: 389–392.
28. Jemec, G. B. Medical treatment of hidradenitis suppurativa. *Exp. Opin. Pharmacother*. 2004; **5**: 1767–1770.
29. Mendonca, C. O. and Griffiths, C. E. M. Clindamycin and rifampicin combination therapy for hidradenitis suppurativa. *Br. J. Dermatol*. 2006; **154**: 977–978.
30. Joseph, M. A., Jayaseelan, E., Ganapathi, B., *et al*. Hidradenitis suppurativa treated with finasteride. *J. Dermatol. Treat*. 2005; **16**: 75–78.
31. Kaur, M. R. and Lewis, H. M. Hidradenitis suppurativa treated with dapsone: a case series of five patients. *J. Dermatol. Treat*. 2006; **17**: 211–278.

32. Cusak, C. and Buckley, C. Etanercept: effective in the management of hidradenitis suppurativa. *Br. J. Dermatol.* 2006; **154**: 726–729.
33. Mandal, A. and Watson, J. Experience with different treatment modules in hidradenitis suppurativa: a study of 106 cases. *Surgeon.* 2005; **3**: 23–26.
34. Kagan, R. J., Yakuboff, K. P., Warner, P., *et al.* Surgical treatment of hidradenitis suppurativa: a 10-year experience. *Surgery.* 2005; **138**: 734–740.
35. Short, K. A., Kalu, G., Mortimer, P. S., *et al.* Vulval squamous cell carcinoma arising in chronic hidradenitis suppurativa. *Clin. Exp. Dermatol.* 2005; **30**: 481–483.
36. Cohen, P. R. Community-acquired methicillin-resistant *Staphylococcus aureus* skin infections: a review of epidemiology, clinical features, management and prevention. *Int. J. Dermatol.* 2007; **46**: 1–11.
37. Marquelling, A. L., Gilliam, A. E., Prendiville, J., *et al.* Keratosis pilaris rubra: a common but underecognized condition. *Arch. Dermatol.* 2006; **142**: 1611–1616.
38. Robson, K. J., Maughan, J. A., Purcell, S. D., *et al.* Erosive papulonodular dermatosis associated with topical benzocaine: a report of two cases and evidences that granuloma gluteale, pseudoverrucous papules, and Jacquet's erosive dermatitis are a disease spectrum. *J. Am. Acad. Dermatol.* 2006; **55**: S74–S80.

延伸阅读

Genital warts

Ahmed, A. M., Madkan, V. and Tyring, S. K. Human papillomaviruses and genital disease. *Dermatol. Clin.* 2006; **24**: 157–165.

Scheinfeld, N. and Lehman, D. S. An evidence-based review of medical and surgical treatments of genital warts. *Dermatol. Online J.* 2006; **12**: 5.

Molluscum contagiosum

Hanson, D. and Diven, D. G. Molluscum contagiosum. *Dermatol. Online J.* 2003; **9**: 2.

Ting, P. T. and Dytoc, M. T. Therapy of external anogenital warts and molluscum contagiosum: a literature review. *Dermatol. Ther.* 2004; **17**: 68–101.

Hidradenitis suppurativa

Slade, D. E., Powell, B. W. and Mortimer. P. S. *Br. J. Plast. Surg.* 2003; **56**: 451–461.

Lee, R. A., Yoon, A., Kist, J. Hidradenitis suppurativa: an update. *Adv. Dermatol.* 2007; **23**: 289–306.

第 20 章

脓疱、水疱、大疱和糜烂

Libby Edwards

脓疱

毛囊炎

毛囊炎是一种极其常见但医学上很普通的疾病。

流行病学和临床表现

毛囊炎的定义是毛囊的炎症，这是一个很没有特异性的名词，因此，它可以是由细菌或真菌引起的感染性炎症，也可以是由堵塞或摩擦引起的非感染性炎症。细菌性毛囊炎可见于所有人群，没有性别、种族和年龄的差异。肛门生殖区的真菌性毛囊炎最常见于成年男性，尤其是伴有甲癣或足癣的患者。外阴、阴部和大腿内侧的刺激性毛囊炎则尤其常见于刮毛的女性和超重个体，后者局部摩擦、持续潮湿温暖的微环境使其容易产生刺激性毛囊炎。

毛囊炎通常是无症状性的外观问题，但是偶尔患者会抱怨有轻度的刺激感或瘙痒。毛囊炎也可以出现疼痛，尤其是少见的发生于类黏膜上皮处的毛囊炎。

毛囊炎表现为散在的红色圆顶状或结痂的丘疹、脓疱，由于脓疱很快破裂，也可表现为残留的小圆形糜烂面（图 20.1 和 20.2）。毛囊炎主要发生在干燥角化的皮肤，尤其是经常摩擦的大腿内侧近段和臀部。铜绿假单胞菌引起的毛囊炎（热浴缸毛囊炎）表现为较大的、疼痛更明显的丘疹，脓疱不明显，常出现于游泳衣区和皮肤褶皱处。

毛囊炎偶尔发生于类黏膜，包括小阴唇，皮损通常表现为小丘疹，伴 1 ~ 2mm 的浅表圆形糜烂（图 20.3）。生殖区皮肤真菌性毛囊炎发生于股癣的斑块中间，通常表现为大腿内侧近端的红色鳞屑性斑块中的小结节或结痂（图 20.4）。

鉴别诊断

毛囊炎最常与炎症性传染性软疣或虫咬混淆（图20.5）。毛周角化病和皮肤念珠菌病偶尔也可出现为毛囊炎样的表现（表 20.1）。

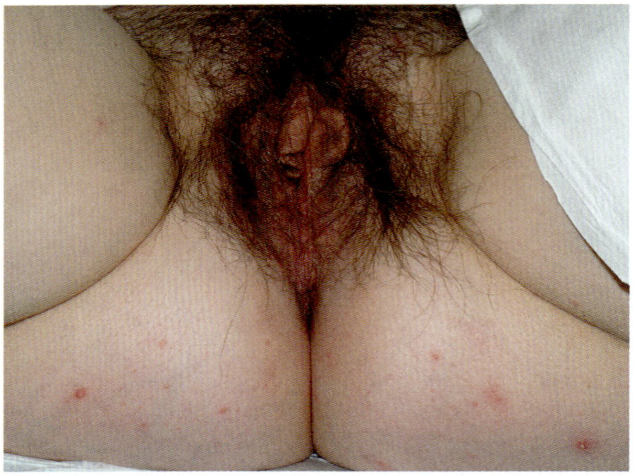

图 20.1 臀部红色丘疹和脓疱是毛囊炎很常见的表现之一。

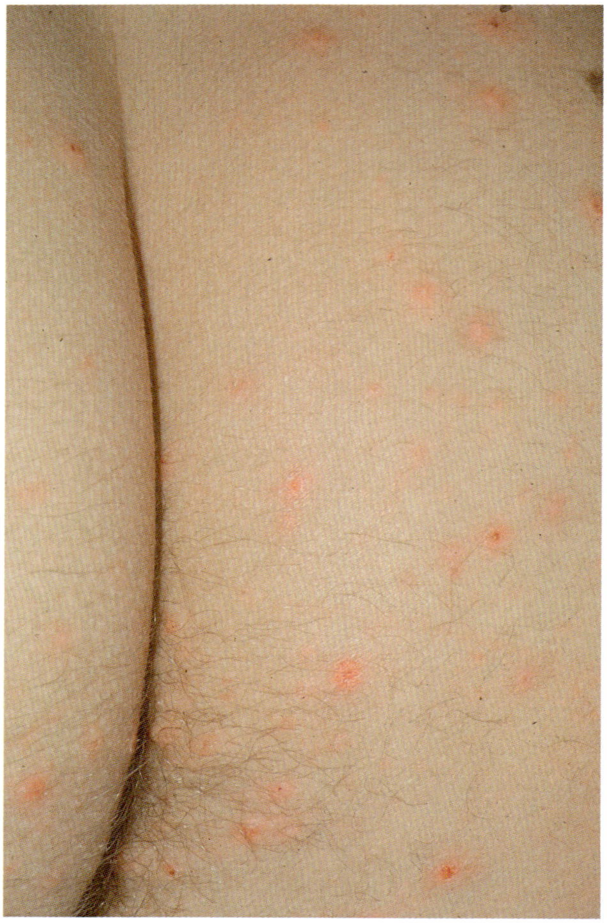

图 20.2 毛囊炎的特征性表现是散在的红色丘疹、结痂和脓疱。

实验室检查和组织学

实验室检查异常发现仅限于传染性毛囊炎，培养

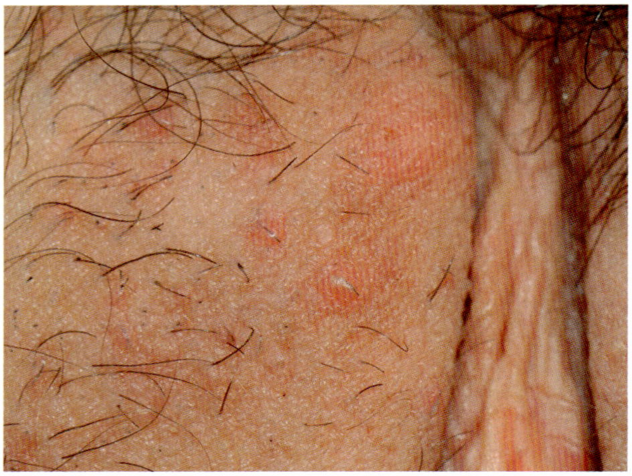

图 20.3 剃须刀相关毛囊炎是一种由于短硬的、尖锐的毛发倒卷入皮肤而引起的刺激性反应。

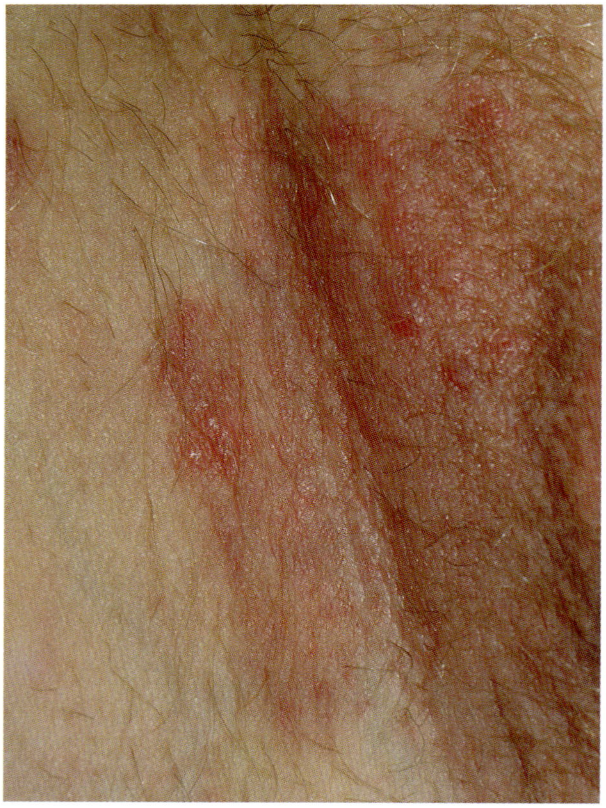

图 20.4 真菌性毛囊炎的特征性表现是股癣的炎性斑块上的丘疹、脓疱和结痂。

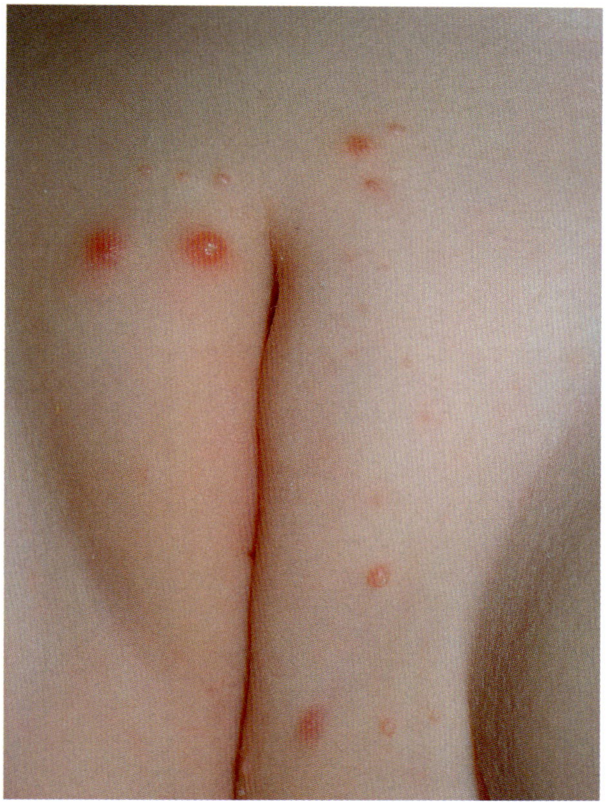

图 20.5 传染性软疣炎症明显时，很难与毛囊炎或疖病鉴别，但可通过周围典型的皮损正确诊断。

表20.1 毛囊炎
诊断
临床表现
脓疱、红色丘疹、结痂
感染性毛囊炎需要做培养
如果治疗无效，通过活检或培养证实诊断
鉴别诊断
昆虫叮咬
传染性软疣
毛周角化病
治疗
细菌性毛囊炎——根据培养结果口服抗生素
真菌性毛囊炎——氟康唑，200mg/d；灰黄霉素500mg，每日2次；伊曲康唑，200mg/d
刺激性毛囊炎——减少摩擦、出汗，停止刮毛，长期服用抗炎抗生素（多西环素或米诺环素100mg，林可霉素150mg，每日2次）

结果能够提示毛囊炎的病原菌。如果是真菌感染，脓疱疱顶真菌镜检可见到分枝菌丝。

一般不做病理学检查，但有时鉴于诊断需要也会取活检。活检可见毛囊周围炎症浸润，包括中性粒细胞，有时可见毛囊被破坏。真菌性毛囊炎可在角质层中发现皮肤癣菌，但细菌性毛囊炎通常在角质层下见到病原微生物。特殊染色可突显病原菌。闭塞性或痤疮样毛囊炎没有微生物存在。

发病机制

如上所述，本病发病机制取决于毛囊炎的类型。细菌性毛囊炎几乎都是由金黄色葡萄球菌引起的，偶尔可由铜绿假单胞菌引起，但后者主要见于近期进行了不恰当的长时间的温泉浴或热水浴的人。真菌性毛囊炎由皮肤癣菌引起，有时通过足癣自身接种或因刮毛导致下肢播散性真菌性毛囊炎。

刺激性毛囊炎可因皮肤褶皱处闭塞、摩擦和出汗或尿液引起的持续性潮湿引发。刮毛时可因剃须刀刺激毛囊顶部或短硬的卷发倒刺入皮肤而引起毛囊炎。

治疗和预后

毛囊炎的治疗取决于病因。细菌性毛囊炎根据培养结果治疗。耐甲氧西林金黄色葡萄球菌的发生率越来越高，即使是社区获得性的，因此培养通常提示为该菌。假单胞菌毛囊炎不管有没有用抗生素治疗，只要避开传染源，即可清除；如果患者出现明显的疼痛或原发性症状，常可通过环丙沙星或左氧氟沙星治愈。

真菌性毛囊炎需口服药物治疗，因为外用药不能有效地穿透毛囊。口服药物包括：灰黄霉素，500mg，每日 2 次；特比萘芬，250mg，每日 1 次；氟康唑，每周 100 ~ 200mg；伊曲康唑，每天 100mg；或酮康唑，每天 200mg，用药至皮疹完全清除。

刺激性毛囊炎通常可通过局部护理、处理摩擦和潮湿的状况而得到缓慢部分改善。长期应用抗生素发挥的非特异性抗炎作用也能有帮助，包括多西环素 100mg，每日 2 次；林可霉素 150mg，每日 2 次，米诺环素 100mg，每日 1 次。数周后可有改善，但通常需要 2 或 3 个月才能达到最佳效果。

治疗后复发在所有类型的毛囊炎中都是常见的。如果细菌性毛囊炎复发，患者很可能是鼻部携带者，每日2～3次于鼻部涂抹莫匹罗星软膏，每月使用1周，可用于清除携带菌。否则就会经常需要不间断地治疗复发性毛囊炎。

皮肤念珠菌病（主要讨论见第18章和第24章）

生殖区念珠菌病偶尔可表现为脓疱。虽然大多数皮损表现为红色斑块伴外周脱屑，偶尔也可表现为卫星灶脓疱和卫星状围领样脱屑。本病通过临床表现和培养阳性或脓疱顶部直接镜检发现酵母确诊。

毛周角化病（主要讨论见第19章）

毛周角化病是毛囊发红和毛囊角栓的一种常见病因，最常见于上臂外侧和臀部。角栓表现通常类似脓疱，但有时脓疱确实可以因为毛囊堵塞而引起（图20.6）。毛周角化病本质上是一种很常见的现象，但如果患者不能忍受其造成的外观影响，通过浸泡软化角栓，并用力擦除能够有所改善。角质溶解剂，如乳酸或水杨酸，也被认为是有帮助的，但它们对生殖区皮肤来说过于刺激。

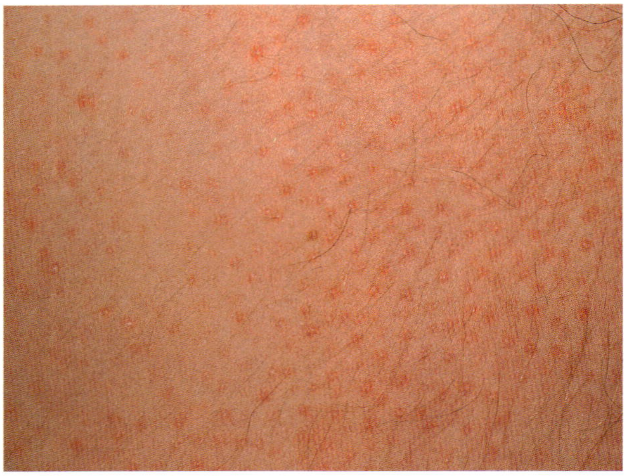

图 20.6 毛周角化病的小的、单形性圆形、毛囊性丘疹通常呈红色，很像毛囊炎。

传染性软疣（主要讨论见第19章）

传染性软疣是由病毒引起的皮肤损害，通常表现为皮色圆顶丘疹。但是，创伤或轻度免疫反应可引起红色皮损，偶尔可出现脓疱（见图20.5），通过附近典型的软疣可诊断。

水疱、大疱和糜烂

黏膜和类黏膜部位出疱和糜烂性疾病通常都表现为糜烂。这些脆弱的组织刚起疱就会破溃糜烂，所以临床上很难识别出其本质。因此，这些疾病放在一起讨论。水疱是小的疱，破溃后形成小圆形糜烂，而大疱通常是大于1.5cm的疱。

水疱性疾病

单纯疱疹病毒感染

单纯疱疹病毒（HSV）感染是一种非常普遍的疾病，肛门生殖区的感染几乎都是性传性的。HSV有两型：Ⅰ型与口唇疱疹有关，Ⅱ型则常与生殖器感染有关。被诊断为生殖器HSV感染的患者大多极其沮丧，因为他们认为这意味着他们的性伴侣有不忠的行为或性生活混乱。患者经常会觉得很尴尬并认为这种病是不可治愈的但可控制的，会持续终生，很丢脸。有趣的是，当唇部HSV感染时，并没有人觉得这是耻辱的标志。

流行病学和临床表现

生殖器HSV感染最常见于年轻的性生活活跃个体，尤其常见于青少年和年轻人，最常见于有多个性伴侣者。HSV血清学阳性率美国高于欧洲，西方国家高于发展中国家[1]。美国17%为HSV Ⅱ型，57.7%为HSV Ⅰ型[2]。美国临床患者数为5千万。

以前人们认为HSV暴发感染主要与活跃的性生活相关。目前，无症状HSV排泌被认为是HSV传播的重要因素。有生殖器HSV感染史的无症状女性在5%的没有皮损的日子中可以检测出排泌[4]。事实上，引起感染的暴露史大多发生在没有皮损的时候。临床表现各异，初次感染与复发感染差别迥异。初次感染通常是亚临床型（或未被识别），事实上，出现广泛水疱糜烂的初次感染仅见于一小部分人（图 20.7 和 20.8）。外阴类黏膜、阴道和宫颈的黏膜及其周围干燥角化的皮肤均可累及。累及阴道和宫颈通常会引起刺激性、化脓性阴道分泌物，偶尔会出现子宫和直肠黏膜分泌物。患者出现明显疼痛，有时会影响排尿。水肿很明显。常见双侧淋巴结肿大，有些患者还可出现发热、肌痛和头痛。突然发生的原发性感染从水疱、结痂到愈合通常需要 2 周时间。

大多数患者第一年内偶尔会有轻度复发，或每月 2 ～ 3 次复发。HSV Ⅰ型复发的频率和严重程度较Ⅱ型轻[5,6]。随着时间的进展，复发次数减少，程度和疼痛也减轻。第一次诊断往往是亚临床感染之后的第一次复发。

复发性 HSV 感染通常先有前驱症状，包括麻刺感、瘙痒或烧灼感。紧接着出现红色丘疱疹，发展成为一个或数个斑块，其上簇集分布水疱，然后破溃、融合形成糜烂（图 20.9 和 20.10）。通常只有一个斑块。除了水疱和圆形糜烂，HSV 反复感染后会导致裂口。在免疫抑制女性有时会出现慢性典型溃疡性 HSV 感染。

虽然患者经常会描述复发性 HSV 感染时有疼痛，但这通常远比初次感染要轻得多。头痛、发热和肌痛不常见于复发。复发感染通常持续 3 ～ 5 天，除非用力擦洗、摩擦或出现继发感染。

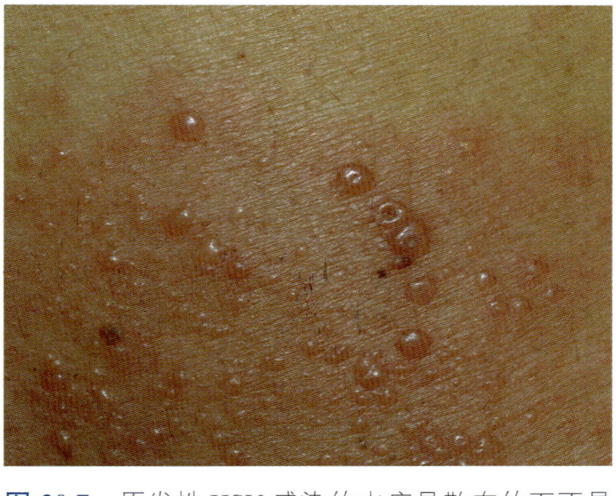

图 20.7 原发性 HSV 感染的水疱是散在的而不是群集的；典型的疱疹性（单纯疱疹或水痘 - 带状疱疹）水疱表现为中央略塌陷的相对完整的水疱。

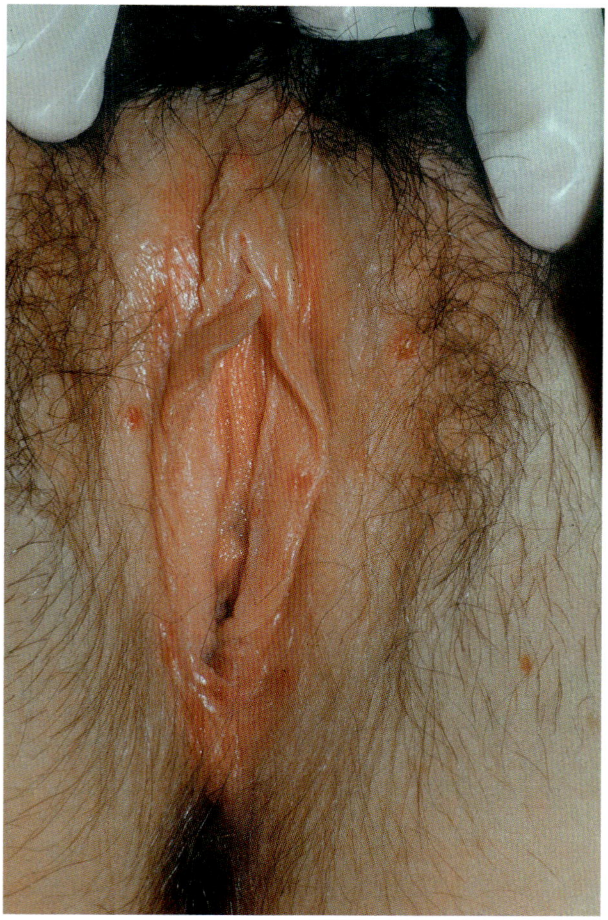

图 20.8 原发性 HSV 感染如果发生在角化不够的浅薄皮肤上，其水疱大都不完整，而表现为稀疏、散在的圆形糜烂。

鉴别诊断

其他可引起浅表的、小的融合性红色丘疹的原因包括：念珠菌病、大疱性脓疱疮、毛囊炎、传染性软疣和很小的阿弗他溃疡（表 20.2）。固定药疹可导致同一部位反复发作糜烂，但单个糜烂面通常明显大于 HSV 感染所引起的融合性小糜烂面，可以通过培养、PCR 技术或活检鉴别。血清学检测阳性仅提示既往感染，并不能提示现症感染。

实验室检查和组织学

最有意义的实验室检查是 HSV 培养阳性或 HSV 的 PCR 阳性。有时患者会出现白细胞增多，尤其是原发感染。

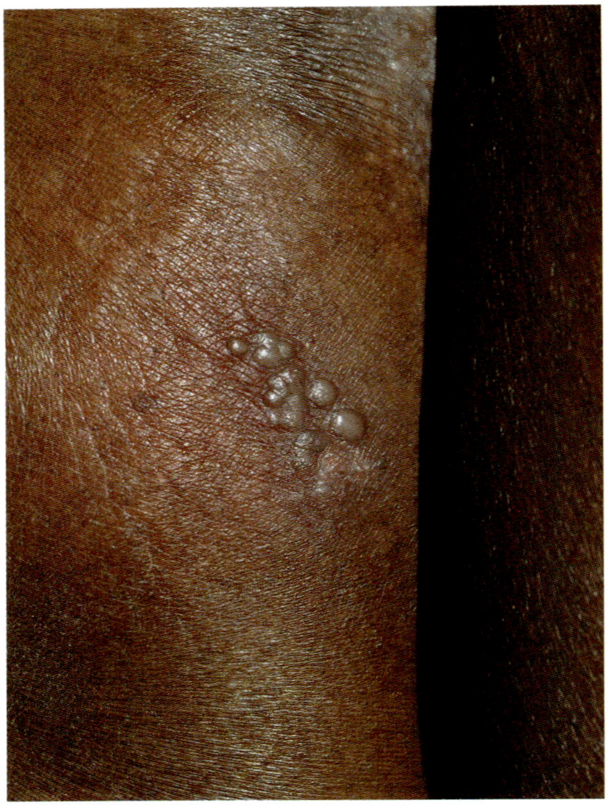

图 20.9 HSV 复发感染表现为群集水疱。

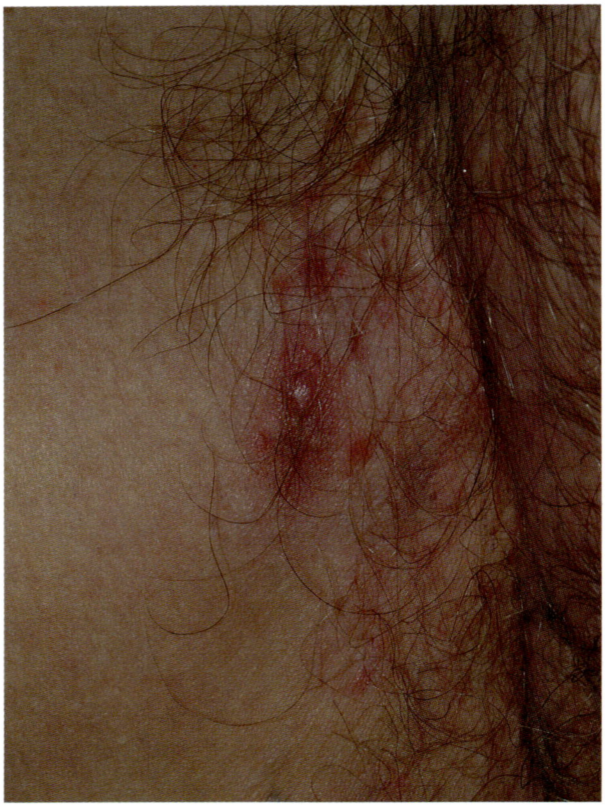

图 20.10 HSV 复发感染引起的簇状红色丘疹水疱。

表20.2 单纯疱疹病毒感染

诊断
临床表现
簇状水疱或糜烂（反复发作）
散在水疱、糜烂、淋巴结肿大，水肿（首次发作）
HSV培养或PCR阳性
活检
HSV首次感染的鉴别诊断
念珠菌病
传染性软疣
大疱性脓疱疮
大疱性/糜烂性接触性皮炎
复发性HSV感染的鉴别诊断
固定药疹
带状水疱
大疱性/糜烂性接触性皮炎
治疗
患者教育和咨询
初次感染3天内口服抗病毒药物
复发感染前驱症状出现时口服抗病毒药物或每日服用

其他包括 HSV 血清学阳性。HSV 血清学阴性可证明现症皮损不是 HSV 复发感染。

活检几乎是一个确诊的快速好办法。组织病理学可见角质形成细胞气球样变，表皮细胞融合，形成大的多核细胞。这种表现仅见于 HSV 疱疹水疱、水痘或带状疱疹。

发病机制

HSV 感染是由一种双链 DNA 病毒感染引起的，这种病毒属于疱疹病毒科，共有两型：Ⅰ型最常见于唇部感染；Ⅱ型最常见于生殖器感染。当然，这两型在这两个部位的发生率均在升高，可能与口交越来越多有关。

该病毒通过摩擦和损伤或上皮破损处暴露而进入表皮基底层。

治疗和预后

HSV 无法根治，但可以很好地控制，通过不断发展的口服抗病毒药物治疗几乎可以消除发病。统计学上，局部治疗可以改善病情，但临床改善并不是很明显。第一次发病，原发 HSV 感染最好口服抗病毒药物（表 20.3）。

复发性 HSV 感染可通过多种方式治疗，同样是口服药物（表 20.4）。如果患者仅是轻度或偶尔出现复发，他 / 她可能会选择不治疗。否则，患者在出现前驱症状时口服抗病毒药物通常可以避免发病。频繁反复感染的、没有通过口服药物预防复发的、心理上要求去除尽可能多症状的患者可受益于每日抑制治疗（表 20.5）。免疫抑制患者通常需要每日治疗来预防频繁的复发或慢性 HSV 糜烂和溃疡（图 20.11）。不幸的是，免疫抑制患者存在顽固性 HSV 感染的风险，目前的抗病毒治疗无法控制这种情况，膦甲酸有时有用。AIDS 及时有效的治疗能够明显降低顽固性 HSV 感染的发生率。

治疗和抑制 HSV 的原因除了有益于患者个人的身心健康外，还可以降低该病的传播风险。研究表明，如果夫妻 / 情侣只在感染时暂停性交活动，那么将本病传染给固定伴侣的可能性大概是每年 10%[7]。有趣的是，这个研究发现，所有的血清学转变均发生于女性，提示女性感染风险大于男性。增加屏障保护和抗病毒药物能够减小但不能去除这个风险。一项研究表明，每日使用伐昔洛韦和泛昔洛韦能够分别将排泌时间减少到 1.3% 和 3.2%，而历史上排泌率大概为 5%[8]。

对患者的教育和支持十分重要，应谈及性传播的途径。应向患者解释无症状排泌现象和无活跃期皮损时感染传播的风险。告知患者传染的风险只能尽可能减小而不能完全消除。

女性患者应被告知新生儿围生期发生原发性 HSV 感染虽然不太可能，但这是很重要的途径之一。大多数新生儿疱疹发生于母亲新发初次 HSV 感染时，而不是已有 HSV 的母亲分娩期复发时。另外，婴幼儿 HSV Ⅰ型感染的严重性较 HSV Ⅱ型轻。

表20.3 首次生殖器单纯疱疹病毒感染的治疗[3]

药物	剂量	次数	疗程
阿昔洛韦	400mg	每日3次	直至愈合，通常7～10 天
阿昔洛韦	200mg	每日5次	直至愈合，通常7～10 天
泛昔洛韦	250mg	每日3次	直至愈合，通常7～10 天
伐昔洛韦	1g	每日2次	直至愈合，通常7～10 天

表20.4 复发性生殖器单纯疱疹感染的治疗[3]

药物	剂量	次数	疗程
阿昔洛韦	400mg	每日3次	5 天
阿昔洛韦	800mg	每日2次	5 天
阿昔洛韦	800mg	每日3次	2 天
泛昔洛韦	125mg	每日2次	5 天
泛昔洛韦	1000mg	每日2次	2 天
泛昔洛韦	500mg	2次	间隔12小时
伐昔洛韦	500mg	每日2次	3 天
伐昔洛韦	1g	每日1次	5 天

表20.5 生殖器单纯疱疹病毒感染的抑制疗法[3]

药物	剂量	次数
阿昔洛韦	400mg	每日2次
泛昔洛韦	250mg	每日2次
伐昔洛韦	500mg	每日1次
伐昔洛韦	1g	每日1次

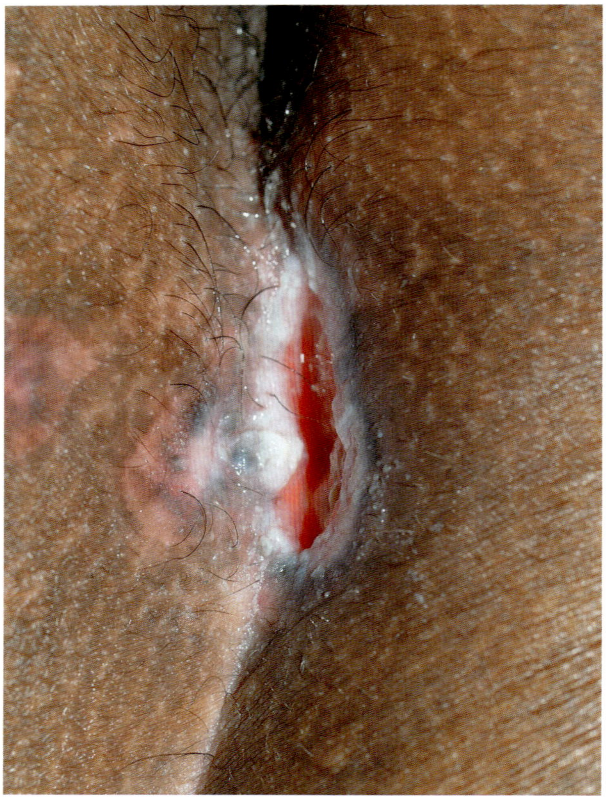

图 20.11 免疫抑制患者 HSV 感染常较严重，形成非特异性溃疡。临床高度怀疑时可通过培养、PCR 或溃疡边缘活检证实。

水痘-带状疱疹病毒感染；水痘，带状疱疹病毒感染（缠腰龙）

水痘 - 带状疱疹病毒初次感染引起水痘，但潜伏病毒激活时总表现为带状疱疹（缠腰龙）。

流行病学和临床表现

水痘是一种经典的儿童病毒感染，发生于无免疫力个体。幸运的是，近来水痘疫苗的应用已使水痘越来越少见了。带状疱疹多发生于免疫系统功能减弱的老年人，当潜伏在神经节中的病毒移行至皮肤时，就会出现典型的"缠腰龙"。如果患者存在其他非年龄因素的免疫抑制原因，则发病会比较早。虽然现在已经有预防带状疱疹的疫苗，但是还未广泛应用[9]。

水痘患者会出现上呼吸道症状，发热、乏力，然后出现散在的孤立皮损。皮损初起为淡红色丘疹，然后中央出现水疱。生殖区皮肤是最早受累的区域之一。皮损成批出现，逐渐增多，然后结痂愈合（图 20.12）。水痘累及阴道时往往伴有阴道黏液脓性分泌物，尤其是青春期前缺乏雌激素的脆弱阴道。

典型的带状疱疹患者首先出现局部烧灼感或疼痛，然后出现红色斑块，其上出现簇集分布的融合性水疱（图 20.13）。皮损最常见于胸部，其次是头面部（图 20.14）。当然也可发生于臀部和大腿，偶尔可见于生殖器，其产生的神经病理性疼痛有时可延伸到下肢

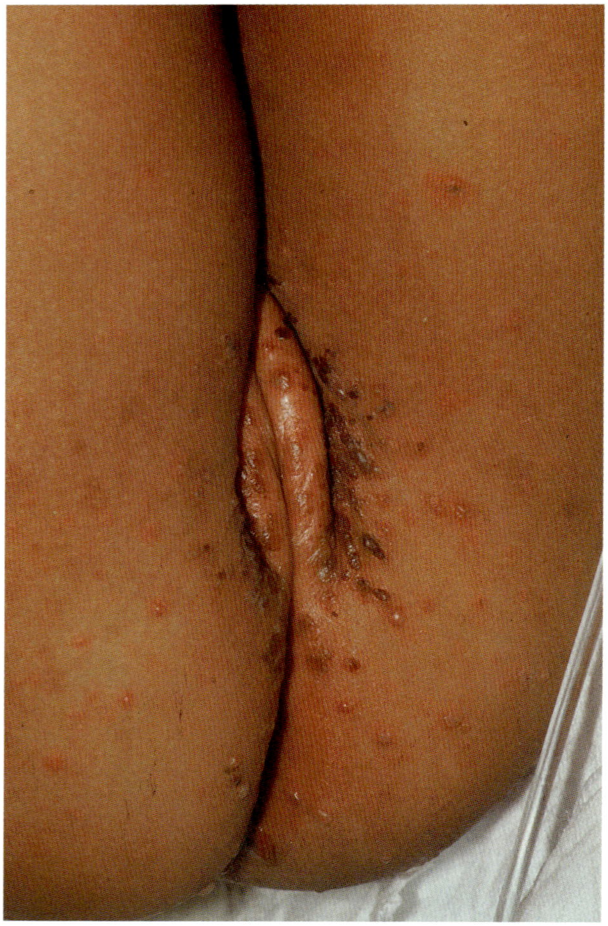

图 20.12 水痘的典型表现之一为好发于肛门生殖区的散在水疱。

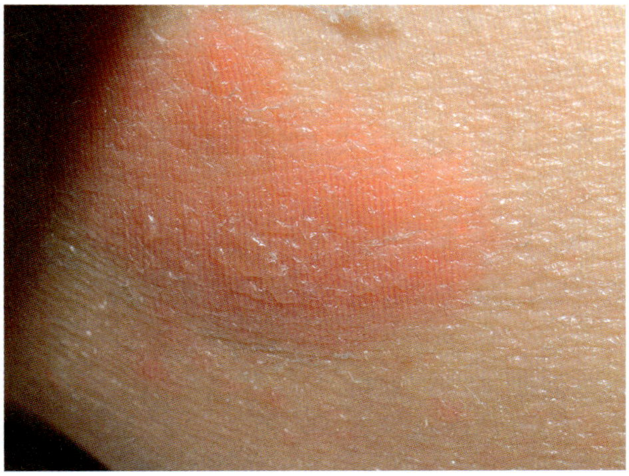

图 20.13 带状疱疹的特征性皮损表现为红色斑块上的融合性水疱，但可能与 HSV 感染混淆；但前者不会复发。

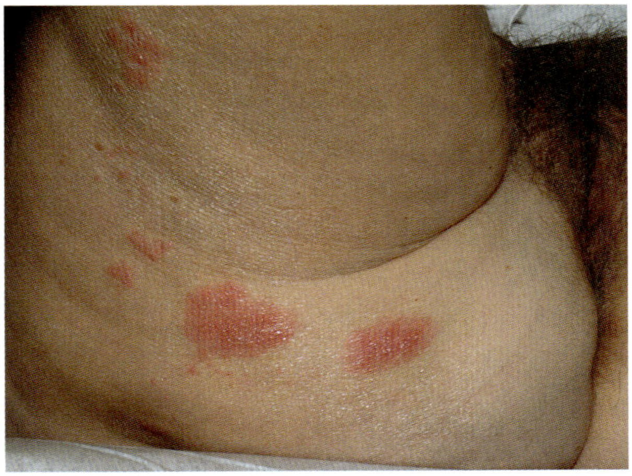

图 20.14 沿皮区分布的散在的红色斑块伴水疱强烈提示为带状疱疹，很少情况下也可能为 HSV 感染。

的后侧或外侧。

水疱最终结痂，3 周内完全愈合。由于其他疾病或药物引起免疫抑制的患者有时可能出现单纯的慢性溃疡。播散性带状疱疹也可见于免疫抑制患者，表现为除了典型带状分布的疱疹外，同时有广泛分布的散在的水痘样水疱。

带状疱疹患者的皮损中存在水痘 - 带状疱疹病毒，但这个病毒通常是通过呼吸道途径传播的。当然，无水痘病史或未接种水痘疫苗的免疫抑制患者和怀孕女性应避免接触。

免疫抑制者和 55 岁以上患者相对其他人来来说出现疱疹后遗神经痛——水疱愈合后持续存在疼痛——的风险增加。

鉴别诊断

水痘最常与虫咬或毛囊炎混淆（表 20.6）。生殖区带状疱疹与 HSV 感染最像，尤其是发生于臀部时。水痘带状疱疹病毒培养或 PCR 技术可用于鉴别这两种疾病，此外，沿皮区带状分布的斑块有力提示为带状疱疹而非单纯疱疹。单纯疱疹常反复发作，而免疫力正常者带状疱疹仅得一次。

鉴别诊断常常还需要考虑表现为水疱或脓疱的接触性过敏性皮炎，可以通过临床表现、培养阴性或 PCR 进行鉴别，或必要时活检。其他水疱性疾病通常可通过其分布广泛来除外。

发病机制

水痘带状疱疹病毒可引起水痘和带状疱疹。感染水痘后水痘带状疱疹病毒潜伏在神经节中，当激活时移行至皮肤表面引起沿神经分布的斑块和水疱，即带状疱疹。

表20.6 带状疱疹感染

诊断
临床表现
沿皮区分布的前驱疼痛
沿皮区分布的红色斑块，其上簇集水疱和糜烂
培养阳性，不典型病例可行病理活检或PCR
鉴别诊断
单纯疱疹病毒
大疱性/糜烂性接触性皮炎
脓疱病
治疗
止痛
如果在24～72小时内就诊予以口服抗病毒药物
需要时，治疗后遗神经痛

实验室检查和组织学

除了培养和PCR以外，没有特异性的实验室检查异常。带状疱疹活检可见特异性疱疹性水疱，但不能同水痘或单纯疱疹感染鉴别。角质形成细胞网状变形，形成巨多核上皮细胞。有时可见白细胞碎裂性血管炎，但这没有重要的提示作用，因为系统性血管炎也可以有这样的表现。

治疗和预后

发病3天内就诊的患者口服抗病毒药物治疗有效。局部治疗对于水痘带状疱疹病毒感染没用。如果在皮损出现的24小时内就开始口服药物,其效果是显著的，但随着时间增加，效果相应减小。统计学上，72小时内用药能够减少皮肤最终愈合时间，但这个差异不显著。标准治疗包括:伐昔洛韦1g,每日3次,持续1周;泛昔洛韦1g，每日3次；或阿昔洛韦800mg，每日5次（表20.7）。对于大多数带状疱疹患者来说，最主要的治疗是控制疼痛，包括麻醉性镇痛。

如果所有皮疹消退后仍持续疼痛，应按照疱疹后遗神经痛进行处理。几种口服药物可用于神经病理性疼痛，包括三环类、加巴喷丁、文拉法辛和普瑞巴林。患者还可以转诊到疼痛门诊或治疗神经病理性疼痛的神经病学专科医生。

局部外用的辣椒碱（Zostrix）软膏为非处方药，可用于疱疹后遗神经痛。但这种药膏具有较强的刺激性，不可用于肛门生殖区。

带状疱疹的最佳处理方式是应用最新发布的疫苗进行预防。带状疱疹和后遗神经痛风险高的老年患者应该使用。

虽然免疫力正常的患者只会得一次带状疱疹，免疫抑制患者可能会多次患病，对于这类患者，不管处于疾病的哪个阶段，都应该治疗。情况较差的患者应住院静脉用抗病毒药治疗。

局限性淋巴瘤/淋巴管扩张

扩张的淋巴管突出真皮呈水疱样可以是原发的畸形，也可以继发于水肿，通常称为淋巴管扩张。

流行病学和临床表现

原发性局限性淋巴管瘤是一种罕见的病因不明的畸形。继发性局限性淋巴管瘤则相对常见，由慢性水肿所致。尽管后者通常见于重度水肿，偶尔也见于慢性轻微水肿。

轻型通常是无症状的。较重的可以出现刺激性和瘙痒，因为向表面突出的薄壁淋巴管破溃后，持续淋巴液渗出会导致周围皮肤持续潮湿并产生刺激性。这种潮湿感很不舒服，而且皮肤外观的异常会导致形象受损。

原发性局限性淋巴管瘤表现为固定的群集分布的清亮的小水疱，而不是像炎症性水疱那样成批出现。有时候，尤其是创伤相关时，由于红细胞外渗进入淋巴管道，水疱可以是红色的。

由慢性水肿引起的淋巴管扩张可以是广泛散在的而非群集局限的，多发生于因水肿而皮肤增厚的部位，有时可伴有实性、皮色、质硬结节或疣状斑块（疣状败血病样象皮肿）。导致水肿而继发局限性淋巴管瘤的易感因素包括：化脓性汗腺炎、Crohn病、放射治疗和反复发生的蜂窝织炎。

鉴别诊断

局限性淋巴管瘤的鉴别诊断需要考虑其他引起水疱的病因，包括HSV感染、大疱性脓疱疮、大疱性

表20.7 带状疱疹的治疗

药物	剂量	次数	疗程
阿昔洛韦	800mg	每日5次	7～10天
泛昔洛韦	500mg	每日3次	7天
伐昔洛韦	1g	每日3次	7天

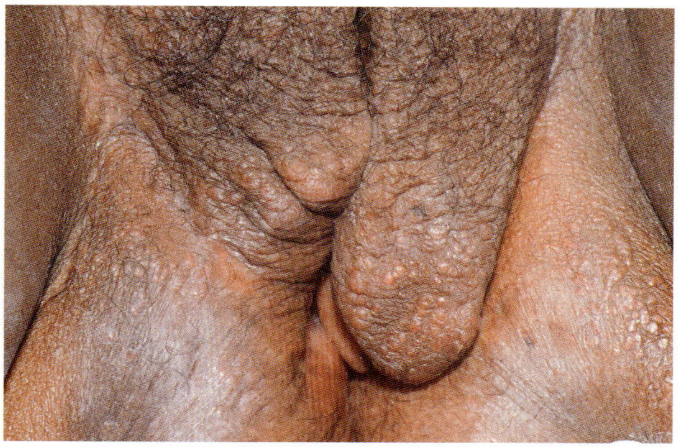

图 20.15 局限性淋巴管瘤为扩大的淋巴管突出表皮形成的深在性水疱。

类天疱疮、过敏性接触性皮炎、烧伤或其他创伤（表20.8）。本病通过其慢性病程和稳定的皮损来诊断。活检有用，但无法鉴别原发性淋巴管瘤和继发于潜在的水肿性疾病的淋巴管扩张。

实验室检查和组织学

伴随的实验室检查异常结果主要取决于导致局限性淋巴管瘤的基础疾病。原发性的患者大多没有异常发现，但外阴和盆腔超声或 CT 检查可见到其深部成分的范围。

组织学上可见扩张的薄壁淋巴管突入表皮。扩张的淋巴管上方表皮变薄或消失，表皮向下围绕管腔生长。

原发性和继发性局限性淋巴管瘤通过临床而非病理进行鉴别。

发病机制

原发性局限性淋巴管瘤的病因不清。继发性淋巴管扩张可因水肿、瘢痕或肿瘤等其他原因阻塞淋巴管、造成管道远端扩张而引起。

治疗和预后

许多患者并不需要治疗这些扩大的淋巴管。光电手术或二氧化碳激光可以烧灼孤立皮损，可用于存在持续流水或有症状的患者，虽然还是不断出现新的皮疹。控制引起水肿的基础原因，可以最大限度地控制

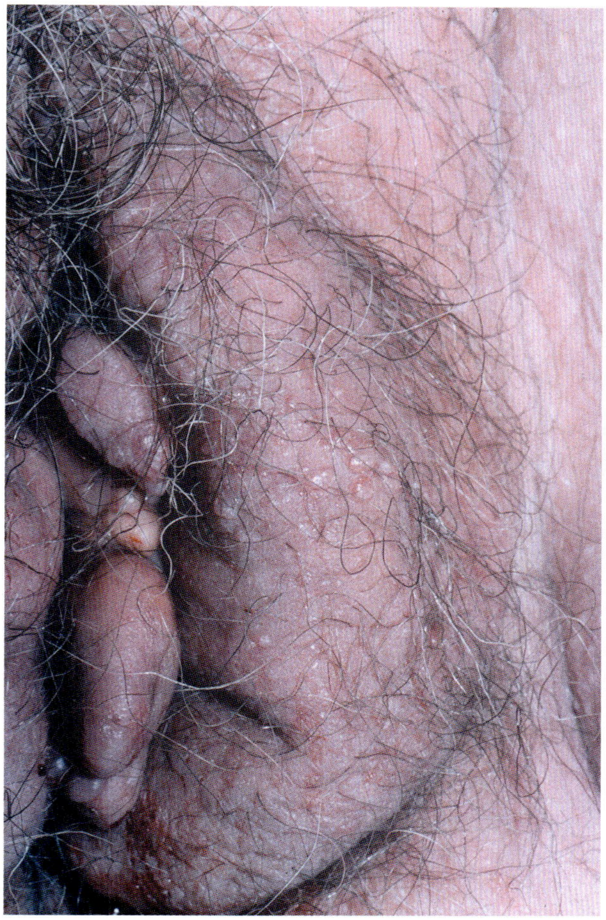

图 20.16 慢性水肿阻碍淋巴回流，导致淋巴管膨大，通过外阴部相对疏松的结缔组织而突出皮肤，即继发性局限性淋巴管瘤（淋巴管扩张）。

表20.8 局限性淋巴管瘤

诊断
临床表现
持续存在的坚实水疱
水肿基础上散在的和簇状水疱
活检
鉴别诊断
单纯疱疹病毒
大疱性类天疱疮
脓疱病
治疗
没有症状时无需治疗
找出任何基础的水肿性疾病并进行治疗
如果皮损存在渗液、结痂，可行光电手术

皮损的进展。完全清除局限性淋巴管瘤或淋巴管扩张几乎是不可能的。原发性患者多与深部组织有关，无法去除。继发性疾病是水肿的晚期并发症，而水肿被认为是永久持续存在的。水肿和淋巴堵塞反过来也是蜂窝织炎的易感因素，而后者可导致更多水肿和纤维化，造成恶性循环。

大疱性疾病

大疱性多形红斑（重症多形红斑，Stevens-Johnson综合征，中毒性表皮坏死松解症）

大疱性多形红斑是一种少见的对药物或反复 HSV 感染的过敏性反应。Stevens-Johnson 综合征表现为散在的丘疹伴水疱，累及面积小于 10%，伴有黏膜糜烂；中毒性表皮坏死松解症的特征性表现为广泛表皮坏死剥脱。

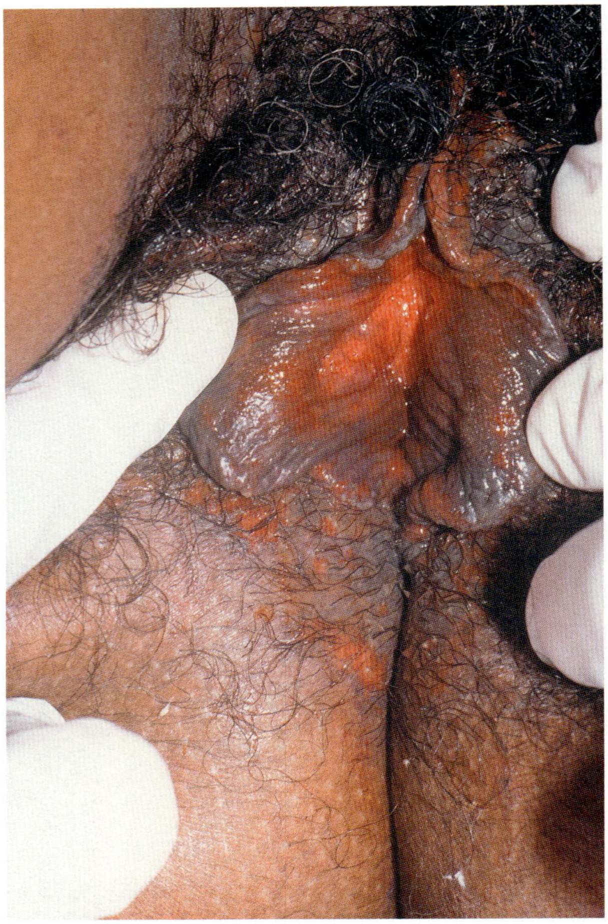

图 20.17 Stevens-Johnson 综合征得大疱性多形红斑表现为黏膜部位散在的非特异性糜烂面。

流行病学和临床表现

大疱性多形红斑最常见于服用某些容易引起过敏反应的药物的患者，偶尔见于反复 HSV 感染者。女性较男性多见，成人较儿童多见。HIV 患者发生本病的风险较高。

患者多表现为黏膜疼痛、发红、水疱，由于水疱易破，临床上多表现为糜烂（图 20.17）。大多数患者同时有非生殖器非黏膜部位受累。重症多形红斑较轻时（Stevens-Johnson 综合征）表现为小的红色扁平非鳞屑性丘疹，伴中央坏死和水疱，呈靶形（图 20.18），受累皮肤面积小于 10%。较重时（中毒性表皮坏死松解症）则表现为广泛红斑，皮肤疼痛，然后出现广泛水疱，累及至少 30% 的皮肤，并伴有表皮脱失，这类患者病情较重（图 20.19）。

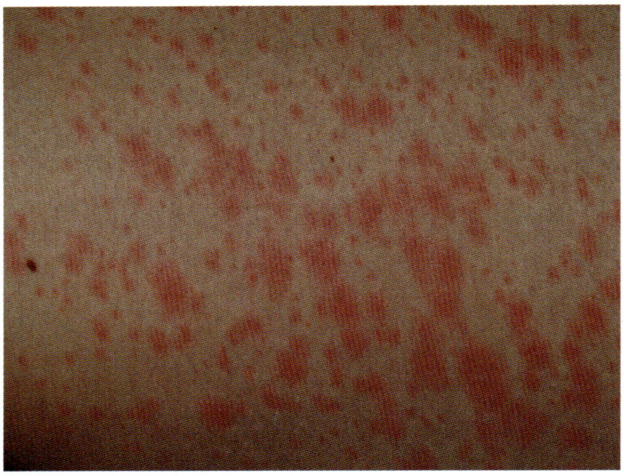

图 20.18 Stevens-Johnson 综合征表现为淡红色丘疹，中心较暗，有时在非黏膜部位发生水疱。

黏膜部位出现境界不清的非特异性糜烂面，较重时表现为融合性糜烂面和广泛黏膜剥脱。可出现阴道受累和外阴类黏膜糜烂。齿龈、口唇内外侧和颊黏膜也常受累。结膜常有糜烂或深度充血，鼻黏膜也可受累。

Stevens-Johnson 综合征患者大多不舒服但病情不重。较重的中毒性表皮坏死松解症伴有发热、低血压，且感染风险增加，其并发症类似烧伤患者。

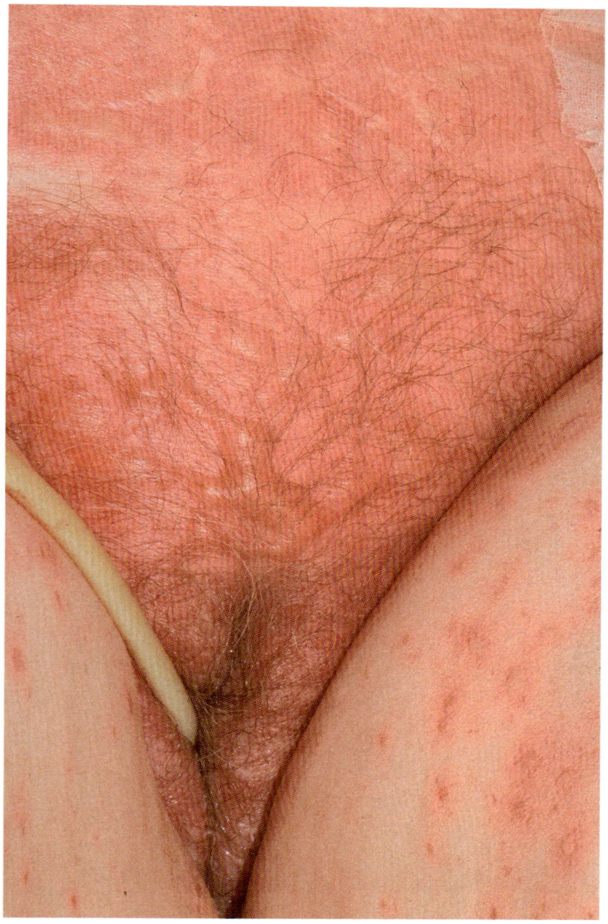

图 20.19 中毒性表皮松解症的大疱性多形红斑可见大片剥脱或大疱。

鉴别诊断

重症多形红斑最常被误诊为大疱性类天疱疮或寻常型天疱疮，但这两种病多起病较慢（表 20.19）。主要发生于儿童的葡萄球菌性烫伤样皮肤综合征和泛发的大疱性脓疱疮表现也可类似于多形红斑，但一般不累及黏膜，活检可鉴别。

实验室检查和组织学

实验室检查没有特异性发现。常见白细胞增多和嗜酸性粒细胞增多。血沉升高。疾病较重时伴感染或液体丢失可出现非特异性改变。偶尔患者出现中性粒细胞减少。

皮肤活检显示表皮坏死，但仅有轻度炎症。真皮上部可见单个核细胞浸润伴亲表皮性。

表20.9　重症多形红斑

诊断
临床表现
Stevens-Johnson 综合征
黏膜处较小的糜烂面 角化性皮肤处红色非鳞屑性丘疹伴中央坏死或水疱 有可疑用药史或反复HSV感染
中毒性表皮坏死松解症
黏膜部位广泛融合性糜烂
角化性皮肤泛发红斑和大片表皮剥脱
明确用药史
鉴别诊断
大疱性类天疱疮
寻常型天疱疮
葡萄球菌烫伤样综合征
治疗
停用相关药物
支持治疗，控制感染，补液，清创
重症者应于烧伤科诊治
避免再次使用致病药物

发病机制

重症多形红斑是对药物或反复 HSV 感染的一种过敏反应，但具体机制尚未阐明。这是一种直接针对表达靶抗原的鳞状上皮细胞发生的细胞毒性免疫反应[10]。特异性药物可活化 T 细胞，使其产生细胞因子。角质形成细胞死亡受体 Fas 及其配体 FasL 似乎也有作用[10,11]。

治疗和预后

显然，应该首先停用相关药物，如果是 HSV 感染相关，则应该应用抗病毒治疗来预防再次发作。然而，当一次 HSV 感染引起大疱性多形红斑时，由于感染已经出现，此次发病不受抗病毒治疗影响。

轻型患者可以进行支持治疗，包括控制继发感染，局部或口服药止痛。冷敷和润肤剂通常能有所帮助。

重型的中毒性表皮坏死松解症的死亡率大约为 25% ～ 30%，应在烧伤科进行治疗。主要的治疗包括：仔细清除坏死表皮，控制感染，维持水、电解质平衡。系统应用皮质类固醇对于已形成的水疱没有帮助。有人认为早期进展期的患者可从2～3天的系统皮质类固醇治疗中受益，但这个说法尚未得到证实。一些小型病例研究表明，环孢素和静脉丙种球蛋白输注可最大限度地减轻疾病，但其他研究未发现[11-15]。

一些患者结膜、阴道和外阴部位的水疱会产生瘢痕，使正常功能受损[16]。仔细处理继发感染、注意局部皮肤和眼睛的护理能够预防瘢痕形成和失明。生殖区特殊护理还包括：抑制月经来潮，使发生外阴阴道子宫内膜异位的风险降到最小，严格处理继发感染使瘢痕风险降到最低。由于阴道粘连会导致阴道闭塞，应注意每日使用阴道扩张器直至愈合。

固定药疹

固定药疹是一种少见的对药物特有的水疱性反应。

流行病学和临床表现

固定药疹发生于使用某些特定药物的易感者。没有性别、种族或年龄差异。

固定药疹在生殖器以外部位表现为一个或数个典型的瘙痒性或疼痛性圆形风团或水疱。在口腔外阴的黏膜部位表现为一个或数个非特异性圆形或不规则形状、5～20mm的糜烂面，伴有刺痛（图20.20）。再次暴露于特定的药物可在同一部位出现皮损。多次反复发作后非生殖区角化性皮肤会形成圆形、灰蓝色或棕色炎症后色素沉着斑。这些位于以往反复发作水疱或风团部位的圆形斑片是固定药疹的特征性表现。外阴类黏膜和口腔黏膜通常没有炎症后改变。

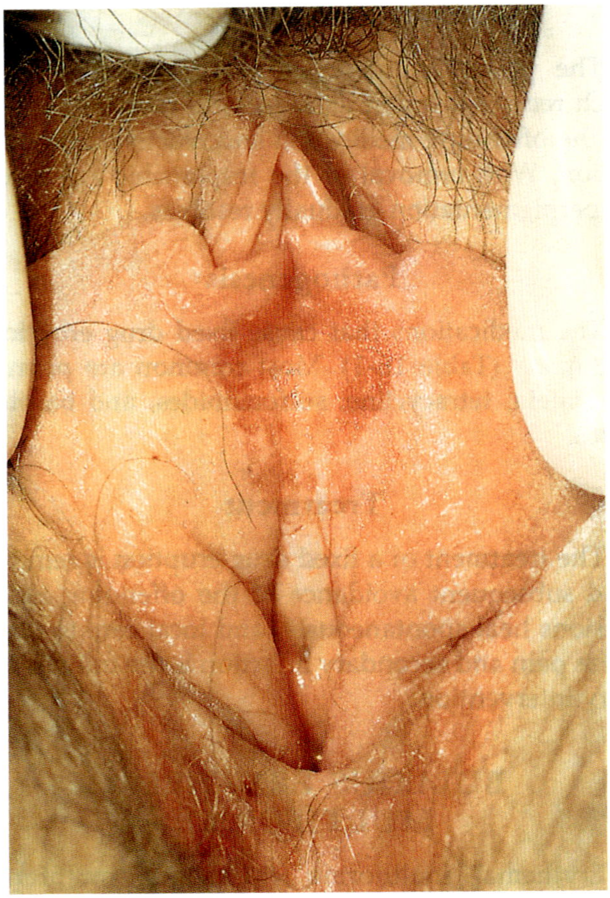

图 20.20 固定药疹表现为多次由同一种药物引起的同一部位的反复糜烂发作。

鉴别诊断

固定药疹主要应与HSV感染进行鉴别，因为这两种疾病以同一部位反复发作糜烂为特征。但是，HSV感染时会出现小圆形、融合性糜烂，而固定药疹则表现为大的水疱或糜烂，而没有融合的形态学表现（表20.10）。

大疱性多形红斑（Stevens-Johnson综合征，中毒性表皮坏死松懈症）的表现也可以类似于固定药疹。但这类病皮损多发，通常累及较多的非生殖区角质性皮肤，包括掌跖部位，还可累及其他黏膜部位。许多能够引起固定药疹的药物也能够引起多形红斑，所以也可能出现重叠表现。

实验室检查和组织学

固定药疹没有特异性实验室检查异常。活检可见表皮坏死、表皮下疱和基底细胞液化变性伴色素失禁。常见真皮上层单个核细胞浸润。

发病机制

固定药疹的病因不明。人们推测是对特定药物的过敏反应，但是无法解释同一部位反复发作的现象。临床和组织病理学上均与多形红斑相似，提示可能存在相似的机制。最可能引起固定药疹的药物包括：磺胺类、四环素类、青霉素类、非甾体抗炎药、甲硝唑

表20.10 固定药疹

诊断	
临床表现	
	黏膜部位非特异性糜烂
	角化性皮肤同一部位反复出现红色风团或水疱，伴簇集糜烂
	角化性皮肤既往皮损部位出现炎症后色素沉着
	明确用药史
必要时活检	
鉴别诊断	
单纯疱疹病毒	
多形红斑	
治疗	
局部护理，止痛	
避免再次使用致病药物	

和氟喹诺酮类。非麻醉性镇痛药、巴比妥类和其他抗惊厥药物也可以引起这种药疹。酚酞类和口服避孕药也是引起本病的经典药物[17]。

治疗和预后

局部护理包括外阴部位外敷、使用温和润肤剂，如凡士林（Vaseline 凡士林油）。避免刺激和再次接触致病药物和缓解疼痛，都是对女性患者的重要处理措施。

再次接触致病药物一般会出现糜烂和非生殖区的风团和水疱，虽然每次接触都会产生新的皮损，但旧皮损仍然会有反应。

瘢痕性类天疱疮（良性黏膜类天疱疮）

瘢痕性类天疱疮是一种自身免疫性大疱性疾病，顾名思义，其特征是会形成明显的瘢痕。

流行病学和临床表现

瘢痕性类天疱疮最常见于老年患者，虽然有许多儿童外阴瘢痕性类天疱疮病例报道[18,19]。本病大多发生于60多岁。女性多于男性，好发于黏膜部位，尤其是口腔和结膜。也可以发生于外阴阴道和男性的龟头和阴茎。患者多诉刺痛、烧灼感、疼痛干燥。非生殖区干燥角质性皮肤的水疱可见于1/4患者。

外阴检查可见类黏膜非特异性糜烂面，小阴唇内收，阴蒂包皮瘢痕导致阴蒂闭塞（图20.21）。常可见到阴道口逐渐狭窄。阴道壁糜烂，有时可融合导致阴道完全闭塞。

外阴阴道病通常伴有口腔疾病，尤其是齿龈和颊黏膜的红斑糜烂，但不累及其他皮肤（图20.22）。对这类女性患者要注意眼睛的问题，如果疾病累及眼球和睑结膜，可引起瘢痕和睑球粘连，导致永久性失明。干眼和角膜瘢痕也是常见问题。非生殖区角质性皮肤的特征性表现为：红斑上的张力性大疱，然后结痂，愈合后遗留色素减退性瘢痕。

鉴别诊断

发生于黏膜和类黏膜的瘢痕性类天疱疮很难与寻常型天疱疮鉴别，但前者更常累及眼睛且愈后瘢痕明

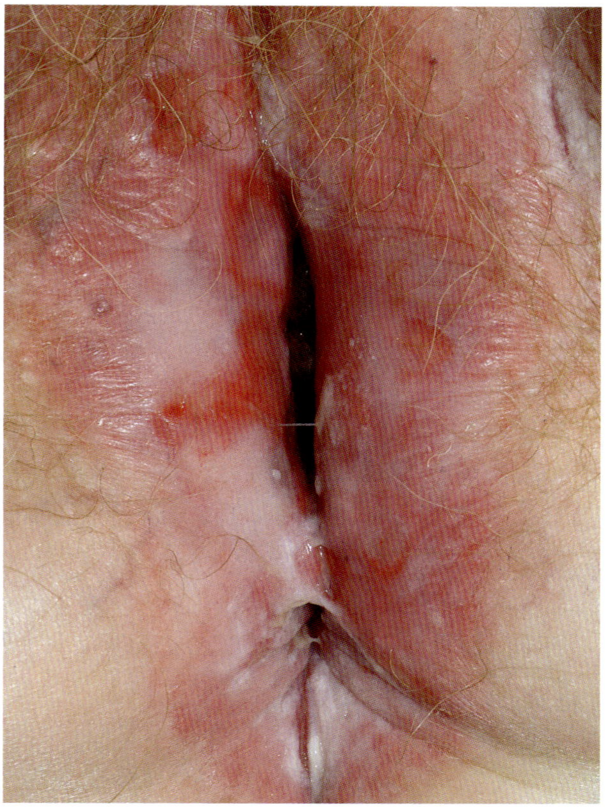

图20.21 瘢痕性类天疱疮的特征性表现为糜烂和明显瘢痕，但临床上与其他外阴慢性糜烂性疾病如扁平苔藓或硬化性苔藓不易区分。

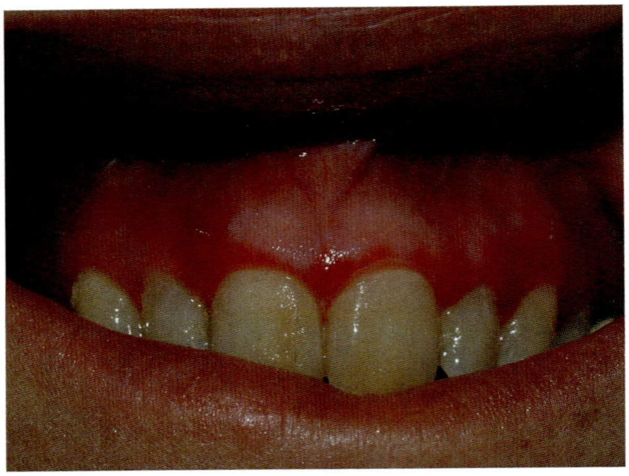

图 20.22 瘢痕性类天疱疮同其他外阴阴道糜烂性疾病一样，牙龈很明显受累，形态学上表现为非特异性糜烂。

显（表 20.11）。黏膜部位的瘢痕性类天疱疮有时不易与扁平苔藓鉴别。大疱性多形红斑（Stevens-Johnson 综合征）起病呈暴发式，伴有 HSV 感染或使用可疑药物，可资鉴别。固定药疹起病突然，有使用相关特异性药物史。可以通过皮肤活检和本病的慢性病程与这些疾病进行鉴别。

实验室检查和组织学

间接免疫荧光提示，瘢痕性类天疱疮患者血中抗基底膜 IgG 和（或）IgA 抗体常为阳性。除了活检，没有其他异常的实验室检查发现，除了严重或广泛慢性疾病患者有一些非特异性异常结果。常规组织病理学检查可见表皮下疱，伴有慢性炎症和数量不等的中性粒细胞和嗜酸性粒细胞。阴道黏膜和外阴类黏膜常可见浆细胞。旧皮损常表现为纤维化和瘢痕形成。皮损周围皮肤直接免疫荧光如呈阳性，可见基底膜带 IgG 、C3（少见的 IgM 或 IgA）沉积，有助于证实诊断，黏膜阳性率高于非黏膜皮肤阳性率。

发病机制

瘢痕性类天疱疮是一种自身免疫性大疱性疾病。人们认为循环中的自身抗体是致病原因，其靶抗原为位于上皮基底膜带的几种不同抗原，导致表皮和真皮分离。

表20.11 瘢痕性类天疱疮

诊断
临床表现 老年患者 黏膜部位散在糜烂面 有时在角化性皮肤上出现完整的水疱 慢性病程
常规通过活检和直接免疫荧光检查确诊
鉴别诊断
多形红斑
寻常型天疱疮
固定药疹
治疗
控制局部感染
口服氨苯砜
系统性和局部用皮质类固醇
常见的可减少激素用量的免疫抑制药（硫唑嘌呤、环磷酰胺、甲氨蝶呤等）

治疗和预后

瘢痕性类天疱疮轻重不一，轻型局部外用激素和护理即可；重者，皮损泛发，即使系统性应用激素联合免疫抑制药仍然出现失明。

口服氨苯砜是瘢痕性类天疱疮的一线治疗，该药具有抗炎作用。但通常单独应用氨苯砜不足以控制这个疾病。这些患者大多需要系统应用皮质类固醇，联合免疫抑制药可减少激素用量。瘢痕性类天疱疮通常由皮肤病科医生或风湿病专科医生来处理，他们对这些系统药物的使用有丰富的经验。除了氨甲蝶呤、硫唑嘌呤、环磷酰胺和环孢素这些广为人知、可减小激素剂量、具有中等疗效的治疗外，也有生物制剂如依那西普、英夫利昔单抗成功治疗的散发报道[20-22]。也有局部用他克莫司对部分患者有效的报道，但局部的烧灼感是限制其使用的因素之一[23]。也有称静脉输注丙种球蛋白有用的报道[24]。

瘢痕性类天疱疮是一种慢性持续的疾病，需要长期治疗和细心护理来尽可能减轻疼痛和瘢痕。肛门生殖区的瘢痕通常后果比较严重，会导致阴道粘连、尿道狭窄和肛门狭窄。积极局部护理可尽可能减少这些后遗症。这类患者通常需要多学科综合治疗，至少应包括眼科医生、妇产科医生和皮肤病专科医生。

良性家族性天疱疮（Hailey-Hailey病）

良性家族性天疱疮是一种特征性的少见的常染色体显性遗传性皮肤病，通常累及皮肤褶皱处。关于本病的讨论主要见第 18 章。

良性家族性天疱疮表现为境界不清的红色浸渍性斑块，伴小的线状和成角的糜烂和结痂（图 20.23）。斑块通常还表现出白色角化过度和浸渍的表皮。常见继发感染，尤其是念珠菌和大量皮肤正常菌群定植，这可以加重本病和患者的症状。

良性家族性天疱疮的一线治疗方案是控制局部摩擦、潮湿等使疾病加重的因素。减轻体重、减少出汗、使用抗生素清除表面细菌、局部应用皮质类固醇可以减少继发炎症和糜烂。有报道称，激光消融、皮肤移植和肉毒毒素也有帮助。

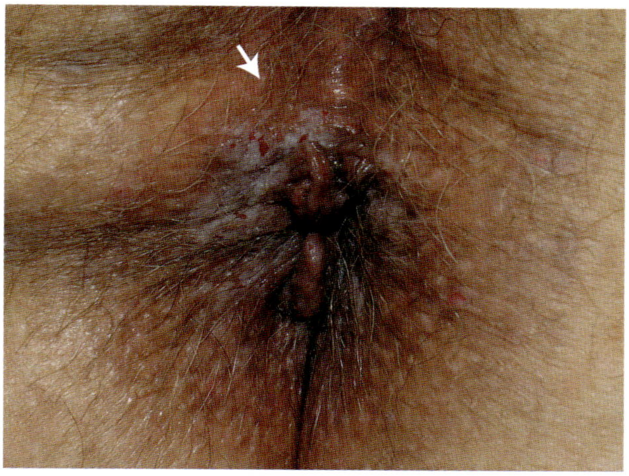

图 20.23 Hailey-Hailey 病（良性家族性天疱疮）的特征性表现为间擦部位的融合性浅表水疱，临床上多呈白色易脆丘疹上成角或线状的糜烂。

裂纹

裂纹包括因创伤造成的表皮裂伤或炎症引起的常见的非特异性反应。主要包括两种：性交引起的后阴唇系带裂伤和皮肤褶皱处裂伤，后者包括阴唇间皱襞、会阴体皮纹线和肛周皱褶处放射状裂纹。

后阴唇系带裂纹最常见于绝经期前无症状女性，多无其他异常（图 20.24）；但偶尔与一些皮肤病如硬化性苔藓相关。患者诉性交时后阴唇系带疼痛，且局部烧灼感持续数天。查体可见裂伤从小红细线到较深的开口裂隙不等。

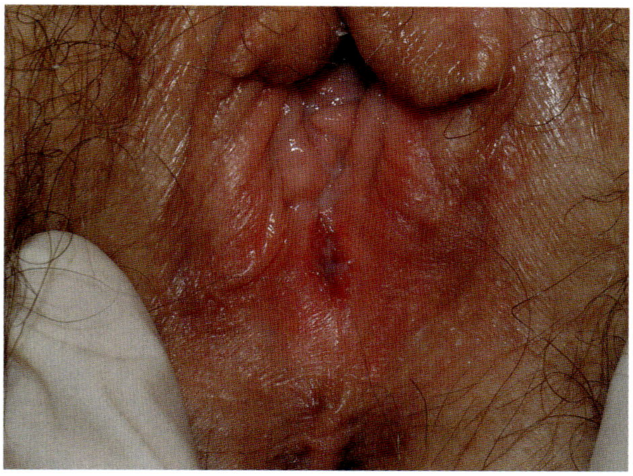

图 20.24 性交中反复发生后阴唇系带撕裂是一种常见的现象，大多是特发性的，偶尔与皮肤疾病相关，需要通过手术干预。

尽管理论上与雌激素缺乏相关，但局部外用雌激素几乎没用。性交时采取女性在上的姿势和大量使用润滑剂可以减少裂伤。然而，如果不存在皮肤病或感染，确切的治疗方案包括会阴成形术，该术式可以从前向后切除裂纹，并将阴道黏膜前移覆盖缺损。

裂纹的第二种类型表现为刀割感。查体通常可见外阴皮肤肿胀，质地较平滑。裂伤可以很明显，偶尔较隐匿，仅表现为皮肤皱襞深红斑或增大。通常夜里即可愈合，故临床医生常常未看到。皮肤褶皱处裂伤通常与感染性或皮肤病的炎症有关（图 20.25 和 20.26）。白色念珠菌是常见的病因，但有时也与细菌性阴道炎（而非阴道病）、HSV 感染相关。慢性单纯性苔藓、接触性皮炎和硬化性苔藓是最常见的引起皮肤褶皱裂伤的皮肤病。裂伤的治疗包括对原发疾病的治疗。如果找不到病因，可以通过广谱抗生素、局部皮质类固醇和口服抗念珠菌药物来控制。

大疱性脓疱疮

大疱性脓疱疮是一种由特定金黄色葡萄球菌菌株

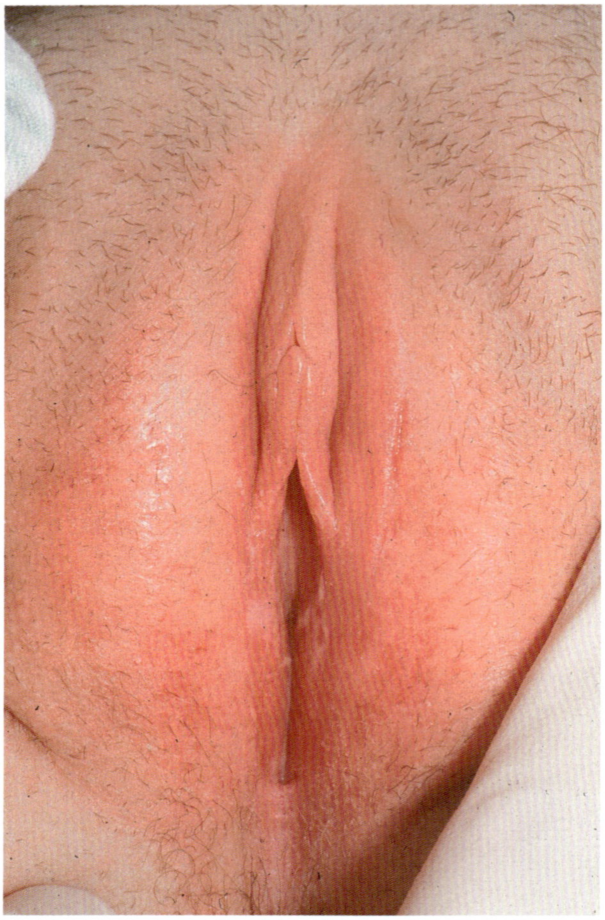

图 20.25 皮肤褶皱处细小裂伤常见于感染，尤其是白色念珠菌感染，但任何基础炎症都可以引起裂伤。

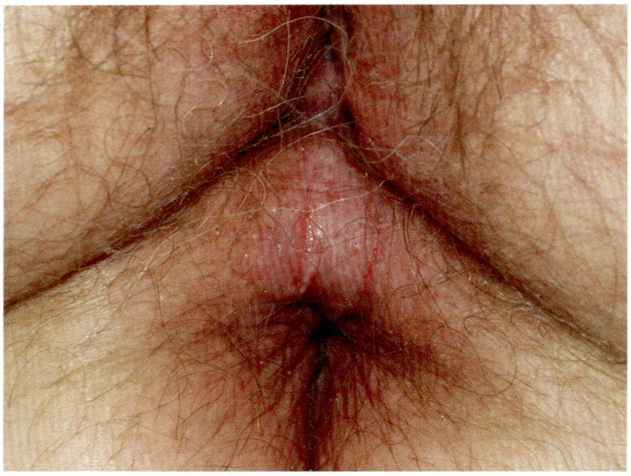

图 20.26 皮肤褶皱的裂伤有时可见于硬化性苔藓。

引起的细菌性感染。感染发生于角质层，其毒素导致角质层和真皮上层分离，产生水疱。这种水疱非常表浅，存在时间极为短暂，在完整皮肤上总表现为围领状（疱顶脱屑的边缘）。如果有完整的水疱，那么疱液一般是清亮的，而不是脓。诊断依靠培养结果和治疗反应。由于耐甲氧西林金黄色葡萄球菌较频繁出现，培养是很有必要的。同毛囊炎一样，本病常反复，如果反复，则提示为鼻部携带者。莫匹罗星软膏擦于鼻孔，每日 2 ~ 3 次，每月用药 1 周能够有效控制复发。

大疱性类天疱疮

大疱性类天疱疮是一种慢性自身免疫性大疱性疾病，与瘢痕性类天疱疮有很紧密的关系。本病同样也主要见于老年患者，但主要的临床表现鉴别是本病不累及黏膜，极少引起瘢痕。组织活检常规苏木精和伊红染色和直接免疫荧光检查不能鉴别这两个疾病，因此黏膜的受累常用于鉴别。此外，大疱性类天疱疮的治疗包括系统性皮质类固醇、四环素、烟酰胺和局部/外用药护理。

寻常型天疱疮

寻常型天疱疮是一种自身免疫性大疱性疾病，最常见于中年人。主要累及黏膜，包括口腔黏膜和外阴阴道皮肤（图 20.27）。皮损通常最先表现为黏膜浅表糜烂，紧接着于有毛皮肤出现松弛性大疱和糜烂。虽然寻常型天疱疮一般不形成瘢痕，但发生于外阴和阴道时常引起外阴结构收缩和阴道粘连。

黏膜部位寻常型天疱疮最常与扁平苔藓、大疱性多形红斑和瘢痕性类天疱疮混淆。本病水疱极其浅表，且其产生的松弛型大疱和糜烂、慢性进展的病程可与多形红斑鉴别。诊断依靠活检和直接免疫荧光病理诊断。治疗包括局部护理、系统和局部应用皮质类固醇。也常需要使用减少激素用量的药物，同瘢痕性类天疱疮的治疗一样。虽然经过一段时间的治疗可以缓解，但这个病通常不会完全消退。

其他

其他已在别的章节详细讨论过的可引起糜烂的疾

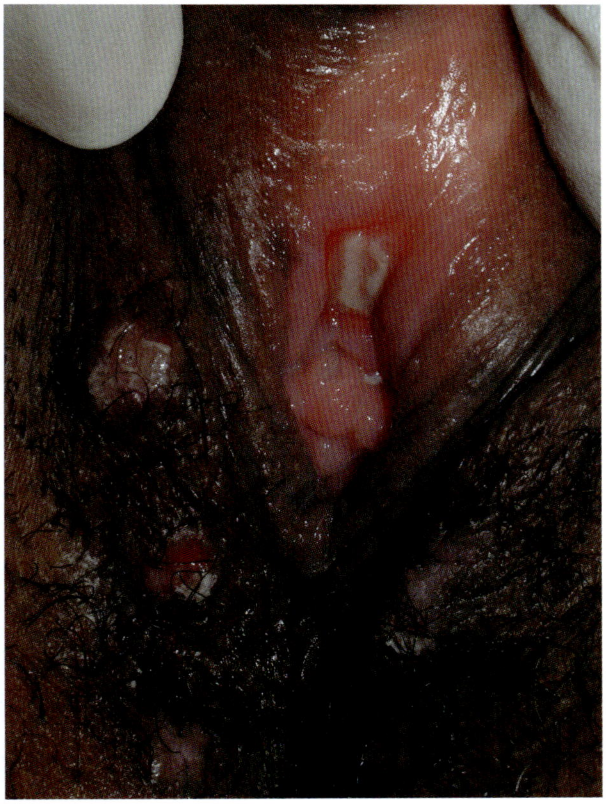

图 20.27 寻常型天疱疮好发于黏膜，但也会影响干燥的有毛皮肤，虽然其本质是一种大疱性疾病，但因为大疱疱顶较薄，主要表现为糜烂和结痂。

病还包括扁平苔藓，这是最常见的引起慢性非感染性外阴阴道糜烂性疾病的病因（第 15 章）。硬化性苔藓偶尔可引起继发性糜烂，但大多表现为典型的白色皱缩性斑块，后者可提示诊断，这个疾病在第 14 章详细讨论。浆细胞性外阴炎不会引起糜烂，但其亮红色色泽与糜烂很相似（第 17 章）。

参考文献

1. Malkin, J. E. Epidemiology of genital herpes simplex virus infection in developed countries. *Herpes* 2004; **11**(Suppl 1): 2A–23A.
2. Xu, F., Sternbery, M. R., Kottiri, B. J., *et al*. Trends in herpes simplex virus type 2 and type 2 seroprevalence in the United States. *J.A.M.A.* 2006; **296**: 964–973.
3. *2006 STD Treatment Guidelines*. From the website of the Centers for Disease Control and Prevention. Available online at: http://www.cdc.gov/std/treatment/default.htm.
4. Sacks, S. L. Famciclovir suppression of asymptomatic and symptomatic recurrent anogenital herpes simplex virus shedding in women: a randomized, double-blind, double-dummy, placebo-controlled, parallel-group, single-center trial. *J. Infect. Dis*. 2004; **189**: 1341–1347.
5. Benedetti, J. K., Corey, L., and Ashley, R. Recurrence rates in genital herpes after symptomatic first-episode infection. *Ann. Intern. Med*. 1994; **121**: 847–854.
6. Engleberg, R., Carrell, D., Krantz, E., *et al*. Natural history of genital herpes simplex virus type 1 infection. *Sex. Transm. Dis*. 2003; **30**: 174–177.
7. Bryson, Y., Dillon, M., Bernstein, D. I., *et al*. Risk of acquisition of genital herpes simplex virus type 2 in sex partners of persons with genital herpes: a prospective couple study. *J. Infect. Dis*. 1993; **167**: 942–946.
8. Wald, A., Selke, S., Warren, T., *et al*. Comparative efficacy of famciclovir and valacyclovir for suppression of recurrent genital herpes and viral shedding. *Sex. Transm. Dis*. 2006; **33**: 529–533.
9. Holcomb, K. and Weinbery, J. M. A novel vaccine (Zostavax) to prevent herpes zoster and postherpetic neuralgia. *J. Drugs Dermatol*. 2006; **5**: 863–866.
10. French, L. E. Toxic epidermal necrolysis and Stevens–Johnson syndrome: our current understanding. *Allergol. Int*. 2006; **55**: 9–16.
11. Khalili, B. and Bahna, S. L. Pathogenesis and recent therapeutic trends in Stevens–Johnson syndrome and toxic epidermal necrolysis. *Ann. Allergy Asthma Immunol*. 2006; **97**: 272–280.
12. Trent, J., Halem, M., French, L. E., *et al*. Toxic epidermal necrolysis and intravenous immunoglobulin: a review. *Semin. Cutan. Med. Surg*. 2006; **25**: 91–93.
13. French, L. E., Trent, J. T., and Kerdel, F. A. Use of intravenous immunoglobulin in toxic epidermal necrolysis and Stevens–Johnson syndrome: our current understanding. *Int. Immunopharmacol*. 2006; **6**: 543–549.
14. Bachot, N., Revuz, J., and Roujeau, J. C. Intravenous immunoglobulin treatment for Stevens–Johnson syndrome and toxic epidermal necrolysis: a prospective noncomparative study showing no benefit on mortality or progression. *Arch. Dermatol*. 2003; **139**: 33–36.
15. Arevalo, J. M., Lorente, J. A., Gonzalez-Herrada, C., *et al*. Treatment of toxic epidermal necrolysis with cyclosporine A. *J. Trauma* 2000; **48**: 473–478.
16. Meneux, E., Paniel, B. J., Pouget, F., *et al*. Vulvovaginal sequelae in toxic epidermal necrolysis. *J. Reprod. Med*. 1997; **42**: 153–156.
17. Sehgal, V. N. and Srivastava, G. Fixed drug eruption (FDE): changing scenario of incriminating drugs. *Int. J. Dermatol*. 2006; **45**: 897–908.
18. Hoque, S. R. and Patel, M. Childhood cicatricial pemphigoid confined to the vulva. *Clin. Exp. Dermatol*. 2006; **31**: 63–64.
19. Schoeffler, A., Roth, B., Causeret, A., *et al*. Vulvara cicatricial pemphigoid of childhood. *Pediatr. Dermatol*. 2004; **21**: 51–53.
20. Chang, J. H. and McCluskey, P. J. Ocular cicatricial pemphigoid: manifestations and management. *Curr. Allergy Asthma Rep*. 2005; **5**: 333–338.
21. Canizares, M. J., Smith, D. I., Conners, M. S., *et al*. Successful treatment of mucous membrane pemphigoid with etanercept in 3 patients. *Arch. Dermatol*. 2006; **142**: 1457–1461.
22. Hoffernan, M. P. and Bentley, D. D. Successful treatment of mucous membrane pemphigoid with infliximab. *Arch. Dermatol*. 2006; **142**: 1268–1270.
23. Gunther, C., Wozel, G., Meurer, M., *et al*. Topical tacrolimus treatment for cicatricial pemphigoid. *J. Am. Acad. Dermatol*. 2004; **50**: 325–326.
24. Ahmed, A. R. Treatment of autoimmune mucocutaneous blistering diseases with intravenous immunoglobulin therapy. *Exp. Opin. Invest. Drugs* 2004; **13**: 1019–1032.

延伸阅读

Herpes simplex virus infection

Beauman, J. G. Genital herpes: a review. *Am. Fam. Physician* 2005; **72**: 1527–1534.

Leone, P. Reducing the risk of transmitting genital herpes: advances in understanding and therapy. *Curr, Med. Res. Opin.* 2005; **21**: 1577–1582.

Varicella

Heininger, U. and Seward, J. F. Varicella. *Lancet* 2006; **368**: 1365–1376.

Herpes zoster

Dworkin, R. H., Johnson, R. W., Breuer, J., *et al.* Recommendations for the management of herpes zoster. *Clin. Infect. Dis.* 2007; **44**(Suppl 1): S1–S26.

Niv, D. and Maltsman-Tseikhin, A. Postherpetic neuralgia: the never-ending challenge. *Pain Pract.* 2005; **3**: 327–340.

Sederholm, B. and Peterson, D. Zoster vaccine to prevent postherpetic neuralgia. *J. Pain Palliat. Care Pharmacother.* 2006; **20**: 41–42.

Lymphangioma circumscriptum

Roy, K. K., Agarwal, R., Agarwal, S., *et al.* Recurrent vulval congenital lymphangioma circumscriptum – a case report and literature review. *Int. J. Gynecol Cancer.* 2006; **16**. 930–034.

Toxic epidermal necrolysis

French, L. E. Toxic epidermal necrolysis and Stevens–Johnson syndrome: our current understanding. *Allergol. Int.* 2006; **55**: 9–16.

Khalili, B. and Bahna, S. L. Pathogenesis and recent therapeutic trends in Stevens–Johnson syndrome and toxic epidermal necrolysis. *Ann. Allergy Asthma Immunol.* 2006; **97**: 272–280.

Pereira, F. A., Mudgil, A. V., and Rosmarin, D. M. Toxic epidermal necrolysis. *J. Am. Acad. Dermatol.* 2007; **56**: 181–200.

Fixed drug eruption

Sehgal, V. N. and Srivastava, G. Fixed drug eruption (FDE): changing scenario of incriminating drugs. *Int. J. Dermatol.* 2006; **45**: 897–908.

Vulvar fissures

Edwards, L. Vulvar fissures: causes and therapy. *Dermatol. Ther.* 2004; **17**: 111–116.

Cicatricial pemphigoid

Goldstein, A. T., Anhalt, G. J., Kligman, D., *et al.* Mucous membrane pemphigoid of the vulva. *Obstet. Gynecol.* 2005; **105**: 1188–1190.

Sacher, C. and Hunzelmann, N. Cicatricial pemphigoid (mucous membrane pemphigoid): current and emerging therapeutic approaches. *Am. J. Clin. Dermatol.* 2005; **6**: 93–103.

第 21 章

外阴溃疡

Peter J. Lynch

溃疡与糜烂的不同在于皮疹的深度。糜烂损害表浅，主要是由于表皮的缺失，不伴有真皮的明显损伤，因此，糜烂多数基底发红且覆盖着疏松的黏附性黄痂。溃疡损害则深达真皮。溃疡包含坏死组织、血性结痂或深蓝色附着性焦痂。本章仅讨论外阴溃疡，外阴糜烂性疾病主要在第 20 章讨论。

非感染性溃疡

阿弗他溃疡和复杂性口疮病

流行病学和临床表现

口腔阿弗他溃疡（“口疮病”）发生在很大一部分的正常人群中。西方国家的研究表明，点发病率为 1% ～ 2%，而一生发病率为 60%。发生阿弗他溃疡的易感因素包括：阳性家族史、白色人种、高社会经济地位和精神压力。很多患者伴有维生素和铁缺乏，但是可能是伴发疾病，因为补充替代治疗并不能改善疾病病程。皮疹首次发生于儿童或青春期。高峰发病率发生在年轻人，并且随着时间推移发生率降低。多数患者倾向于周期性发病。

妇产科医生和皮肤科医生通常都认为阿弗他溃疡极少累及外阴。医学文献似乎也支持这种观点。尽管第一个非感染性外阴溃疡的报道可以追溯到 1913 年，由 Lipschutz 报道，但是迄今报道的病例总共也不过一打。仅有 1 篇文章报道该病的发病率[1]。然而，根据我们自己的经验，包括同事之间的交流，这种类型的外阴溃疡有一定的发生率。这种类型的外阴溃疡的易感因素与发生于口腔的易感因素是一样的，并且通常会复发。

口腔阿弗他溃疡可以分为三组：(1) 小型阿弗他溃疡——7 ～ 10 天愈合且不伴有瘢痕的小皮疹（小于 1.0cm）；(2) 大型阿弗他溃疡——大

而深的皮疹（大于1.0cm），通常在10～30天愈合，遗留瘢痕；(3) 疱疹样阿弗他溃疡——多发的、集簇状表浅的小溃疡（1～3mm），愈合迅速，通常不伴有瘢痕。发生于外阴的损害也可以按此分类，尽管与口腔皮疹相比，更大一部分为大型阿弗他溃疡。“复杂性口疮病”用于指外阴溃疡与口腔溃疡同时或不同时发生。

近期有关外阴阿弗他溃疡的最好的数据是由Huppert等人报道的[1]。这些作者描述了20例出现特发性外阴溃疡的女性，平均年龄是14岁（从10～19岁）。多数溃疡直径小于1cm，除了一位患者出现了直径大于5cm的溃疡。20位患者中17位患者的多发性损害为同时发生。皮损最常出现的位置为前庭器，但也可以出现于大阴唇和会阴部位的角化上皮（这点与口腔阿弗他溃疡不同，后者不发生于脸部口腔周围皮肤）。这些患者中一半伴有口腔溃疡，有1/3的患者的外阴溃疡反复发作。这与我的经验非常类似，尽管我的患者有口腔损害和多次外阴损害复发这更多。

单个皮疹表现为原形或卵圆形的溃疡，但是如果与周围皮疹融合,则可以出现伴有匐行性的大溃疡（图21.1至21.5）。溃疡边缘为红色环（2～3mm宽），基底通常出现白色坏死组织凝固物。溃疡通常伴有明显疼痛，愈合需要2～3周，可以遗留瘢痕，但是通常比此类大小的溃疡性损害的瘢痕要小。

许多有复杂性口疮病的年轻女性患者中可以出现系统性症状和体征，包括发热、乏力、头痛、胃肠道不适、咽炎和肌痛，但通常很轻，时间较短，且不出现虚弱现象。

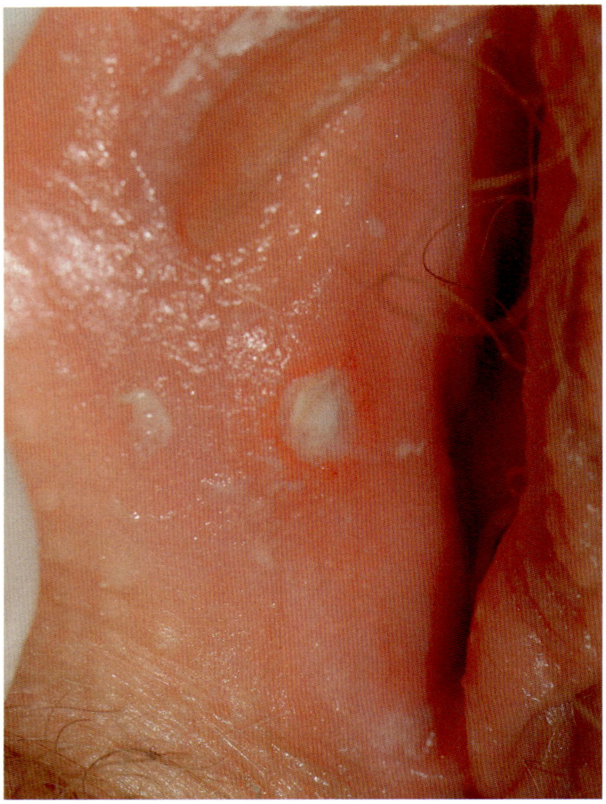

图 21.1 患者为一个临床护士的12岁女儿，疼痛性溃疡的前驱症状为发热、咽痛和肌无力，该护士认出了非常典型的临床表现。

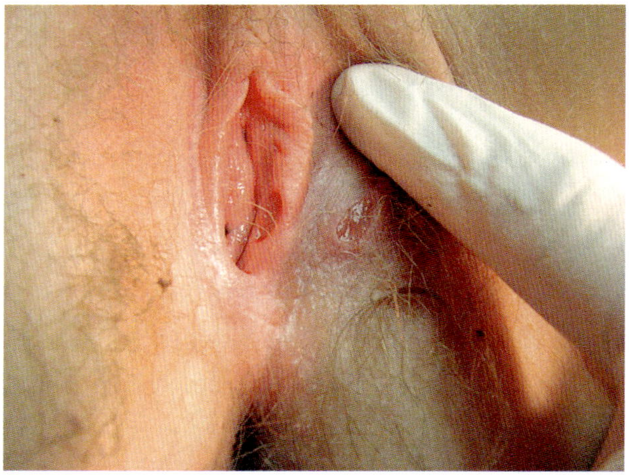

图 21.2 尽管更常见于黏膜或受损黏膜，但是口疮也可以见于有毛发部位的皮肤。

诊断和鉴别诊断

阿弗他溃疡的临床表现很具有特征性，当伴有复发的病史时，临床可以诊断。由于没有特征性的实验室检查或组织病理改变辅助确诊本病，因此唯一确诊的方法是除外其他刺激因素（表21.1）。生殖器疱疹（单纯性疱疹病毒，HSV）是最需要进行鉴别的疾病，但是该病多发生于伴有免疫抑制的患者，皮疹没有那么大和深。然而，在一些情况下，可能需要进行免疫荧光涂片、培养和活检以除外单纯疱疹病毒感染。一期梅毒（硬下疳）可以通过血清学和活检进行确诊。培养和（或）活检可以用于排除Crohn病的肛门生殖器溃疡和硬下疳、腹股沟肉芽肿和各种皮肤恶性肿瘤。

如上所述，复杂性阿弗他病用于形容同时或非同时伴有口腔阿弗他溃疡的外阴阿弗他溃疡。不伴有其他相关性疾病的复杂性阿弗他病被称为原发性复杂性阿弗他病。当患者出现相关的系统性疾病时，则称为

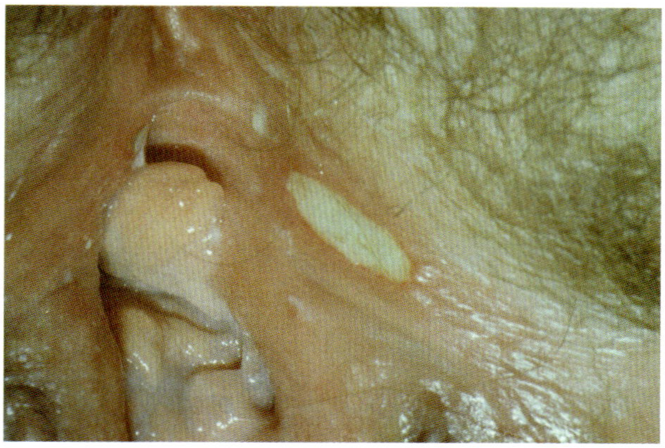

图 21.3 口疮的典型表现为受损黏膜上的卵圆形、鸟眼状溃疡。

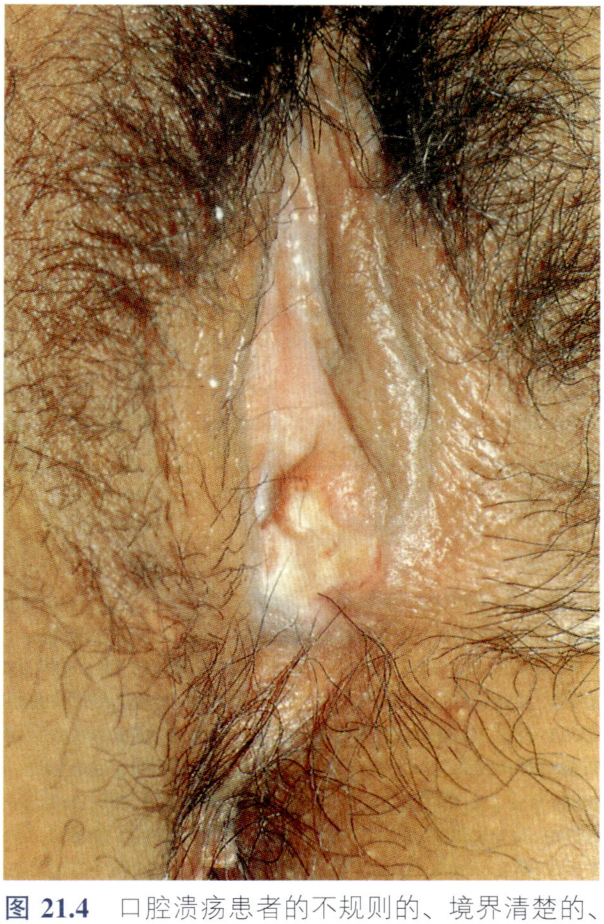

图 21.4 口腔溃疡患者的不规则的、境界清楚的、伴有黄色纤维蛋白基底的阿弗他溃疡。(Reproduced from P. J. Lynch and L. Edwards Genital Dermatology (Fig. 18-1), New York: Churchill Livingstone;1994.)

继发性复杂性阿弗他病。

多种系统性疾病可以并发继发性复杂性阿弗他病。口腔和外阴溃疡为白塞病的典型表现，因此当患者出现复杂性阿弗他病时必须考虑白塞病的诊断。然

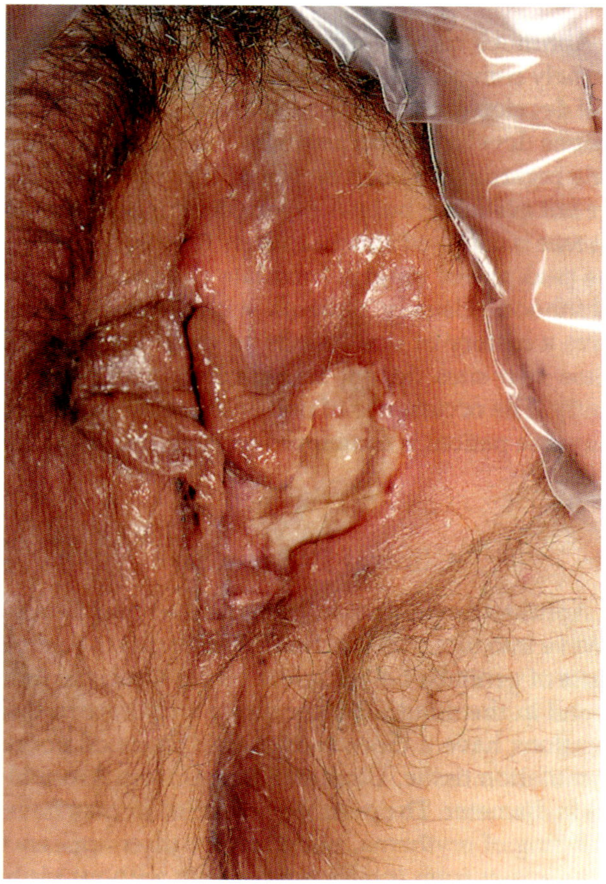

图 21.5 巨大型阿弗他溃疡有时愈合后会出现较大的瘢痕。(Reproduced from P. J. Lynch and L. Edwards Genital Dermatology (Fig. 18-2), New York: Churchill Livingstone; 1994.)

而，在欧洲和北美洲，复杂性阿弗他病的年轻女性患者几乎从不发展为白塞病。毋庸置疑，白塞病的诊断必须严格满足国际研究小组（ISG）和（或）O' Duffy 的诊断标准。

阿弗他溃疡也常伴发于炎症性肠病患者中。因此，必须询问患者有关 Crohn 病和溃疡性结肠炎的症状和体征。其他少见的并发疾病包括：谷胶敏感性肠病、红斑狼疮、周期性粒细胞减少症、HIV 感染 /AIDS、MAGIC 综合征（伴有炎症性软骨的黏膜生殖器溃疡）和 PFAPA 综合征（周期性发热、阿弗他溃疡、咽痛和淋巴结炎）

组织学和实验室检查

阿弗他溃疡的组织学改变很不特异。早期的皮损主要为淋巴细胞炎症浸润，晚期的皮损出现淋巴细胞

表21.1 阿弗他溃疡和复杂性阿弗他病

诊断
疼痛性、深在性溃疡
无潜行性边缘
红色的细薄边缘
溃疡基底白色凝固物
复发性病史
鉴别诊断
免疫抑制患者中发生的单纯疱疹
Crohn病
一期梅毒
治疗
除外相关疾病，特别是白塞病
利多卡因或硝酸银控制疼痛
局部或皮损内注射皮质类固醇
口服具有抗炎效果的抗生素
考虑短期系统性激素治疗
考虑氨苯砜、秋水仙碱、沙利度胺

反应中心区域中性粒细胞浸润，伴有血管损害和受累组织的坏死。病理医生遇到这种炎症模式不会明确做出阿弗他溃疡的诊断，但通常会描述该组织病理改变符合阿弗他溃疡的诊断。

由于多种疾病可以伴发复杂性阿弗他病（见上文），因此必须全面进行病史询问。实验室检查取决于特殊疾病病史。Letsinger 等近期提出实验室检查评估的特殊步骤[2]。

发病机制

阿弗他溃疡的病因不清。由于多数患者有阳性家族史，因此遗传因素可能对发病起到重要作用。有人认为，遗传因素可导致对一种未知抗原产生更加敏感的细胞介导的免疫反应。尽管抗原的性质未定，但是有证据表明，微生物蛋白，通过分子模拟，可以启动自身免疫性反应。在任何一次反应中，细胞介导的免疫激活将导致许多炎症因子的产生，如肿瘤坏死因子 α 和白介素 -2。激活的免疫细胞和由此释放的细胞因子被认为是对上皮细胞和可能对成纤维细胞是有细胞毒作用的。产生阿弗他溃疡的危险因素上文已讨论。特殊的诱发因素包括：局部组织创伤（病态反应性）、精神压力和可能的酸性或高盐食物。

治疗和预后

Letsinger 等提出了一个广为接受的阶梯式治疗方法，包括从局部外用药（局部麻醉药、局部皮质类固醇和他克莫司）进展到系统性治疗，即口服秋水仙碱、氨苯砜，两种药物联合和必要时沙利度胺[2]。然而，正如他们的文章所述，仅有 5% 的患者对局部外用药反应满意。另一方面，88% 的患者对系统性治疗获得了 50% 以上的好转[2]。

我发现局部麻醉药效果有限，如 5% 的利多卡因软膏和利多卡因加丙胺卡因软膏。在减轻小皮疹疼痛方面，我喜欢外用的硝酸银制剂。0.05% 的氯倍他索软膏和凝胶为中效抗炎药物。皮损内注射曲安西龙 10mg/ml 效果会更好，但是疼痛较为明显，且每次复发治疗都需要到诊室就诊。

我最初的治疗选择是一个简短的口服泼尼松“冲击”，每天早上 8 点口服 40mg，连续 7 天。口服抗生素，主要是运用其抗炎的特性，如多西环素 100mg，每日 2 次，或米诺环素 100mg，每日 2 次，可以同时使用，并且持续一段时间以防止新皮疹的复发。秋水仙碱 0.06mg，每日 2 次或 3 次；氨苯砜，每天 100 ～ 150mg；苯羟乙茶碱 400mg，每日 3 次；可以作为抗生素的替代治疗[4,5]。沙利度胺和其他肿瘤坏死因子 α 抑制剂有显著效果，但不良反应、高价格和运用时间较短限制了其用于那些传统治疗效果不好的患者。

对累及女性外阴的特发性复杂性阿弗他病的预后尚不清楚。有关白塞病的文献报道指出，患者可以在口腔和生殖器皮疹（复杂性阿弗他病）出现数年以后出现系统症状和体征。在 Letsinger 等报道的病例中，15% 的复杂性阿弗他病患者符合白塞病的诊断标准[2]。然而，文献并未提及这些复杂性阿弗他病患者是否发展为白塞病，或多长时间以后发展成白塞病。关键是 Huppert 等对 20 位患者的平均随访时间为 14 个月，没有 1 例出现或发展成为白塞病[1]。最后，基于我自己的经验和与其他外阴病医生的探讨，我相信欧洲和北美的患者极少进展为白塞病。因此，当不能严格符合白塞病的诊断标准时，我认为不适合作出诊断或告知患者可能出现白塞病（见下文白塞病的讨论）。

白塞病

白塞病在地中海海岸东部和亚洲有一定的发病率。在土耳其的村庄之间发病率不同，发病可以高达370 /10 万。相反，本病在英国和北美发病率相当低，约为 0.3/10 万。

目前有好几套白塞病的诊断标准，多数国家的内科医生使用 1990 年制定的 ISG 诊断标准。这些标准可以总结为必须有复发性口腔溃疡，并合并以下任何两条标准：(1) 复发性生殖器溃疡；(2) 眼部损害（前或后葡萄膜炎、玻璃体内细胞或视网膜脉管炎）；(3) 皮肤损害（结节性红斑、假性毛囊炎、丘疹脓疱性损害或青春期后痤疮样结节）；(4) 针刺反应阳性。

复杂性阿弗他病（见上文）的女性患者已经有复发性口腔溃疡和外阴溃疡，因此仅再需要一条其他标准便可符合 ISG 的白塞病诊断标准。不幸的是，在西方国家，ISG 标准所列的皮肤损害作为一种单独的情况相当常见，也经常伴发于炎症性肠病、系统性红斑狼疮和其他自身免疫性疾病中。因此，美国、欧洲大陆和英国的许多女性患者满足白塞病的 ISG 诊断标准，但是并不出现东方白塞病患者所特有的严重的眼部或神经系统损害。因此，对于伴有复杂性阿弗他病的女性患者伴有轻度的皮肤或眼睛损害，要做出白塞病的诊断必须十分谨慎。

白塞病患者的口腔和外阴溃疡的治疗方法与上述复杂性阿弗他病的治疗方法一样。

Crohn病

炎症性肠病（Crohn 病和溃疡性结肠炎）在北美洲和欧洲相当常见，发病率约为 400/10 万。Crohn 病的发生率比溃疡性结肠炎稍低，其年发生率约为 8/10 万，而总体发病率约为 150 ~ 175/10 万[8]。然而，皮肤损害更多见于 Crohn 病，大约发生于 2% ~ 3% 的患者中[9]。溃疡性结肠炎患者可以出现肛周瘘管，但是其他肛门生殖器部位受累极为少见，甚至没有。因此，讨论仅限于 Crohn 病。

一定比例的 Crohn 病患者可以发生胃肠道外皮肤受累。这些皮肤损害主要分为两种类型：组织病理学特异性损害或组织病理学非特异性损害。组织学特异性损害表现为一些显微镜下肉芽肿性改变，与胃肠道改变类似。非特异性损害，如阿弗他溃疡、坏疽性脓皮病和结节性红斑，缺乏这种肉芽肿性损害的病理特征。值得注意的是，出现任何类型的皮肤损害都与肠道疾病的累及范围和严重程度无关。实际上，皮肤损害通常早于任何肠道症状或体征出现。在非特异性损害中，阿弗他溃疡上文已经介绍过，结节性红斑不累及外阴，而坏疽性脓皮病很少累及。因此，这些疾病将不会进一步讨论。

流行病学和临床表现

尽管 Crohn 病的组织学特异性皮肤黏膜皮损可以发生在身体的任何部位，但是最常见的发病部位为肛门生殖器区域。在 Ploysangam 等的一篇病例数最大的综述里面，有 80 例儿童出现皮肤 Crohn 病，其中 45 例患者生殖器部位受累，多数为溃疡和生殖器肿胀（图 21.6 和 21.7）。生殖器受累的患者中 2/3 为女性。多数患者 Crohn 病先于皮肤损害出现，但是有 20% 的患者先出现皮肤损害。在这篇文章发表的以后 10 年里，仅又报道了 15 例伴有外阴损害的病例。

女性最常见的肛门生殖器皮损为外阴水肿，肿胀可以是单侧的也可以是双侧的。肿胀可以是炎症性的（红斑），也可以是非炎症性的（肤色）（图 21.8 和 21.9）。由于仅有少数这样的皮损进行了活检，因此很难说那些皮疹是肉芽肿性损害，哪些皮疹是由于被动充血所致。然而，有意思的是，单独的外阴肉芽肿性

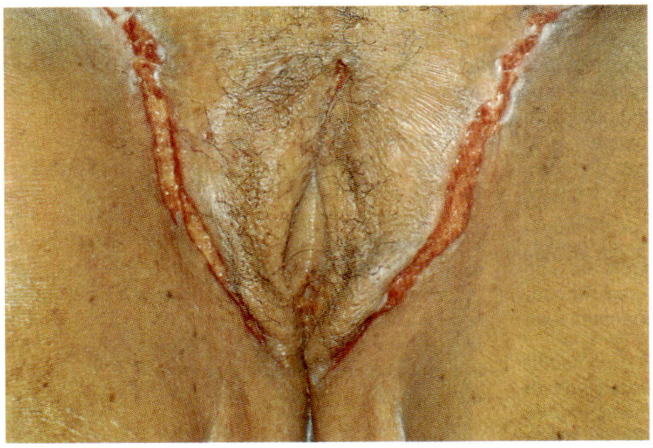

图 21.6 Crohn 病于皮肤皱褶部位的经典的线状“刀砍样”深溃疡，伴有未明确诊断肠病。(Reproduced from P. J. Lynch and L. Edwards Genital Dermatology (Fig. 18-5), New York: Churchill Livingstone; 1994.)

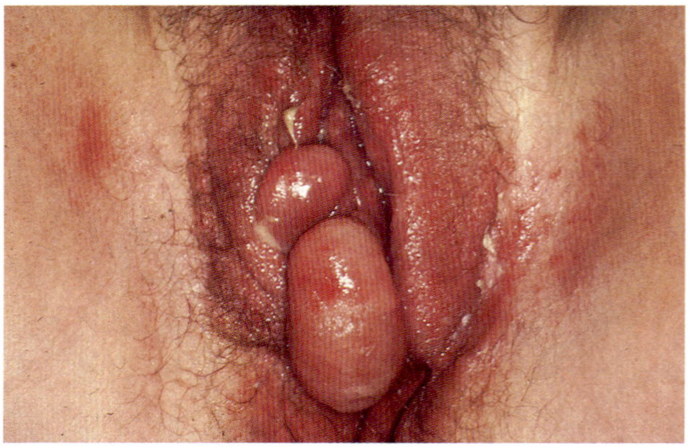

图 21.7 Crohn 病的慢性水肿通常导致淋巴水肿和坚硬的纤维化结节。

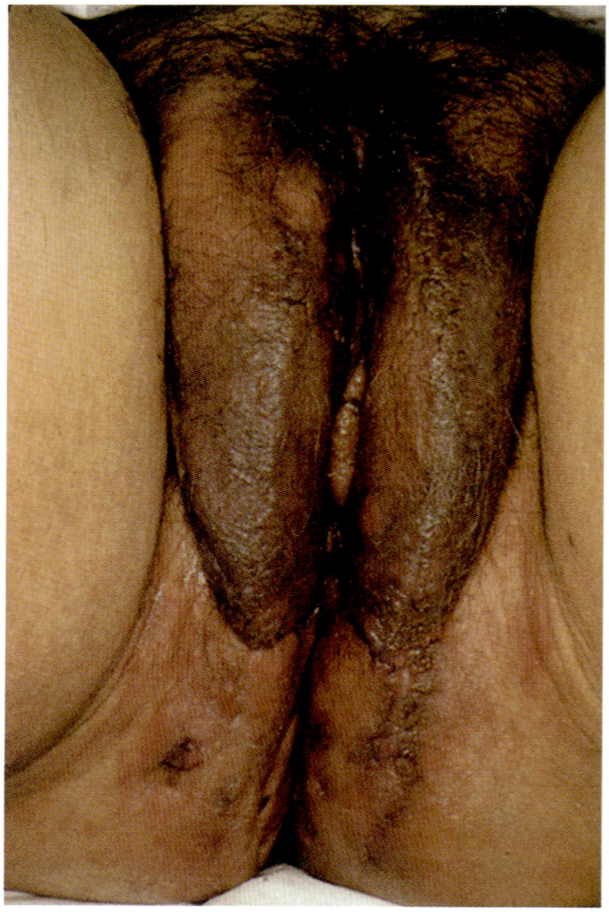

图 21.8 Crohn 病也可以表现为肉芽肿性肥厚性阴唇扩大以及窦道的溃疡性开口，如本图所示的臀部位置。

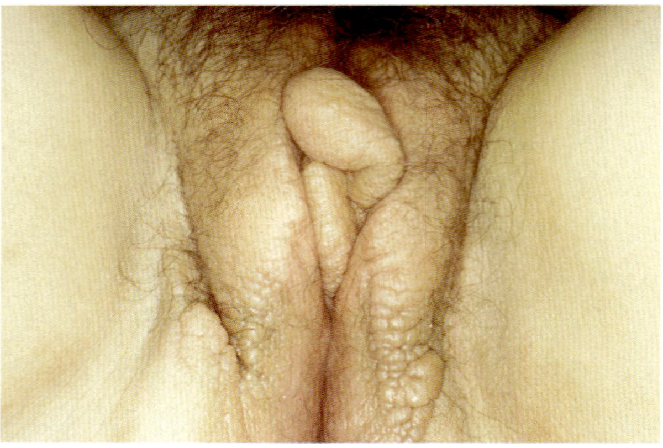

图 21.9 该名 Crohn 病妇女因水肿产生的坚固性、融合性丘疹和带蒂结节为非特异性表现，类似皮疹也见于汗腺炎、手术致淋巴梗阻和其他原因引起的慢性淋巴水肿患者。

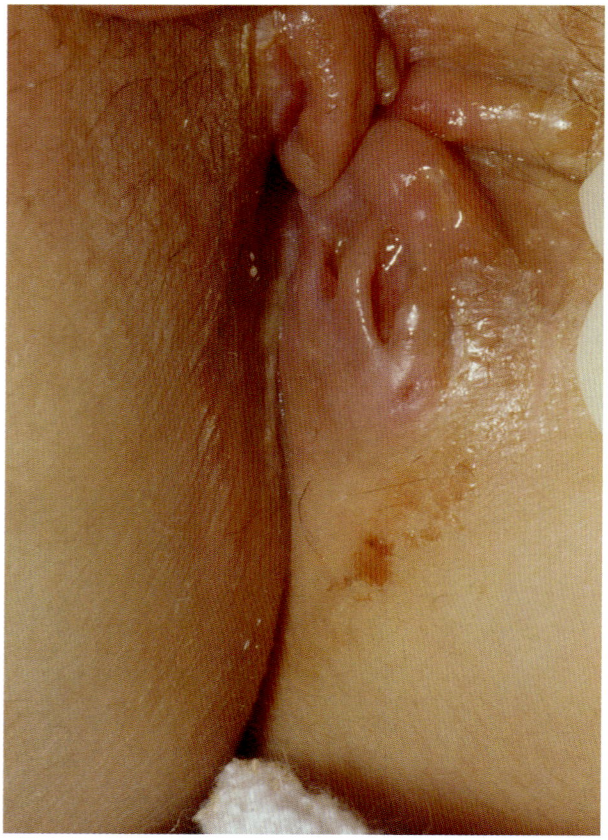

图 21.10 排出性瘘管和肛周肥厚性皮赘，两者均为 Crohn 病的典型表现。

肿胀，不伴有明显的胃肠道症状和体征，在很多文章中被以各种疾病所报道，包括外阴肉芽肿、特发性肉芽肿性外阴炎和 Melkersson-Rosenthal 病。这些疾病很有可能会发展为 Crohn 病（另见第 25 章）[11,12]。

肛门周围疾病，主要是由于瘘管存在，发生在 10% ～ 15% 的 Crohn 病患者中（图 21.10）[13]。胃肠道受累主要在直肠和结肠的患者出现瘘管的可能性比主要在小肠的患者要高很多。瘘管可以延伸到肛管或直肠里。瘘管也可以从阴道延伸至外阴。脓肿可以出现在肛门生殖器的任何部位。在一些情况下，脓肿发生于未被发现的瘘管上；在另一些情况下，脓肿来源于Crohn病的非接触性病灶（“转移性”）。有时在皱褶部位，如阴唇间或生殖股皱褶，可以出现狭长的“刀砍状”溃疡（图21.6、21.11和21.12）。这些溃疡为Crohn病的高度特征性改变，而仅有少数情况下见于罕见的腹股沟肉芽肿病。

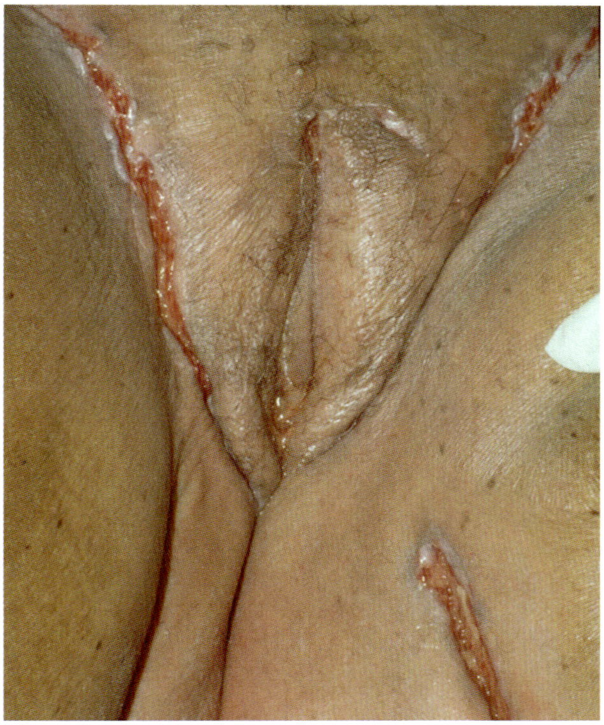

图 21.11 尽管相当稀有，但是这些类似于撕裂伤的线状溃疡为溃疡性Crohn病的特征性表现。

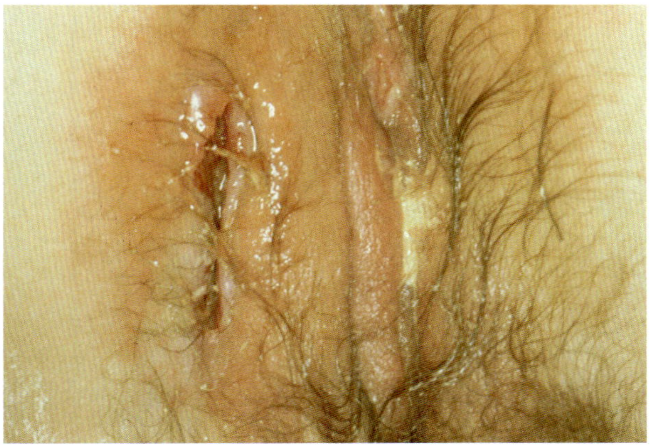

图 21.12 任何类型的慢性溃疡，包括本图中的Crohn病性溃疡，都有一定恶变的可能性，应该仔细随访。

诊断和鉴别诊断

如果出现外阴典型的狭长线状“刀砍状”溃疡，伴有典型的肠道症状和体征（表21.2），则临床可以诊断外阴Crohn病。其他类型的皮疹，特别是不伴有明确的肠道疾病，需要进行活检以明确诊断。

表 21.2 Crohn 病

诊断
外阴水肿
肛周瘘管
引流性脓肿
狭长的、“刀砍状”溃疡
胃肠道症状和体征
活检
鉴别诊断
阿弗他溃疡
化脓性汗腺炎
腹股沟肉芽肿
治疗
治疗胃肠道疾病
脓肿切开引流
外科治疗瘘管
皮损内注射皮质类固醇
肿瘤坏死因子α抑制剂

化脓性汗腺炎（HS）可以引起脓肿、溃疡和排出性窦道，看起来与Crohn病十分相似。当出现沿乳房线分布的其他炎症性疾病时，可以很容易区分HS和Crohn病，但是如果HS的皮损仅限于肛门生殖器部位，则鉴别诊断就会困难许多。当早期严重的毛囊炎表现发展成肉芽肿性炎症时，组织学上也可以出现混淆。

Melkersson-Rosenthal综合征的外阴唇肿胀（见第25章）在临床上和病理学上与Crohn病相似，因此，在缺乏典型的肠道症状和体征时，正确区分这两种疾病可能十分困难。一部分Melkersson-Rosenthal综合征患者很有可能实际上是Crohn病患者。组织学上皮肤结节病的肉芽肿与Crohn病的肉芽肿类似，然而临床表现并不相同（见第19章）。腹股沟肉芽肿可以表现为“刀砍”线状溃疡，但是组织学改变具有特征性。

组织学和实验室检查

皮肤黏膜 Crohn 病的组织病理学改变与胃肠道的损害改变是一样的，包括上皮增厚、重叠的非干酪样坏死、肉芽肿性炎症聚集。肉芽肿性损害可能会累及血管并导致产生肉芽肿性血管炎或血管周围炎。

尽管长时间的胃肠道疾病可以由于胃肠道出血、贫血和营养缺乏导致全血细胞计数异常，但外阴 Crohn 病患者不需要进行其他实验室检查评估。

发病机制

尽管仅有大约 10% 的患者有阳性 Crohn 病家族史，遗传学因素在本病的发生中起重要作用。7 对不同染色体上的位点与本病的易感性有不同程度的关联。特别是，有大约 1/3 的患者可以出现 *nod 2* 的突变[14]。该基因编码的蛋白参与细菌的识别和对微生物的下游免疫反应。因此，Crohn 病可能是一种遗传性功能缺陷的、对胃肠道细菌过度敏锐的免疫炎症性反应。但是目前并不清楚非接触性（“转移性”）皮疹是如何且为何出现的。

治疗和预后

如上所述，皮损出现时可以并发或不并发活动性肠病。如果肠道疾病存在，皮疹的治疗首先是为了控制肠道疾病。以前主要通过系统使用各种药物进行控制，如柳氮磺胺吡啶、甲硝唑、皮质类固醇激素、硫唑嘌呤、沙利度胺或 6- 巯嘌呤。最近，生物制剂，作为肿瘤坏死因子 α 的抑制剂，已经成为有效的、安全的一线用药了。这当中，英夫利昔单抗是被研究得最多的药物。证据表明，大约 65% 的患者可以获得好转，而大约一半患者的瘘管可以愈合[15]。其他类型的皮损，包括阿弗他溃疡和坏疽性脓皮病，对该药的反应有更高的比率[16]。

对 Crohn 病的肛门生殖器部位的皮疹的局部治疗包括：脓肿的切开和引流，溃疡和未愈合的脓肿可以进行皮损内注射曲安西龙 10mg/ml，瘘管和窦道可以进行外科手术治疗。

肛门生殖器部位的 Crohn 病是一种慢性疾病，如上所述，控制胃肠道的疾病并不总是能伴随皮疹的好转。正如其他慢性肛门生殖器部位的炎症性疾病一样，肛门生殖器部位出现鳞状细胞癌是一种虽然不常见但明确可能出现的并发症。

表皮剥蚀和人工性疾病

外阴的溃疡可能由体外创伤导致。总共有五种情况可以出现外阴溃疡：(1) 瘙痒导致指甲抓痕（“刨削”）；(2) 腐蚀性药物的严重反应；(3) 公认的但患者无意的破坏性治疗；(4) 作为一种精神疾病的自身残害，如过度的性愧疚或强迫障碍患者；(5) 生殖器残害，一种文化或宗教习俗。有两个帮助辨认是否是外源性损害引起外阴溃疡的线索。首先，溃疡的形状为多角形或线状形而非圆形或卵圆形，后者主要见于非创伤性医源性疾病的溃疡。第二，溃疡的基底可能是令人惊奇的“干净”，缺乏坏死碎片、结痂或焦痂。

第一，大约 95% 的小多角形和线状外阴创伤性溃疡是由于慢性搔抓和刨削所致（图 21.13 和 21.14）。这种情况几乎见于所有慢性单纯性苔藓患者中。患者通常也承认自己的搔抓行为，但是同时也会指出，无

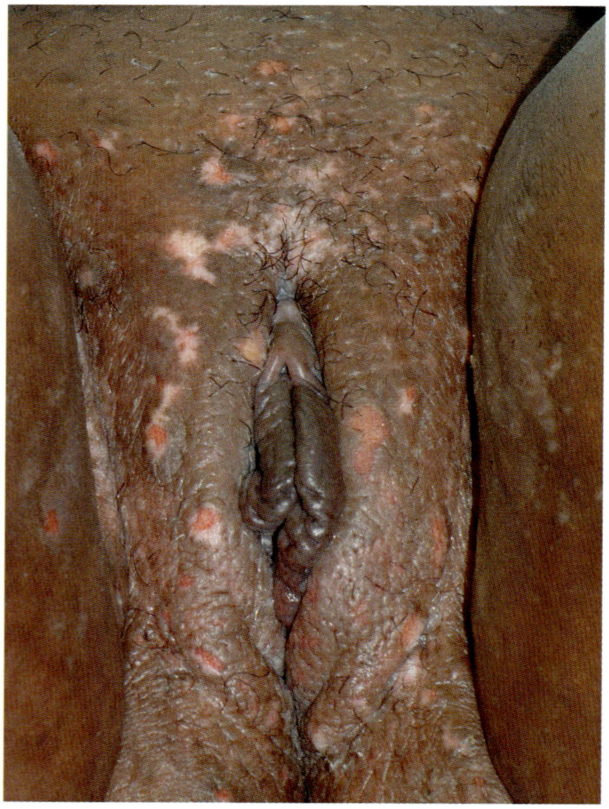

图 21.13 剧烈性瘙痒不仅诱发摩擦，还能导致搔抓，有时会出现表皮剥蚀，导致线状、不规则的糜烂和溃疡。

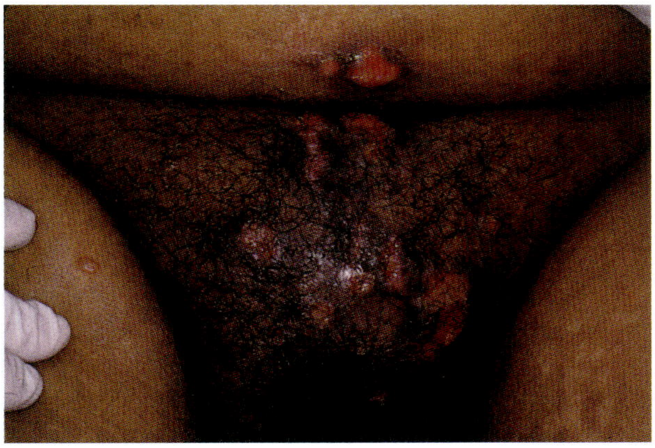

图 21.14 该患者由于“抠除”传染性软疣而出现的不规则性溃疡。

论怎么克制，他们都无法停止搔抓。另外，患者可能是在睡眠时进行的搔抓，以至于并不知道搔抓过程是怎么发生的。在这种情况下，了解病史可以通过其配偶和（或）询问早晨睡醒后床单上或患者指甲上是否有血迹来确认患者的搔抓行为。治疗“瘙痒 - 搔抓循环”在第 16 章介绍过。

第二，大约 1% 的溃疡是由于患者或临床医生使用强效的腐蚀性药物治疗外阴疾病导致的。这种溃疡可以在外用 5- 氟尿嘧啶、双氯乙酸或三氯乙酸、鬼臼毒素或咪喹莫特后发生。这种情况在第 18 章刺激性接触性皮炎已讲述。同样，溃疡可以出现在由于创伤或感染导致的生殖器造孔术中。

第三，另有 1% 的外阴溃疡是由于患者在个人卫生习惯方面被误导所致。我们见过由钢丝棉、硬刷子、漂白剂、碱液和其他腐蚀性的“清洁剂”导致的外阴溃疡反应，是由于患者被灌输“下面是肮脏的地方”的教育而急切想要清理干净所致。同样，患者有时会使用过度的清洁方式以试图去除真实的或想象中的外阴疾病，特别是那些总是认为自己有一种来自于肛门外阴区域的异味的患者，尽管这样的异味通常并不存在。

第四，有精神疾病困扰的患者可能会由于性愧疚、对一些生殖器区域发生的不自然事件产生偏执性幻想或作为一种严重的强迫症表现而损害她们的生殖器。由于这类外阴溃疡患者接收拒绝任何皮疹发生原因的知识，因此诊断会比较困难。同样，似乎确有部分女性自行生殖器“切割”，这种情况在最近上演的一部电影“钢琴教师”中有非常生动的演绎。

第五，在特殊文化和宗教礼仪中，年轻女性被强迫进行锁阴术或女性环切术。缝合线断裂、性创伤或感染都可以导致外阴溃疡的发生。

其他非感染性溃疡

糜烂可发生于许多外阴性皮肤病，但是溃疡性皮肤病较为少见。最常见的伴有继发性溃疡的疾病为 HS（第 19 章）和各种形式的外阴肿瘤（第 23 章）。

坏疽性脓皮病是一种原发性皮肤溃疡，是由于大量的中性粒细胞破坏真皮结缔组织和血管所致。溃疡的典型表现为深在性的、潜行性紫红色边缘（图 21.15）。基底通常覆盖着深黑色焦痂。病因并不清楚，但是大约 1/3 的患者伴有炎症性肠病。已报道的累及外阴的病例不到 10 例[18]。

尼可地尔是一种在英国和欧洲大陆被用于治疗缺血性心肌病的口服药物。口腔和肛周溃疡可见于少量服用该药物的患者中[19]。有报道使用膦甲酸治疗的患者出现生殖器溃疡，但目前不清楚是药物所致还是导

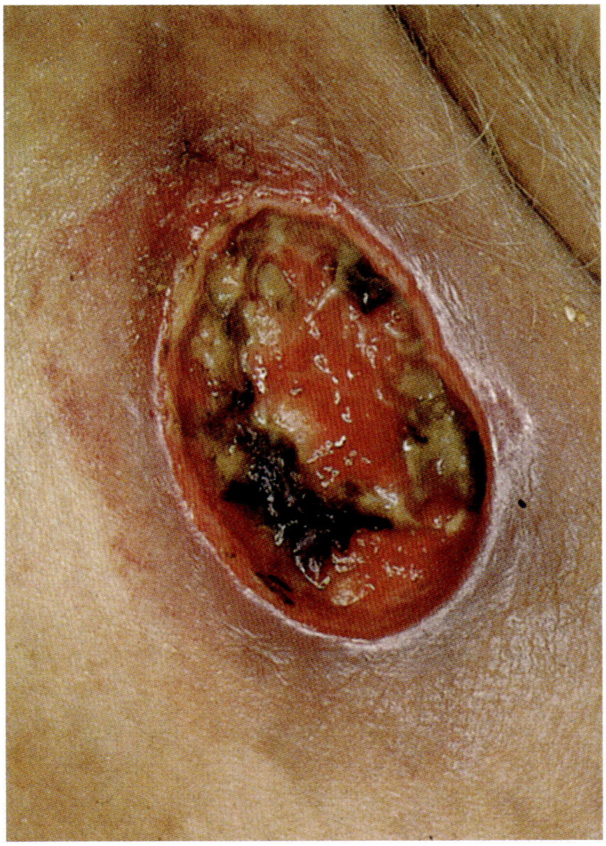

图 21.15 该溃疡的潜行性红色边缘为坏疽性脓皮病的特征表现。

致用药的病毒感染所致。

感染性溃疡

一期梅毒

一期梅毒（“硬下疳”）是指一个或数个皮肤黏膜组织上发生的溃疡损害。二期梅毒是一种非溃疡性的、泛发性丘疹和斑块。梅毒的讨论主要见本章，而简要的二期梅毒的描述可参见第 17 章和第 19 章。

流行病学和临床表现

梅毒是一种全球性问题，但是本章涉及的流行病学数据仅限于西方国家，主要是美国。最新的来自于美国 CDC 中心的数据为 2005 年的数据[20]。在美国，一期梅毒和二期梅毒的感染率在 2000 年达到了最低点，但是从那以后逐年上升。超过 90% 的上升发生于男同性性行为。男性一期和二期梅毒发病率为 5.1/10 万。女性的总发病率明显较低，并且在近 10 年中保持稳定。然而，女性的总体发病率在 2005 年上升了 12%，达到 0.9/10 万。在非洲裔美国人中，感染率略高，并且保持上升。

通常梅毒感染的第一临床表现是螺旋体接触部位出现硬下疳。硬下疳早期为小丘疹，并迅速破溃成一个平均直径为 1 ～ 2cm 大小的溃疡。通常仅有单独一个溃疡，但是约 1/3 的患者可以见到 2 个或 3 个溃疡。溃疡的基底为红色且“干净”，不伴有结痂或焦痂（图 21.16）。触诊可以发现溃疡的基底坚固，有时被描述成“软骨样”。溃疡的边缘有红色窄环，边缘非潜行性。患者可能诉有轻度不适，几乎所有的患者均令人惊奇地表示无任何疼痛感。患者通常伴有单侧或双侧性淋巴结病。女性患者发生硬下疳的最常见部位为大阴唇，但是未被发现的肛门或宫颈部位的硬下疳的例数尚不清楚。

诊断和鉴别诊断

出现非炎症性的、干净的、基底坚固的无痛性溃疡几乎均为梅毒病原性的（表 21.3）。尽管如此，也必

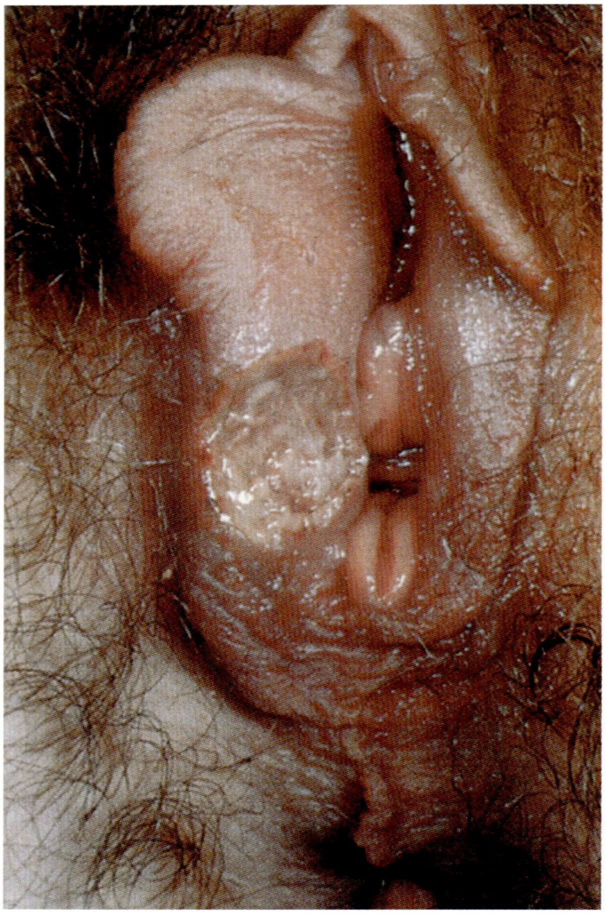

图 21.16 硬下疳，一期梅毒性溃疡，外观上与阿弗他溃疡和多种其他诱因性溃疡很难鉴别。尽管质硬的边缘和无痛的特征提示梅毒诊断，但是溃疡诊断最好不通过形态学而是通过仪器或确诊性检测来作出。

表 21.3 一期梅毒

诊断
无痛的、干净的溃疡
无潜行性边缘
坚固的、触诊时“软骨状”感觉
淋巴结病
螺旋体和非螺旋体血清学检查
活检
鉴别诊断
单纯性疱疹病毒，特别是免疫抑制患者
阿弗他溃疡
软下疳
Crohn病
治疗
240万单位的苄星青霉素肌内注射

须进行实验室检查（见下面的组织学和实验室检查）。需要考虑生殖器疱疹的诊断，但是后者的皮疹较浅，更加疼痛，而且触诊缺乏坚固的基底。阿弗他溃疡表现也很类似，但是它们也很疼痛且缺乏坚固的基地。硬下疳倾向于形成“肮脏”的溃疡病伴基底的坏死性组织和结痂。另外，溃疡疼痛且柔软。腹股沟肉芽肿和 Crohn 病可以出现生殖器溃疡，但是临床和病理表现均与一期梅毒明显不同。

组织学和实验室检查

如果诊断不清、血清学检查是阴性、但临床怀疑是一期梅毒，则需要进行组织活检。一期梅毒的组织学表现很有特异性，可以出现大量的血管周围和间质浆细胞。如出现这种线索，则应进行银染色以寻找引起疾病的螺旋体。

组织病理学上，一期梅毒最重要的实验室检查是暗视野检查，即从硬下疳部位挤出一滴血浆，涂于玻璃片上检查螺旋体是否存在。对于一个熟练的操作者而言，这是一个非常好的检查方法，但是现在多数技术员已经不具备这项基本技能了。

对于任何可能考虑梅毒诊断的患者，都应该进行梅毒血清学检查。通常来说，要同时进行非螺旋体特异性筛查试验和螺旋体特异性确诊试验。在美国，最常用的两种非螺旋体特异性筛查试验为快速血清学检查（RPR）和性病研究实验室试验（VDRL）。两种测试均被广泛运用，价格便宜，而且抗体反应可以进行滴度计量。获取抗体滴度对于随访和治疗后活动度下降的观察至关重要。然而，这些测试有很多局限性，多数情况下会在硬下疳出现以后较短一段时间以后才能呈阳性，而且既有假阴性反应(特别是 HIV 感染患者，由前带现象所致)，又有假阳性反应（如伴有寄生虫感染的疾病、自身免疫性疾病）。

由于这些筛查的困难，必须进行特异性梅毒试验检查。在美国，最常用的试验为荧光梅毒密螺旋体抗体吸收试验（FTA-ABS）、苍白螺旋体颗粒凝聚试验和苍白螺旋体红细胞凝聚试验（TPHA）。这些测试比非螺旋体特异性试验更加敏感和特异，但是更耗时间，而且，不能进行滴度检测。所有这三种试验今后都能被酶联免疫吸附试验所替代，因为后者能够自动化检测、可滴定并有极好的特异性。现在这种方法已经开始在与 TPPA 测试同时进行以确定其有足够的敏感性[21]。

一期梅毒通常不推荐进行脑脊液检测。

发病机制

梅毒是由于苍白螺旋体感染所致。这种微生物无法进行体外培养，但是可以在动物体内生长。这种螺旋体可以见于梅毒性潮湿性皮疹的表面。本病在人与人之间皮损部位亲密接触可以传染。螺旋体可以通过完整的组织传播，但是若伴有性活动以后摩擦导致的“微创伤”，这种传播会更加容易。螺旋体的传染率极高，一次接触以后的感染率是 30% ～ 50%。HIV 感染可能会增加获得梅毒感染的几率。行包皮环切术后的男性感染几率降低[22]。接种以后很短时间内，螺旋体转移到区域淋巴结，因此在硬下疳出现之前就已经出现系统性感染。硬下疳发生于接触感染后 2 ～ 12 周之间，平均为 3 周。若未进行治疗，硬下疳溃疡会在 4 ～ 6 周后自行愈合。

治疗和预后

在美国，最常用的梅毒治疗指南为 CDC 制定的指南[23]。该指南在 2006 年修订后更加实用。类似的还有英国 2002 年发布的指南。下面介绍的治疗建议是基于 CDC 的推荐。

一期和二期梅毒的治疗选择为一次性肌内注射 240 万单位的苄星青霉素。注意应使用苄星青霉素 L-A，而非苄星青霉素 C-R，因为后者是苄星青霉素和短效普鲁卡因青霉素的混合剂。若患者对青霉素过敏，多西环素（100mg 口服，每日 2 次，共 14 天）或头孢曲松（1g 肌内注射，共 10 天）治疗。以往认为阿奇霉素 2g 顿服治疗有效，但是近期有报道该疗法治疗失败，因此现在不再被推荐用于治疗梅毒。

孕妇患者同样可以使用单剂量的 240 万单位的苄星青霉素治疗。然而，如果孕妇对青霉素过敏，那么建议她先脱敏，然后再进行青霉素治疗。一些专家建议孕妇患者和伴有 HIV 感染的患者进行第二次 240 万单位的苄星青霉素治疗。治疗的同时必须监测 RPR 和 VDRL 的滴度。滴度发生 4 倍下降说明治疗有效。梅毒患者必须上报给当地相关管理部门。性伴的治疗方法不在本节讨论，可参考 CDC 的治疗指南。

一期梅毒患者经过上述治疗以后可以快速好转。他们的非特异性螺旋体血清学滴度逐步下降直到转阴。但是患者的特异性梅毒试验可能终身阳性。未经治疗的患者可以进展到二期梅毒病，并且有发展为三期梅毒的风险。

其他生殖器溃疡

目前总共有不到30例的EB病毒或巨细胞病毒感染引起生殖器溃疡的病例报道[24,25]。这些溃疡几乎均发生于小孩或年轻女性，多数为非性活跃者。这些患者的年龄和临床相似性提示该病可能是一种生殖器阿弗他溃疡的表现[1]。血清学检查并非总是结论性的结果，有时IgM抗体阳性，提示伴有原发性感染，但有时血清学检查仅提示发生过既往感染。在这种情况下，可能无法确定伴随疾病为巧合发生还是致病性的（见第26章）。口腔-生殖器溃疡可以发生于HIV/AIDS者，但多数情况下这些是阿弗他溃疡而非HIV感染直接引起的溃疡。

HSV感染可以导致浅表性糜烂而非溃疡（见第20章）。然而，在免疫抑制患者，特别是HIV/AIDS者，皮疹可以转化为真正的溃疡并持续较长一段时间。诊断通常基于病毒培养，但也可以通过免疫荧光涂片和活检辅助诊断。在应用高效抗反转录病毒感染治疗（HAART）疗法之前，这种类型的疱疹病毒感染可能是一个很大问题，但是现在已经较为少见了。通常需要抗反转录病毒联合抗疱疹病毒治疗。

软下疳是一种在西方国家几乎已经消灭了的疾病。2005年美国共报道了13例患者，多数患者是在非洲、亚洲或拉丁美洲被感染。软下疳是由于杜克雷嗜血杆菌感染导致，该菌为需要复杂营养的厌氧菌，需要特殊培养基才能生长。在短暂几天的潜伏期之后，接种部位可出现丘疹或脓疱。这些皮疹快速破溃并形成伴有潜行性边缘的疼痛性溃疡。溃疡的基底通常包含化脓性坏死性组织和黄色结痂。淋巴结病，通常为单侧性，是一种特征性临床表现。受累的淋巴结增大并融合成坚实的包块，多数患者皮疹还出现波动性。这些结节（“炎性淋巴结肿”）可能会破溃，导致出现排出性窦道。本病诊断基于临床出现疼痛性、“污秽性”溃疡，伴有包块性淋巴结病（图21.17）。然而，需要排除一期梅毒和HSV感染以后才能明确该病的诊断。临床诊断可以通过培养，但适合的培养基似乎不容易获得。CDC推荐阿奇霉素（1g顿服，1次）、头孢曲

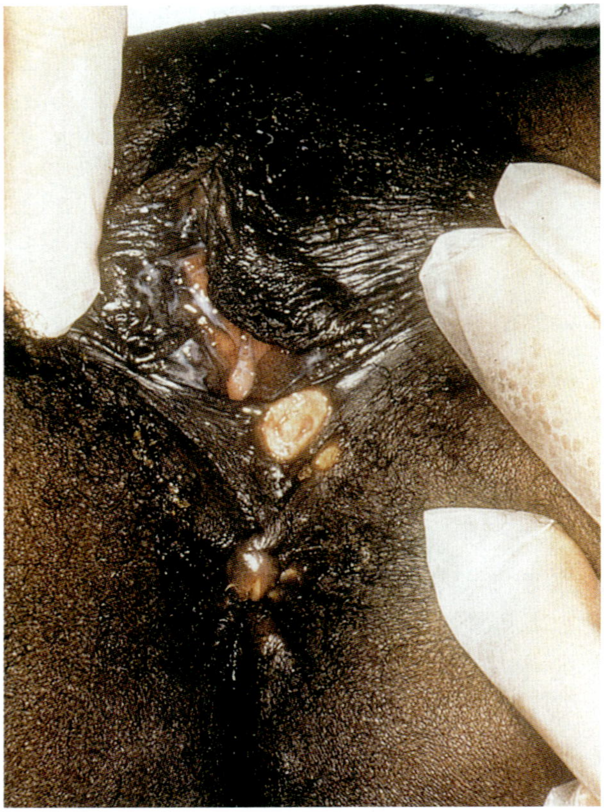

图21.17 软下疳的典型而非特异性表现是浅表的疼痛性溃疡，伴潜行性边缘，限界不清，再次证明了溃疡的非特异性形态学。

松（250mg，一次性肌肉内注射）、环丙沙星（500mg口服，每日2次，共3天）或红霉素（500mg口服，每日3次，共7天）。

腹股沟肉芽肿偶尔见于西方世界，但一般是在热带和一些发展中国家呈地方流行性。本病主要由肉芽肿杆菌——一种很难在培养基上生长革兰阴性菌——感染所致。这种疾病由一个无痛性溃疡开始，逐渐离心性扩展。溃疡的基底覆盖肉芽肿性组织，轻度外伤后容易出血。患者可以出现多发性溃疡，当出现时，通常累及肛门生殖器的皱褶部位，并呈现出线状、“刀砍样”溃疡，与Crohn病的表现极为类似。临床仅有少数病例出现可触及的淋巴结。诊断主要通过组织涂片或活检进行，后者可以看见簇状胞浆内细菌形成一种“杜氏体”外观。CDC推荐使用阿奇霉素（1g口服，每周1次）、环丙沙星（750mg口服，每日2次）、红霉素（500mg口服，每日4次）或甲氧苄啶-磺胺甲基异噁唑（每次2片，每日2次）。所有这些治疗都需要持续至少3周。如果那时皮疹还未愈合，需要继续服药直到皮疹完全吸收。

参考文献

1. Huppert, J. S., Geerber, M. A., Deitch, H. R., *et al*. Vulvar ulcers in young females: a manifestation of aphthosis. *J. Pediatr. Adolesc. Gynecol*. 2006; **19**: 195–204.
2. Letsinger, J. A., McCarty, M. A., and Jorizzo, J. L. Complex aphthosis: a large case series with evaluation algorithm and therapeutic ladder from topicals to thalidomide. *J. Am. Acad. Dermatol*. 2005; **52**: 500–508.
3. Alidaee, M. R., Taheri, A., Mansoori, P., *et al*. Silver nitrate cautery in aphthous stomatitis: a randomized controlled trial. *Br. J. Dermatol*. 2005; **153**: 521–525.
4. Yurdakul, S., Mat, C., Tuzan, Y., *et al*. A double-blind trial of colchicine in Behçet's syndrome. *Arthritis Rheum*. 2001; **44**: 2686–2692.
5. Sharquie, K. E., Najim, R. A., and Abu-Raghif, A. R. Dapsone in Behçet's disease: a double-blind, placebo-controlled cross-over study. *J. Dermatol*. 2002; **29**: 267–279.
6. Shek, L. P. and Lim, D. L. Thalidomide in Behçet's disease. *Biomed. Pharmacother*. 2002; **56**: 31–35.
7. Scheinfeld, N. The medical uses and side effects of etanercept with a focus on cutaneous disease. *J. Drugs Dermatol*. 2004; **3**: 653–659.
8. Loftus, C. G., Loftus, E.V. Jr, Harmsen, W.S., et al. Update on the incidence and prevalence of Crohn's disease and ulcerative colitis in Olmstead County, Minnesota, 1940–2000. Inflamm Bowel Dis. 2006; Dec 19 2007; **13**: 254–261.
9. Tomm, A., May, D., Almus, E., *et al*. Cutaneous manifestations in inflammatory bowel disease. *Z. Gastroenterol*. 2001; **39**: 137–144.
10. Ploysangam, T., Heubi, J. E., Eisen, D., *et al*. Cutaneous Crohn's disease in children. *J. Am. Acad. Dermatol*. 1997; **36**: 697–704.
11. Rowan, D. M. and Jones, R. W. Idiopathic granulomatous vulvitis. *Australas. J. Dermatol*. 2004; **45**: 181–183.
12. Gunthert, A. R., Hinney, B., Nelselhut, K., *et al*. Vulvitis granulomatosa and unilateral hypertrophy of the vulva related to Crohn's disease: a case report. *Am. J. Obstet. Gynecol*. 2004; **191**: 1719–1720.
13. Lapidus, A. Crohn's disease in Stockholm county during 1990–2001: an epidemiological update.*World J. Gastroenterol*. 2006; **12**: 75–81.
14. Bamias, G., Nyce, M. R., De La Rue, S. A., *et al*. New concepts in the pathophysiology of inflammatory bowel disease. *Ann. Intern. Med*. 2005; **143**: 895–904.
15. Bressler, B. and Sands, B. E. Review article: Medical therapy for fistulizing Crohn's disease. *Aliment. Pharmacol. Ther*. 2006; **24**: 1283–1293.
16. Kaufman, I., Caspi, D., Yeshurun, D., *et al*. The effect of infliximab on extraintestinal manifestations of Crohn's disease. *Rheumatol. Int*. 2005; **25**: 406–410.
17. Fox, L. P., Pasternaak, F. R., Geyer, A. S., et al. Perineal squamous cell cancer in a patient with fistulizing and ulcerating Crohn's disease. *Clin. Exp. Dermatol*. 2005; **30**: 718–719.
18. Sau, M. and Hill, N. C. W. Pyoderma gangrenosum of the vulva. *Br. J. Obstet. Gynaecol*. 2001; **108**: 1197–1198.
19. Cooke, N. S., Tolland, J. P., and Dolan, O. M. Nicorandil-associated perianal ulceration: a case series of 10 patients. *Br. J. Dermatol*. 2006; **154**: 199–200.
20. STD Surveillance 2005: syphilis. Available online at: http://www.cdc.gov/std/stats/syphilis.htm. Accessed on January 28, 2007.
21. Manavi, K., Young, H., and McMillan, A. The sensitivity of syphilis assays in detecting different stages of early syphilis. *Int. J. STS AIDS* 2006; **17**: 768–771.
22. Weiss, H. A. Male circumcision as a preventative measure against HIV and other sexually transmitted disease. *Curr. Opin. Infect. Dis*. 2007; **20**: 66–72.
23. Workowski, K. A. and Berman, S. M. Sexually transmitted diseases treatment guidelines, 2006. *Morbid. Mortal. Week. Rep*. 2006; **55**: 22–35.
24. Halvorsen, J. A., Brevig, T., Aas, T., *et al*. Genital ulcers as initial manifestations of Epstein–Barr virus infection: two new cases and a review of the literature. *Acta. Dermatol. Venereol*. 2006; **86**: 439–442.
25. Hancox, J. G., Shetty, A. K., Sangueza, O. P., *et al*. Perineal ulcers in an infant: an unusual presentation of postnatal cytomegalovirus infection. *J. Am. Acad. Dermatol*. 2006; **54**: 536–539.

延伸阅读

Aphthous ulcer and complex aphthosis

Jurge, S., Kuffer, R., Scully, C., *et al*. Recurrent aphthous stomatitis. *Oral Dis*. 2006; **12**: 1–21.

Letsinger, J. A., McCarty, M. A., and Jorizzo, J. L. Complex aphthosis: a large case series with evaluation algorithm and therapeutic ladder from topicals to thalidomide. *J. Am. Acad. Dermatol*. 2005; **52**: 500–508.

Behçet's disease

Krause, I., Weinberger, A. Behçet's disease. *Curr. Opin. Rneumatol*. 2008; **20**: 82–87.

Crohn's disease

Feller, E. R., Ribaudo, S., and Jackson, N. D. Gynecologic aspects of Crohn's disease. *Am. Fam. Physician* 2001; **64**: 1725–1728.

Kamm, M. A. Review article: biological drugs in Crohn's disease. *Aliment. Pharmacol. Ther*. 2006; **24**(Suppl 3): 80–89.

Ruocco, E., Cuomo, A., Salerno, R., *et al*. Crohn's disease and its mucocutaneous involvement. *Skinmed*. 2007; **6**: 179–185.

Excoriation and factitial ulceration

Van Moffaert, M. The spectrum of dermatological self-mutilation and self destruction including dermatitis artefacta and neurotic excoriations. In: Koo, J. Y. M. and Lee, C. S. (eds) *Psychocutaneous Medicine*, pp. 169–189. Marcel Decker, New York, 2003.

Primary syphilis

French, P. Syphilis. *Br. Med. J*. 2007; **334**: 143–147.

第 22 章

色素疾病

Libby Edwards

造成外阴部皮肤的色素改变的原因较其他部位更多。发生在皮肤黏膜或修复后皮肤黏膜的炎症性疾病和肿瘤可能表现为色素脱失和色素沉着。

色素脱失

白癜风

白癜风是一种常见的黑素细胞自身免疫性疾病，表现为色素脱失。

流行病学和临床表现

白癜风在肤色深的患者常见或表现明显，尤其是在非洲裔美国人和具有中东血统的人。发病率约为 1%[1]。

白癜风的特征是其临床表现。患者主诉主要与美观性有关，尽管大部分患者仅仅有外阴部白癜风。该病无瘙痒和疼痛症状。

白癜风表现为界限清晰的褪色（从变浅到彻底变白）斑片（图 22.1）。外阴部白癜风可影响皮肤角质化，可发生于生长阴毛的皮肤、会阴部和肛门周围。患者常常伴有其他部位的白癜风，但也可单独发生于外阴部。全身皮肤检查可发现相同病灶分布于四肢伸侧，包括手背、手指、腕部、膝和肘部。白癜风一般发生于人体开口周围，如口周、眼周和鼻孔周围。白癜风可显示同形现象（Koebner 现象），即受到刺激和损伤的皮肤更容易发病，尤其是分布在外阴的病变（图 22.2）。

诊断和鉴别诊断

白癜风与其他白色病变表现类似，尤其是硬化性苔藓（表 22.1）。发

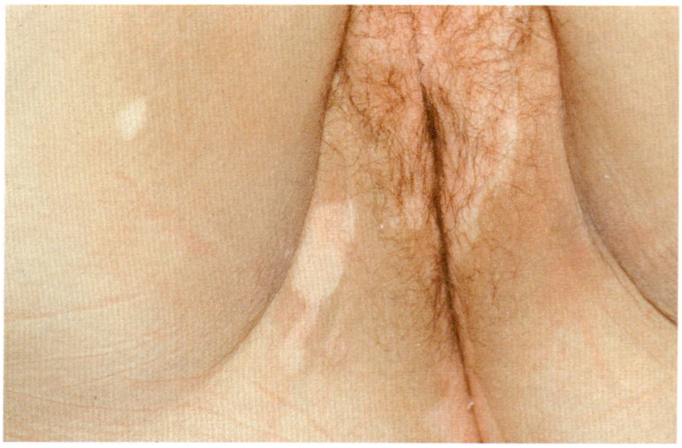

图 22.1 白癜风，表现为无症状的、界限清晰的白色斑片，无皮肤表面剥脱、增厚和硬化。

表 22.1 白癜风

诊断
临床表现 获得性色素减退、界限清晰的斑片
鉴别诊断
炎症后色素脱失
硬化性苔藓
治疗
安抚；治疗往往无效
局部每日 2 次应用类固醇激素治疗可能有效
他克莫司或吡美莫司每日 2 次，可用于试验性治疗

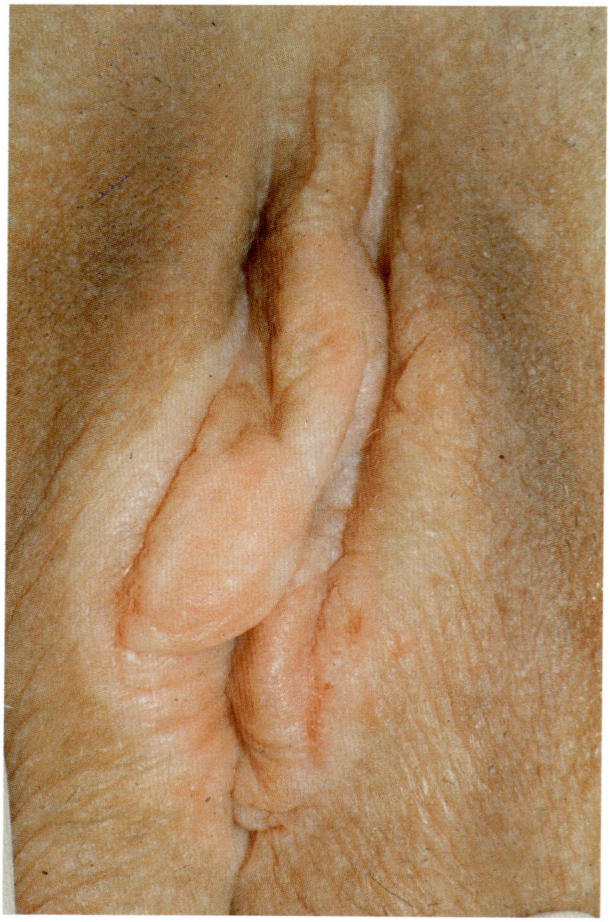

图 22.2 由于白癜风好发于发炎或病变皮肤，白癜风常常与硬化性苔藓或神经性皮炎（LSC）伴发，如图可见白癜风伴发苔藓样改变的神经性皮炎。该诊断明确，同时可见生殖器外的白癜风分布。

生在潮湿的修复性黏膜上的神经性皮炎有时也会出现白色改变。但是神经性皮炎和硬化性苔藓都会有皮肤表面的结构改变，而白癜风只有皮肤颜色改变。

同白癜风一样，炎症后的色素脱失包括没有质地改变或增厚的浅色斑片，但这类色素脱失不是变白，而只是比周围皮肤颜色浅，且界限不分明。因为同形现象，有时炎症也会促进白癜风的形成，因此色素减退发生在炎症活跃期或炎症后（见图 22.2）。

实验室检查和组织学

白癜风患者一般没有化验结果异常。然而，白癜风患者更易出现甲状腺功能减退，因此需进行甲状腺功能检查。有些患者还会伴有炎症性眼病，因此有学者提出需对患者进行眼科体检。

活体组织检查很少用于白癜风的诊断。虽然有时在皮损边界可见轻度淋巴细胞浸润，常规组织学检查结果常常显示为正常。组织银染可发现黑素细胞缺失。

发病机制

白癜风是一种由多因素引发的疾病，包括自身免疫因素，表现为抗黑素细胞抗体和细胞免疫[1,2]。环境因素和代谢异常可导致黑素细胞破坏，尤其是在氧化应激的情况下，而神经系统的异常也可能是致病因素[3,4]。

治疗和预后

尚无有效方法治疗白癜风。除了安抚患者和健康宣教外，生殖器的白癜风一般不需治疗。有时局部应用皮质类固醇治疗可改善症状，但这多见于儿童，而且提出该治疗方法的学者指出，生殖器白癜风相对于其他部位白癜风更难治疗[5]。目前同时有关于钙调磷酸酶抑制剂他克莫司和吡美莫司有益或无效的报道，这让很多患者不知所措[6,7]。已经有在小型病例研究中局部应用卡泊三烯有效的报道[8]。虽然紫外线治疗对白癜风有效，但对于生殖器白癜风应尽量避免应用，因为这会增加鳞状细胞癌的风险[9]。有 308-nm 准分子激光器对治疗有帮助的报道[10]。可以确信的是，皮肤移植可以使病灶部位重新着色。

炎症后的色素脱失

炎症后的色素脱失包括由炎症或损伤造成的肤色变浅。这在肤色较深的种族中较为常见。炎症后的色素脱失包括分布在炎症或损伤区域的浅色斑片，而色素消退的程度与损伤的程度成正比（图 22.3）。例如，冷冻治疗可导致皮肤变白并造成色素的永久脱失，而湿疹常常仅仅导致皮肤颜色暂时变浅，与正常皮肤界限不清。

诊断主要根据病史和临床形态学表现。治疗主要是消除造成色素脱失的病因。

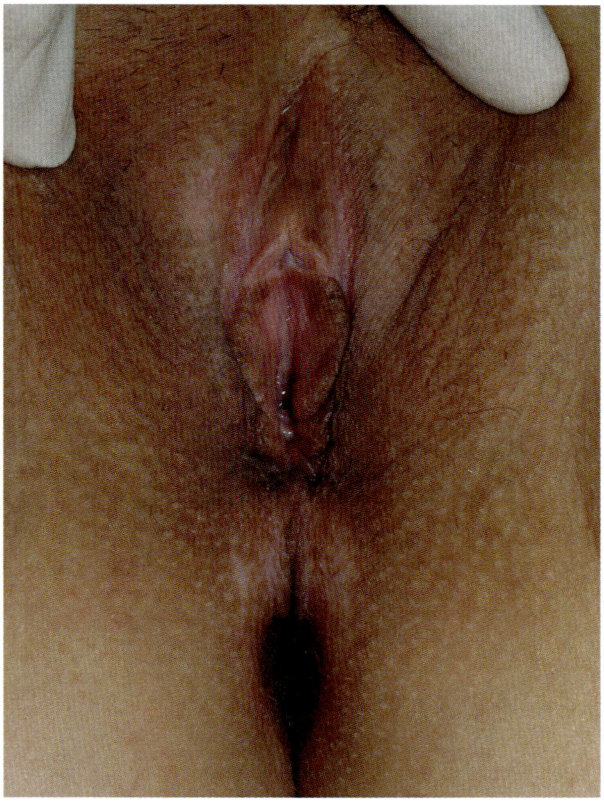

图 22.3 该患者在经过神经性皮炎治疗后，患病部位表现为界限不清的色素脱失。

硬化性苔藓（硬化性苔藓、萎缩性扁平苔藓、营养不良性萎缩）：见第14章

硬化性苔藓是一种好发于外阴的皮肤病，其特征表现为白色斑片状病灶。其致病因素多样且与自身免疫机制有关，与白癜风类似。典型的硬化性苔藓表现为：界限分明的外阴部、会引体和肛周的白色斑片（图 22.4）。但大多数患者有瘙痒和疼痛症状，并伴有皮肤增粗增厚，这与表现为无症状的白色斑片的白癜风不同。治疗主要包括强力的局部类固醇治疗，本病继发鳞状细胞癌的风险可轻微增高，因此需密切随访。

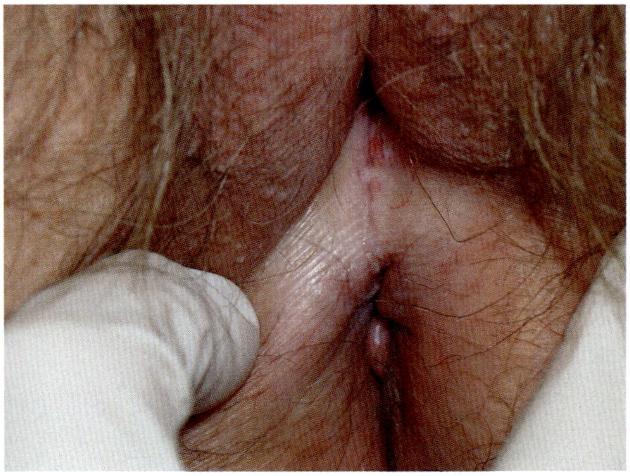

图 22.4 白色皮肤的粗糙质地和患者主诉瘙痒提示硬化性苔藓的诊断。

角化过度

任何形式的角化过度都会表现为含水皮肤的变白，像掌部和脚底一样增厚并在长时间接触水后变白。因此，神经性皮炎、扁平苔藓、疣、外阴上皮内瘤变

3（VIN 3）和鳞状细胞癌都会表现为黏膜和修复后黏膜和皮肤表面的变白（图 22.5 和图 22.6）。

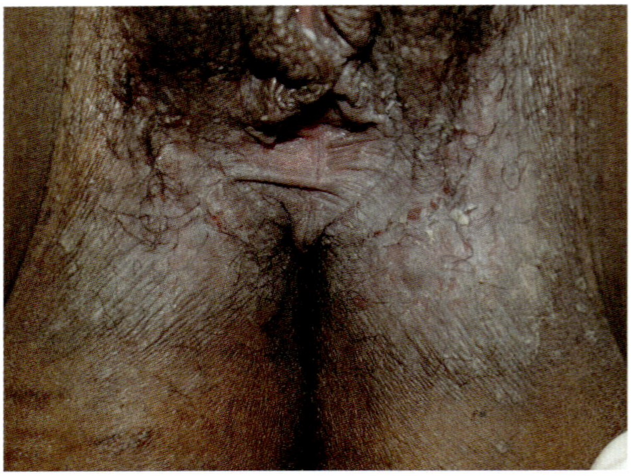

图 22.5 角化和被含水浸软的神经性皮炎病灶变白，在患者两腿离开脚蹬几分钟后，白色消退了。

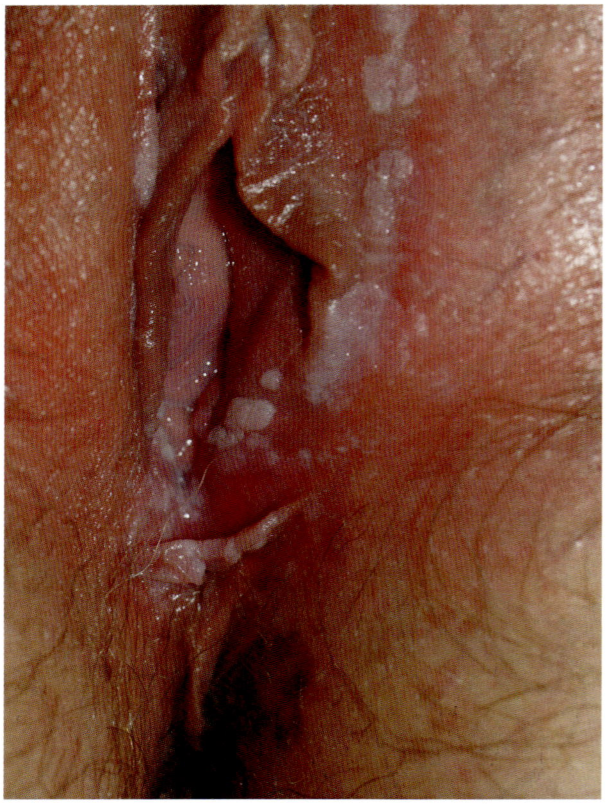

图 22.6 前庭生殖器疣和分布在阴唇间皱褶的上皮内瘤变均为角化损害，表现为患处变白，这主要是由患处黏膜和皮肤皱褶的天然水合作用导致的。

色素沉着

外阴色素沉着/外阴着色斑病

外阴色素沉着表现为散在的色素沉着，需与黑素瘤鉴别。

流行病学和临床表现

外阴色素沉着的发病率尚不清楚。本病可无明确诱因或与硬化性苔藓伴发[11]。

外阴色素沉着起病隐匿，往往由查体医生、性伴侣或自我体检时发现。外阴色素沉着轻者表现为修复后黏膜上有散在浅褐色病灶，重者表现为广泛融合的褐色、蓝色或黑色色素沉着（图 22.7 至 22.9）。本病可侵犯角化、干燥的皮肤以及肛周皮肤和阴道。

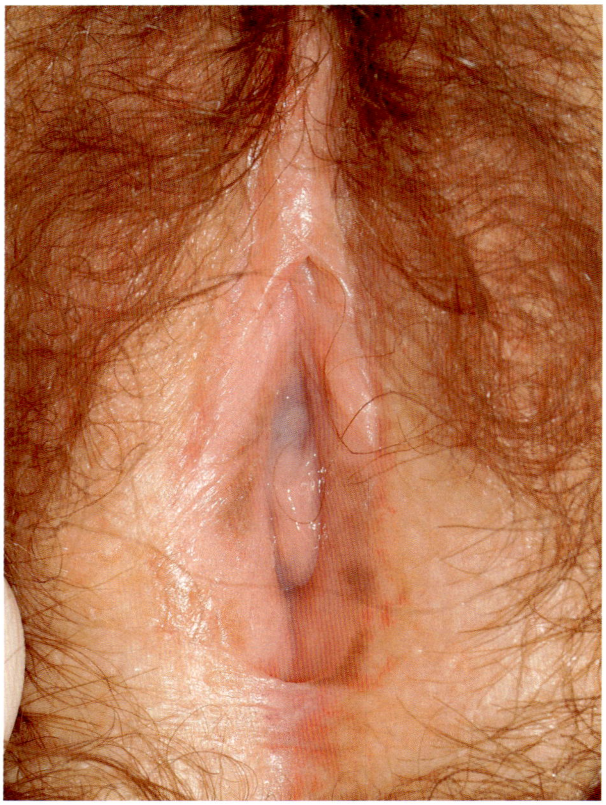

图 22.7 外阴色素沉着可表现为界限不清的褐色斑片，并无皮肤质地的改变和症状。

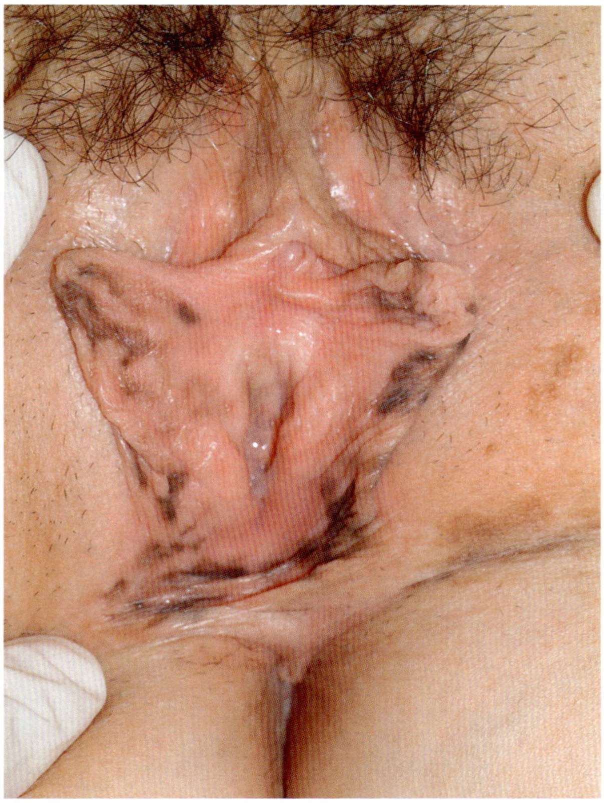

图 22.8 颜色较深、形状不规则且界限不清的外阴色素沉着常常疑似黑素瘤。

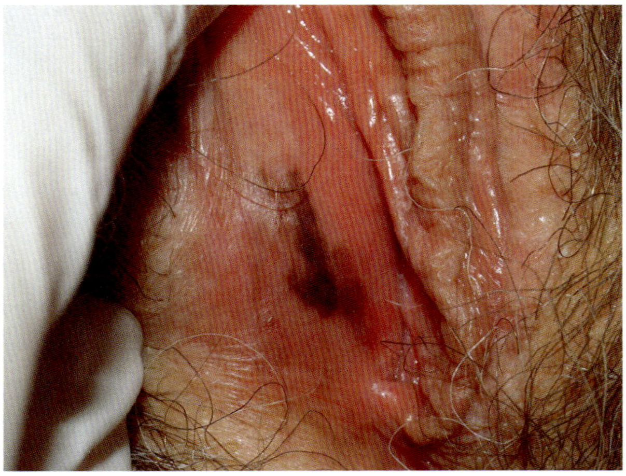

图 22.9 有时外阴色素沉着可表现为极度不规则的色素沉着；大部分患者需经组织学检查来除外癌变或癌前病变。

诊断和鉴别诊断

外阴色素沉着的最重要的鉴别疾病是浅表扩散性黑素瘤[12]（表 22.2）。在大多数皮肤表面，浅表扩散性黑素瘤表现为单独的皮损，有时伴有卫星斑和经转移形成的斑片。但多病灶的黑素瘤在外阴部更常见。色素性 VIN 3（原位鳞状细胞癌）几乎与外阴色素沉着表现相同。炎症后的色素沉着表现均匀、一致，可鉴别。

表 22.2 外阴色素沉着 / 外阴着色斑病

诊断	
临床表现	
	修复后黏膜处的不规则斑点状色素沉着
组织学	
鉴别诊断	
黑色素	
炎症后色素沉着	
治疗	
安抚	

实验室检查和组织学

本病无实验室检查异常。组织学活检可在其他外观正常的皮肤上发现网嵴延长。

发病机制

相当一部分患有外阴色素沉着的女性有硬化性苔藓病史，因此外阴色素沉着是一种炎症后改变。然而，组织学检查显示的着色与典型的炎症后改变不同，原因尚未知晓。

治疗和预后

目前仍无有效的方法治疗外阴色素沉着，大部分患者只需要给予安抚。局部破坏并切除病灶可能有效，但这只用于美容需要。如果组织学检查显示病变轻微，则不需行切除术。

外阴色素沉着患者黑素瘤和鳞状细胞原位癌的风险不增加。然而，外阴色素沉着与硬化性苔藓的发生有关，并可能与黑素瘤伴发硬化性苔藓有一些关联。目前已经有 1 例生殖器色素沉着伴膀胱黑素瘤的病例报道。因此，尽管对于恶性转移的研究数据很有限，在临床上是否应进行常规随访尚存争议，但对于伴有硬化性苔藓的外阴色素沉着患者，随访也许是合理的。

炎症后色素沉着

炎症后色素沉着是一种发生在炎症后或炎症中的皮肤区域的色素沉着。一般来说，炎症后改变很少发生在外阴部的修复后黏膜，而常常发生在生长有阴毛的大阴唇、小腿的皱褶和大腿内侧。有趣的是，女性常常忽视这种炎症反应的过程。

流行病学和临床表现

炎症后色素沉着可发生于任何年龄，但在肤色较深的人群更易发生，包括西班牙裔和有非洲血统的人群。

患者往往因为皮肤的外在变化而就诊。只要炎症得以控制，患者就不再有瘙痒或疼痛。有些患者同时伴有其他皮肤病，体现的症状为其伴发皮肤病的症状（图 22.10）。

炎症后色素沉着表现为褐色或棕色斑片，轻者为规则的、界限不清的褐色斑点，重者为不规则的、极度深染的大片皮肤。这种炎症后改变发生在之前患过炎症的区域。发生在修复后黏膜的炎症后色素沉着的表现更不规则、更显著。

诊断和鉴别诊断

炎症后色素沉着与生理性色素沉着和外阴色素沉着难以鉴别。VIN 有时也会表现为色素沉着，与炎症后改变类似。有时极度不规则的炎症后色素沉着需与浅表扩散性黑素瘤鉴别。发生在皱褶的皮炎后的黑棘皮病有时与炎症后色素沉着表现类似。

实验室检查和组织学

本病无实验室检验异常，但可能会有炎症性改变。

发病机制

任何类型的炎症都可以刺激黑色素产生。破坏基底层的炎症反应可使位于基底细胞层的黑色素向真皮层释放黑色素，从而导致色素沉着。因此，皮肤受损后常常发生炎症后反应，且色素沉着与硬化性苔藓、扁平苔藓、固定性药疹、红斑狼疮和多形红斑这类破坏基底层的疾病相比更深。由于治疗生殖器疣造成的损伤也常常导致炎症后色素沉着。

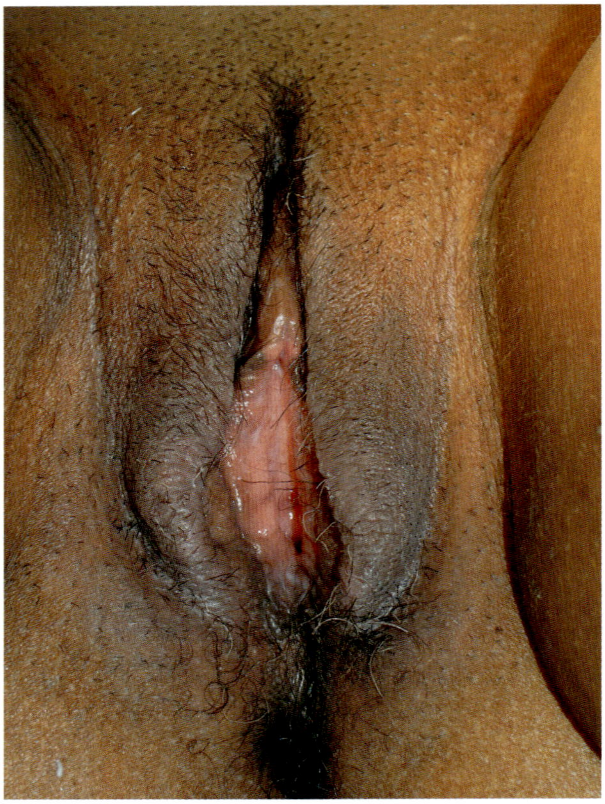

图 22.10 这位患有神经性皮炎的女性表现为炎症后改变的色素沉着和擦伤导致的炎症反应。

治疗和预后

只要导致色素沉着的皮肤疾病得到控制，那么炎症后色素沉着的治疗就仅是出于美观考虑了。如果临床上或组织学上可以排除恶性疾病，则不需要治疗，色素沉着区域也会逐渐变浅。如果患者很介意皮肤的外在表现，可外用 4% 的对苯二酚乳膏涂于非黏膜患处，每日 2 次，以促进皮肤恢复。然而，对本病的治疗主要还是针对病因即炎症的消除，并不急于对炎症后色素沉着进行处理。

生理性色素沉着

生理性色素沉着有时也会表现为颜色很深的斑片，这时便会引起患者和医生的注意。

明显的肛周和生殖器生理性色素沉着在肤色较深的女性多发，包括非洲裔和西班牙裔人群。此外，在某些区域激素可使黑色素沉着，例如，孕妇或新生儿都会受到母体激素的影响。

生理性色素沉着无临床症状，无瘙痒和疼痛。其表现典型，主要表现为界限不清的棕色均匀斑片，主要分布于小阴唇和肛周皮肤（图 22.11）。炎症后色素沉着和黑棘皮病与本病难以鉴别。本病无实验室检验异常，且组织学仅显示为上皮基底层细胞的黑色素增加。这是一种生理现象，无需治疗。

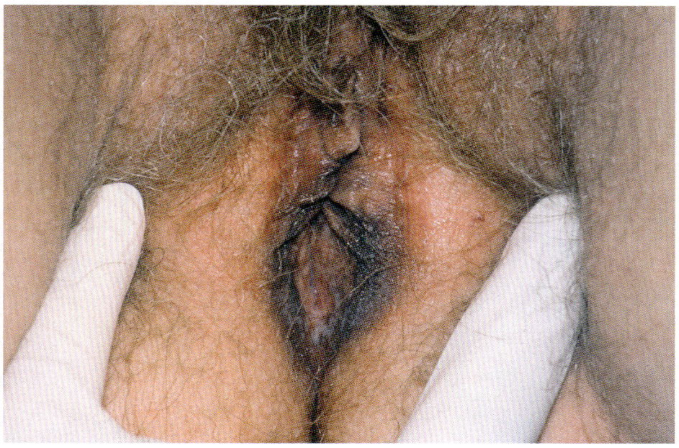

图 22.11 生理性色素沉着表现均匀且无临床症状。在肤色较深的女性中表现更显著。

黑棘皮病

黑棘皮病好发于颈部和腋下，患者主要为肤色较深的肥胖人群，但本病也可发生于肤色较浅人群的皮肤皱褶处[13]。本病无疼痛和瘙痒症状，但由于其外观好像皮肤被弄脏了，令患者感觉很尴尬。

黑棘皮病表现为皮肤皱褶处的界限不清的棕色斑片（图 22.12）。经仔细检查，可见皮肤增厚，呈乳头瘤状改变，质软，有时呈硬化性苔藓样改变（图 22.13）。在一些罕见的病例中，可见本病发生于其他皮肤区域，如指伸面皮肤。

黑棘皮病与生理性色素沉着和神经性皮炎难以鉴别。

黑棘皮病与胰岛素抵抗有关[13]。对于糖尿病和肥胖人群，本病的发生为良性改变。如果本病发生于较瘦人群或发生于特殊部位，则需要除外其他内分泌因素[14]。实验室检验可发现由糖尿病或其他内分泌异常导致的异常结果。

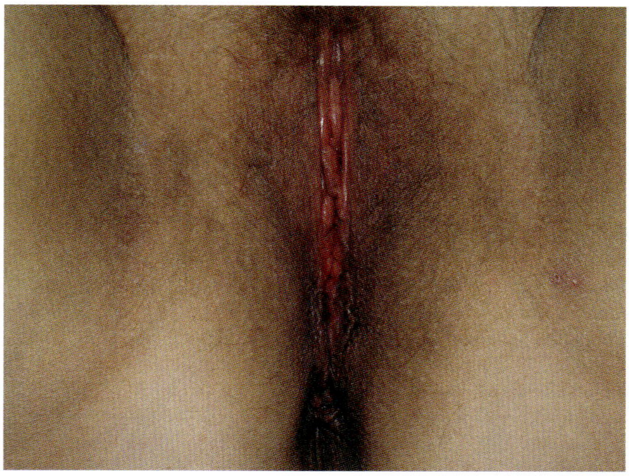

图 22.12 黑棘皮病由界限不清的色素沉着组成，多发于皮肤皱褶和经常摩擦的皮肤表面，如大阴唇。

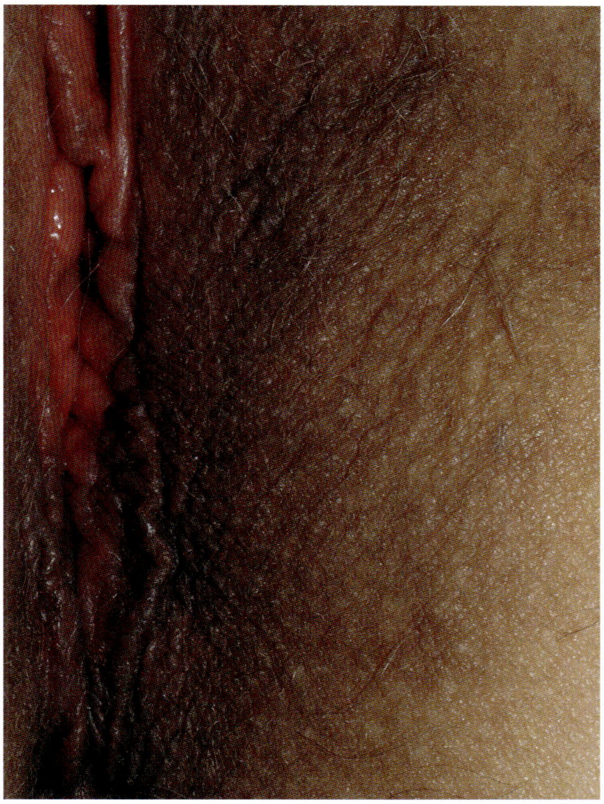

图 22.13 对黑棘皮病的仔细检查可发现皮肤的增厚，表现为柔软、精细的线状皱褶或乳头瘤样改变。

组织学检查可见上皮乳头瘤样改变，无棘层增厚和黑色素增生。治疗主要是控制体重和治疗分泌异常。

参考文献

1. Oyarbide-Valencia, K., van den Boorn, J. G., Denman, C. J., *et al*. Therapeutic implications of autoimmune vitiligo T cells. *Autoimmun. Rev.* 2006; **5**: 486–492.
2. Trcka, J. and Kunz, M. Functional genome and proteome analysis of cutaneous autoimmune diseases. *Curr. Pharm. Des.* 2006; **12**: 3787–3798.
3. Manga, P., Sheyn, D., Yang, F., *et al*. A role for tyrosinase-related proteins 1 in 4-*tert*-butylphenol-induced toxicity and melanocytes: implications for vitiligo. *Am. J. Pathol.* 2006; **169**: 1652–1662.
4. Dell'anna, M. L. and Picardo, M. A review and new hypothesis for non-immunological pathogenic mechanisms in vitiligo. *Pigment Cell Res.* 2006; **19**: 406–411.
5. Kwinter, J., Pelletier, J., Khambalia, A., *et al*. High-potency steroid use in children with vitiligo: a retrospective study. *J. Am. Acad. Dermatol.* 2007; **56**: 236–241.
6. Coskun, B., Saral, Y., and Turgut, D. Topical 0.05% clobetasol propionate versus 1% pimecrolimus ointment in vitiligo. *Eur. J. Dermatol.* 2005; **16**: 319–320.
7. Dawid, M., Veensalu, M., Grassberger, M., *et al*. Efficacy and safety of pimecrolimus cream 1% in adult patients with vitiligo: results of a randomized, double-blind, vehicle-controlled study. *J. Dtsch Dermatol. Ges.* 2006; **4**: 942–946.
8. Kumaran, M. S., Kaur, I., and Kumar, B. Effect of topical calcipotriol, betamethasone dipropionate, and their combination in the treatment of localized vitiligo. *J. Eur. Acad. Dermatol. Venereol.* 2006; **20**: 269–273.
9. Nicolaidou, E., Antoniou, C., and Stratigos, A. J. Efficacy, predictors of response, and long-term follow-up in patients with vitiligo treated with narrowband UVB phototherapy. *J. Am. Acad. Dermatol.* 2007; **56**: 274–278.
10. Hadi, S., Tinio, P., Al-Ghaithi, K., *et al*. Treatment of vitiligo using the 308-nm excimer laser. *Photomed. Laser Surg.* 2006; **24**: 354–357.
11. El Shabrawi-Caelen, L., Soyer, H. P., Schaeppi, H., *et al*. Genital lentigines and molested nevi with superimposed lichen sclerosus: a diagnostic challenge. *J. Am. Acad. Dermatol.* 2004; **50**: 690–694.
12. Quatresooz, P. and Pierard, G. E. [Anatomo-clinical confrontation. Vulvar melanosis.] *Rev. Med. Liege* 2004; **59**: 731–733.
13. Maitra, S. K. and Rowland Payne, C. M. The obesity syndrome and acanthosis nigricans. Acanthosis nigricans is a common cosmetic problem providing epidemiological clues to the obesity syndrome, the insulin-resistance syndrome, the thrifty metabolism, dyslipidaemia, hypertension and diabetes mellitus type II. *J. Cosmet. Dermatol.* 2004; **3**: 202–210.
14. Krause, W. Skin diseases in consequence of endocrine alterations. *Aging Male* 2006; **9**: 81–95.

延伸阅读

Vitiligo

Sehgal, V. N. and Srivastava, G. Vitiligo treatment options: an evolving scenario. *J. Dermatol. Treat.* 2006; **17**: 262–275.

Vulvar melanosis

Estrada, R. and Kaufman, R. Benign vulvar melanosis. *J. Reprod. Med.* 1993; **38**: 5–8.

第 23 章

外阴肿瘤和囊肿

Peter J. Lynch

外阴是解剖结构复杂的区域，包括：(1) 有毛囊分布的角质化皮肤、外分泌腺和顶浆分泌腺；(2) 未角化且无毛发分布的黏膜；(3) 与胚胎泌尿生殖管有关的组织。因此，几乎所有的囊肿和肿瘤都可能在这一区域出现。

囊肿

表皮样囊肿

表皮样囊肿是肛门生殖器区域最常见的囊肿。由分层的鳞状上皮细胞包绕，其内包含角蛋白和角化细胞分化的终产物。囊肿内不含皮脂，因此其旧称“皮脂囊肿”是不恰当的，也不应当继续使用。对于稳定的囊肿来说，囊内的角蛋白形成一个坚硬的白色包块，但在发炎的囊肿中，角蛋白被中性粒细胞降解为难闻气味的黄白色液体。

表皮样囊肿的形成通过如下两种机制：包含表皮节段的损伤或毛囊皮脂腺单位的阻塞。包含型囊肿的产生主要是由于外科操作中将表皮细胞或节段无意中植入表皮下。这些表皮节段聚集在一起，角化细胞开始产生角蛋白并释入中间的空腔。这个机制可以用来解释发生在阴道内和前庭部的表皮样囊肿的形成。另一方面，发生在 Hart 线（小阴唇、大阴唇和富有毛发的肛门生殖器区域）外侧的表皮样囊肿起源于毛囊皮脂腺单位。这些囊肿表面有肉眼可见的开口（“黑头”或小的凹陷），是囊内角蛋白的继发产物由于阻塞不能排出而形成。而没有开口的囊肿一般是由有解剖缺陷的囊泡形成。

表皮样囊肿的大小为 1 ~ 2mm（称为粟粒疹）到数厘米（图 23.1 和 23.2）。可单发或多发。成群多发常见于大阴唇（图 23.3）。囊肿呈白色或黄白色，这取决于囊肿中的角蛋白通过表皮的可见度（图 23.4）。深部的皮损可表现为皮色。触之边界清晰且囊肿壁坚韧。除非发生炎症，一般

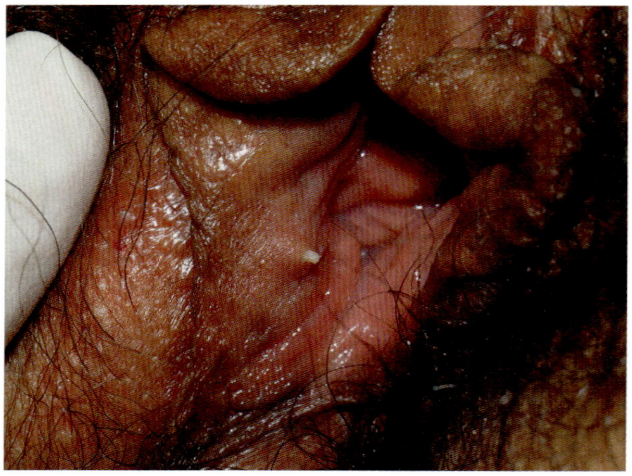

图 23.1 表皮囊肿可由其典型的难闻气味和乳酪状角蛋白内容物确诊，如果不把囊壁清除干净，则会发生复发。

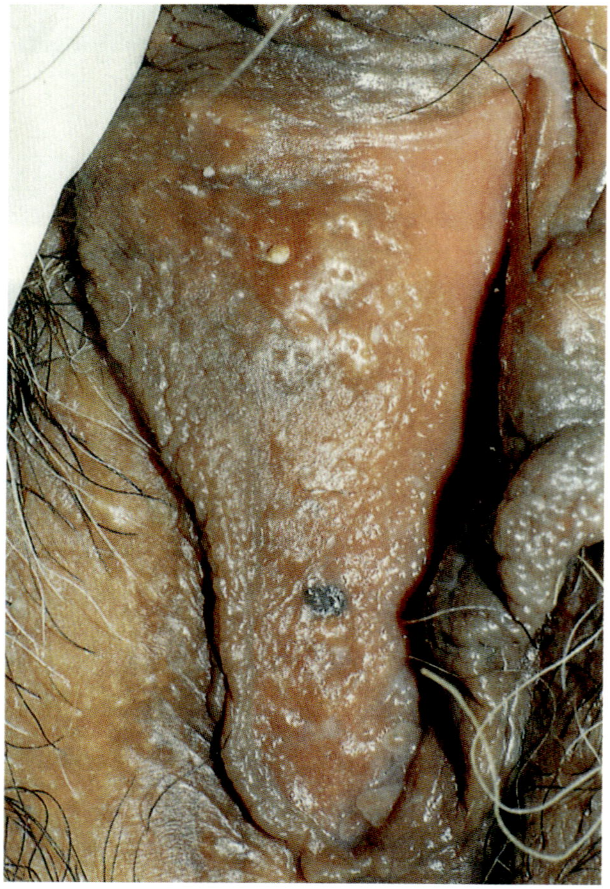

图 23.2 在一些患者，小阴唇内一些发育不良的囊泡可引发毛囊炎和表皮囊肿。(Repro-duced from P. J. Lynch and L. Edwards Genital Dermatology (Fig. 10-6), New York: Churchill Livingstone; 1994.)

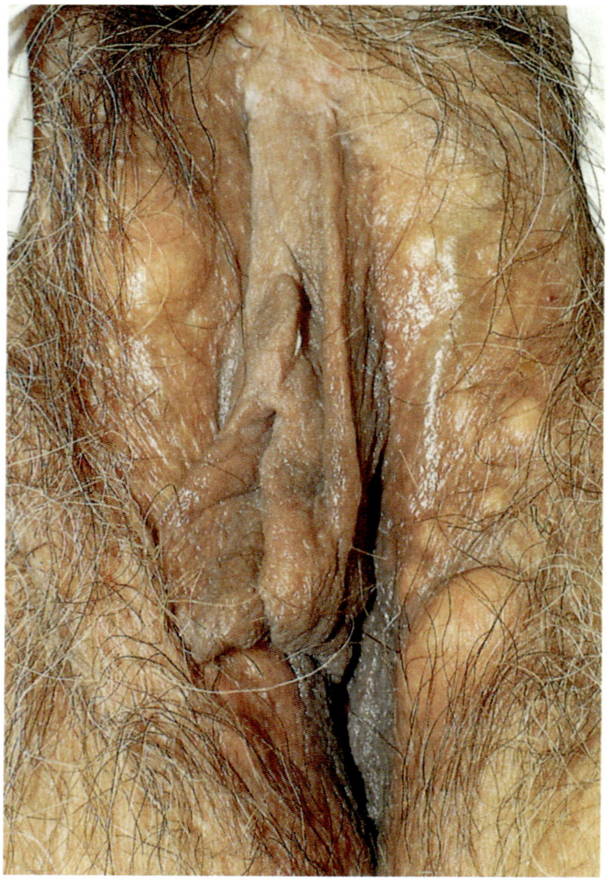

图 23.3 表皮囊肿有时可呈多发病灶；这些典型的淡黄色、肤色和白色的结节均为分布在小阴唇的病灶。(Reproduced from P. J. Lynch and L. Edwards Genital Dermatology (Fig. 10-7), New York: Churchill Livingstone; 1994.)

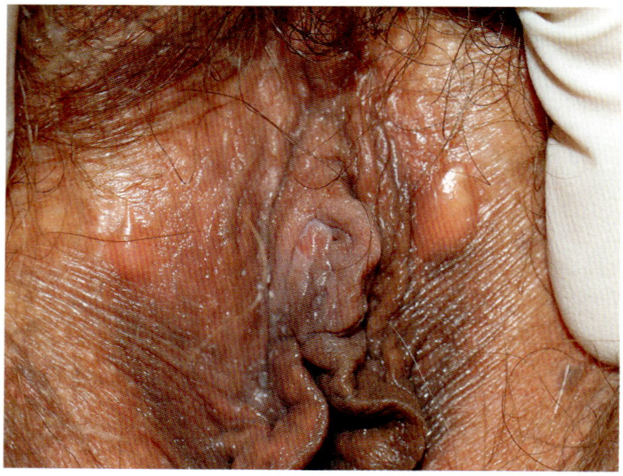

图 23.4 外阴上可见广泛分布的典型的坚硬的、界限分明的无症状表皮囊肿结节，且在这位患者身上可见从肤色到黄 - 白色的病灶。

表皮样囊肿无临床症状。

随着表皮样囊肿的增大，囊壁逐渐变薄甚至破裂。破裂发生后，囊内容物流入周围皮肤可引发异物炎症反应。产生的鲜红色疼痛结节易被误诊为疖肿（“疖子”）。

未发炎的小囊肿无需治疗。较大的或有症状的囊肿可切开引流，但易复发。对于较小的复发性囊肿，可予完整切除。

巴氏腺囊肿

巴氏腺对称位于阴道的后外侧。腺体导管开口于前庭的 5 ～ 7 点处，与阴道口联系紧密。该腺体分泌黏液样物质，对性生活起润滑作用。巴氏腺导管内的囊肿可能是由于导管阻塞导致。小囊肿（＜ 1cm）很常见，往往无疼痛感，可以触及但不可见。较大囊肿（1 ～ 5cm）可能会有不适和性交不适。本病的特异性诊断特征为：小阴唇穿过囊肿的中线（图 23.5）。

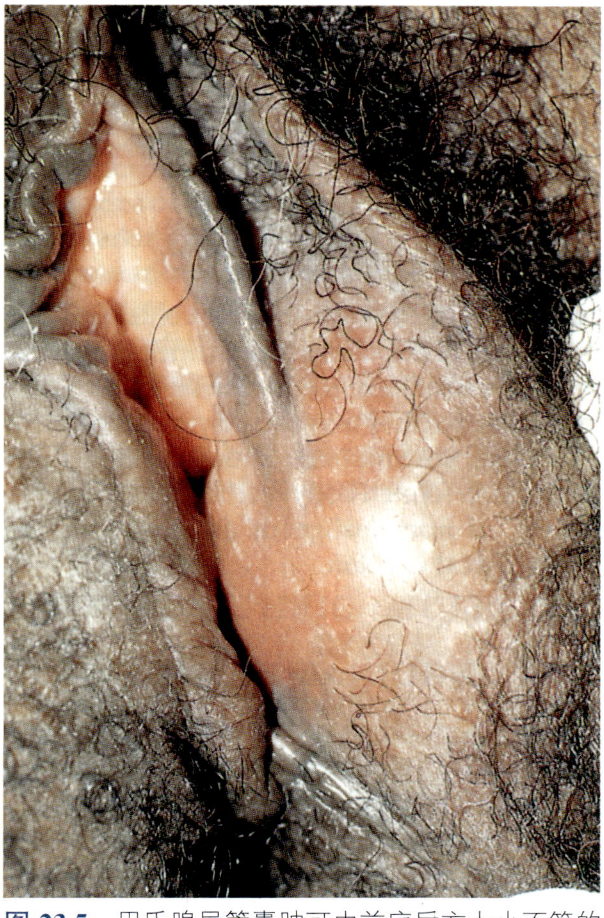

图 23.5 巴氏腺导管囊肿可由前庭后方大小不等的结节确认，可见小阴唇上囊肿的横断面。（Reproduced from P. J. Lynch and L. Edwards Genital Derma-tology (Fig. 10-9), New York: Churchill Livingstone; 1994.）

巴氏腺囊肿可能会发炎和疼痛。从前的观点认为发炎是由感染引起，尤其是淋球菌感染。目前多认为在大部分病例中，囊肿增大后囊壁变薄，囊肿破裂，囊内容物流入周围组织，形成异物炎症反应。在罕见病例中，绝经后妇女发生巴氏腺囊肿是因为恶性肿瘤转移[1]。治疗为切开引流。

如囊肿无症状，则无需治疗。囊肿发炎后可行切开引流，并将脓液送检行细菌培养。结果回报前应给予经验性抗生素治疗。囊肿切开后易复发，需行广泛切除，如造袋术或切开后插入 Word 管引流[1]。

努克管囊肿（女性水囊肿）

女性的腹膜鞘随圆韧带延伸穿过腹股沟环进入腹股沟管。这部分腹膜组成了女性的努克管，与男性的睾丸鞘膜相似。当努克管在胚胎发育后期没有完全闭合时，其内充满浆液性液体，形成囊肿（女性水囊肿）。

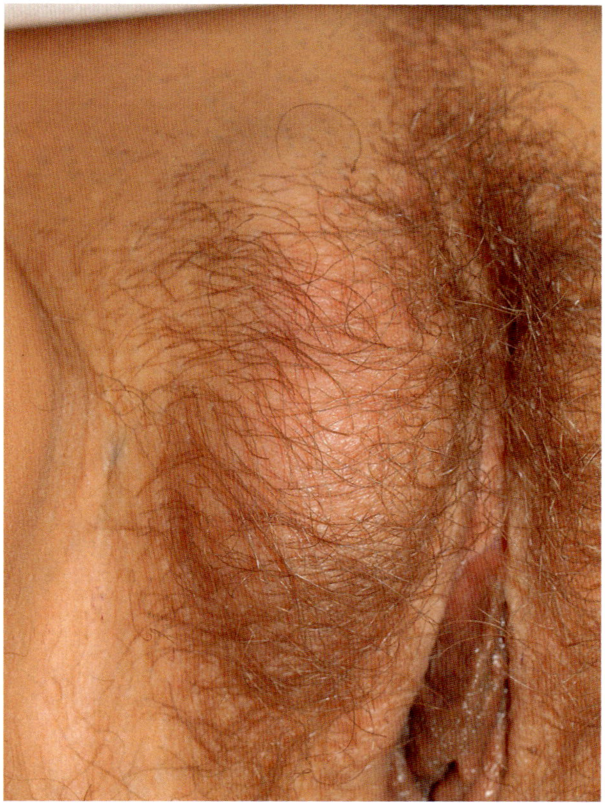

图 23.6 位于大阴唇前方的是典型的努克管囊肿。

此类囊肿临床上表现为外表呈皮色的无症状包块，发生于腹股沟管或大阴唇（图 23.6）。本病无需治疗，若患者出于美观需要，则可行手术治疗。

中肾管和副中肾管囊肿

女性中肾（沃尔弗）管在胎儿发育期间退化。副中肾（米勒）管形成阴道和子宫。在随后的阴道发育中，米勒腺状上皮被分层的鳞状上皮取代。有时这些管的残余可形成囊性扩张。囊肿可由中肾管或副中肾管组织形成，称为加特纳囊肿。通常表现为阴道内无症状的小型（< 1cm）皮损，有时也可形成较大皮损。有时中肾组织可形成外阴部无症状的小囊肿。本病无需治疗，但对于较大皮损可行手术治疗。

黏液性囊肿

黏液性囊肿在外阴前庭部常见。成因可能为前庭小腺体的排出不畅。囊肿大小不一（2 ~ 15mm），颜色多样，可为透明、皮色、浅蓝色或黄色（图 23.7 和 23.8）。本病无临床症状，无需治疗。

藏毛囊肿（藏毛窦）

藏毛囊肿表现为固定的痛性炎症性丘疹和结节。多发于骶尾部近臀肌裂孔的上端，但也有一些病例报道发生于外阴部，尤其是阴蒂旁区域。目前认为该病是由于含有毛发的皮样囊肿破裂或直接由毛发“内生”导致。皮肤表面的炎症可导致窦道形成。本病治疗较困难，需手术切除包括窦道的整个炎症区域。如切除不彻底，则很快复发。

良性肿瘤

黑色素痣（胎记）

“痣”起源于拉丁语，意为皮肤上的标记。痣的种类有很多，如血管痣、胶原痣和色素痣。在此，“痣”

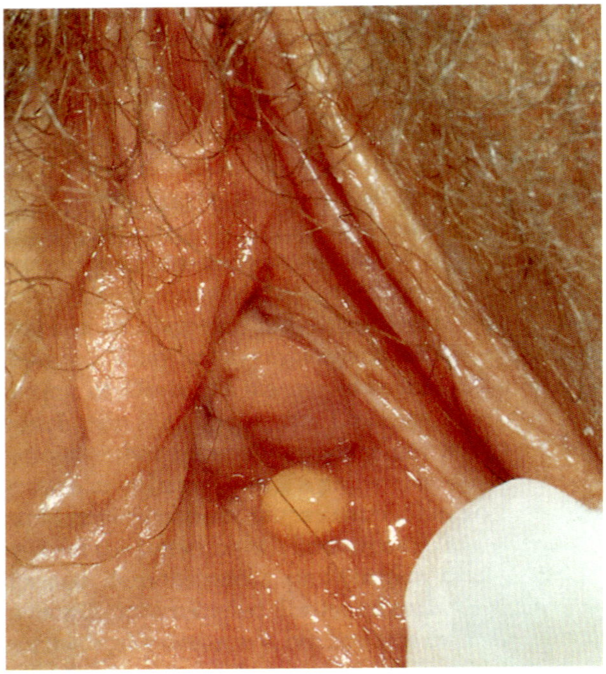

图 23.7 黏液性囊肿为黄色的，但有时为肤色或蓝色。（Reproduced from P. J. Lynch and L. Edwards Genital Dermatology (Fig. 10-10), New York: Churchill Livingstone; 1994.）

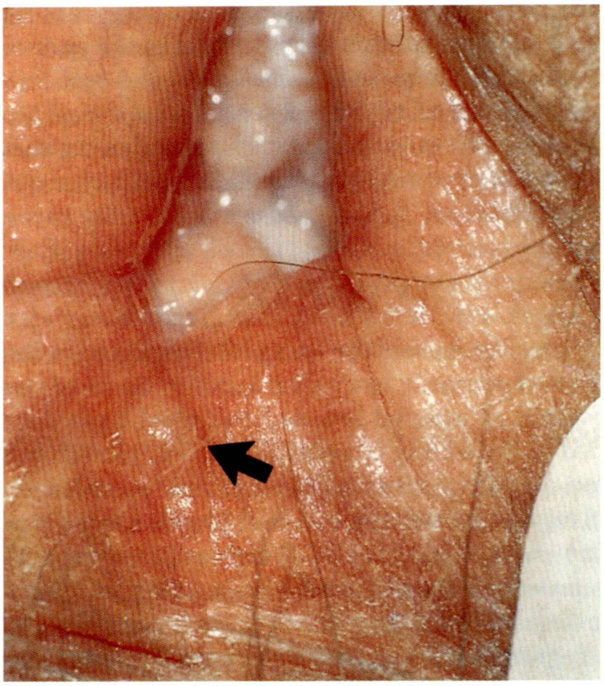

图 23.8 半透明性状的结节提示正确诊断为黏液性囊肿。（Reproduced from P. J. Lynch and L. Edwards Genital Dermatology (Fig. 10-11), New York: Churchill Livingstone; 1994.）

特指由黑色素“痣”细胞组成的色素痣。

流行病学和临床表现

目前已经有多项对外阴部色素痣的流行病学进行关注的研究，但诊断均基于临床表现。仅有一项研究是通过组织学检查确定皮损中的色素性质[2]。在这项研究中，大部分色素性皮损证实为着色斑而并非痣。着色斑已在第 22 章叙述。痣的发生率为 2.3%。所有的患者均为高加索人；在接受体检的少量亚裔和非裔美国人中均未见本病。经组织学检查，有 1 例表现为非典型病变，其余 6 例均为良性。

痣可表现为平坦的、斑点或突起的丘疹。典型的痣表现为棕色或黑色，着色均匀，边界分明，直径为 2 ~ 10mm（图 23.9 至 23.13）。当黑色素产生较少时，一些丘疹样痣表现为表面平坦且与肤色一致。痣可位于外阴部的黏膜或被覆阴毛的区域。肤色深的患者的痣的颜色也较深，单从颜色无法判断其是否有恶变的可能。痣可与生俱来，可逐渐变大、变深（图 23.14）。后天获得的痣往往出现于年幼时期，成年早期数目增加。中年以后痣的数目一般开始减少。

有临床医生认为对痣进行放大（如皮肤镜学或阴道镜）检查可以更好地对良性、非典型性和恶性病变进行鉴别。但该方法尚未得到证实，费用较高且不便于施行。

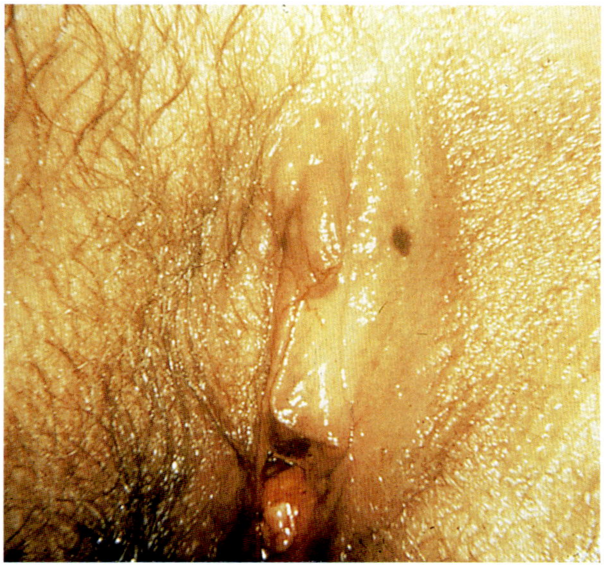

图 23.9 这颗痣很小，界限分明，形态规则，不考虑黑素瘤诊断。

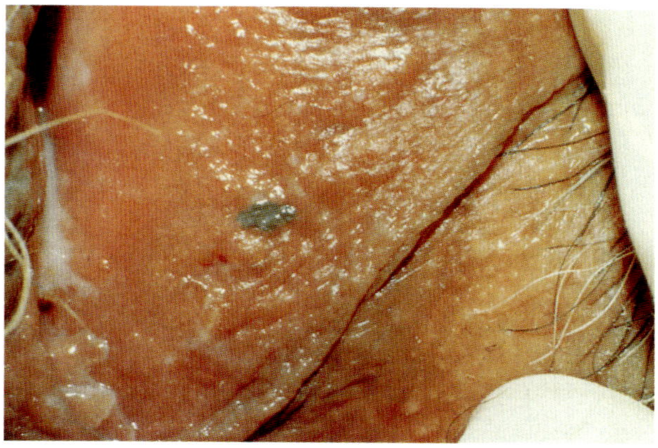

图 23.10 位于外阴黏膜上的色素痣很常见，需与色素性疣和外阴上皮内瘤样变 3 鉴别。（Reproduced from P. J. Lynch and L. Edwards Genital Dermatology (Fig. 12-5), Churchill Livingstone.）

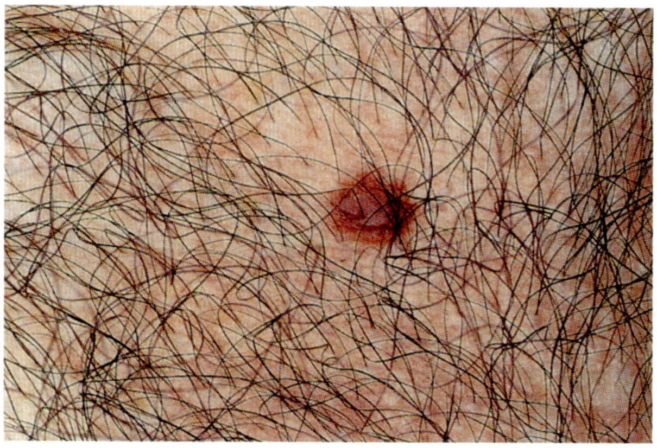

图 23.11 位于阴阜上的一颗典型的柔软的、形态规则的小色素痣。（Reproduced from P. J. Lynch and L. Edwards Genital Dermatology (Fig. 12-6), Churchill Livingstone.）

诊断和鉴别诊断

大部分色素加深的痣易于辨认（表 23.1）。它们与脂溢性角化病不同，脂溢性角化病的皮损表面粗糙伴有剥脱。小且平坦的痣与小着色斑外观相同。黑素瘤则有增大的病史且色素更加多样。与皮肤同色的丘疹样痣与纤维上皮息肉外观相同。其他色素性皮损包括色素性疣和外阴上皮内瘤样变（VIN）的色素性皮损。对于上述疾病，活检可明确诊断。

临床上暗示组织学非典型，黑素瘤的表现包括：结构不对称、边界不规则或模糊、着色不均匀（尤其是红和白色）、直径大于 7mm。色素性皮损的变化病史也很重要，但由于很少仔细观察，女性一般很难发

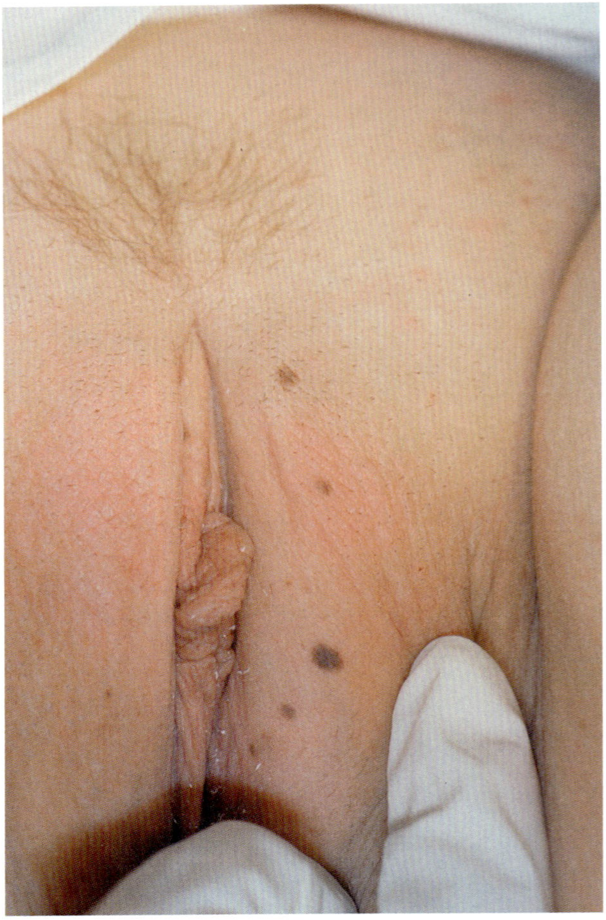

图 23.12 在未受日光照射的皮肤，多发色素痣很少见，且痣的形态轻度异常，较大，边界模糊不清，这些提示应对这位女性进行常规而详细的全身检查。

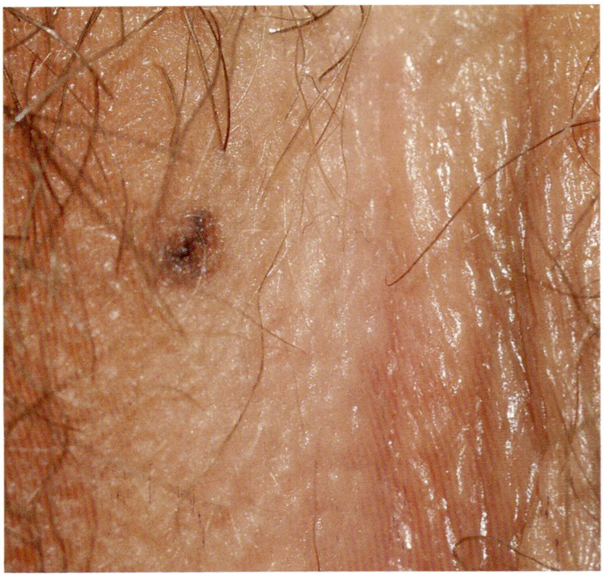

图 23.13 尽管很小，其不规则的着色和边界提示可能为一个非典型色素痣或黑素瘤，但活检显示为良性。

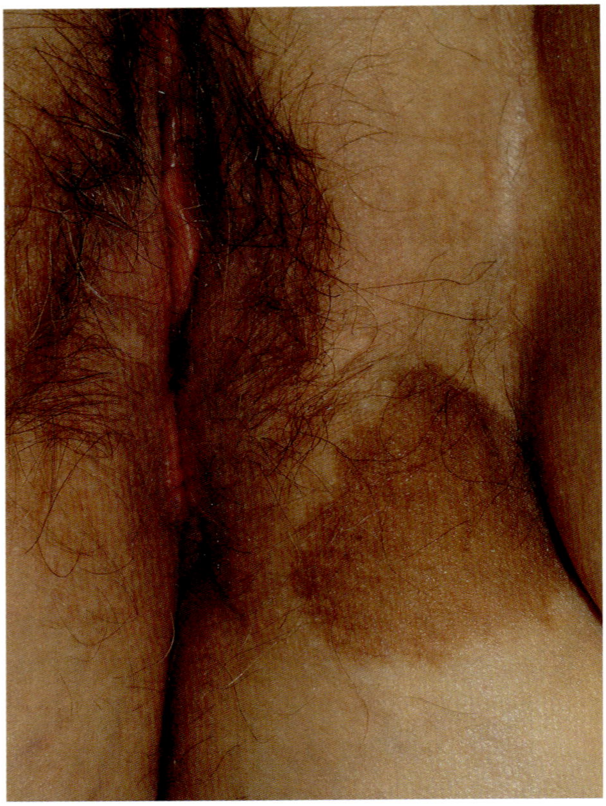

图 23.14 先天性色素痣一般比获得性色素痣大，尽管这种浅褐色的外观与咖啡斑类似，但其为突出皮面的皮损而不是平坦的斑块。

表 23.1 黑色素痣
诊断
颜色从棕色到黑色
表面光滑
平坦的斑块或隆起的丘疹
活检
鉴别诊断
痣
黑素瘤
脂溢性角化病
色素性疣
色素性外阴上皮内瘤样变
治疗
无需治疗
如果诊断不明确，则行切除性活检

现外阴部的色素性皮损的变化。

组织学和实验室检查

活检可与完整切除同时进行，以确定临床诊断并排除黑素瘤和鉴别诊断中其他色素性皮损。组织学检查可将良性色素痣分为交界痣、混合痣和皮内痣，但该分类于临床价值不大。

对于生殖器痣，尤其是发生在外阴部的痣是否与其他部位的痣具有相同的组织学表现，目前尚有争议。有三类痣具有非典型特征，将在下面的非典型痣中进行论述。

发病机制

痣细胞是一种圆形无分枝的色素生成细胞，起源于黑素细胞。增生的痣细胞可在表皮内（交界痣）聚集成群（“巢”）、真皮内（皮内痣）或表皮和真皮之间（交界痣）。痣可与生俱来也可后天获得。痣于幼年开始成长，但数目往往在二三十岁时增加。中年之后，痣开始退化，数目缓慢减少。一个浅肤色的人在 30 岁时平均有 15 ～ 50 个痣。可能会影响获得性痣的因素包括：浅色皮肤的色素沉着、家族史和日晒。

治疗和预后

皮肤科医生一般认为良性表现的痣不需要切除。因此切除性活检只在临床表现如上文所述有非典型特征时进行。但妇科医生则赞成对所有发生于外阴的痣进行活检。是否行活检主要取决于临床医生对色素性皮损的临床经验。然而，鉴于上文提到的对一些外阴色素痣有非典型组织学表现的争议，对痣可能最好是宁肯错误地切除。有黑素瘤家族史阳性，全身色素痣的数目巨大（> 100），且有很多非典型痣，则黑素瘤风险上升。这些因素可对是否切除外阴部的色素痣起到参考作用。

皮赘和纤维上皮息肉

皮赘，如软垂疣，在临床非常常见。大约一半的成人有皮赘。多见于肥胖人群且女性多于男性。好发部位为腋下、颈部、腹股沟和肛门生殖器区域。皮损为柔软、与肤色相同或褐色的有蒂丘疹（图 23.15）。大部分底部直径约 2mm，长 4 ～ 10mm。若形成较大的结节，则称为“纤维上皮息肉”，一些皮损可为数厘米大小（图 23.16）。纤维上皮息肉好发于大阴唇、大腿内侧和臀部。二者组织学表现相同，为上皮包绕松散的结缔组织和扩张的毛细血管。可在较大的纤维上皮息肉中发现脂肪细胞，这些脂肪细胞可使皮损触感柔软。

皮赘的发生与胰岛素、脂代谢异常和肥胖有关。肛周皮赘较 Crohn 病的肛周表现更为常见。肛周皮赘曾被认为是肠道息肉的提示，但现在证明这种推测是错误的。

皮赘都是良性的。如果出现发炎或血管梗死，则需要治疗。可采用剪刀切除病灶，视病灶大小决定是否进行局部麻醉。还可采用电外科学或冷冻疗法破坏病灶。电外科学操作往需要进行局部麻醉。冷冻疗法相对简单，以钳子钳夹皮损冷冻至结霜为止。患者可用细线绑紧皮损的根部以去除病灶，皮赘会在 7 ～ 10 天后坏死脱落。

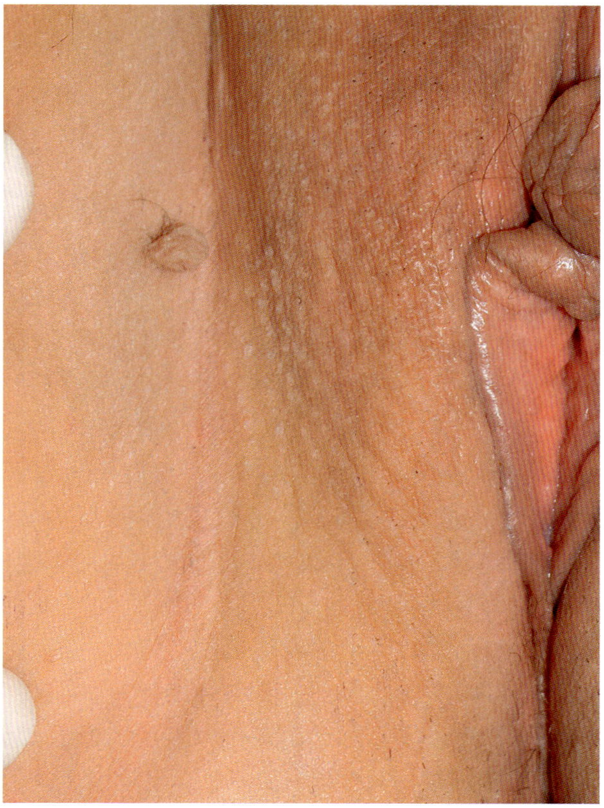

图 23.15 柔软呈肤色，有蒂并有皮肤皱褶的丘疹是皮赘或软垂疣的典型表现。

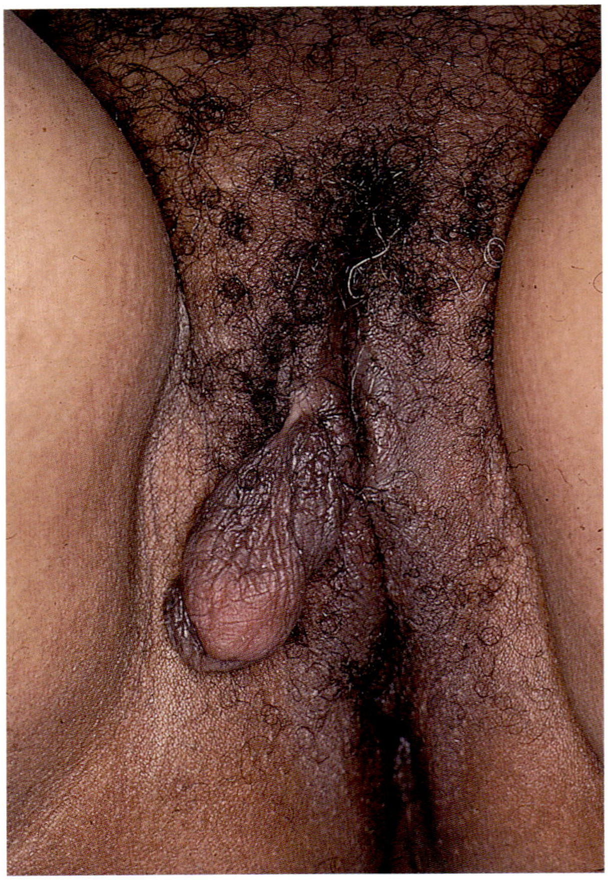

图 23.16 大的皮赘成为纤维上皮息肉。

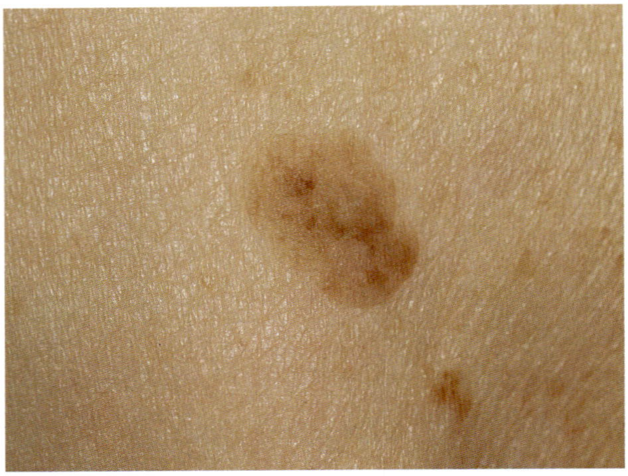

图 23.17 这些棕色病变的表面平坦的角化性质是脂溢性角化病的典型表现。

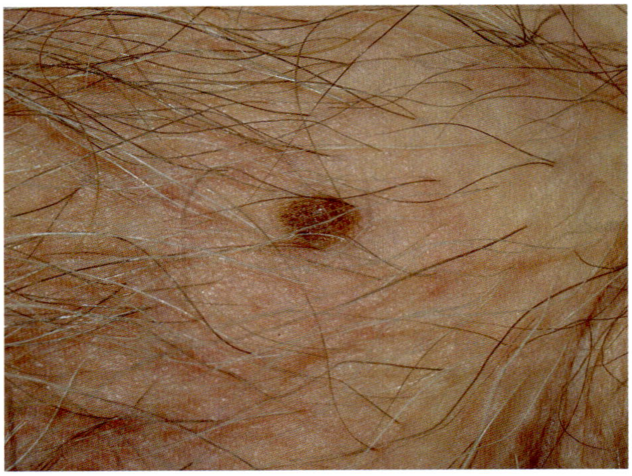

图 23.18 脂溢性角化病表面的角化性质在肛门生殖器皮肤表现不明显，但单晶鹅卵石样表面具有特征性。

脂溢性角化病

脂溢性角化病表现为边界清晰的、直径为3 ~ 20mm的宽蒂色素性丘疹。隆起的皮肤表面的高度为2 ~ 10mm。表面粗糙，常伴有表皮剥脱（图23.17和23.18）。如果皮损发生于潮湿区域，则其特征不明显。大部分皮损的颜色为棕色，但其颜色多样，可从浅棕色到黑色。脂溢性角化病只发生于覆有毛发的皮肤，多发于躯干和上肢。其发病与年龄增长有关，30岁的发病率为10%，80岁为90%。在肛门生殖器区域，脂溢性角化病多发于耻骨联合、阴阜、大腿内侧、臀部、皱褶处和大阴唇。放大检查（皮肤镜或阴道镜）可显示脂溢性角化病特有的小凹陷[3]。

脂溢性角化病的鉴别诊断包括疣、VIN、痣和黑素瘤。用刀切掉皮损的表面后，剥脱表现更为明显。这对于鉴别诊断很有帮助，痣和黑素瘤在切掉表面后不会出现明显剥脱。与疣和VIN的鉴别比较困难。脂溢性角化病在肛门生殖器区域往往表现为单发的皮损，而疣和VIN则常常为多发（图23.19）。切削性活检应用于明确诊断，但对于与黑素瘤鉴别不清的病例，切除性活检为首选。对于发生于非生殖器区域的黑素瘤，经活检误诊为脂溢性角化病的概率约为0.5%[4]。

脂溢性角化病是由上皮细胞的无性繁殖引起。其中有相当比例的细胞发生了突变[5]。细胞增殖的标记物和凋亡抑制剂也常常出现[6]。有一段时间学者们曾质询人乳头状瘤病毒（HPV）是否在脂溢性角化病的发病中起作用。该问题至今尚未解决，尽管在一些皮损中发现了HPV的DNA，但临床医生多认为实际上该皮损为误诊的疣。

临床上典型的脂溢性角化病表现为良性皮损，不需要治疗。若皮损发炎或影响美观，则可应用冷冻疗法治疗[7]。

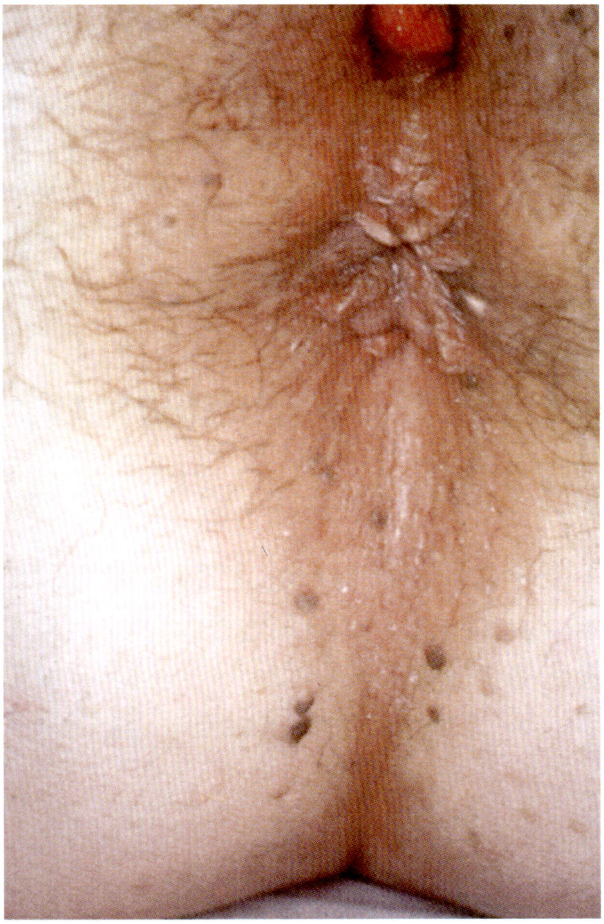

图 23.19 可发生多发性脂溢性角化病，但也可与色素性生殖器疣或外阴上皮内瘤样变 3 级混淆。

血管瘤

血管异常可分为血管畸形或血管肿瘤。近来才在肛门生殖器区域发现，且几乎仅在婴儿发生。“婴儿血管瘤”这个名称包括之前提到过的毛细血管血管瘤、海绵血管瘤和草莓血管瘤。

流行病学和临床表现

大约 2% 的婴儿出生时即患有血管瘤，到 1 岁时有 10% 的婴儿会有血管瘤。血管瘤好发于肤色较浅的婴儿和早产儿。女孩发病率为男孩的 4 ~ 5 倍。血管瘤分布随机，肛门生殖器周围也时常发生。

肛门生殖器血管瘤最初为一个小的红色斑点，待发觉时往往变成表面光滑、柔软的红色结节，直径为 1 ~ 10cm。有时皮损也会表现为平坦或隆起的斑片，但不常见（图 23.20 和 23.21）。当体表的血管构成了皮损的大部时，血管瘤的颜色为鲜红色；当深部的血管构成皮损大部时，其颜色为紫色或蓝色。皮损常常单发，但患有血管瘤病时则会出现多发病灶。血管瘤可在数月内逐渐增大，然后稳定在一定大小。到 5 ~ 8 岁时会发生退化，有时会伴有瘢痕。

诊断和鉴别诊断

可根据临床表现作出诊断。活检会导致出血，因此不宜进行。仅有少量疾病可与婴儿血管瘤混淆，包括第 19 章讨论的无黑色素性黑素瘤（表 23.2）。

组织学和实验室检查

组织学显示为显著的小血管增生占据了小腔和

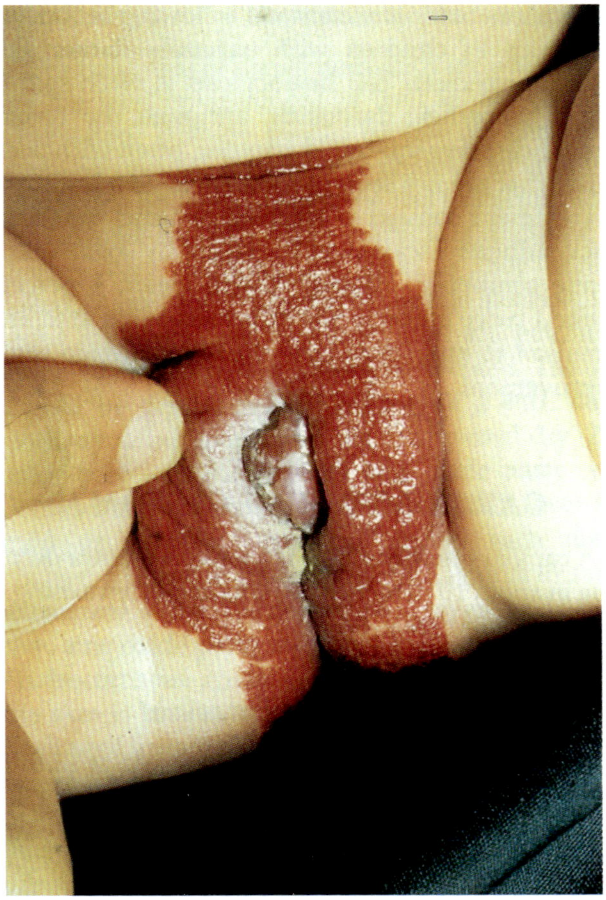

图 23.20 界限分明的红色血管瘤围绕婴儿的外阴处；皮肤皱褶处的摩擦使皮肤增厚并造成了难以愈合的糜烂和出血。（Reproduced from P. J. Lynch and L. Edwards Genital Dermatology (Fig. 22-4), Churchill Livingstone.）

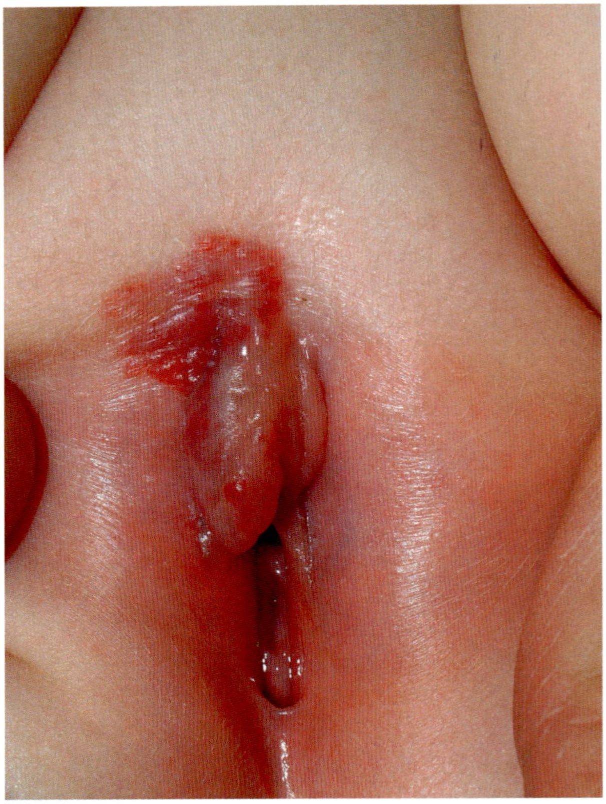

图 23.21 阴蒂包皮前方的鲜红色的、界限分明的血管瘤清晰可见；病变占据越深，则阴蒂包皮越增大，分布更广。

表 23.2 血管瘤
诊断
发生于新生儿和婴儿
红色到紫色
表面光滑
平坦的斑块到丘疹和结节
鉴别诊断
化脓性肉芽肿
无色素性黑素瘤
活检是不恰当的
治疗
常常不需治疗
如有溃疡，则行局部抗生素治疗
大的血管瘤有时候需要病灶内类固醇治疗、全身类固醇治疗或激光消融

聚集的内皮细胞。在结缔组织基质中可见大量的肥大细胞。一般不需行实验室检查。血小板拦截和破坏（Kasabach-Merritt 现象）曾被认为与婴儿血管瘤有关，但目前认为该现象仅发生于罕见肿瘤，如 Kaposi 样血管内皮瘤和丛生状血管瘤，因此对血小板的检查没有必要。对患有腰骶部血管瘤的婴儿应进行影像学检查，因为出现相关的脊髓和泌尿生殖系统异常的风险增加。

发病机制

婴儿血管瘤起源自妊娠头 3 个月发生的一种发育异常。其发病机制至今未能完全明确。

治疗和预后

本病常常不需要治疗。但不幸的是，发生于肛门生殖器区域的血管瘤常常会发生溃疡。这些溃疡皮损除疼痛外还常常伴有出血或感染。所有溃疡病灶可局部应用抗生素，如杆菌肽或莫匹罗星。当有败血症表现时，可全身应用抗生素。溃疡性血管瘤对激光治疗或病灶内注射皮质类固醇激素的反应不一。若疾病处于危险期，可口服皮质类固醇激素治疗。大部分血管瘤会自行消退，而小部分与生俱来的血管瘤不会消退。

血管角皮瘤

血管角皮瘤的发生与年龄相关，表现为男性阴囊和女性外阴的微小血管曲张。相对于发生在阴囊的皮损，在女性血管角皮瘤发生数目较少（常为 1 ～ 10），皮损较大（3 ～ 6mm），颜色较深（紫色到蓝色）（图 23.22 和 23.23）。皮损发生于成人。组织学显示为表皮毛细血管扩张，表面有增厚的上皮覆盖，说明网嵴的延长包绕了扩张的血管。简单来说，这些皮损可看做微小的血管曲张。除非发生创伤后出血，本病一般无临床症状，因此无需治疗。有症状的皮损可予切除或以电外科学行破坏处理。

汗管瘤

汗管瘤是汗腺和汗管来源的良性附属肿瘤。组织学上普遍认为其来源于外分泌腺组织，但近来的数据

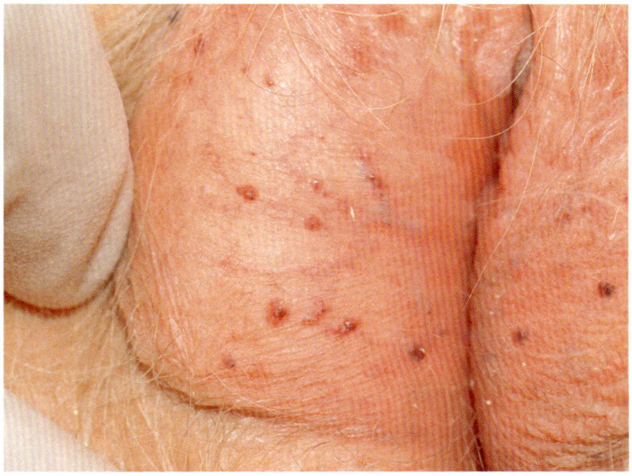

图 23.22 多发性血管角皮瘤很常见，可为红色到紫色，多分布于大阴唇。

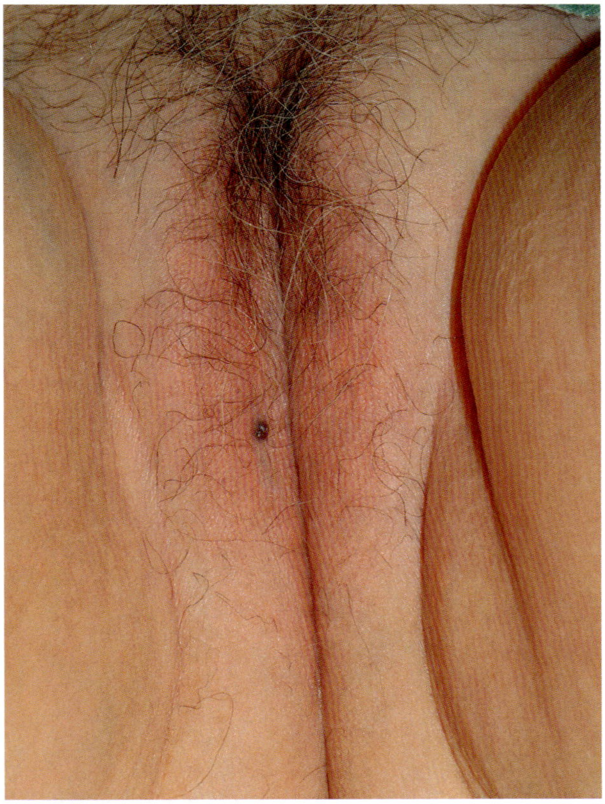

图 23.23 血管角皮瘤有时单发，较大，颜色从深紫色到近乎黑色；这些皮损有时与结节性黑素瘤类似。

显示其可能来源于顶浆分泌腺。本病在面部的眶下区域常见，女性的发病率高于男性。在一些较罕见的病例中，汗管瘤分布更加广泛。大部分病例发病隐匿，但也会发生短时间内病灶快速增加的情况。本病与遗传有关，临床已报道许多家族性病例。

尽管不常见，汗管瘤偶尔也会发生于外阴。文献中只有不到 50 例的病例报道，在较早的一项对外阴疾病的研究中，外阴汗管瘤在进行检查的女性中发病率为 1/1100。几乎全部外阴汗管瘤均于大阴唇发病，且表现为丛集状丘疹，直径为 5 ~ 20mm。丘疹表面光滑、倾斜。大部分与肤色相同，但也有白色、黄色和棕色病例报道（图 23.24 和 23.25）。患者多于童年后期或成年初期发病。有部分患者会出现瘙痒症状，有些会表现较重，可导致分层的神经性皮炎。一旦出现这种情况，则皮损未必会持续存在。

因为本病在女性高发，且好发于青春期，需要考虑激素对本病影响的可能性。然而，有关激素受体的报道呈现多样结论。临床诊断可由活检确认，在硬化皮肤的上可见典型的扩张导管结构。

本病为良性病变，不需治疗。可应用第 16 章中论述的方法来控制瘙痒。应用二氧化碳激光器对病灶进行消融也可起到止痒的作用。一篇报道了 18 例外阴汗管瘤的优秀综述目前可供参考[8]。

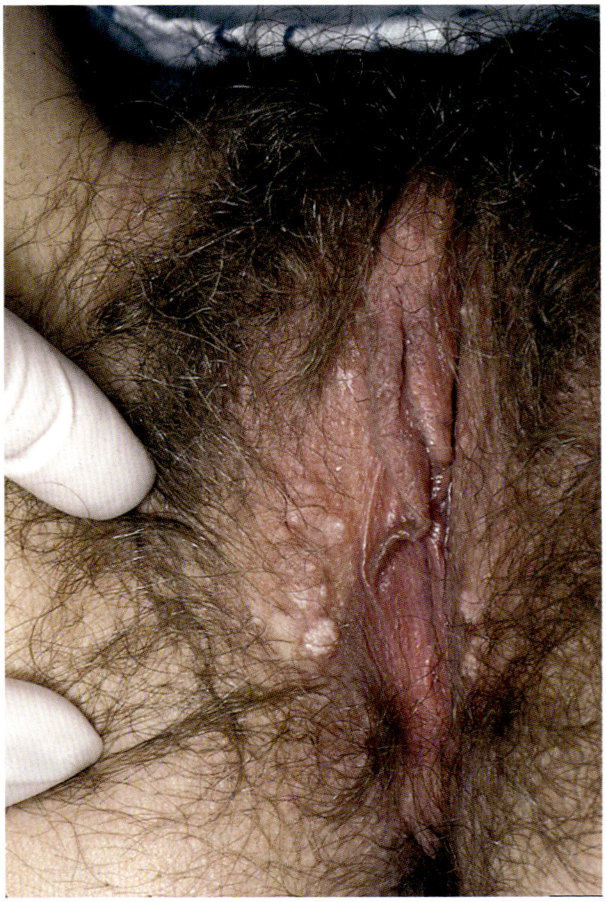

图 23.24 汗管瘤常为多发，可为肤色或白色。

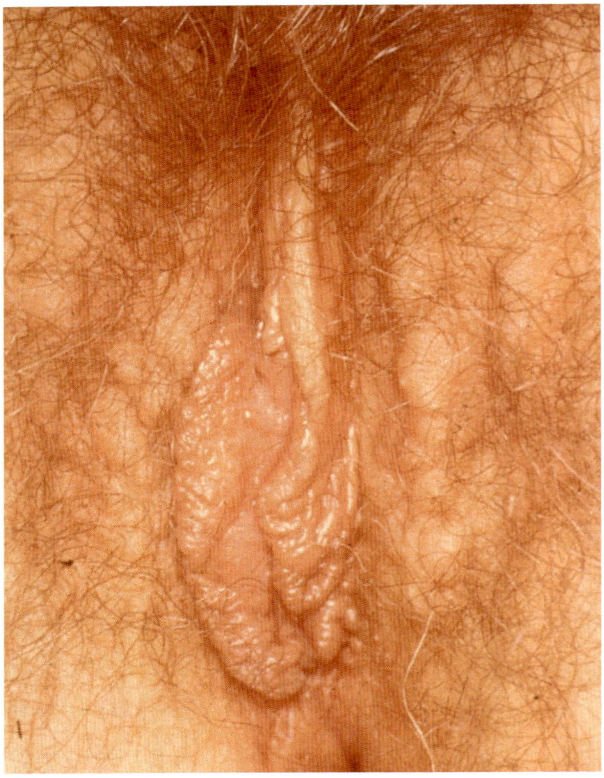

图 23.25 汗管瘤常表现为融合的肤色结节，可导致瘙痒。

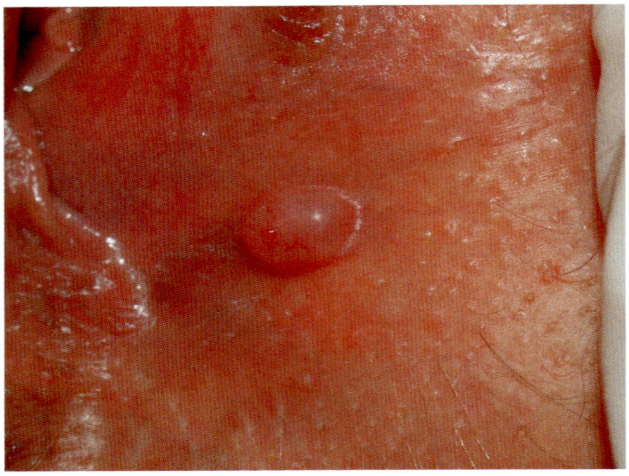

图 23.26 乳头状汗腺瘤常表现为表面光滑的结节。这位患者无临床症状。

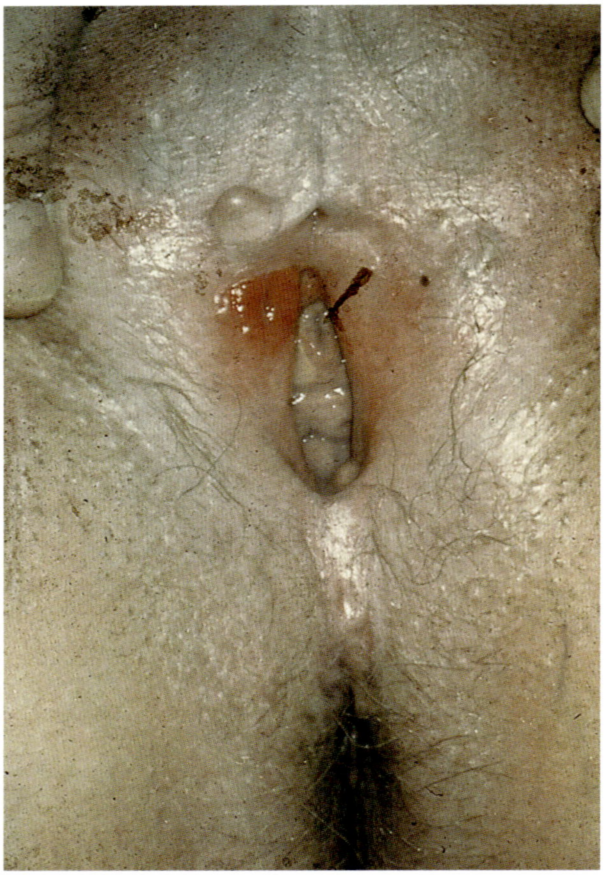

图 23.27 外阴右侧可见一个小乳头状汗腺瘤，同时也显示了与本病无关的外阴粘连。

乳头状汗腺瘤

乳头状汗腺瘤是一种罕见的汗腺肿瘤，几乎仅发生于中年女性的肛门生殖器区域。大部分发病于外阴，尤其是大阴唇，也可发生于肛周。肿瘤表面光滑，颜色从与肤色一致到淡红色的小结节，直径为 0.5 ～ 2.0cm（图 23.26 和 23.27）。大部分患者无症状，但如果发生溃疡，则会有疼痛。组织学显示肿瘤是由囊状和腺体结构组成的腺瘤。这些微观变化与发生在乳头和肛门生殖器区域的乳腺样腺体的乳头状腺瘤表现相同。汗腺瘤几乎全部为良性，治疗为局部切除。一种相关的汗腺来源的皮损——乳头状汗管囊腺瘤——主要发生于面部和头皮，但也有发生于外阴的报道。

神经纤维瘤

发生于外阴的神经纤维瘤可作为神经纤维瘤病的组成部分，在一些罕见病例中也可表现为零星的单发肿瘤。无论哪种情况，本病一般无临床症状，皮损为从肤色到棕色、表面光滑的柔软结节（图 23.28）。皮损多发生在大阴唇或阴蒂周围。小的皮损可呈半球形，而较大的皮损可能有蒂。在许多病例中本病很难与纤维上皮息肉鉴别。如果影响美观，本病可行切除治疗。

脂肪瘤

脂肪瘤是脂肪组织的常见肿瘤。多发于躯干和四肢，发生于大阴唇或阴蒂周围区域的脂肪瘤很罕见。皮损多表现为无症状的、基宽、与肤色一致、表面光滑的柔软肿块，直径为数厘米（图 23.29）。一些有关外阴较大脂肪瘤的报道描述的脂肪瘤为有蒂的。本病无需治疗，但对于生长迅速或异常坚硬的病灶可行活检以除外脂肪肉瘤。

纤维瘤

外阴部的纤维瘤不常见。临床可将本病分为两类。第一类为宽基、表面光滑、与肤色一致的坚硬结节。第二类为有蒂的、表面光滑、与肤色一致的皮损，除了摸上去略显坚硬外，与纤维上皮息肉类似。这两种类型都可发生于成年女性。除纤维肉瘤外均为良性，纤维肉瘤的外观与良性病变相似。可选择性切除治疗。良性病变复发率低。近来有本病发生于青春期前且复发率高的相关报道[9]。

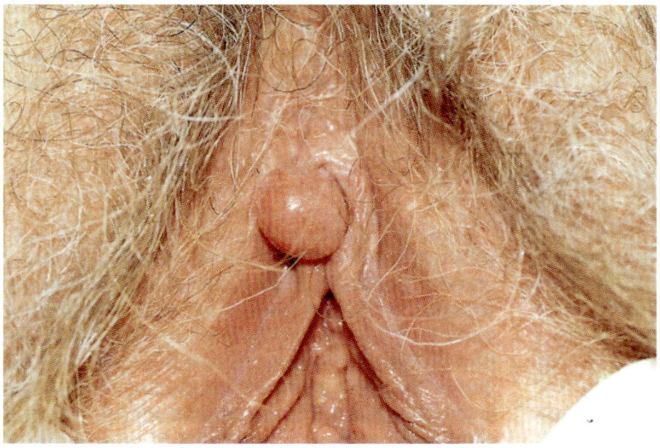

图 23.28 这个呈肤色的无症状结节显示出神经纤维瘤典型的柔软质地，该诊断由活检确诊且该患者未患神经纤维瘤病。(Reproduced from P. J. Lynch and L. Edwards Genital Dermatology (Fig. 10-12), Churchill Livingstone.)

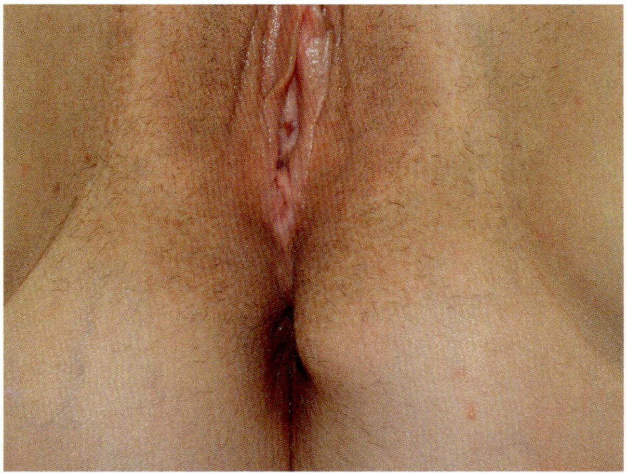

图 23.29 这个扩散的深部肿大比囊肿柔软，表现为无症状的脂肪瘤。

颗粒细胞瘤

颗粒细胞瘤曾被称为颗粒细胞成肌细胞瘤，是皮肤和皮下组织的罕见肿瘤。本病来源于神经组织，最有可能来源于施万细胞。好发部位为舌部和其他口腔组织。然而，有 15% 的肿瘤发生于外阴。目前报道的外阴部颗粒细胞瘤病例不到 100 例。大部分外阴部皮损表现为无症状的、坚硬的、表面光滑的结节，直径为 1 ～ 5cm(图 23.30)。皮损增大缓慢。大部分为单发，但有 10% 的病例为多发。颗粒细胞瘤在非裔美国人中高发。确诊年龄为 35 ～ 60 岁。

组织学显示肿瘤由丛集性细胞组成，这些细胞较大而核较小，细胞质呈颗粒状。在显微镜下，肿瘤的边界常常难以界定。文献指出本病仅 2% 为恶性[10]。提示本病为恶性的因素包括：皮损较大、患者年龄较大、切除后复发病史。恶性病灶有生长迅速、早期转移、死亡率高等特征。对于良性病变，治疗为广泛切除，但即使病理显示切缘净，本病仍有复发风险。

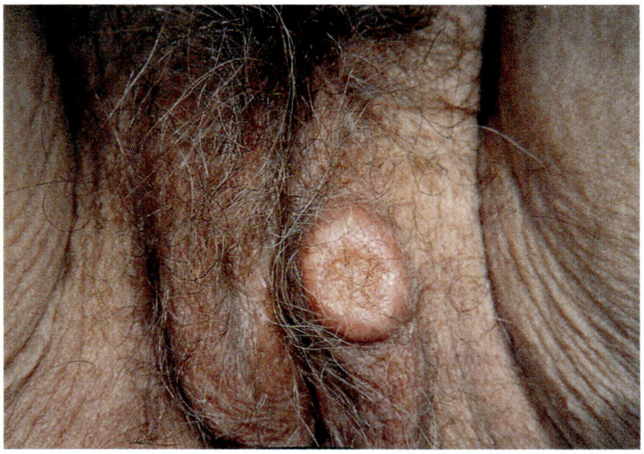

图 23.30 这个大阴唇上的粉色坚硬结节经组织学证实为颗粒细胞瘤。(Repro-duced from P. J. Lynch and L. Edwards Genital Dermatology (Fig. 10-13), Churchill Livingstone.)

朗格汉斯细胞组织细胞增生症

外阴的朗格汉斯细胞组织细胞增生症作为多器官疾病的局部表现，好发于患有广泛黏膜、皮肤和系统性疾病的患者。发病率尚无明确报道，但目前已经有至少 50 例病例报道。因本病不包括患有肛门生殖器 Letterer-Siwe 病的婴儿，因此发病率可能被低估。

更为罕见的是，外阴部的病灶仅发生于生殖组织。仅有 12 例该类型病例报道[11]。两种类型的临床表现相同，表现为红斑状丘疹和斑块，常伴有皲裂和小溃疡。在罕见病例中可能会出现单发且较大的溃疡结节。发病可为单侧也可为双侧。原发性生殖器病灶的平均诊断年龄为 45 ～ 50 岁，范围为 35 ～ 85 岁[12]。

朗格汉斯细胞组织细胞增生症的病因为：一些 CD1a-、S100- 和人白细胞抗原（HLA）-DR 阳性的活性组织细胞增生。这种增生表明本病为恶性性质，但目前尚不能明确预测患者的预后。本病切除后易复发。该病的治疗不在本书讨论范围内。

外阴的其他良性肿瘤

淋巴管瘤在外阴部时常发生。该病已在第 20 章论述过。疣状黄瘤，其非朗格汉斯细胞分枝巨噬细胞增生，使其内充满脂质。该病多发生于口腔，但也有发生于外阴的罕见报道。其他良性肿瘤也有发生于外阴组织的报道，如皮脂腺腺瘤、化脓性肉芽肿、平滑肌瘤、血管黏液瘤和血管成纤维细胞瘤，但由于临床罕见，在此不做论述。

癌前病变和恶性肿瘤

外阴上皮内瘤样变

1986 年，国际外阴阴道病研究组织（ISSVD）试图规范外阴上皮内瘤样变（VIN）的命名，废除了如“鲍温病”、“鲍温样丘疹病”、“上皮内瘤样变”的“原位癌”等名称。另外，与宫颈上皮内瘤样变（CIN）相似，ISSVD 将 VIN 分为 VIN 1、2 和 3。VIN 的分化型归为 VIN 3。世界卫生组织目前采用了与 ISSVD 相同的分类。ISSVD 在 2004 年对该分类进行了完善，如下：

VIN，常见型
a. VIN，疣状型
b. VIN，基底细胞型
c. VIN，混合（疣状 / 基底细胞）型
VIN，分化型

本分类与修订根据详见附录 A。

流行病学和临床表现

30 年前 VIN 曾被视为罕见的疾病，主要以单发病灶形式发生于老年女性。从那时起对该病的报道有了惊人的 400% 的增长[13]。同时统计学水平也在进步。目前大多数有关 VIN 的报道显示，本病发生于 40 岁以内女性且多为多发病灶而不是单发病灶。

VIN 的皮损外观各异（图 23.31 至 23.36）。最常见的形式为边界清晰的、顶部平坦的丘疹和斑块，直径为 2cm 或以内。可有 1 ～ 20 个病灶。在 20% 的患者中，病灶会出现融合以形成更大的病灶，在罕见病例中甚至会覆盖整个外阴组织。偶尔也会出现结节样病灶。病灶的颜色多样，可为白色、棕黑色、粉色，而红色是最常见的。混合颜色的发生率约为 20%。病灶的表面可呈剥脱状、结痂或糜烂状。

较常见的情况是：VIN 的病灶会逐渐更新并发生于正常组织，但在一些病例中，发生于苔藓样皮肤或其他皮肤的病灶会出现分层，尤其是在硬化性苔藓和扁平苔藓患者。瘙痒症状和相对少见的疼痛症状可在 2/3 的患者中出现。肛门生殖器的所有区域，从前庭到外阴周围和肛周，都可能发病。

诊断和鉴别诊断

单靠临床体检无法对 VIN 进行确诊。因本病表现各异，可与生殖器疣、脂溢性角化病、银屑病、神经性皮炎、硬化性苔藓和扁平苔藓类似。活检可对上述疾病予以鉴别（表 23.3）。

组织学和实验室检查

如上述的 VIN 分类，VIN 的镜下表现可分为几种类型。所有类型中都有上皮增厚（棘层肥厚），同时伴

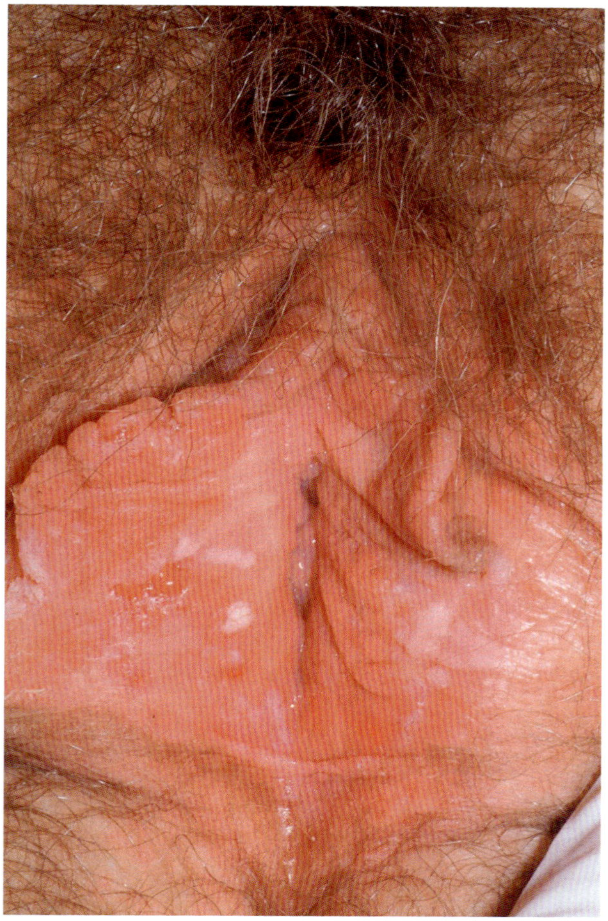

图 23.31 发生在肾移植免疫抑制后、人乳头瘤病毒感染患者的外阴上皮内瘤样变表现为：不规则的红色表面，上面带有白色角化平坦丘疹。（Reproduced from P. J. Lynch and L. Edwards Genital Dermatology (Fig. 22-4), Churchill Livingstone.）

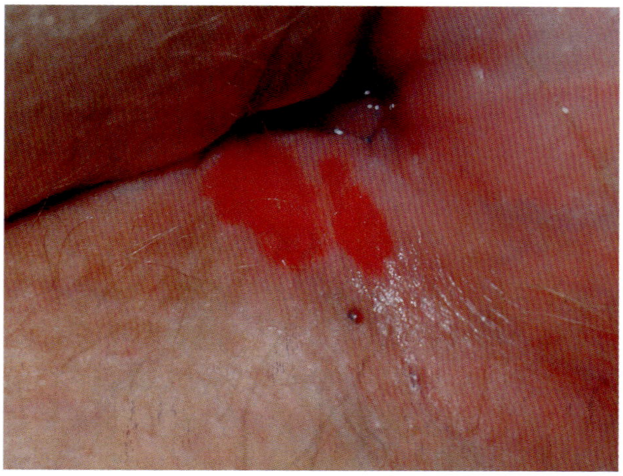

图 23.32 发生在硬化性苔藓上的外阴上皮内瘤样变，呈现多样的红色，已接近糜烂。

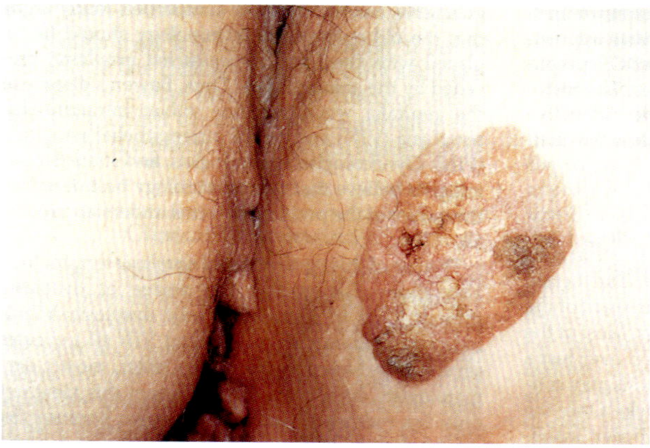

图 23.33 当发生于干燥的角化皮肤时，外阴上皮内瘤样变（Bowen 病）可表现为角化、粗糙、剥脱样。（Reproduced from P. J. Lynch and L. Edwards Genital Dermatology (Fig. 6-17), Churchill Livingstone.）

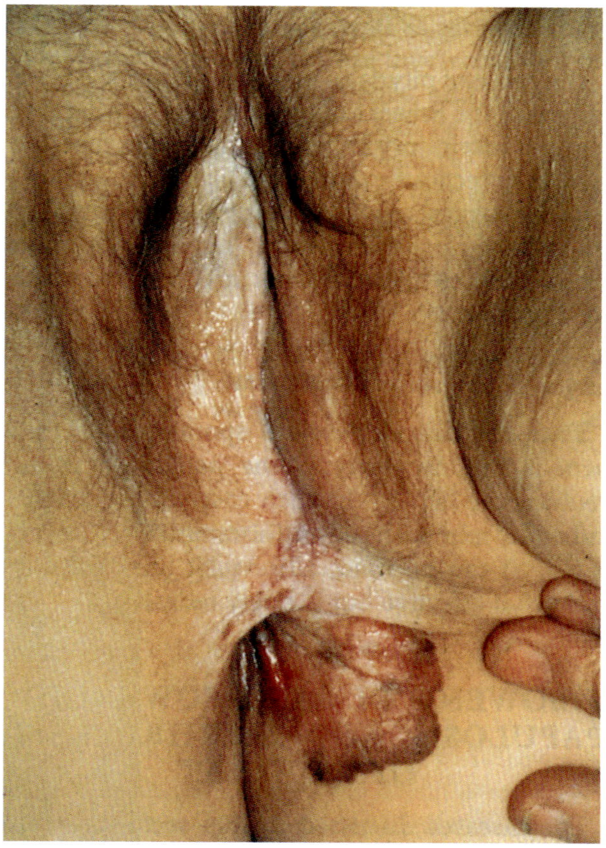

图 23.34 发生在硬化性苔藓患者的肛周上皮内瘤样变（Bowen 病），表现为红斑和色素沉着斑块。（Reproduced from P. J. Lynch and L. Edwards Genital Dermatology (Fig. 6-18), Churchill Livingstone.）

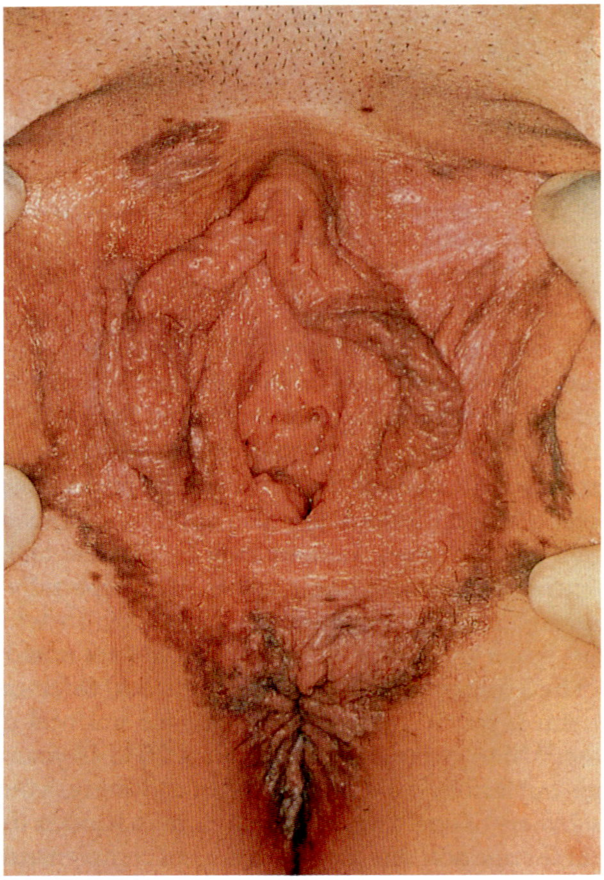

图 23.35 多发性外阴上皮内瘤样变的广泛红斑、色素沉着斑块和丘疹（Bowen 样丘疹）。（Reproduced from P. J. Lynch and L. Edwards Genital Dermatology (Fig. 6-20), Churchill Livingstone.）

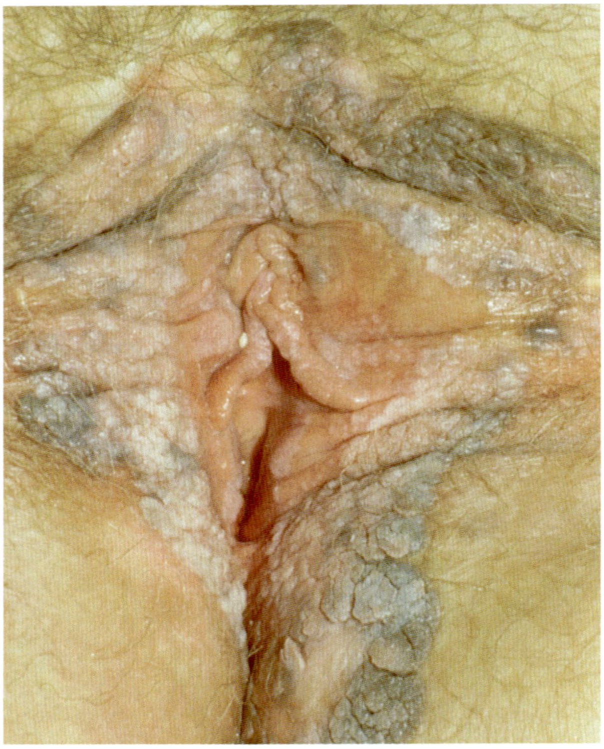

图 23.36 尽管第一次活检诊断肿块为脂溢性角化病，但其临床表现提示应行再次活检，结果诊断为外阴上皮内瘤样变 3 级。

有角化过度和角化不全。VIN 疣状型最为常见，其特征与多发性乳头瘤病相同（上皮表面呈波浪分布，非典型增生多见，上皮细胞有中空细胞改变和一定程度的异常角化）。VIN 基底细胞型较为少见，其特征表现为正常上皮细胞被圆形的小基底细胞取代。上皮表面更加平整，仅有少量中空细胞改变或无中空细胞改变，无异常角化。两种类型可独立存在，有时也可同时存在。这两种类型占本病的 80%。VIN 分化型（也称为“单纯型”）占本病的 20%。其特征为基底层或邻近基底层的下部上皮角化细胞异常分化。这种改变在网嵴的底部更为显著。仅有少量的非典型细胞改变。

发病机制

有一种观点认为，两类 VIN 可被确认。在 75% 的 VIN 样本中可发现高危型 HPV[14]。在这些 HPV 阳性的病变中，80% ～ 90% 可发现 HPV 16[15]。相比之下，HPV 18、33、35 和 52 较少见。HPV 的 DNA 几乎可见于所有具有多发病灶的年轻女性。这些与 HPV 相关的病变已证实为疣状型和基底细胞型 VIN。患有此型 VIN 的女性多患有多源性上皮内瘤样变，50% 为 CIN、阴道上皮内瘤样变或直肠上皮内瘤样变[17]。在人类免疫缺陷病毒（HIV）阳性的患者中，患直肠上皮内瘤样变的风险略有升高。吸烟也是 HPV 相关 VIN 的发病危险因素之一。

癌变的发病机制与高危型 HPV 的 DNA 和人基因结合有关。一旦这种结合发生，则 HPV 病毒的早期蛋白——E6 和 E7——就会出现显著增殖。这些蛋白可使由 *p53* 和 *Rb* 基因产生的重要肿瘤抑制蛋白的作用减退。这种肿瘤抑制功能的缺失导致 DNA 修复减少，从而导致其他肿瘤相关的突变得以累积。E7 蛋白可能因诱导染色体产生不稳定性而使突变增加，同时可通过刺激上皮细胞增殖而促进肿瘤发生。而 E6 蛋白可能通过刺激端粒活动从而防止正常细胞的衰老。

第二类患者的病变与 HPV 感染无关。患者的病变在组织学上显示为分化型 VIN[16]。此型患者多为具

表 23.3 外阴上皮内瘤样变（VIN）

诊断
红、棕和白色
平坦的丘疹和斑块
表面剥脱、分层或溃疡
活检是必要的
鉴别诊断
生殖器疣
脂溢性角化病
外阴皮肤病：银屑病、硬化性苔藓、扁平苔藓、神经性皮炎。需行活检鉴别上述疾病
治疗
年龄低于 30 岁的年轻女性可观察 1 年
对局部病灶行广泛局部切除
对分布广泛的病灶可行外阴皮肤切除
电外科学破坏病灶、激光消融和局部咪喹莫特治疗价值不大

有单发病灶的老年女性。此外，相当一部分该型的 VIN 与外阴硬化性苔藓有关，也有少部分病例与扁平苔藓有关。瘤样变的发病机制未明，可能与 *p53* 和 *DNKN2A* 基因突变有关[18]。

治疗和预后

VIN 的预后尚不清楚。可发生自然消退，但其发生率可从 1.2%（平均 10 个月后）[19] 到 11.6%（平均 9.5 个月后）[20]。自然消退似乎仅发生在 HPV 相关型 VIN 中，且发生率在年轻女性中较高，超过 30 岁后下降明显[20]。

未经治疗的所有分期的 VIN 进展为鳞状细胞癌（SCC）的发生率，低的报道为 9%[19]，高的报道为 88%[20]。经过治疗的患者进展为 SCC 的发生率报道分别为 3.8%[20]、6.5%[19] 和 20%[17]。发生率各异可能与病例组成和随访时间有关。与分化型 VIN 相比，HPV 相关型 VIN 进展为 SCC 的发生率较低且较为缓慢。事实上，分化型 VIN 的情况不容乐观，一项研究报道，在 75% 的初次诊断为未分化型 VIN 的患者中可发现潜在的浸润性 SCC[21]。

鉴于报道数据各异，治疗方法也有多种意见。“严密观察”以待其自然消退可能只适用于 HPV 相关型 VIN 的年轻女性（25 ~ 30 岁），观察时间应限制在一年以内。其他患者均需治疗。外科切除超出边界 0.5 ~ 1.0cm 是局限型 VIN 的治疗金标准。不幸的是复发率很高，平均约为 40%[22]，尽管当切缘切净时这个比例会显著降低[19,20]。当多发病灶占据较大区域时，可行外阴皮肤切除术，复发率也很高[19]。激光消融和多种形式的电外科破坏也可应用，由于病变组织的深度不同，治疗可造成术后不适，使恢复期延长。此外，这些对病灶的破坏技术其复发率与切除的复发率相同[22]。以 5% 的咪喹莫特乳膏进行药物治疗效果较好[23]，但目前无足够数据证实。

浸润性鳞状细胞癌

在女性，每年浸润性 SCC 的发病率为 2 ~ 3/10 万，约占女性生殖器癌症的 5%。SCC 的发病率在 25 年内上升了 20%，而 VIN 的发病率上升了 400%[13]。与此同时，诊断为 SCC 和 VIN 的平均年龄降低。

SCC 常常由 VIN 发展而来。最常见的表现为表面剥脱或分层状斑片和结节；常常可见溃疡（图 23.37 至 23.39）。病变颜色多样，与前述 VIN 相同。大部分病灶在诊断时为 1 ~ 4cm 大小，但较大病变偶尔也会发生。在罕见病例中，病变会在正常组织产生，表现为外生结节。多数患者会出现瘙痒，溃疡病变会导致疼痛。SCC 的主要发病危险因素为：硬化性苔藓、扁平苔藓或其他外阴炎症性疾病。其他危险因素包括：CIN 病史、HIV/ 获得性免疫缺陷综合征（AIDS）和其他免疫抑制。

与由 HPV 引起的宫颈 SCC 不同，外阴 SCC 的发病机制有两种：一种与 HPV 有关，另一种与 HPV 无关[24]。与 HPV 相关的病例占所有发病的 20%，且大部分发生于患有疣状型或基底细胞型 VIN 的年轻女性[25]。约 80% 的 SCC 病例的发生与 HPV 无关。这种 SCC 多见于老年女性，多伴分化型 VIN，并与硬化性苔藓和扁平苔藓有关[26,27]。这两种形成机制与上文所述 VIN 的形成机制相同。

关于本病的分期、治疗和预后可见妇科学和肿瘤学教科书。

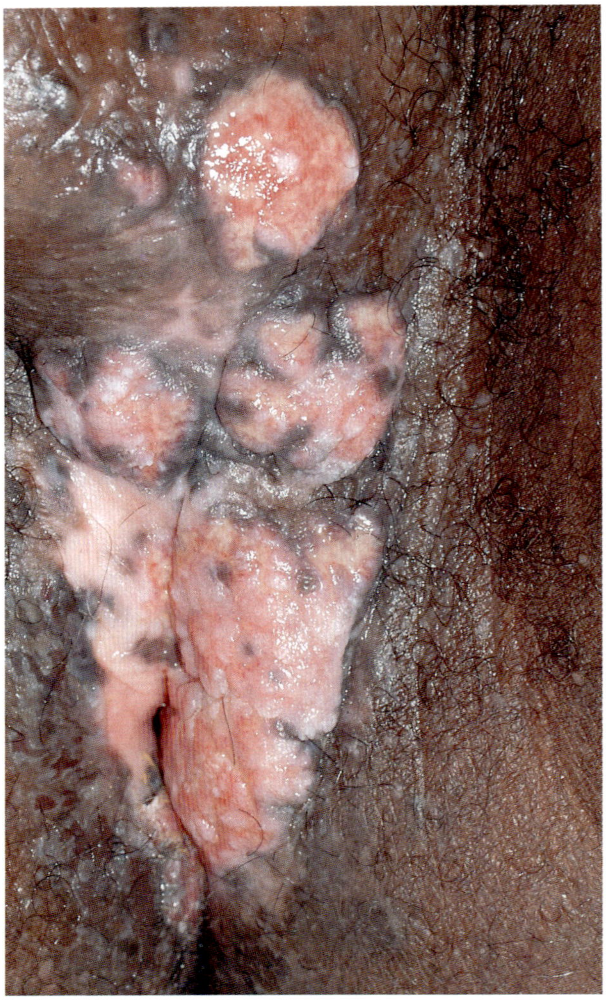

图 23.37 鳞状细胞癌的浸润性不规则斑块，图中显示溃疡和周围色素沉着性平坦的丘疹，提示其病因为人乳头瘤病毒感染。

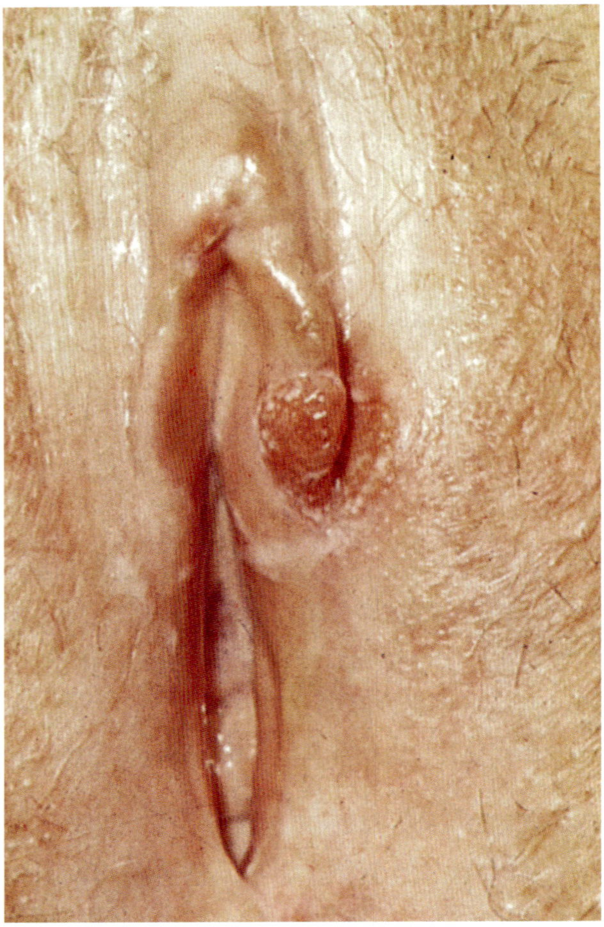

图 23.38 左侧小阴唇后方的浸润性鳞状细胞癌，发生于硬化性苔藓之上。

疣状癌

疣状癌是一种进展较慢的鳞状细胞癌。可发生在皮肤和黏膜。发生在肛门生殖器区域的病变表现为 Buschke 和 Lowenstein 巨大尖锐湿疣。发生于外阴的病变表现为明显的“疣”状外观，为外生病灶，直径为 2 ~ 10cm，生长于正常皮肤（图 23.40）。病变表面为菜花样，呈密集多发的放射状生长。可见表面脱皮和（或）硬化，但溃疡较罕见。相应区域的淋巴结有可能增大。

在取少量组织进行活检时，组织学表现与较大的生殖器疣相同，常常导致误诊。范围较大的切除性活检显示，大量的上皮棘层增厚，并伴有大量的乳头瘤

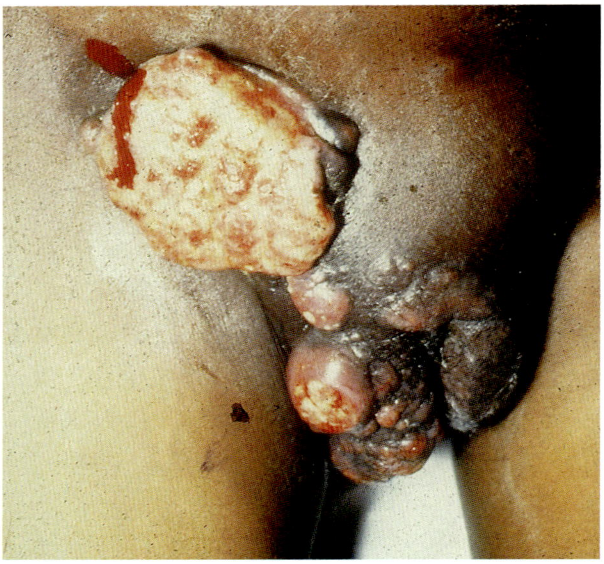

图 23.39 发生在一位年轻女性患者的转移性鳞状细胞癌。

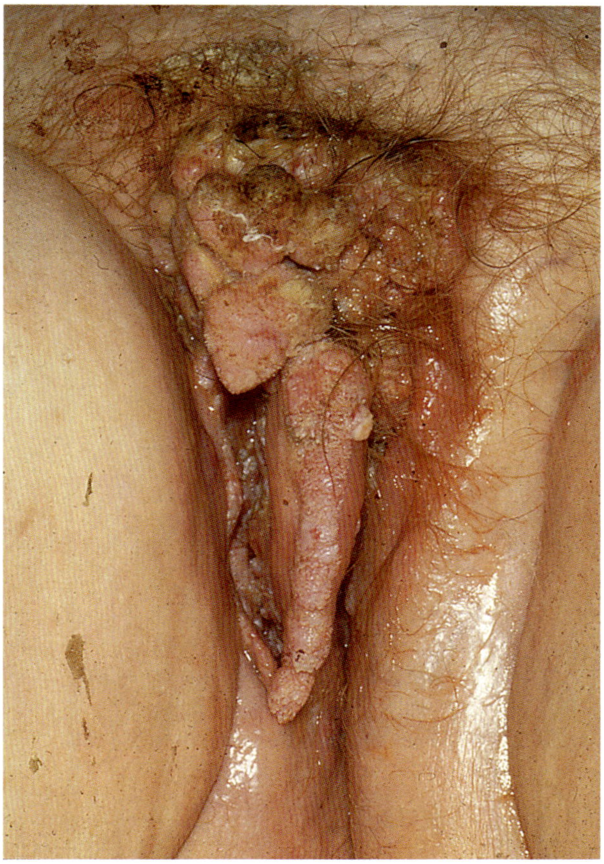

图 23.40 由疣状结节融合形成的疣状癌。

样增生。非典型细胞和分裂像仅存其一或仅少量存在。特征性表现为圆形的棘层网嵴突入真皮层。在疣状癌中，基底膜是完整的，因此无浸润。然而，当对病变进行多个切片后，可见镜下浸润。一些学者认为，这种表现证明了外阴部疣和鳞状细胞癌的共存。但是与此意见相左的证据是：无论有或没有镜下浸润的病变，其预后都与良性肿瘤相同。甚至在一些因有其他癌变转移导致淋巴结肿大病变中，对其进行活检，其组织学图像仅显示为重度炎症改变。

疣状癌的病因未明，在肿瘤周围组织均未发现 VIN 或其他疾病，如硬化性苔藓或扁平苔藓。因为组织学表现与生殖器疣相同，因此有观点认为该肿瘤的病因可能为 HPV 感染。然而，近来的一些应用分子细胞学技术的研究显示，大多数病变中都没有发现 HPV 的 DNA。选择性治疗为广泛性局部切除。局部复发率为 20%，而转移和因本病致死的病例相当罕见。

基底细胞癌

基底细胞癌（BCC）是人类最常见的癌症。在美国每年约有 100 万人被诊断为本病。几乎所有的 BCC 都发生于受阳光照射的皮肤。小部分病例发生于非阳光照射皮肤，约有 300 例外阴 BCC 的病例已报道。这可能是对真实的发病率的低估，因为最近已有一项有 63 例病例的研究[28]。BCC 占外阴癌的 3%。平均诊断年龄约为 70 岁，但患者往往在 30 多岁时就发现了肿瘤病灶。肿瘤几乎均为单发，大阴唇为好发部位。

与发生在日光晒伤皮肤的病灶相比，发生在外阴的 BCC 形态更显多样。可呈丘疹、结节和斑片状（图 23.41 和 23.42）。可为肤色、红色或棕色，表面可呈剥

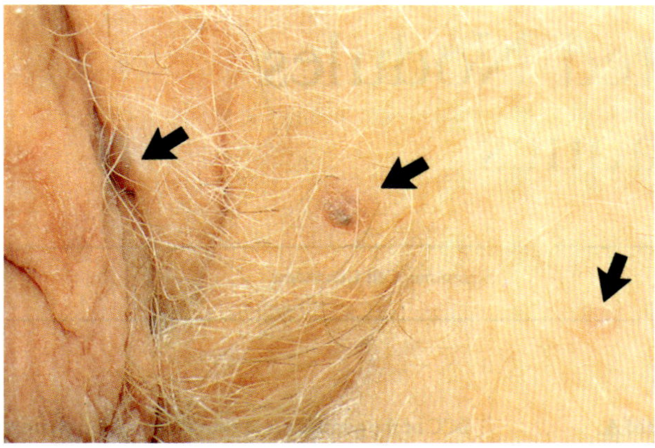

图 23.41 这些肤色和色素性丘疹为半透明性质，提示正确诊断为基底细胞癌。(Reproduced from P. J. Lynch and L. Edwards Genital Dermatology (Fig. 19-1), Churchill Livingstone.)

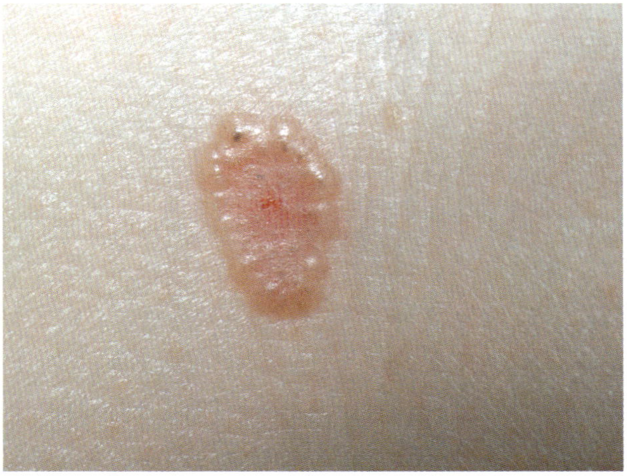

图 23.42 在臀部未受日照皮肤上的基底细胞癌，为典型的半透明性质，边界卷曲。

脱样、分层或糜烂状。平均大小为 2cm，但有时也可出现巨大病灶。临床症状多为发现肿块和瘙痒。当病灶发生溃疡时，则会出现疼痛和出血（图 23.43）。

病因尚未明确，但发生在外阴的 BCC 与紫外线照射无关。长期愤怒、放疗史、免疫缺陷和遗传易感性（与高林综合征类似）都被视为高危因素。发生在其他部位的 BCC 一般与 shh 信号通路缺陷和抑癌基因 *p53* 突变有关。

本病的治疗为广泛局部切除。临床上，外阴 BCC 常常边界不清，因此外科切除范围需要经镜下确定。因此，有时二次切除是必要的。目前已有多种组织学分类报道，其中一些（硬化型、浸润型、鳞状细胞型、腺囊型和周围神经浸润型）与复发有关。显微镜控制下的 Mohs 手术可用于复发性肿瘤的治疗。本病预后良好，但约有 10 例病例发生了转移。这与发生在日晒皮肤上的 BCC 的转移病例数相比可能是过度的，但这可能反映了患者诊断时的高龄和较大的病灶。

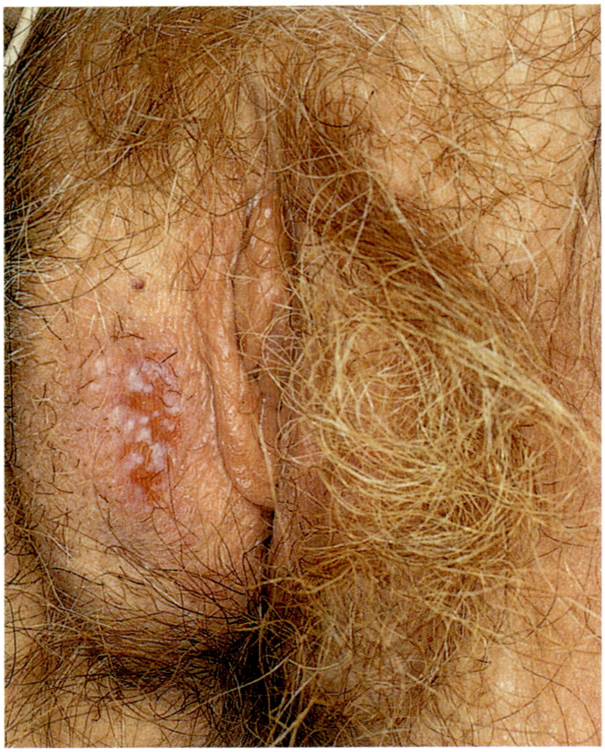

图 23.43 非特异性的、界限不清的糜烂斑块，其活检确诊为基底细胞癌。

乳腺外Paget病

流行病学和临床表现

乳腺外 Paget 病（EMPD）是一种仅发生在覆有顶泌腺的皮肤的一种罕见肿瘤。女性发病率是男性的 3 ~ 4 倍，2/3 的 EMPD 发生于外阴。肛周受累可与外阴 EMPD 伴发，也可单发。会阴部和腹股沟病变较少见。EMPD 占外阴恶性肿瘤的 1% ~ 3%。在老年白种人女性中更常见。患病平均年龄为 70 岁，范围为 50 ~ 80 岁。40 岁以下发病罕见。

EMPD 病变在外观上不具有特异性（图 23.44 至 23.49）。常见表现为界限分明的红色斑片。这些病变的表面为剥脱、分层和糜烂的混合。分期较高的病变常常在广泛的糜烂样区域中散布多个白色岛状组织。本病的一种罕见的色素脱失型已经有报道。大阴唇为好发部位。可单发也可多发，可发生于单侧，也可发生于双侧。在罕见病例中，也可见腋部或乳腺同时发病的多中心性病变。病变的直径可只有 2cm，但整个外阴、阴阜、会阴和肛周皮肤都有可能发病。

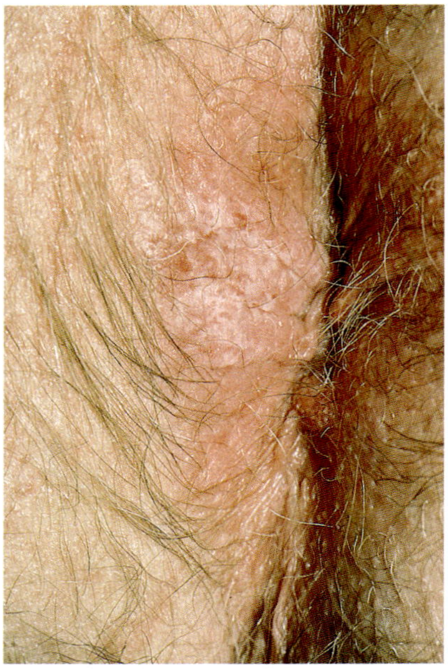

图 23.44 乳腺外 Paget 病的斑块无症状，具有红色和白色浸软样表面。

75% 的患者有中到重度的瘙痒。患者常常发现病变或肿块。少部分患者可出现疼痛或从糜烂样表面“流液”。症状平均持续 2 年或以上。患者常常已经多次就医，对局部类固醇治疗和（或）抗真菌药治疗无效可提示本病诊断。

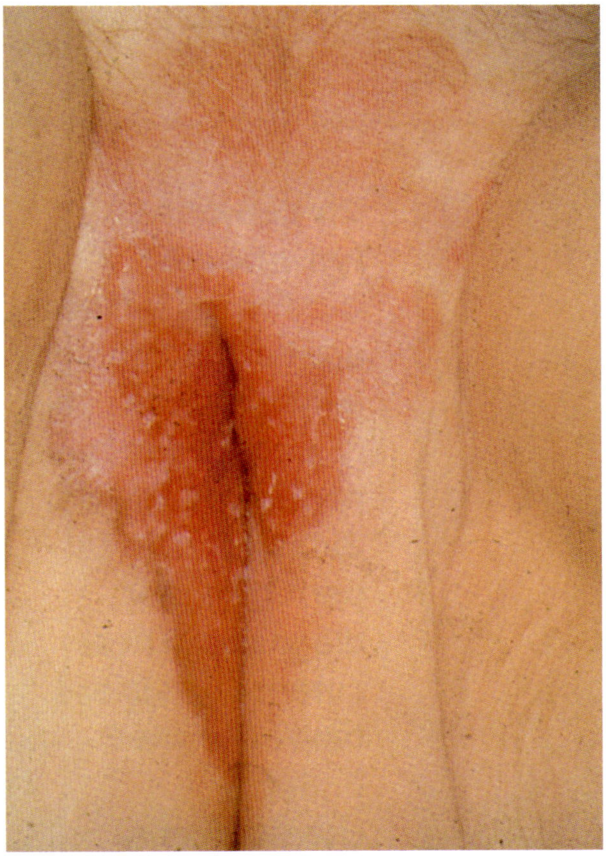

图 23.45 这个乳腺外 Paget 病的斑块是非特异的，可能与一些炎性疾病混淆，如糜烂性扁平苔藓或神经性皮炎继发感染。

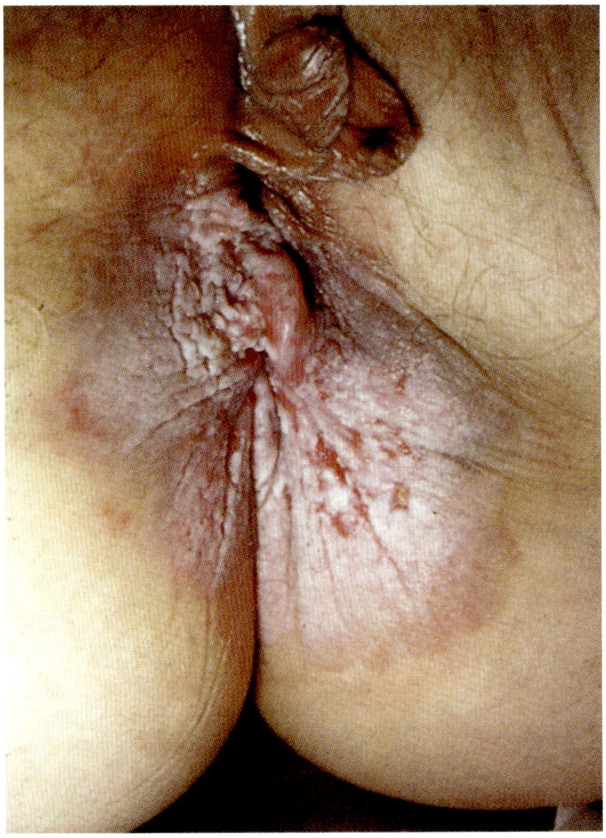

图 23.46 迁延不愈的皮肤炎性疾病需活检除外恶性疾病；尽管在形态学上与神经性皮炎表现一致，但活检证实为乳腺外 Paget 病。

诊断和鉴别诊断

可通过活检明确诊断。在大多数情况下不会考虑为 EMPD，而“盲目”的活检往往会在有外阴疾病且对局部治疗无效的患者进行。EMPD 在临床表现上可与以下疾病相似：银屑病、神经性皮炎、间擦疹、接触性皮炎、上皮内瘤样变、Hailey-Hailey 病、硬化性苔藓和扁平苔藓（表 23.4）。

组织学和实验室检查

EMPD 的组织学具有特异性。在表皮内可见单个或成群的大细胞，这些细胞具有苍白的细胞质和大细胞核。细胞非典型性和分裂像常常明显。这些细胞常蔓延至毛囊和汗腺的上皮部。在大多数病例中，EMPD 局限在上皮内，但一些病例表现为镜下浸润或深部浸润，5% ~ 15% 的外阴病例具有潜在的汗腺相关浸润性腺癌。

在 EMPD 中，苍白细胞中在传统黏液素染色中显示黏液素呈阳性，如 PAS 染色和阿申蓝染色。这些细胞在进行癌胚抗原和低分子量角蛋白（如 CK7）免疫染色后显示阳性。细胞一般无雌孕激素受体。作为 HER-2 致癌基因蛋白，雄性激素受体可见于约半数的病变中[29]。在大部分病例中，用其他特殊染色排除黑素瘤和 Paget 病样上皮内瘤样变。黑素瘤为 S-100 阳性，PAS 阴性，而鳞状细胞型上皮内瘤样变二者均为阴性。

因为本病发生在老年人，因此常常同时伴有其他恶性疾病。然而，与预计的同时合并乳腺、泌尿系统和胃肠恶性疾病的患者（10% ~ 20%）相比，实际的发生率更高。因此，对 EMPD 患者应采用适当的手段对上述疾病进行检查。

发病机制

尽管 EMPD 的病因未明，由两种病理生理学路径被认为与本病的发生有关。在原发型 EMPD 中，肿

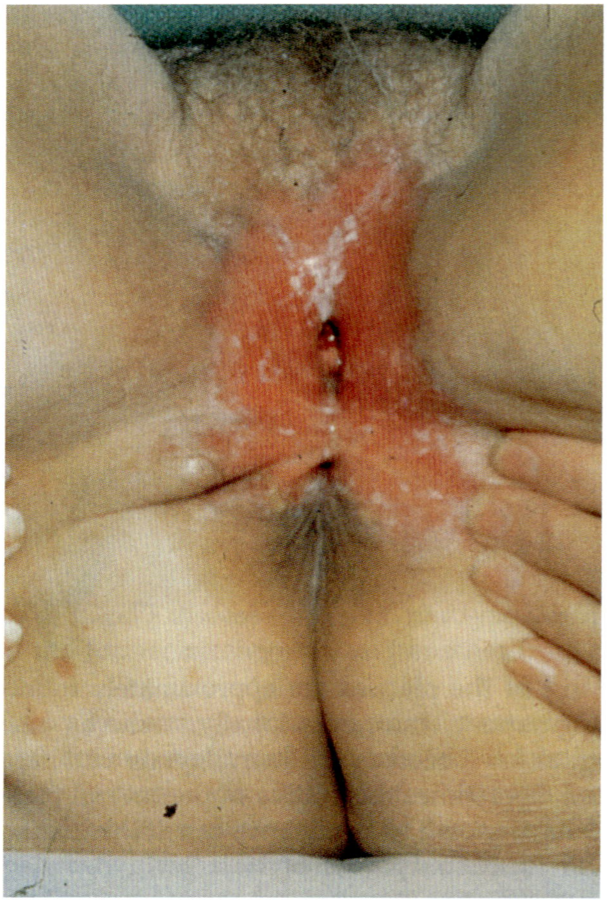

图 23.47 乳腺外 Paget 病的红色渗出性斑块可发生于黏膜和角化皮肤。(Reproduced from P. J. Lynch and L. Edwards Genital Dermatology (Fig. 6-24), Churchill Livingstone.)

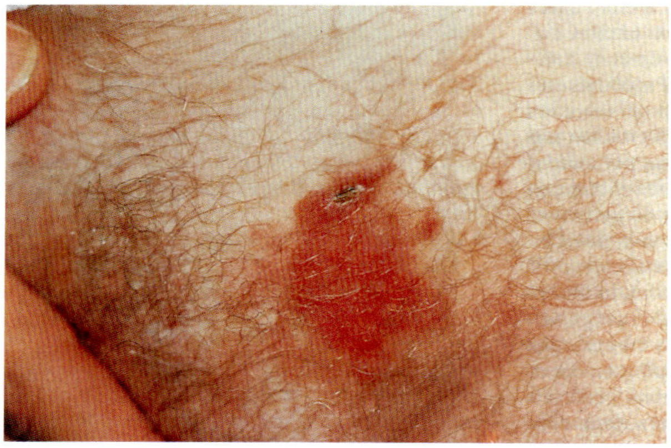

图 23.48 Paget 病可表现为不规则炎性斑块。(Reproduced from P. J. Lynch and L. Edwards Genital Dermatology (Fig. 6-26)，Churchill Livingstone.)

瘤由上皮产生。病变细胞很有可能来源于 Toker 细胞，Toker 细胞存在于正常乳头、乳线上的副乳和肛门生殖器组织中[30]。这些 Toker 细胞与 EMPD 的细胞一样

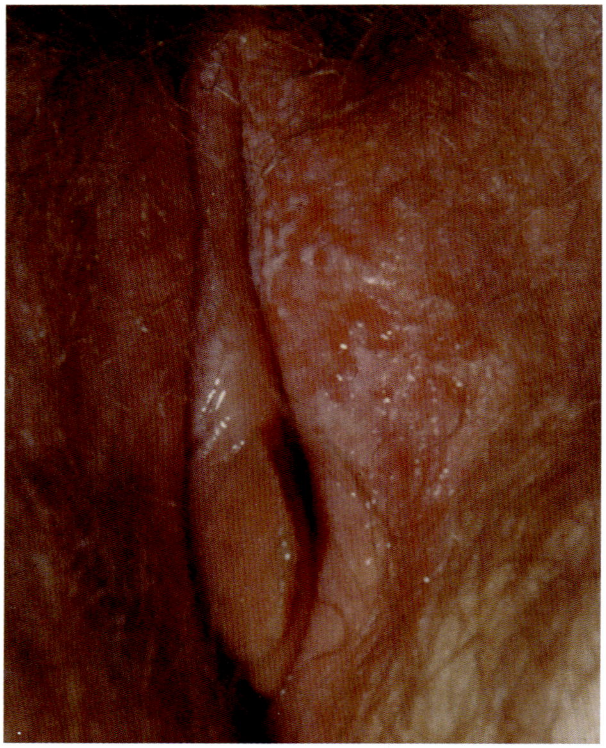

图 23.49 乳腺外 Paget 病的炎性斑块表现为岛状分布的白色高度角化的上皮。

表 23.4 乳腺外 Paget 病

诊断
红色片状
呈岛状分布的白色组织
湿疹样或糜烂表面
常常多发
活检是必要的
鉴别诊断
念珠菌病
湿疹类疾病
外阴皮肤病，尤其是银屑病
外阴上皮内瘤样变
治疗
广泛性局部切除
对浸润和潜在的癌变进行检查
对乳腺、泌尿系统和胃肠恶性肿瘤进行检查
如果发现浸润，则行淋巴结活检
对复发有所预期
可行切除、激光消融、光学治疗和电外科学破坏治疗复发

表达黏液素和 CK7。这些 Toker 细胞可分布于乳头的乳管中，也可存在于外阴部的乳腺样腺体的排出管[30]。Toker 细胞也与因细胞丘疹样变导致病变处色素脱失有关，因此，也可能与 EMPD 的色素脱失型有关[31]。在继发型 EMPD 中，非典型细胞是由深部的附件、泌尿系统、胃肠腺癌等原发病转移到表皮。这与几乎所有乳腺 Paget 病的形成途径相同。

治疗和预后

原发型 EMPD 因病变局限于表皮（原位瘤样变）或浸润较小（< 1mm），预后良好。不会发生淋巴结浸润或远处转移，患者不会因本病死亡，寿命与未患病的同龄人相同[32]。对于患有原发型 EMPD 但浸润超过 1mm 的患者来说，其预后较差。会有淋巴结和远处转移发生，且根据浸润的深度不同，5 年生存率为 0 ~ 35%[32]。对于伴发乳腺、泌尿系统或胃肠道恶性肿瘤的患者，其预后取决于伴发肿瘤。

本病的治疗为广泛局部切除，当病变分布广泛时，也会采取外阴切除。如果仅为组织学上皮内瘤样变或浸润，则不需要剔除淋巴结[32]。如果浸润超过 1mm，则需要剔除前哨淋巴结或行大部淋巴结切除。

尽管切除范围往往超过肉眼可见病灶数厘米，在切除组织边界仍会发现病变细胞。当临床和组织学(术中冰冻切片确认）均显示切缘切净时，复发率仍然很高（20% ~ 40%）。Mohs 显微手术仅轻微改善了复发率。复发率高可能归结为两个原因：(1) 镜下观察，在病变周围常常发现病变，而该区域肉眼观察无异常；(2) EMPD 病灶往往多发，呈不相关的岛状分布，往往超出临床肉眼可见病变。幸运的是，患者的预后与复发无关，而取决于浸润的等级。也许对本病最好的治疗方法是切除肉眼可见病灶，减少切除肉眼正常的组织，以减少术后恢复时间，并使组织得以保留。当病灶复发时再行二次切除。

其他治疗方法对于治疗肉眼可见的病灶效果良好，如光学治疗、放射治疗、激光治疗和咪喹莫特局部化疗，但同手术治疗一样，复发率很高[33]。更重要的是，当上述治疗用作本病的起始治疗时，无法从组织学判断是否有浸润或潜在的腺癌发生。上述非手术治疗可能最好用于治疗复发性 EMPD，因为复发性 EMPD 往往与浸润或潜在的腺癌无关。

非典型色素痣

在一项前瞻性研究中，有 300 位到生殖内分泌诊所就诊的女性被检查出有外阴色素痣。在 7 位均为白种人的女性患者中（2%），仅有一人显示组织学非典型病变[2]。这与 1987 年的一项研究结果相同，该研究显示在 59 例外阴色素痣患者中有 5% 为非典型病变。三种非典型色素痣可经组织学确认，且每种类型均有其特征性的临床表现。

第一种，“经典型”非典型色素痣，常常被称为“结构不良痣”，在白种人的发病率为 5% ~ 10%，呈广泛分布。本病大多数为单发，表现为零星分布的色素痣，但患者往往有多个皮损，本病与遗传相关（图 23.50 和 23.51）。这些结构不良痣平坦或轻微隆起，形态不规则，边界稍有不清，可为多种颜色（褐色、棕色、红色和白色混杂），比正常色素痣稍大（5 ~ 15mm）。组织学可见黑素细胞增生，可单独或成簇分布于真皮 - 表皮层。这些细胞簇为桥接，网嵴延长。一些黑素细胞为非典型表现。在真皮层，出现真皮乳头的纤维素增生，并出现淋巴细胞的带状炎性浸润。这种结构不良痣体现了个体对黑素瘤的易感性，但这种单发病变很少会进展为黑素瘤。也许是因为日光照射是本病进展的重要因素，本病并未得到重视。

第二种，“生殖型非典型色素痣”（也称为“乳线痣”和“屈侧痣”），其发生占外阴色素痣的一小部分[34]。本病发生在年轻女性（20 ~ 35 岁），可发生在外阴的黏膜与非黏膜区域。皮损隆起呈息肉样，可有着色，呈浅褐色丘疹样，常常缺少上文提到的发育不良的临床特征（图 23.52）。组织学上可见由痣细胞形成的细胞簇的汇合，并形成连接。在细胞簇中，痣细胞相对于普通痣中的细胞更大，且连接性较差，但无分裂像。上述（“Paget 样”）黑素细胞的广泛分布较为特异。网嵴的延长少见。可能会有非典型细胞存在，尽管这些痣具有一些特殊的镜下特征，但这些痣是良性的且没有发展为黑素瘤的潜在风险。

第三种，非典型色素痣，曾在外阴硬化性苔藓中描述过。本病发生在患有硬化性苔藓的老年女性，组织学显示为良性，但发生在儿童和年轻女性的病变组织学表现为非典型性[35]。发生于儿童的病灶表现为发生在硬化性苔藓的白色病灶上的不规则的、平坦或隆起的黑色皮损。这些色素痣的镜下表现与切除后复发

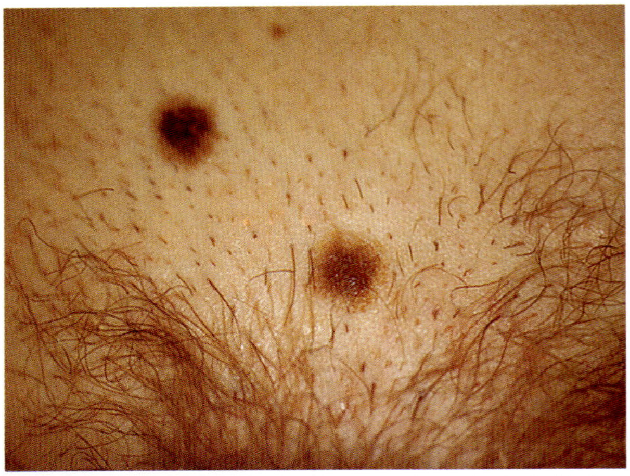

图 23.50 这些非典型(结构异常)色素痣较大,边界模糊。

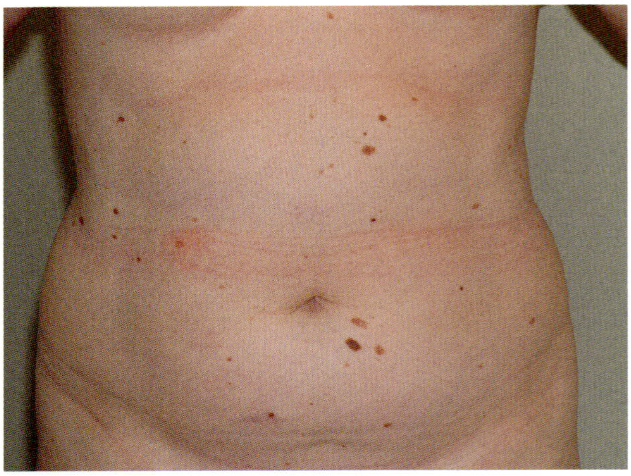

图 23.51 患有非典型色素痣的女性通常比正常人有更多的非典型和良性痣。这些女性需要进行常规全身体检。

的“稳定痣”类似[35]。组织学特征包括:汇合的细胞簇连接,黑素细胞增生,黑素细胞的 Paget 样广泛分布,真皮乳头纤维增生,以及潜在的真皮内淋巴炎性反应。这类色素痣的意义尚不明确。有报道称在年轻女性患者中合并黑素瘤的发病率上升,但尽管不是全部,也有一些报道的病例事实上为非典型色素痣而不是黑素瘤[35,36]。

黑素瘤

发生在外阴的黑素瘤与发生在日晒后皮肤的黑素瘤不同,不同之处包括:(1)逐渐减少的发病率;(2)发病年龄较大;(3)常表现为无色素皮损;(4)发病机制与紫外线辐射无关;(5)多表现为斑点状(肢端/黏膜)组织学亚型;(6)与周围的痣无关;(7)好发于黏膜或无毛发的皮肤;(8)相比之下预后更为不佳。

流行病学和临床表现

黑素瘤是外阴第二大恶性肿瘤,但其仅占所有肿瘤的 3% ~ 5%。外阴黑素瘤每年的发病率约为 0.1/10 万。发病率稳定或逐年下降,这与晒后皮肤黑素瘤发病率的快速上升形成显著对比[37,38]。外阴黑素瘤约占女性黑素瘤的 3%,因外阴皮肤表面积占所有皮肤的 1% ~ 2%,可见外阴部可能是黑素瘤的好发区域。本病主要发于白种人女性,发病年龄为 50 ~ 80 岁。也有一些病例报道本病发于患有硬化性苔藓的儿童[36]。

发生在非生殖器区域的黑素瘤无临床症状,这可能是由于本病在发现时病灶尚小。然而,大多数外阴黑素瘤患者对早期小病灶难以察觉,往往到发现肿块或其他症状出现时才察觉。因此,有一大部分外阴黑素瘤患者常常有瘙痒、疼痛、流液或出血等主诉。

外阴黑素瘤在外观上有其特异性(图 23.53 至 23.57)。大多数为着色隆起的息肉样结节,但也有一些表现为平坦而着色较深的斑块。溃疡、色素减退(无色素性黑素瘤)和多发性病灶(可能呈卫星状分布)这三种查体结果在外阴黑素瘤较其他部位常见。病灶的平均长轴直径为 1.5 ~ 2.5cm。2/3 的病灶发生于阴蒂、小阴唇和大阴唇内侧。至于病变好发于黏膜和无毛发皮肤的原因目前尚无定论。

诊断和鉴别诊断

当病变着色较深时较易作出诊断,但当病变着色较浅时则容易漏诊。鉴别诊断包括着色斑、良性痣、脂溢性角化病、Paget 病和 VIN(表 23.5)。活检可排除上述疾病并确诊。

组织学和实验室检查

发生在外阴的黑素瘤有三种组织学类型。最常见的是黏膜色斑黑素瘤。这种类型与肢端黑素瘤相似。第二常见的类型是结节黑素瘤。最后为浅表扩散性黑素瘤[37,39]。这种发病率排序与晒后皮肤发生的黑素瘤恰好相反。诊断时平均浸润深度为 2 ~ 3mm,较其他部位的黑素瘤的浸润程度深[38,39]。这可能是由于其发

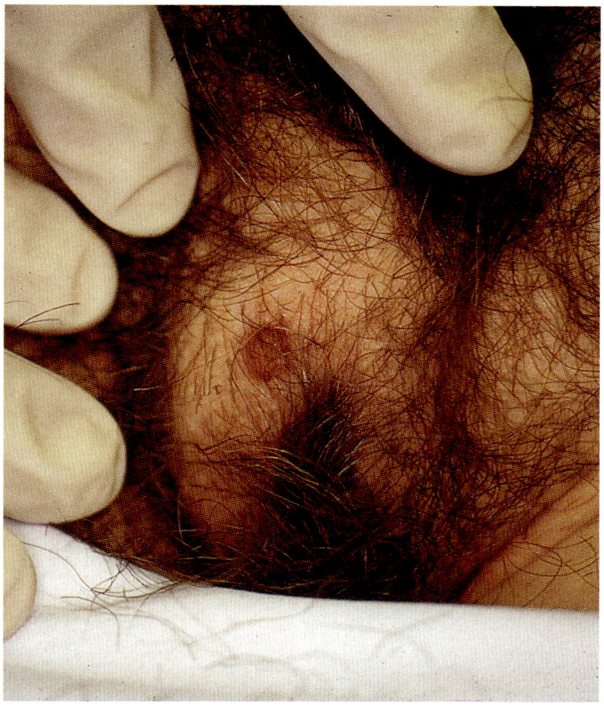

图 23.52 这个生殖器非典型色素痣隆起呈良性表现，但在组织学上呈现非典型表现。

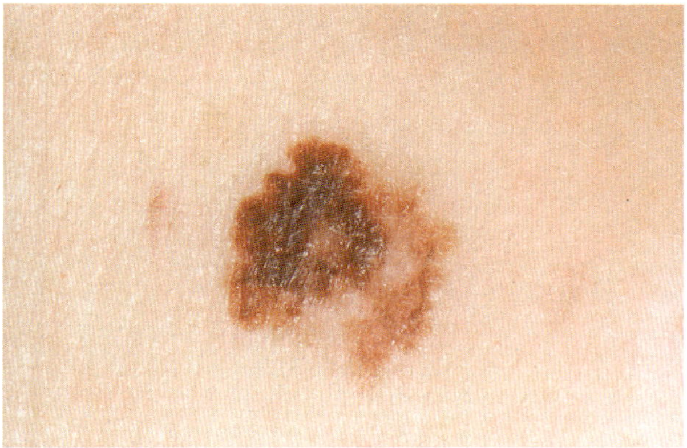

图 23.53 这些无症状的、具有不规则边界的、颜色多样且直径较大的病变（黑素瘤的四个形态特征）提示正确诊断为黑素瘤。

病“隐匿”而不易被察觉所致。篇幅所限，本书不对外阴黑素瘤的镜下表现进行详细叙述。

发病机制

黑素瘤主要的发病因素为日光照射，尤其是童年时期的晒伤。这显然不能作为外阴黑素瘤的病因解释。但皮肤黑素瘤的其他致病因素都是外阴黑素瘤的危险

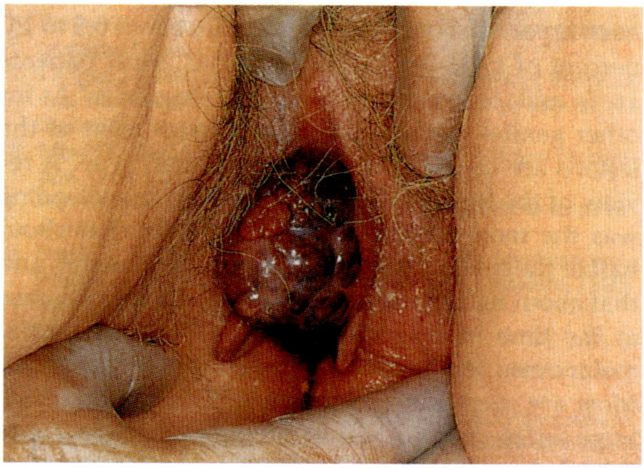

图 23.54 外阴部呈真菌样生长的黑色结节状黑素瘤同时伴有无色素性粉色的息肉结构。（Reproduced from P. J. Lynch and L. Edwards Genital Dermatology (Fig. 12-9), Churchill Livingstone.）

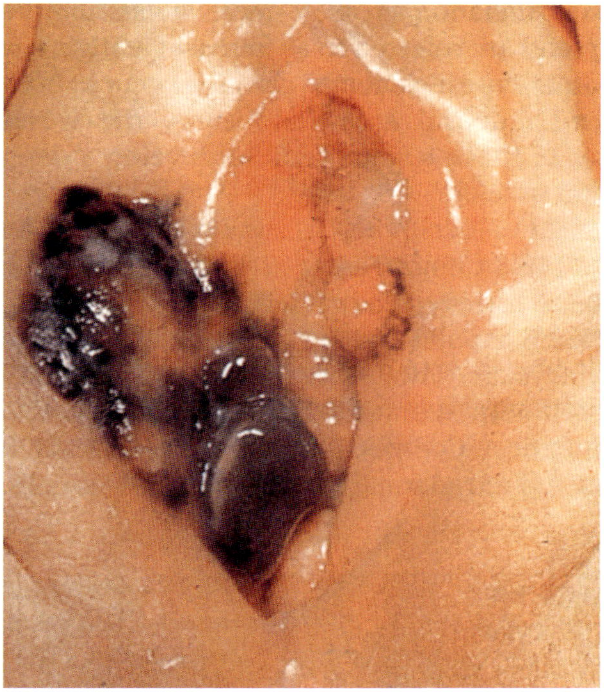

图 23.55 这个黏膜黑素瘤着色很深；小阴唇上不规则的结节提示病变分期较晚，预后不良。

因素，如结构不良痣或黑素瘤家族史，结构不良痣病史和免疫抑制。

许多发生在覆有毛发的皮肤的黑素瘤看上去来源于已存在的色素痣。对于发生在无毛发皮肤的外阴黑素瘤，没有这样的邻近色素痣，但可见发生在覆有毛发的皮肤的肛门生殖器黑素瘤[37]。近来对黑素瘤的成因在分子细胞学上有了重大进展。*BRAF*、*N-RAS*、

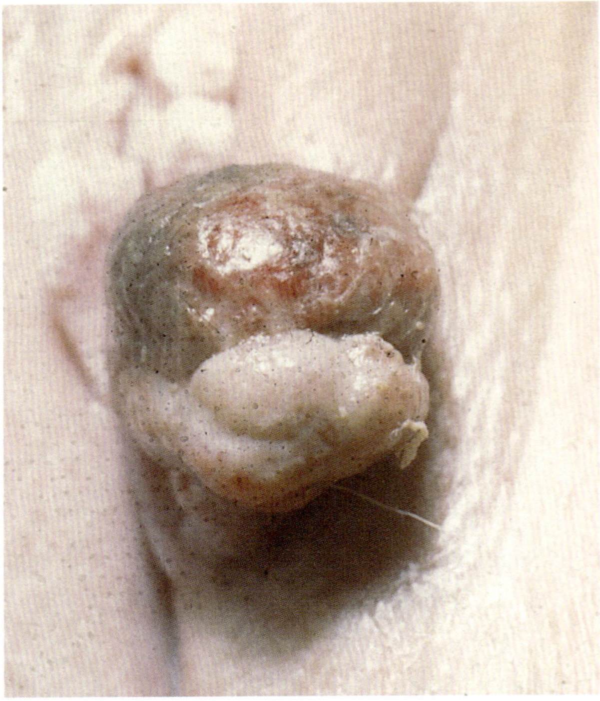

图 23.56 这个结节型黑素瘤不仅显示出黑素瘤着色的性质，也显示出不着色的情况，这种情况在外阴比身体其他部位更容易发生。

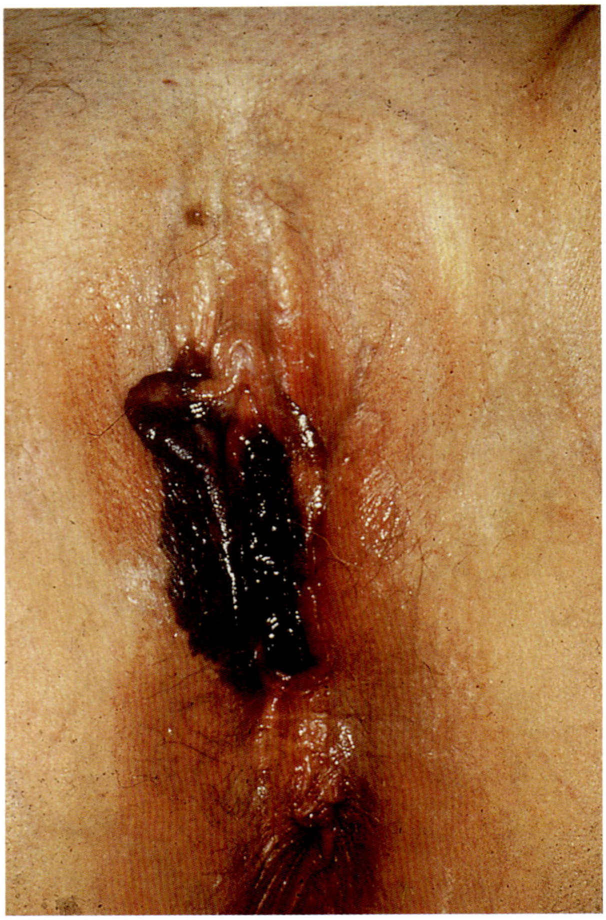

图 23.57 尽管这个病变颜色很深，但病变很平坦，证实为原位黑素瘤，预后良好。

PTEN、*CDKN2A*、*MC1R* 和其他基因的突变已证实出在大多数黑素瘤中[40]。有趣的是，*BRAF* 常在日晒后皮肤发生的黑素瘤中产生突变，而在手掌和脚掌肢端黑素瘤中则少见突变。因为这种类型的黑素瘤与外阴黑素瘤相似[41]，因此在外阴黑素瘤可能缺少 *BRAF* 基因的突变。如果该学说成立，则可能解释外阴黏膜黑素瘤与紫外线辐射损害造成的黑素瘤的区别。

当黑素瘤发生在患有外阴扁平苔藓的儿童时，则会出现一种特殊的情况[36]。我们已经知道，非 HPV 型鳞状细胞癌在患有硬化性苔藓的老年女性中的发病率更高。因此可以推测其他恶性疾病在这些人群也有较高的发病率。实际上对于患有硬化性苔藓的未成年女性（而不是成年女性），黑素瘤的发病率确实升高了。如上所述，患儿因患有硬化性苔藓从而为非典型色素痣和黑素瘤提供了生长的沃土。

治疗和预后

外阴黑素瘤的预后比其他部位的黑素瘤要差：外阴黑素瘤的 5 年生存率为 25% ～ 50%，而其他部位为

图 23.5 黑素瘤
诊断
深染的色斑、斑块或结节
表面光滑或溃疡
无色素型为粉色到红色
患者往往年龄较大
活检是必要的
鉴别诊断
色斑
色素痣
色素性脂溢性角化病、外阴上皮内瘤样变
治疗
超过病灶范围 1 ～ 2cm 的切除
前哨淋巴结活检

75% ～ 85%[38,39]。然而，对于所有黑素瘤而言，预后主要取决于浸润的深度和淋巴结侵犯情况。测量浸润深度的最佳方法为Breslow技术，得出的结论为其他部位黑素瘤的平均浸润深度为1.0mm，而外阴黑素瘤为3.0mm[39]。如果外阴黑素瘤浸润较浅，那么5年生存率有较大的改善，但与浸润深度相同的其他部位黑素瘤相比，其预后相对较差[42]。对于淋巴结侵犯情况，一项瑞典大型研究表明，如果没有淋巴结侵犯，则5年生存率可达65%，如果有淋巴结侵犯，则5年生存率为25%[37]。可通过不同分期方法来预测预后。在此我们不做论述，其他章节有综述[38]。

组织学上，包括根治性外阴切除和淋巴结广泛清扫的手术治疗几乎是所有患者的治疗方法。近来的研究表明，相对窄范围（1 ～ 2cm）的局部切除也可以达到同样良好的生存率。遗憾的是，无论是广泛切除，还是窄范围切除，复发率都很高。淋巴结清扫对生存率没有帮助，因此临床上已减少开展清扫淋巴结。但目前更倾向于行淋巴结活检，从而检验淋巴结侵犯情况并估计预后。在近来的一些研究中还有一些其他治疗的报道[37,38,39,42]。

其他罕见的恶性肿瘤

外阴可发生许多罕见的肿瘤。大多数仅作为个体病例报道，因此本章未作论述。其中的一些已在一篇权威的综述文章里论述，包括巴氏腺癌、肉瘤、隆凸性皮肤纤维瘤、Kaposi肉瘤、腺鳞癌、淋巴瘤和Merkel细胞瘤[43]。

参考文献

1. Marzano, D. A. and Haefner, H. K. The Bartholin gland cyst: past, present and future. *J. Lowe. Genital Tract Dis.* 2004; **8**: 195–204.
2. Rock, B., Hood, A. F., and Rock, J. A. Prospective study of vulvar nevi. *J. Am. Acad. Dermatol.* 1990; **22**: 104–106.
3. de Giorgi, V., Masi, D., Salvini, C., *et al.* Pigmented seborrheic keratoses of the vulva clinically mimicking a malignant melanoma: a clinical, dermoscopic–pathologic case study. *Clin. Exp. Dermatol.* 2005; **30**: 17–19.
4. Izikson, L., Sober, A. J., Mihm, M. C., *et al.* Prevalance of melanoma clinically resembling seborrheic keratosis: analysis of 9204 cases. *Arch. Dermatol.* 2002; **138**: 1562–1566.
5. Hafner, C., van Oers, J. M. M., Hartman, A., *et al.* High frequency of *FGFR3* mutations in adenoid seborrheic keratoses. *J. Invest. Dermatol.* 2006; **126**: 2404–2407.
6. Bowen, A. R., Hanks, A. N., Murphy, K. J., *et al.* Proliferation, apoptosis, and survivin expression in keratinocytic neoplasms and hyperplasias. *Am. J. Dermatopathol.* 2004; **26**: 177–181.
7. Herron, M. D., Bowen, A. R., and Krueger, G. G. Seborrheic keratoses: a study comparing the standard cryosurgery with topical calcipotriene, topical tazarotene, and topical imiquimod. *Int. J. Dermatol.* 2004; **43**: 300–302.
8. Huang, Y. -H., Chuang, Y. -H., Kuo, T. -T., *et al.* Vulvar syringoma: a clinicopathologic and immunohistologic study of 18 patients and the results of treatment. *J. Am. Acad. Dermatol.* 2003; **48**: 735–739.
9. Iwassa, Y. and Fletcher, C. D. Distinctive prepubertal vulval fibroma: a hitherto unrecognized mesenchymal tumor of prepubertal girls: analysis of 11 cases. *Am. J. Surg. Pathol.* 2004; **28**: 1601–1608.
10. Levavi, H., Sabah, G., Kaplan, B., *et al.* Granular cell tumor of the vulva. Six new cases. *Arch. Gynecol. Obstet.* 2006; **273**: 246–249.
11. Venizelos, I. D., Mandala, E., Tatsiou, Z. A., *et al.* Primary Langerhans cell histiocytosis of the vulva. *Int. J. Gynecol. Pathol.* 2006; **25**: 48–51.
12. Santillan, A., Montero, A. J., Kavanagh, J. J., *et al.* Vulvar Langerhans cell histiocytosis: a case report and review of the literature. *Gynecol. Oncol.* 2003; **91**: 241–246.
13. Judson, P. L., Haberman, E. B., Baxter, N. N., *et al.* Trends in the incidence of invasive and in situ vulvar carcinoma. *Obstet. Gynecol.* 2006; **107**: 1018–1022.
14. Ueda, Y., Enomoto, T., Miyatake, T., *et al.* Analysis of clonality and HPV infection in benign, hyperplastic, premalignant, and malignant lesions of the vulvar mucosa. *Am. J. Clin. Pathol.* 2004; **122**: 266–274.
15. Hillemanns, P. and Wang, X. Integration of HPV-16 and HPV-18 DNA in vulvar intraepithelial neoplasia. *Gynecol. Oncol.* 2006; **100**: 276–282.
16. Bonvicini, F., Venturoli, S., Ambretti, S., *et al.* Presence and type of oncogenic human papillomavirus in classic and in differentiated vulvar intraepithelial neoplasia and keratinizing vulvar squamous cell carcinoma. *J. Med. Virol.* 2005; **77**: 102–106.
17. Zawislak, A. A., Price, J. H., Dobbs, S. P., *et al.* The management of vulval intraepithelial neoplasia in Northern Ireland. *Int. J. Gynecol. Cancer.* 2006; **16**: 780–785.
18. Soufir, N., Queille, S., Liboutet, M., *et al.* Inactivation of the CDKN2A and the p53 tumor suppressor genes in external genital carcinomas and their precursors. *Br. J. Dermatol.* 2007; **156**: 448–453.
19. van Seters, M., van Beurden, M. and de Craen, A. J. Is the natural history of vulvar intraepithelial neoplasia based on enough evidence? A systematic review of 3322 published patients. *Gynecol. Oncol.* 2005; **97**: 645–651.
20. Jones, R. W., Rowan, D. M. and Stewart, A. W. Vulvar intraepithelial neoplasia: aspects of the natural history and outcome in 405 women. *Obstet. Gynecol.* 2005; **106**: 1319–1326.
21. Scurry, J., Campion, M., Scurry, B., *et al.* Pathologic audit of 164 consecutive cases of vulvar intraepithelial neoplasia. *Int. J. Gynecol. Pathol.* 2006; **25**: 176–181.
22. Hillemanns, P., Wang, X., Staehle, S., *et al.* Evaluation of different treatment modalities for vulvar intraepithelial neoplasia (VIN): CO_2 laser vaporization, photodynamic therapy, excision and vulvectomy. *Gynecol. Oncol.* 2006; **100**: 271–275.
23. Le, T., Hicks, W., Menard, C., *et al.* Preliminary results of 5% imiquimod cream in the primary treatment of vulva intraepithelial neoplasia grade 2/3. *Am. J. Obstet. Gynecol.* 2006; **194**: 377–380.
24. van der Avoort, I. A., Shirango, H., Hoevenaars, B. M., *et al.* Vulvar squamous cell carcinoma is a multifactorial disease following two separate and independent pathways. *Int. J. Gynecol. Pathol.* 2006; **25**: 22–29.
25. Al-Ghamdi, A., Freedman, D., Miller, D., *et al.* Vulvar squa-

mous cell carcinoma in young women: a clinicopathologic study of 21 cases. *Gynecol. Oncol.* 2002; **84**: 91–94.
26. Derrick, E. K., Ridley, C.M., Kobza-Black, A., et-al. A clinical study of 23 cases of female anogenital carcinoma. *Br. J. Dermatol.* 200; **143**: 1217–1223.
27. Chieso-Vottero, A., Dvoretsky, P. M. and Hart, W. R. Histopathologic study of this vulvar squamous cell carcinomas and associated cutaneous lesions: a correlative study of 48 tumors in 44 patients with analysis of adjacent vulvar intraepithelial neoplasia types and lichen sclerosus. *Am. J. Surg. Pathol.* 2006; **30**: 310–318.
28. de Giorgi, V., Salvini, C., Massi, D., *et al.* Vulvar basal cell carcinoma: retrospective study and review of the literature. *Gynecol. Oncol.* 2005; **97**: 192–194.
29. Liegl, B., Horn, L. C. and Moinfar, F. Androgen receptors are frequently expressed in mammary and extramammary Paget's disease. *Mod. Pathol.* 2005; **18**: 1283–1288.
30. Willman, J. H., Golitz, L. E., and Fitzpatrick, J. E. Vulvar clear cells of Toker. Precursors of extramammary Paget's disease. *Am. J. Dermatopathol.* 2005; **27**: 185–188.
31. Chen, Y. H., Wong, T. W., and Lee, J. Y. Depigmented genital extramammary Paget's disease: a possible histogenetic link to Toker's clear cells and clear cell papulosis, *J. Cutan. Pathol.* 2001; **28**: 105–108.
32. Tsutsumida, A., Yamamoto, Y., Minakawa, H., *et al.* Indications for lymph node dissection in the treatment of extramammary Paget's disease. *Dermatol. Surg.* 2003; **29**: 21–24.
33. Shepherd, V., Davidson, E. J., and Davies-Humphreys, J. Extramammary Paget's disease. *Br. J. Obstet. Gynaecol.* 2005; **112**: 273–279.
34. Gleason, B. C., Hirsch, M. S., Nucci, M. R., *et al.* Atypical genital nevi. A clinicopathologic analysis of 56 cases. *Am. J. Surg. Pathol.* 2008; **32**: 51–57.
35. Carlson, J. A., Mu, X. C., Slomski, A., *et al.* Melanocytic proliferations associated with lichen sclerosus. *Arch. Dermatol.* 2002; **138**: 77–87.
36. Rosamilia, L. L., Schwartz, J. L., Lowe, L., *et al.* Vulvar melanoma in a 10-year old girl in association with lichen sclerosus. *J. Am. Acad. Dermatol.* 2006; **54**: S52–S53.
37. Ragnarsson-Olding, B. K., Kanter-Lewensohn, L. R., Lagerlof, B., *et al.* Malignant melanoma of the vulva in a nationwide, 25-year study of 219 Swedish females. *Cancer.* 1999; **86**: 1273–1284.
38. Irvin, Jr W. P. , Legallo, R. L., Stoler, M. H., *et al.* Vulvar melanoma: a retrospective analysis and literature review. *Gynecol. Oncol.* 2001; **83**: 457–465.
39. Wechter, M. E., Gruber, S. B., Haefner, H. K., *et al.* Vulvar melanoma: a report of 20 cases and review of the literature. *J. Am. Acad. Dermatol.* 2004; **50**: 554–562.
40. Miller, A. J. and Mihm, M. C. Melanoma. *N. Engl. J. Med.* 2006; **355**: 51–65.
41. Saldanha, G., Potter, L., Daforno, P., *et al.* Cutaneous melanoma subtypes show different BRAF and NRAS mutation frequencies. *Clin. Cancer Res.* 2006; **12**: 4405–4499.
42. Verschraegen, C. F., Benjapibal, M., Supakarapongkul, W., *et al.* Vulvar melanoma at the M.D. Anderson Cancer Center: 25 years later. *Int. J. Gynecol. Cancer.* 2001; **11**: 359–364.
43. Finan, M. A. and Barre, G. Bartholin's gland tumor, malignant melanoma and other rare tumors of the vulva. *Best Pract. Res. Clin. Obstet. Gynecol.* 2003; **17**: 609–633.

延伸阅读

General

Finan, M. A. and Barre, G. Bartholin's gland carcinoma, malignant melanoma and other rare tumors of the vulva, *Best Pract. Res. Clin. Obstet. Gynecol.* 2003; **17**: 609–633.

Hemangiomas

Bruckner, A. L. and Frieden, I. J. Infantile hemangiomas, *J. Am. Acad. Dermatol.* 2006; **55**: 671–682.

Granular cell tumors

Levavi, H., Sabah, G., Kaplan, B., *et al.* Granular cell tumor of the vulva: six new cases, *Arch. Gynecol. Obstet.* 2006; **273**: 246–249.

Vulvar intraepithelial neoplasia

Doorbar, J. Molecular biology of human papillomavirus infection and cervical cancer, *Clin. Sci.* 2006; **110**: 525–541.
Jones, R. W., Rowan, D. M. and Stewart, A. W. Vulvar intraepithelial neoplasia: aspects of the natural history and outcome in 405 women, *Obstet. Gynecol.* 2005; **106**: 1319–1326.

Extramammary Paget's disease

MacLean, A. B., Makwana, M., Ellis, P. E., *et al.* The management of Paget's disease of the vulva. *J. Obstet. Gynaecol.* 2004; **24**: 124–128.
Hatta, N., Yamada, M., Hirano, T., *et al.* Extramammary Paget's disease: treatment, prognostic factors, and outcome in 76 patients. *Br. J. Dermatol.* 2008; **158**: 313–318.

Atypical nevi

Elder, D. E. Precursors to melanoma and their mimics: nevi of special sites. *Mod. Pathol.* 2006; **19**: S4–S20.

Melanoma

Markovic, S. N., Erickson, L. A., Rao, R. D., *et al.* Malignant melanoma in the 21st century, part 1: Epidemiology, risk factors, screening, prevention, and diagnosis. *Mayo Clin. Proc.* 2007; **82**: 364–380.
Miller, A. J. and Mihm, M. C. Melanoma., *N. Engl. J. Med.* 2006;

第 24 章

阴道炎

Libby Edwards

阴道炎和阴道病是指阴道感染、阴道内皮肤病或阴道正常菌群破坏。常见的非特异症状包括：阴道异常分泌物、异味、阴道内瘙痒或刺激。阴道病是指与炎症性阴道疾病无关的疾病，其特征是红肿和涂片显示白细胞增高。阴道炎是与炎症临床和涂片表现相关的炎症。

尽管白色念珠菌是急性阴道炎的最常见原因，其与大多数慢性外阴阴道症状有关，非感染性疾病更可能是慢性的、顽固症状的原因。

对阴道分泌物和阴道炎症状的评估需要进行涂片检查，有时也需行培养。pH 常常很重要。诊断不是基于临床症状和阴道分泌物的大体表现，因为这些都是非特异性的。

除了确认病原体以外，对白细胞、乳酸杆菌和未成熟（副基底）上皮细胞的关注可为诊断提供线索。pH 可通过将 pH 试纸放入窥器上蘸取少量集中的阴道分泌物或接触阴道壁（远离宫颈的碱性黏液）测得，可为诊断提供帮助。pH 升高是乳酸杆菌缺乏的间接表现。乳酸杆菌缺乏——阴道内液体 pH 升高——可由低雌激素水平、任何原因的炎症和细菌性阴道病造成。

念珠菌外阴阴道炎

最常见、最了解且过诊断的感染性阴道炎为念珠菌外阴阴道炎。

流行病学和临床表现

大约有 75% 的女性在她们一生中的某个时间都患过阴道念珠菌病[1]。念珠菌性阴道炎在抗生素治疗、肥胖、人类免疫缺陷病毒感染和孕妇中常见。尽管念珠菌性外阴炎在肥胖和尿失禁的基础上可发生于任何年龄，但念珠菌性阴道炎在雌激素缺乏时一般不会发生。因此，性成熟前女性和未行雌激素替代治疗的绝经后女性一般不会出现念珠菌性阴道炎[2]。

大多数女性描述阴道内瘙痒是念珠菌外阴阴道炎的早期症状。外阴症状较重的女性会出现阴唇内和皮肤皱褶裂隙和脱皮，可伴有烧灼感、刺痛和性交困难（图 24.1 和 24.2）。

一直以来，念珠菌性阴道炎表现为有特征性的干乳酪状阴道分泌物，但是目前临床上的病例常见接近正常的分泌物。阴道上皮可为正常，也可呈红色。阴道内红肿较常见，但在外阴修复黏膜可有红肿表现。

由非白色念珠菌导致的阴道炎除了在病情较重时出现阴道内红肿外，缺少明显的外阴异常。非白色念珠菌阴道炎患者的阴道分泌物临床表现正常。

诊断和鉴别诊断

白色念珠菌阴道炎的鉴别诊断与外阴红斑一样包括其他所有阴道炎（表 24.1），包括神经性皮炎、脂溢性皮炎、接触性皮炎和股癣。非白色念珠菌，尤其是光滑念珠菌，常与前庭痛（外阴前庭综合征）或非特异性外阴痛难以鉴别（表 24.2）。滴虫性阴道炎和脱屑性阴道炎的表现与念珠菌阴道炎的表现类似，但阴道分泌物常常呈脓性。

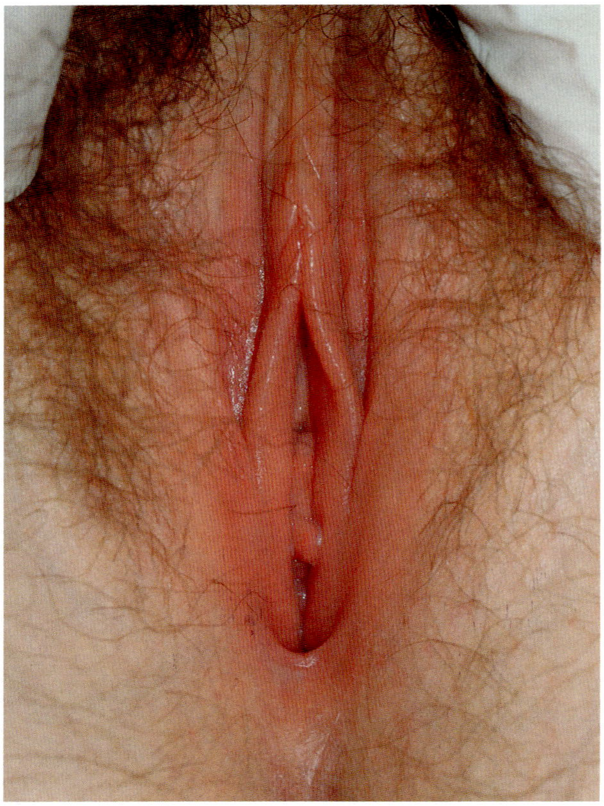

图 24.1 念珠菌性阴道炎常常导致外阴黏膜红肿。

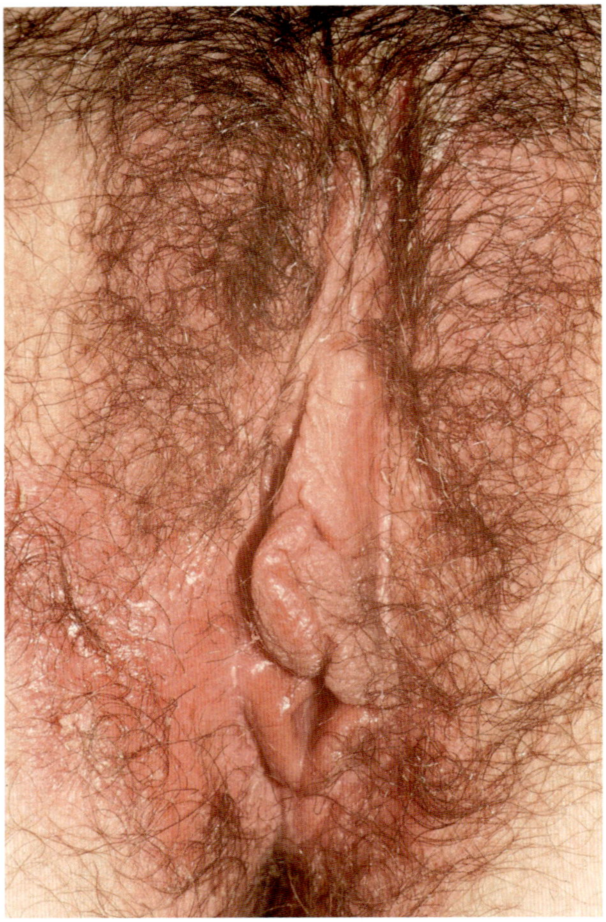

图 24.2 念珠菌性阴道炎常常与严重的念珠菌性外阴炎有关，表现为红斑弥漫超过黏膜，有时伴有卫星疹、脓疱和脱皮。

发病机制

真菌性阴道炎最常见的致病菌为白色念珠菌，但目前非白色念珠菌感染已逐渐增多。这些致病菌包括热带念珠菌、光滑念珠菌、啤酒酵母菌、近平滑念珠菌、克柔念珠菌和其他念珠菌属。白色念珠菌和热带念珠菌可产生菌丝并侵犯上皮的表层，从而引发炎症反应。其他非白色念珠菌不产生菌丝，表现为芽生孢子，固定在上皮表面，从而刺激炎症产生。热带念珠菌与白色念珠菌在形态上和对治疗的反应上相似，因此，若为临床治疗目的，则不需要对二者进行鉴别。

实验室异常和组织学

除了培养后出现病原体外，本病无实验室检验异常。镜下标本可见大部分感染的女性阴道分泌物中

表 24.1 白色念珠菌和热带念珠菌阴道炎

诊断
前庭红斑引起的瘙痒症，有时伴有外阴水肿
常常为凝块状白色阴道分泌物
涂片示菌丝和芽生孢子
当症状不典型、复发或有耐药性时，可通过培养确诊
鉴别诊断
所有其他阴道炎；多为滴虫性阴道炎和细菌性阴道病
生理性分泌物增多
外阴痛 / 前庭痛（外阴前庭炎）
治疗
局部治疗
任何吡啶类软膏或片剂 / 栓剂根据剂型放入阴道（咪康唑、克霉唑、特康唑、tioconoazole、butconazole）
制霉菌素膏 / 片剂每日 1 次，持续 1 周
口服 [a]
氟康唑顿服 [a] 顿夫 150mg
伊曲康唑 [b] 顿服 200mg，或每日 1 次，2 ～ 7 天
特比萘芬 [b] 每天 500mg，持续 1 周
酮康唑 [b,c] 每天 200mg，持续 5 天

[a] 可能会出现吡啶类的药物相互作用，尤其是伊曲康唑。
[b] 尚未经美国食品和药品管理局批准用于阴道念珠菌病。
[c] 酮康唑可引发特发性肝中毒。

有菌丝、假菌丝和芽生孢子（图 24.3 和 24.4）。约有 15% 的真菌感染仅表现为非白色念珠菌芽生孢子。在白色念珠菌和热带念珠菌感染中，活体组织检查显示，菌丝和假菌丝侵犯上皮的表层。中性粒细胞常常聚集在上皮，尤其是上皮表层。

治疗和预后

由白色念珠菌和热带念珠菌引起的阴道炎可口服或局部用药治疗。外阴炎症症状较明显的患者可服用口服药，如氟康唑 150mg，以防止局部应用吡啶类乳膏引起的烧灼样不良反应。对于炎症不局限于阴道内和外阴的患者，作者还辅以口服氟康唑外加局部应用制霉菌素软膏每日 3 ～ 4 次。除氟康唑外，伊曲康唑和酮康唑都是用于治疗外阴阴道念珠菌病的口服药。特比萘酚无论口服还是局部应用都具有抗真菌作用，

表 24.2 非白色念珠菌性阴道炎

诊断
阴道内烧灼感、疼痛，无症状常见
无分泌物增多
涂片显示芽生孢子而无菌丝
可通过培养进行分类确诊
鉴别诊断
所有其他阴道炎，最常见的为脱屑性阴道炎
前庭痛（外阴前庭炎）
治疗
可给予对白色念珠菌的标准治疗，但可能效果不好并需对病情进行重新评估
局部治疗
硼酸胶囊 a600mg 入阴道；如耐受良好，则每日 2 次，持续 2 ～ 4 周。如症状缓解，且治疗不影响生活，可每周 3 次维持治疗
制霉菌素软膏 / 片剂，每日 2 次，持续 2 ～ 4 周；可能需要维持治疗
氟胞嘧啶 500mg 胶囊，#14 溶解在 45g 亲水基中，每日 6.4g 直到症状消失
两性霉素 [a]50mg 复合阴道栓每日 1 次，持续 2 周
两性霉素 / 氟胞嘧啶 [a] 每日入阴道
全身治疗
可应用任何抗真菌药，包括与局部联合治疗。许多抗真菌在体外试验证实对非白色念珠菌疗效较好，但在作者的诊所未治疗成功
在特殊情况下，可静脉应用两性霉素，有时可治愈感染

[a] 未被食品药品管理局批准用于阴道念珠菌病

但其抗真菌作用不够强，其尚未得到美国食品和药品管理局批准用于治疗念珠菌病的治疗 [3]。

尽管对白色念珠菌的治疗很简单，所有标准治疗对于有免疫力的患者都是有效的，但有许多因素会使治疗复杂化并使症状持续存在。首先，对于一小部分患者，复发性念珠菌病是个难题。这些患者每周应用氟康唑 150mg，持续数月来控制病情，但这经常破坏生理周期 [4]。补充乳酸杆菌对于预防复发性真菌感染尚未有确切疗效 [5]。其次，许多女性同时患有其他疾病，如神经性皮炎，这些疾病也可以造成瘙痒。再次，非白色念珠菌性阴道炎有时对治疗有耐受性，患者常常

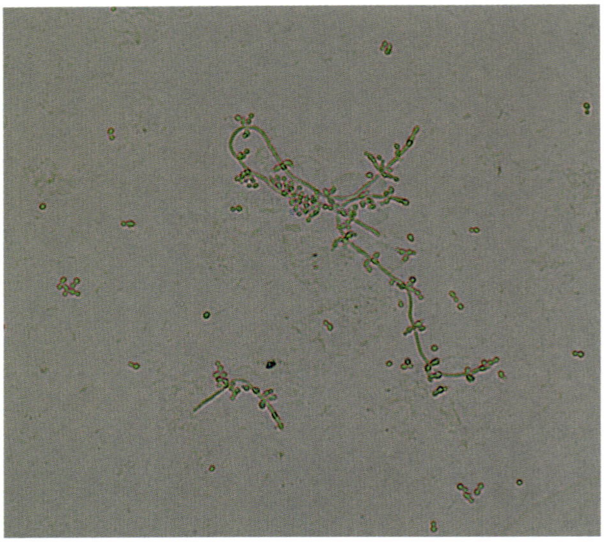

图 24.3 白色念珠菌和热带念珠菌涂片，可见分枝状菌丝样结构和芽生孢子。

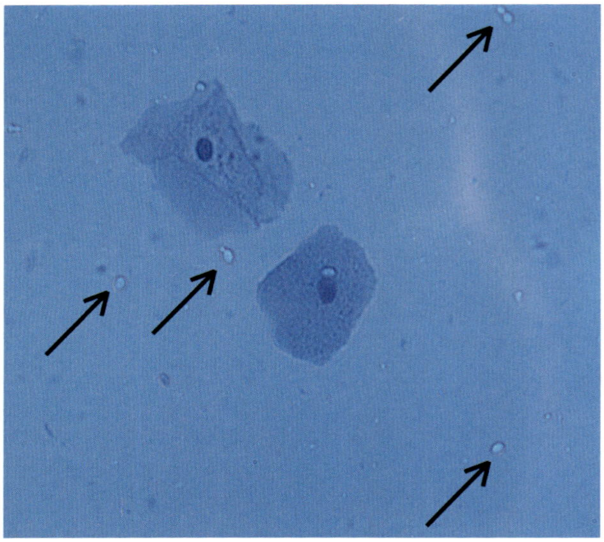

图 24.4 非白色念珠菌感染仅产生芽生孢子，在 40 倍镜下清晰可见。这些“保龄球瓶”为光滑念珠菌的典型表现。

对唑类药物反应较差。近平滑念珠菌对氟康唑常规耐药。光滑念珠菌是最常见的非白色念珠菌，常常对唑类药物产生抵抗。用于治疗非白色念珠菌的药物包括：硼酸、制霉菌素、氟胞嘧啶和两性霉素[6-8]。有时需要联合用药或延长疗程，并且有的患者症状不会消失，但每周 2 ~ 3 次给药尽管不能治愈，但可使患者症状缓解。最后，耐药性白色念珠菌在患有念珠菌性阴道炎的免疫抑制患者中已得到证实。

细菌性阴道病（非特异性阴道炎、嗜血杆菌阴道炎、加德纳菌阴道炎、厌氧菌阴道炎）

细菌性阴道病是由于阴道内菌群失衡造成的阴道分泌物增多和异味。

流行病学和临床表现

细菌性阴道病主要发生于绝经前且性行为活跃的女性。本病为常见病，发生于 29% 的 14 ~ 49 岁的女性[9]。

患者常常主诉阴道分泌物增多并有异味。大多数患者的分泌物在与碱性的精液混合后表现为鱼腥味。有时患者可感觉阴道内瘙痒或疼痛。

查体外阴无异常，且外阴和阴道黏膜也无红肿。典型的阴道分泌物为白色，量多。当在滴有阴道分泌物的显微镜载物片上加入氢氧化钾时，可出现明显的鱼腥味（氨臭味试验阳性）。镜下涂片检测未见白细胞增多（因此用“阴道病”而不是“阴道炎”来描述这种非炎症改变）。涂片可见成熟上皮细胞和“线索”细胞。线索细胞是带有细菌的上皮细胞，因此看上去为颗粒状，因为有细菌附着，其边界模糊、粗糙（图 24.5）。乳酸杆菌缺乏，因此阴道内 pH 偏碱性，高于 4.5。

根据疾病控制中心的指南，细菌性阴道病的诊断需有如下至少三条：白色、均匀的非炎性阴道分泌物；出现线索细胞；阴道分泌物 pH > 4.5；分泌物与碱性物质如氢氧化钾混合后出现鱼腥味[9a]。

诊断和鉴别诊断

患者常常将其他阴道炎与细菌性阴道病混淆（表 24.3），如滴虫性阴道炎或念珠菌性阴道炎。然而，出现线索细胞、鱼腥味分泌物和缺少中性粒细胞是细菌性阴道病的特征，其他阴道炎无以上特征。

细菌性阴道病还表现为分泌物量增多和分泌物 pH 增高，其他两种阴道病——细胞溶解性阴道病和乳酸杆菌性阴道病——也可出现阴道分泌物增多，但会出现乳酸杆菌增多和 pH 偏酸性。

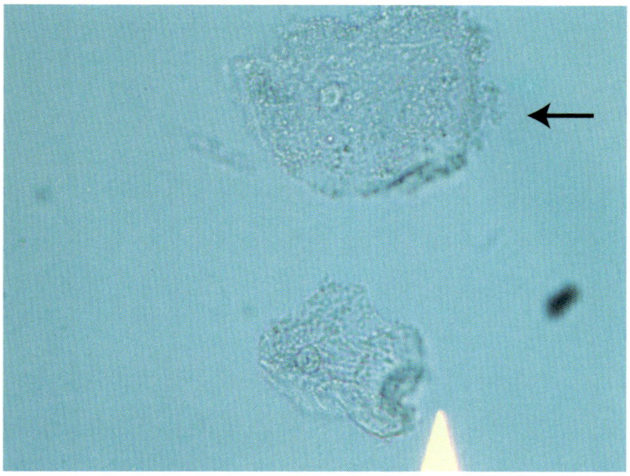

图 24.5 线索细胞特写，细胞附着细菌使边界粗糙，是细菌性阴道病的特征表现。明确诊断需同时具有乳酸杆菌减少和无炎症细胞。

表 24.3 细菌性阴道病

诊断
阴道分泌物增多
pH 大于 5
镜下检查显示：
线索细胞
乳酸杆菌缺少
白细胞无增多
在碱性物质中分泌物可出现鱼腥味
鉴别诊断
所有其他类型阴道炎
治疗（疾病控制中心指南 2006）
甲硝唑 500mg，每日 2 次，持续 7 天
甲硝唑 0.075% 凝胶，每天 5g，持续 5 天
2% 的克林霉素软膏，每天 5g，持续 7 天
克林霉素 300mg，每日 2 次口服，持续 7 天
克林霉素 100g，ovules hs，持续 3 天

发病机制

细菌性阴道病与阴道内正常菌群数目的变化有关。乳酸杆菌是阴道内的正常菌，可产生过氧化氢，患病时减少，伴有动弯杆菌属、阴道加德纳菌、人（型）支原体、厌氧革兰阴性普雷沃菌属、卟啉单胞菌属、类杆菌属和消化链球菌属增多。这些菌群在一定的碱性条件下（如氢氧化钾或精液）释放胺类，产生特征性鱼腥味。

阴道正常菌群失衡的原因尚未知晓。本病不是性传播性疾病，对性伴侣的治疗是无效的。然而，性行为是发病因素之一，任何导致乳酸杆菌减少的因素都可导致本病发生。

实验室异常和组织学

除涂片异常和 pH 外无其他实验室检查异常。众所周知，培养可出现假阳性，因为这些细菌都是阴道正常菌群的一部分。现在也有其他可以快速诊断的方法，如 Affirm VPIII 微生物确认试验。本病不需行活组织检查。

治疗和预后

细菌性阴道病有多种治疗方法。口服和局部应用甲硝唑和克林霉素是标准治疗方法。

一般来说，治疗细菌性阴道病很容易。但有 30% 的患者出现复发。这些复发可使疗程延长，有时会减轻复发[10]。对性伴侣的治疗不能防止复发。

细菌性阴道病除了给患者带来烦恼外无其他严重后果。然而，孕期患有细菌性阴道病易引发早产。

滴虫性阴道炎

滴虫性阴道炎是通过性传播的一种寄生虫性阴道炎，可导致大量分泌物，常伴有强烈的瘙痒和疼痛。

流行病学和临床表现

滴虫性阴道炎仅发生在性行为活跃的女性。同其他性传播性疾病一样，本病常发生于具有多个性伴侣的女性，被称为最常见的性传播性感染。

一般患者描述有阴道内疼痛和瘙痒症状，有时伴烧灼感。轻度感染可能没有症状。外阴查体可见红斑和黏膜水肿，尤其是在前庭区域。同样，阴道上皮可见红斑，典型阴道分泌物为泡沫状，呈黄色或绿色。

宫颈的特异性表现为发红，这种典型表现被称为“草莓宫颈”，因为宫颈表面被大量单独的、等距离的深红色小丘疹覆盖。

可通过涂片确诊，或有时可通过培养确诊。涂片显示非特异性表现：中性粒细胞和未成熟上皮细胞增多，特定改变为可见小（大小如淋巴细胞）圆形鞭毛病原体在分泌物中快速游动。病原体对寒冷和干燥非常敏感,因此需尽快检查。聚合酶链反应也可用于诊断。

诊断和鉴别诊断

滴虫性阴道炎的鉴别诊断包括其他所有阴道炎，尤其是炎症性阴道炎（表 24.4）。脱屑性阴道炎、萎缩性阴道炎和伴有红肿和大量分泌物的细菌性阴道病常与滴虫性阴道炎混淆。有时，严重的念珠菌性阴道炎也会产生红肿，并在阴道分泌物中出现炎性细胞。轻度的滴虫性阴道炎也会发生，并与其他阴道炎产生混淆。

实验室异常和组织学

除了上文描述的涂片异常和培养可显示阴道滴虫外，无其他实验室异常。本病无需行活组织检查。

发病机制

滴虫性阴道炎的病因为通过性行为传播病原体阴道滴虫。这种单细胞鞭毛病原体可引发明显的炎症反应。

表 24.4 滴虫性阴道炎

诊断
阴道内瘙痒和烧灼感，但有时也可无症状
外阴红肿常见
大量脓性阴道分泌物，pH 大于 5
镜下检查显示：
大量中性粒细胞
可移动、有鞭毛的滴虫
乳酸杆菌缺乏
有时可通过培养或聚合酶链反应确诊
鉴别诊断
所有其他类型阴道炎，尤其是炎症性阴道炎，如脱屑性阴道炎、细菌性阴道炎和萎缩性阴道炎
治疗
甲硝唑 2g 顿服，或 500mg 每日 2 次，持续 7 天
替硝唑 2g 顿服

治疗和预后

滴虫性阴道炎可用 5- 硝基咪唑类药物治疗，常用的有甲硝唑或替硝唑。因为病原体常常藏在尿道旁和巴氏腺这些不易接触到的地方，局部治疗常常不能完全清除病原体，因此需要口服用药。

低水平耐药的滴虫常见，可通过加大剂量或延长治疗疗程来治疗[11]。对于有高水平耐药的滴虫或对 5- 硝基咪唑类药物过敏的患者，应用呋喃唑酮和局部应用亲水性巴龙霉素乳膏可能会使阴道内症状得到控制，但这种用药极具刺激性。此外，可咨询过敏专科医生制订甲硝唑脱敏治疗方案。

在人类免疫缺陷病毒感染人群中，滴虫具有更高的传播性。同时，滴虫性阴道炎与胎膜早破、早产和低出生体重有关，但治疗不能预防这些并发症的发生。治疗可以预防新生儿的生殖系统和呼吸系统感染，甲硝唑是妊娠 B 类用药。

细菌性阴道炎

尽管比细菌性阴道病罕见，细菌性阴道炎可产生疼痛、瘙痒和临床炎性症状[12]。

流行病学和临床表现

细菌性阴道炎可在各个年龄发生。青春期前幼女和未行激素替代治疗的绝经后女性因阴道上皮较薄弱，易因创伤受到感染。其他危险因素包括外来物质（如保留卫生纸或卫生巾到发夹、木棍或玩具）或原发性糜烂性阴道皮肤病，如扁平苔藓。此外，相当一部分健康的绝经前女性有时也会患上细菌性阴道炎，尤其是与乙型链球菌有关的类型。尽管几乎总是作为定植菌存在，乙型链球菌有时也会引发有症状的阴道炎或导致炎症[13,14]。

患者常常描述的症状为外阴阴道疼痛、烧灼感、性交困难和相对少见的瘙痒。她们也常常抱怨分泌物增多。

外阴，常常仅仅是前庭，与阴道上皮一样是红肿的。有时，整个外阴表现红肿、脱皮甚至结痂（图

24.6)。有时在阴道口可见黄色或绿色的阴道分泌物。镜下涂片显示中性粒细胞、未成熟上皮细胞增多，乳酸杆菌减少（图 24.7)。有时病原体是可见的，尤其是链状分布的球菌。本病无全身症状或表现；无发热、腹痛和其他不适。

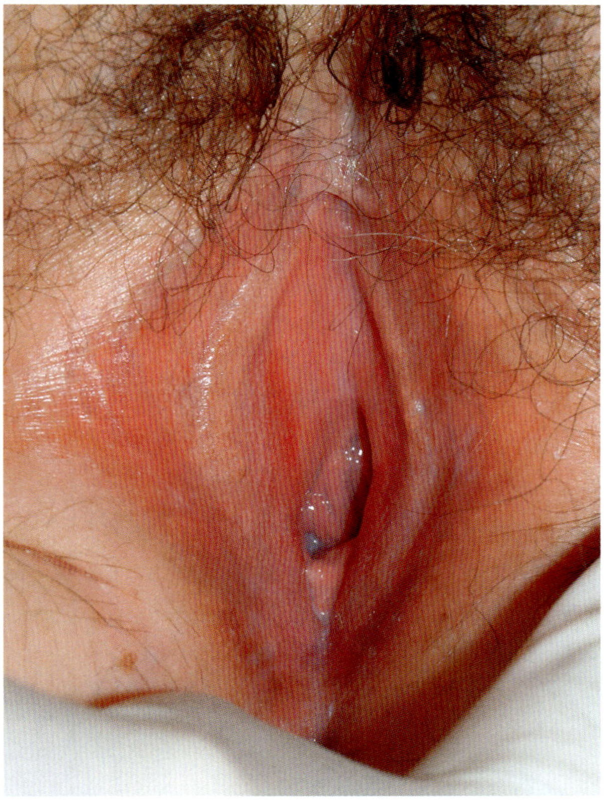

图 24.6 细菌性阴道炎的炎症性阴道分泌物常常刺激或感染外阴黏膜，形成红肿。

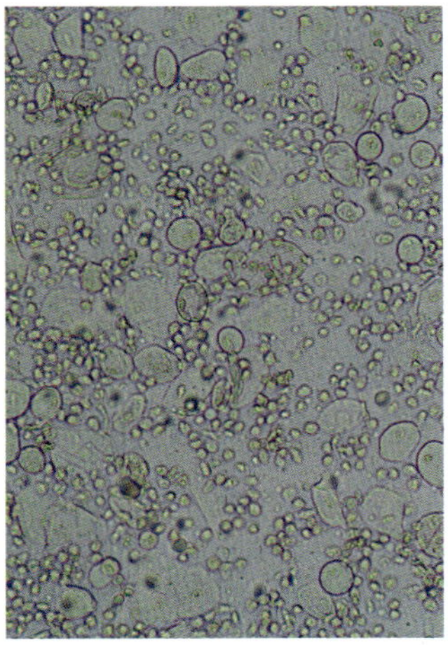

图 24.7 一位患有细菌性阴道炎的女性的阴道分泌物涂片，表现有未成熟上皮细胞、乳酸杆菌缺少和大量中性粒细胞。

诊断和鉴别诊断

鉴别诊断包括所有其他阴道炎，尤其是那些具有炎症反应的阴道炎，如萎缩性阴道炎、滴虫性阴道炎和脱屑性阴道炎，这些疾病都可以引起相同的症状和镜下可见脓性阴道分泌物（表 24.5)。分泌物增多提示诊断为细菌性阴道病或生理性分泌物增多。念珠菌也照例需要进行排除。

发病机制

细菌性阴道炎是机体对特异性病原体的炎症反应。这不是一种性传播性疾病，有多种病原体可导致细菌性阴道炎。最常见的细菌是乙型链球菌、α-溶血链球菌、金黄色葡萄球菌和大肠杆菌[12-16]。对病原体培养呈阳性不能作出诊断。众所周知，阴道正常菌群是多样细菌的组合，正常菌群的破坏有时可导致非致病菌培养阳性，而该细菌并未引发临床症状[15]。因此，炎症反应与抗生素治疗有效是确定诊断和发病机制的必要条件。

对于青春期前幼女，α-溶血链球菌是最常见的致病菌，常与肛周链球菌皮炎有关（见表 26.3)。然而，

表 24.5 细菌性阴道炎
诊断
阴道内瘙痒和烧灼感、性交困难
前庭红肿
大量脓性阴道分泌物，pH 大于 5
镜下检查显示：
大量中性粒细胞
基底旁细胞增多
乳酸杆菌缺乏
培养可见病原体
治疗起效快、疗效好
鉴别诊断
所有其他类型阴道炎，尤其是炎症性阴道炎，如脱屑性阴道炎、滴虫性阴道炎和萎缩性阴道炎
治疗
根据培养结果口服或局部应用抗生素治疗。B 族链球菌阴道炎可能需要延长疗程，因其在停药后有复发趋势

最常见的病因为乙型链球菌，但需要与细菌的正常定植鉴别。

细菌性阴道炎常常与接触外来物质、雌激素缺乏或糜烂性阴道炎有关，如扁平苔藓。

实验室异常和组织学

唯一的实验室检查异常为培养可见病原体，涂片显示大量中性粒细胞、未成熟上皮细胞和乳酸杆菌缺乏。有时可通过革兰染色显示病原体。本病无需行活组织检查。

治疗和预后

细菌性阴道炎的治疗方法包括：对特异性病原体的抗生素治疗和消除其他易感因素，如萎缩性阴道炎。抗生素的疗效应立竿见影。然而，同时伴有萎缩性阴道炎或扁平苔藓性糜烂性阴道炎常常对治疗反应欠佳，直到这些因素被纠正。

抗生素的选择取决于病原体。乙型链球菌感染可用青霉素V钾、阿莫西林、氨苄西林、克林霉素和其他抗生素。局部应用克林霉素是有效的。不幸的是，乙型链球菌几乎在治疗停止后就会复发。如果症状出现复发，许多患者可通过延长疗程取得较好疗效，有时疗程可长达数月。大多数患有乙型链球菌阴道炎的患者无其他易感因素或诱发因素，因此不需要其他治疗。

乳酸杆菌阴道病

乳酸杆菌阴道病是指乳酸杆菌过多的一种疾病，目前尚有争议。本病由Horowitz等最先报道，目前尚无确切的相关研究[17]。

患者的体征和症状与外阴阴道念珠菌病相似，包括瘙痒、疼痛和乳酪状分泌物。涂片检查和培养显示无炎症和菌丝，但在相当长的一段时间内因其可见细丝状物质曾被误称为“纤发菌”，后来认识到这是乳酸杆菌的首尾相连结构（图24.8）。本病可能是由对真菌感染的过度治疗造成，可应用抗生素治疗，包括多西环素、奥格门汀和环丙沙星。

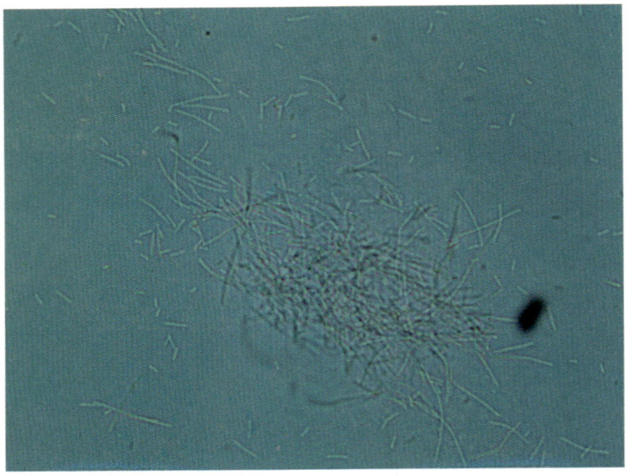

图 24.8 乳酸菌病的特征为涂片显示多发乳酸杆菌伸长，但无炎症性反应，包括无白细胞和未成熟上皮细胞增多。

溶细胞性阴道病

另一种由乳酸杆菌导致的有争议性的阴道病是溶细胞性阴道病。本病是1991年由Cibley和Cibley报道的，目前已有多个确切的报道[18,18a]。最近的一个报道称在2947张涂片中有54张与溶细胞性阴道病的诊断标准相符[18]。症状包括瘙痒、疼痛、分泌物增多，镜下可见阴道分泌物中乳酸杆菌和“裸核”——细胞质裂解的上皮细胞——增多。这种表现在相差显微镜下最清楚。治疗包括间断或长期应用碳酸氢钠灌洗，以使阴道碱化。

萎缩性阴道炎

萎缩性阴道炎在近几年很常见，因为全身雌激素治疗的安全性和疗效受到了质疑，使应用减少。

阴道萎缩与萎缩性阴道炎不同，萎缩性阴道炎有炎症表现，而不是简单的阴道上皮变薄变干。

流行病学和临床表现

萎缩性阴道炎发生在雌激素缺乏的女性。对于绝经后多年且未行雌激素替代治疗的女性，本病更常见。但是，妊娠，尤其是妊娠后哺乳，也可导致阴道萎缩。

青春期前的幼女雌激素水平很低，可导致萎缩性阴道炎的发生。口服避孕药可伴发轻度萎缩性阴道炎，数据显示，一些女性雌激素受体存在异常，因此在雌激素水平正常时也可出现轻度萎缩样改变。由雌激素低水平导致的阴道萎缩在性行为不活跃的女性更为严重，因为性行为可防止阴道萎缩。

阴道萎缩表现为表面苍白、干燥和光滑、缺少正常的皱褶。萎缩性阴道炎表现为上皮红肿、不同程度的干燥和大量脓性阴道分泌物。一些女性有直肠膨出或膀胱脱垂，这使阴道壁更薄，摩擦导致的表面溃疡可导致继发性炎症。另一些女性因外阴阴道皮肤变薄、润滑性差，性行为后可引起外阴裂伤和溃疡。

阴道萎缩的分泌物在镜下显示为基底旁细胞和细菌的显著减少，尤其是乳酸杆菌（图 24.9）。然而，萎缩性阴道炎的分泌物与脱屑性阴道炎、扁平苔藓和细菌性阴道病相同，表现为未成熟上皮细胞（基底细胞和基底旁细胞）、白细胞增加和乳酸杆菌缺乏（图 24.10）。一些患者表现为背景细菌增多，这是因为发生了继发感染。真菌和细菌性阴道病罕见。

诊断和鉴别诊断

萎缩性阴道炎的鉴别诊断包括脱屑性阴道炎、细菌性阴道病和滴虫性阴道炎，这些疾病都具有红肿、镜下脓性分泌物、未成熟上皮细胞和乳酸杆菌缺乏（表 24.6）。

发病机制

阴道萎缩表现的阴道上皮变薄、干燥的原因为雌

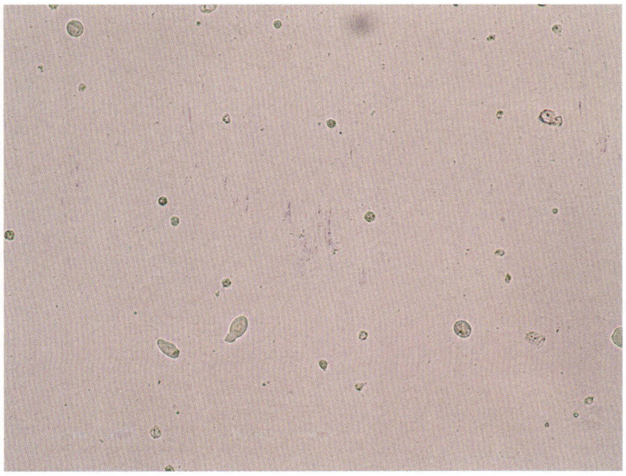

图 24.9 萎缩阴道涂片通常显示细胞缺乏，且细胞为未成熟的。缺少乳酸杆菌。

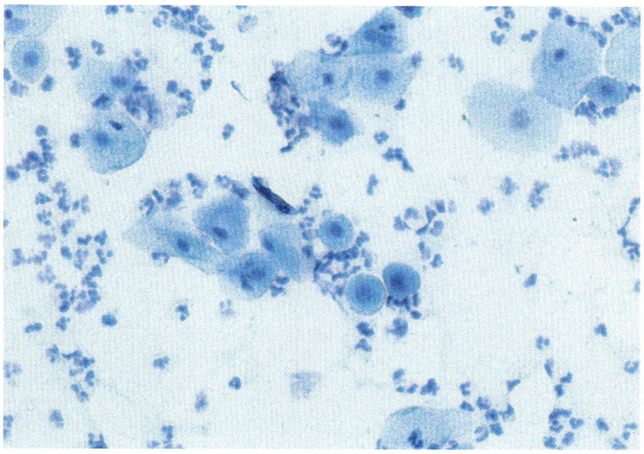

图 24.10 萎缩性阴道炎的涂片表现为大量炎症性细胞，多发未成熟上皮细胞，乳酸杆菌缺乏。涂片可与细菌性阴道炎和脱屑性阴道炎混淆，可通过病因、培养和对治疗的反应来鉴别。

表 24.6 萎缩性阴道炎

诊断
雌激素低水平或缺乏
阴道内疼痛、干燥、性交困难
阴道发红
大量脓性阴道分泌物，阴道 pH 大于 5
镜下检查显示：
大量中性粒细胞
基底旁细胞增多
乳酸杆菌缺乏
培养阴性或抗生素治疗无效
对治疗反应迅速、效果好
鉴别诊断
所有其他种类的阴道炎，尤其是炎症性阴道炎，如脱屑性阴道炎、糜烂性扁平苔藓、滴虫性阴道炎和细菌性阴道炎
治疗
雌二醇或结合雌二醇软膏 1g，每周 3 晚
雌二醇阴道片，每次一片，每周 3 晚
雌二醇阴道环每 3 个月 1 次，可由患者或医生放入
可行口服全身替代治疗

激素缺乏，可于妊娠和哺乳时和生理性或医源性绝经后发生。炎症可继发于性行为后形成的表面溃疡或膀胱脱垂、直肠膨出，有时也可与继发感染伴发。

实验室异常和组织学

实验室异常仅限于雌激素水平低和上文提到的涂片标本异常。无需行活组织检查，但组织学可显示阴道上皮仅有三层或四层，并缺少成熟的和平整的鳞状上皮。可能会发生急性和慢性炎症或海绵层水肿。

治疗和预后

萎缩性阴道炎的治疗是迅速而有效的。可局部应用 1g 雌二醇（刺激性较小）或结合雌激素软膏每周 2 次放入阴道。如果对应用软膏感觉刺激性或烧灼感，则可用雌二醇阴道片每周 3 次或使用雌二醇缓释环(雌激素阴道环)，但在症状控制之前阴道用药会有不适。

全身雌激素替代治疗疗效也很好，但起效较慢，在收效的同时也有风险。

一旦应用雌激素替代治疗，则阴道念珠菌病的风险大大提升，尤其在治疗的前 2 个月。可每周加用氟康唑 150mg 预防，或可将这种风险告知患者，使患者在出现阴道瘙痒时迅速自行用药。

如果雌激素治疗停止，则阴道萎缩可复发。但如果没有诱因，则炎症不会复发。一些患者应用雌激素或间断应用可缓解不适。大多数性行为活跃的女性对局部雌激素治疗反应较好。

脱屑性阴道炎

脱屑性阴道炎是指阴道上皮的非感染性炎症性疾病。特征为阴道红肿，可见脓性分泌物，但培养呈阴性。症状可轻可重，可与其他疾病表现类似。

流行病学和临床表现

本病可引起患者不适但呈良性改变，可发生在青春期后的所有女性，但多见于绝经前女性。曾有研究报道，脱屑性阴道炎发病罕见，但如果对患者症状进行仔细评估，则会发现本病相当常见，尤其是轻度病变。本病在白种人中多见，目前尚未发现本病与其他疾病有关[19]。

脱屑性阴道炎的临床表现为阴道内刺激感、烧灼感、疼痛和性交不适。患者有时会有瘙痒感。

查体可见前庭常常发红，重度患者可伴有黏膜红肿（图 24.11）。黏膜有时可表现为光滑或粗糙，皮肤皱褶裂隙常见。阴道上皮也表现为发红，有时会有多发的独立分布的、鲜红色的、直径为 1 ~ 2mm 的出血点或丘疹，这与滴虫病中特征的“草莓”宫颈相似（图 24.12 和 24.13）。阴道分泌物通常为黄色或黄绿色，量常常较多。

阴道分泌物显示碱性 pH，大于 5。镜下涂片可见多发的中性粒细胞。同时可见大量未成熟的上皮细胞，无乳酸杆菌（图 24.14）。涂片中常常可见球菌。在这种炎症性阴道炎中，念珠菌很少见。

发病机制

脱屑性阴道炎的病因未知。一些临床医生认为这不是一种特异性疾病，而是一种糜烂性黏膜皮肤病在阴道内的表现，尤其是扁平苔藓。

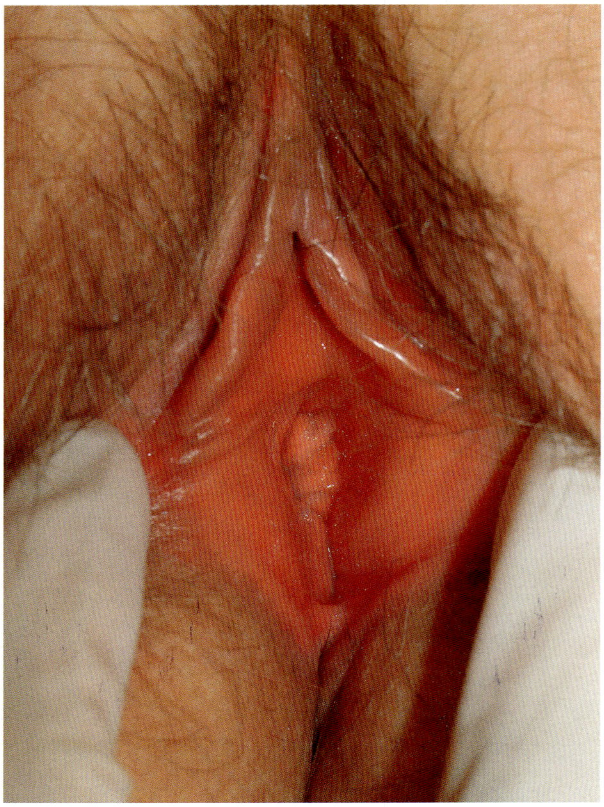

图 24.11 黏膜水肿和红斑是脱屑性阴道炎的特征性表现。

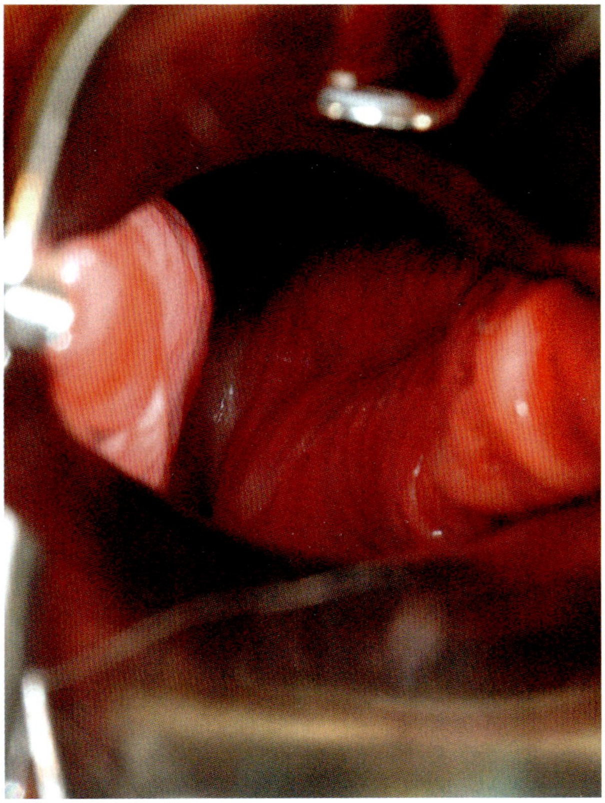

图 24.12 阴道上皮的弥漫性红肿伴黄色阴道分泌物是脱屑性阴道炎的典型表现。

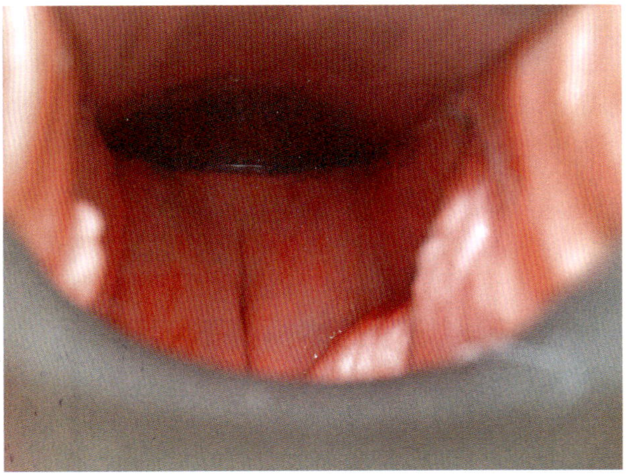

图 24.13 脱屑性阴道炎患者可时常出现阴道壁单发的小型红斑。

诊断和鉴别诊断

脱屑性阴道炎的临床表现与萎缩性阴道炎和细菌性阴道炎不易区分，后两种疾病都表现为阴道和前庭红斑和镜下脓性阴道分泌物（表 24.7）。可通过低雌激素病史或细菌培养异常和对治疗的反应鉴别。糜烂性皮肤病可表现于黏膜，包括良性黏膜类天疱疮、寻常

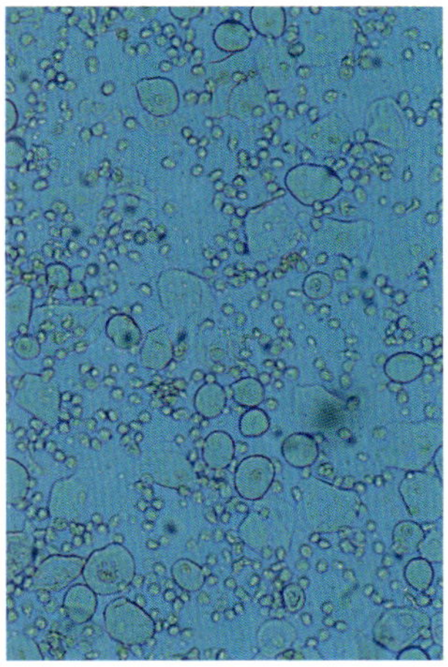

图 24.14 脱屑性阴道炎的涂片与萎缩性阴道炎和细菌性阴道炎不易鉴别，表现为多发白细胞、未成熟上皮细胞，无乳酸杆菌。

表 24.7 脱屑性阴道炎

诊断
阴道内疼痛、性交困难，性行为后常有阴道裂隙
前庭红斑
阴道红斑，有时为红色出血点
大量阴道脓性分泌物，pH 大于 5
镜下检查显示：
大量中性粒细胞
基底旁细胞增多
乳酸杆菌缺乏
培养阴性或对口服抗生素治疗无效
雌激素量正常
鉴别诊断
所有其他类型阴道炎，尤其是炎症性阴道炎，如萎缩性阴道炎、滴虫性阴道炎、糜烂性扁平苔藓和细菌性阴道炎
治疗
2% 的克林霉素软膏，每晚入阴道，持续 2 ～ 4 周，此后间断应用或应用维持剂量直到可以控制症状的最小剂量
醋酸氢化可的松直肠栓 25mg，每晚入阴道，可逐渐降低用药频率。可用选择作用更强的药，包括 500mg 复合栓剂、强效药膏，如氯倍他索
克林霉素软膏和局部皮质类固醇每晚联合入阴道，可逐渐减量
氟康唑 150mg，每周 1 次预防真菌感染，尤其是抗生素 / 皮质类固醇联合治疗的患者

型天疱疮和更常见的扁平苔藓，都可表现与脱屑性阴道炎类似。这些疾病都可表现为前庭和阴道红斑和炎性阴道分泌物。但这些疾病一般都表现为特异性糜烂，并几乎都包括其他黏膜，如口腔、肛周皮肤或眼部。

滴虫可引发与脱屑性阴道炎相同的临床表现，但可在阴道分泌物中发现滴虫。

对于粗心的观察者，所有阴道炎都需要与本病鉴别，但缺少炎症反应、有菌丝出现或涂片可见线索细胞可帮助鉴别这些疾病。

实验室检查和组织学

除涂片显示白细胞、未成熟上皮细胞增多和缺乏乳酸杆菌外，脱屑性阴道炎无其他实验室检查异常。这些患者出现乙型链球菌培养阳性的可能性较大，但其对抗生素治疗无效，可见本病与乙型链球菌无关[19]。

脱屑性阴道炎患者很少进行活组织检查。作者对11位符合脱屑性阴道炎诊断的患者进行了活组织检查。可见两种形式的炎症：(1)轻度到中度苔藓样炎症，但无扁平苔藓的典型改变；(2) 海绵层水肿，伴有淋巴细胞、嗜酸性粒细胞和浆细胞的炎性渗出。应用免疫荧光检查未见特异性表现[20]。

治疗和预后

脱屑性阴道炎作为一种炎症性疾病而不是感染性疾病，可通过抗生素和皮质类固醇的抗炎作用治疗。脱屑性阴道炎的一线治疗为：阴道内应用2%的克林霉素软膏[21]。每晚约使用5g。克林霉素主要起抗炎作用而不是抗菌作用。因为克林霉素不是用来治疗感染，因此需经数周起效。此外，停药后容易复发。一些患者应用氟康唑预防治疗后的继发性念珠菌病。作者对这些患者治疗1月，并对患者情况进行重新评估。患者被告知在复诊前3～4天停用阴道软膏以防止影响阴道分泌物检查结果。对于疗效较好的患者，可以减少应用克林霉素软膏的频率，同时逐渐减量直到可以控制症状的最小剂量。有一位患者在停药后未出现复发。

有些患者用克林霉素软膏治疗不能改善阴道分泌物。二线治疗包括阴道内局部应用皮质类固醇。目前还没有美国食品和药品管理局批准应用于阴道的皮质类固醇。简单说来，经过试验验证的有效方法包括：醋酸氢化可的松直肠栓剂每晚25mg放入阴道、复合氢化可的松500mg栓剂或应用任何一种皮质类固醇药膏用上药器放入阴道。作者常常将氯倍他索用作初始治疗，因为这是疗效最强的局部可用的皮质类固醇，患者往往很快可以获得疗效。因为阴道用药较外阴用药更易入血，用药频率应逐渐减少以防止全身性吸收。同样，每周应用氟康唑150mg，以降低人工造成的免疫抑制带来的念珠菌病风险。对于局部应用皮质类固醇疗效不佳的患者，可每日联合应用克林霉素软膏和皮质类固醇药膏。

脱屑性阴道炎无明显的医学后遗症。与扁平苔藓和良性黏膜类天疱疮不同，本病不会留下瘢痕，也没有继发鳞状细胞癌的风险。后遗症主要是心理方面，患者可有慢性疼痛和性交困难。

由特殊的黏膜糜烂性皮肤病造成的炎症性阴道炎（见第20章）

任何影响黏膜的皮肤病，尤其是糜烂性和起疱性疾病，都可以引发炎症性阴道炎。体征和症状与脱屑性阴道炎相同，但阴道更容易出现特异性糜烂，外阴和口腔溃疡常见。

有时，非黏膜疾病可具有显性表现。一些罕见的自身免疫性发疱性疾病患者可出现生殖器外完整的疱，但扁平苔藓常常无相关皮损。

引起糜烂性阴道炎的疾病包括：扁平苔藓（迄今最常见的原因）、良性黏膜类天疱疮和寻常型天疱疮

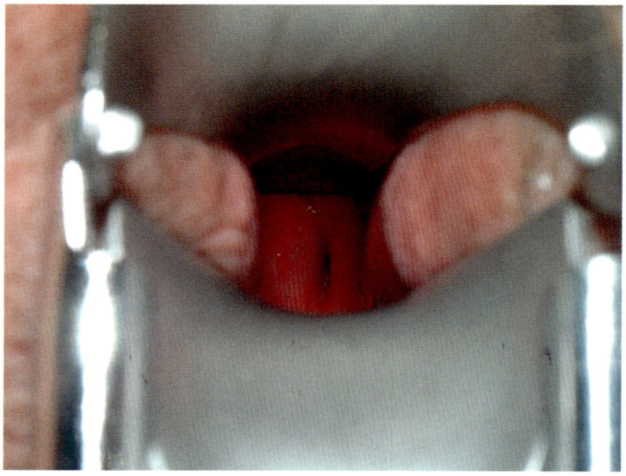

图 24.15 这些引起阴道炎的糜烂性疾病通常会出现真正的分散的糜烂皮损，而不是弥漫性红斑，图为患有扁平苔藓的女性。

（图 24.15）。引起突发阴道糜烂的疾病包括：多形红斑、固定性药疹和寻常型天疱疮。雌激素缺乏和细菌性阴道炎可引发相关症状，但可经病史和分泌物培养鉴别。脱屑性阴道炎可以与糜烂性阴道炎表现类似，但无特异性糜烂，仅仅有弥漫的红斑。

可通过扁平苔藓、良性黏膜类天疱疮和寻常型天疱疮的特征性皮损来明确诊断。对糜烂病灶边缘的活组织检查通常可以明确这些疾病的特征。良性黏膜类天疱疮和寻常型天疱疮可通过对病灶周围皮肤进行免疫荧光检查而确诊。

这些疾病的治疗和预后取决于病因。特异性疾病可见第 15 章（扁平苔藓）和第 20 章（脓疱、水疱、大疱和糜烂）。

生理性分泌物增多

患者常常主诉分泌物增多并伴有异味，但缺乏临床异常证据，这种情况很常见。通常患者不伴有瘙痒、疼痛或性交困难。查体未见异常或仅为阴道分泌物增多而无异常。异味不明显且涂片显示正常，无菌丝和线索细胞，仅为成熟鳞状上皮细胞和正常阴道菌群。培养为阴性。

因为这不是一种疾病，因此没有令人满意的治疗方法。一些患者可通过医生的讲解而消除顾虑，而一些患者持怀疑态度并继续寻求感染的证据。

分泌物增多和异味

一些女性主诉分泌物增多和异味，但无细菌性阴道病，在诊所检查未发现异味和分泌物异常。这可能是躯体变形障碍的表现，患者常常含泪就诊，认为异味导致他人不快，这种顾虑无法消除。这是一种心理疾病而不是感染或皮肤病。

其他女性有异味，有时可伴有皮肤来源的潮湿。使用止汗剂和除臭剂可减轻这种现象。

前庭痛（前庭炎）

前庭痛无阴道炎或阴道病表现，但这种疼痛症状常被患者和临床医生误诊为阴道炎。阴道内烧灼感和疼痛症状常被误诊为阴道念珠菌病或细菌性阴道病，因为这些感染很常见，且易于治疗。但涂片检查未见菌丝（或培养见菌丝但治疗无效）或线索细胞可除外上述诊断。此外，如果仅对外阴进行检查，则可与萎缩性阴道炎和脱屑性阴道炎混淆。镜下阴道分泌物检查缺少未成熟上皮细胞和白细胞增多可除外脱屑性阴道炎和萎缩性阴道炎。

参考文献

1. Pirotta, M. V. and Garland, S.M. Genital *Candida* species detected in samples from women in Melbourne, Australia, before and after treatment with antibiotics. *J. Clin. Microbiol.* 2006; **44**: 3213–3217.
2. Banerjee, K., Curtis, E., de San Lazaro, G., *et al.* Low prevalence of genital candidiasis in children. *Eur. J. Clin. Microbiol. Infect. Dis.* 2004; **23**: 696–698.
3. Ferahbas, A., Koc, A. N., Uksal, U., *et al.* Terbinafine versus Easter cause all and fluconazole and the treatment of vulvovaginal candidiasis. *Am. J. Ther.* 2006; **13**: 332–336.
4. Sobel, J. D., Wiesenfeld, H. C., Martens, M., *et al.* Maintenance fluconazole therapy for recurrent vulvovaginal candidiasis. *N. Engl. J. Med.* 2004; **351**: 876–883.
5. Falagas, M. E., Betsi, G. I., and Athanasiou, S. Probiotics for prevention of recurrent vulvovaginal candidiasis: a review. *J. Antimicrob. Chemother.* 2006; **58**: 1266–1272.
6. Phillips, A. J. Treatment of nonalbicans Candida vaginitis with amphotericin B vaginal suppositories. *Am. J. Obstet. Gynecol.* 2005; **192**: 2009–2012.
7. Ray, D., Goswami, R., Banerjee, J., *et al.* Prevalence of *Candida glabrata* and its response to boric acid vaginal suppositories in comparison with oral fluconazole in patients with diabetes and vulvovaginal candidiasis. *Diabetes Care* 2007; **30**: 312–317.
8. Sobel, J. D., Chaim, W., Nagappan, V., *et al.* Treatment of vaginitis caused by *Candida glabrata*: use of topical boric acid and flucytosine. *Am. J. Obstet. Gynecol.* 2003; **189**: 1297–1300.
9. Allsworth, J. E. and Peipert, J. F. Prevalence of bacterial vaginosis: 2001–2004 National Health and Nutrition Examination Survey data. *Obstet. Gynecol.* 2007; **109**: 114–120.

9a. STD Treatment Guidelines, from the website of the Centers for Disease Control and Prevention. Online. Available: http://www.cdc.gov/std/treatment/default.htm.

10. Sobel, J. D., Ferris, D., Schwebke, D. J., *et al.* Suppressive antibacterial therapy with 0.75% metronidazole vaginal gel to prevent recurrent bacterial vaginosis. *Am. J. Obstet. Gynecol.* 2006; **194**: 1283–1289.
11. Dunne, R. L., Dunn, L. A., Upcroft, P., *et al.* Drug resistance in the sexually transmitted protozoan Trichomonas vaginalis. *Cell Res.* 2003; **13**: 239–249.
12. Donders, G. G.G., Vereecken, A., Bosmans, E., *et al.* Definition of a type of abnormal vaginal flora that is distinct from bacterial vaginosis: aerobic vaginitis. *Br. J. Obstet. Gynaecol.* 2002; 109: 34–43.
13. Clark, L. R. and Atendido, M. Group B streptococcus vaginitis in post pubertal adolescent girls. *J. Adolesc. Health* 2005; **36**: 437–440.
14. Honig, E., Mouton, J. W., and van der Meijden, W. I. Can group B streptococci cause symptomatic vaginitis? *Infect. Dis. Obstet.*

B streptococci cause symptomatic vaginitis? *Infect. Dis. Obstet. Gynecol.* 1999; 7: 206–209.
15. Shaw, C., Mason, M., and Scoular, A. Group B streptococcus carriage and vulvovaginal symptoms: causal or casual? A case-controlled study in a GUM clinic population. *Sex. Transm. Infect.* 2003; **79**: 246–248.
16. Sobel, J. D., Funaro, D., and Kaplan, E. L. Recurrent group A streptococcal vulvovaginitis in adult women: family epidemiology. *Clin. Infect. Dis.* 2007; **44**: e43–e45.
17. Horowitz, B. J., Mardh, P. A., Nagy, E., *et al.* Vaginal lactobacillosis. *Am. J. Obstet. Gynecol.* 1994; **170**: 857–861.
18. Demirezen, S. Cytolytic vaginosis: examination of 2947 vaginal smears. *Cent. Eur. J. Public Health* 2003; **11**: 23–24.
18a. Cibley, L. J. Cytolytic vaginosis. *Obstet. Gynecol.* 1991; **165**: 1245–1249.
19. Newbern, E. C., Foxman, B., Leaman, D., *et al.* Desquamative inflammatory vaginitis: an exploratory case-control study. *Ann. Epidemiol.* 2002; **12**: 346–352.
20. Murphy, R. and Edwards, L. Desquamative inflammatory vaginitis: What is it? *J. Reprod. Med.* 2008; **53**: 124–128.
21. Sobel, J. D. Desquamative inflammatory vaginitis: a new subgroup of purulent vaginitis responsive to topical 2% clindamycin cream. *Am. J. Obstet. Gynecol.* 1994; **171**: 15–20.

延伸阅读

ACOG Committee on Practice Bulletins – Gynecology. ACOG Practice Bulletin Clinical management guidelines for obstetrician-gynecologists. *Obstet. Gynecol.* 2006; **107**: 1195–1206.

Edwards, L. The diagnosis and treatment of infectious vaginitis. *Dermatol. Ther.* 2004; **17**: 102–110.

Nyirjesy, P., Peyton, C., Weitz, M. V., *et al.* Causes of chronic vaginitis. Analysis of a prospective database of affected women. *Obstet. Gynecol.* 2006; **108**: 1185–1191.

Candida vaginitis

Ringdahl, E. N. Recurrent vulvovaginal candidiasis. *Mol. Med.* 2006; **103**: 165–168.

Spence, D. Candidiasis (vulvovaginal), *Clin. Evid.* 2004; **12**: 2493–2511.

Trichomonas vaginitis

Nanda, N., Michel, R. G., Krudgelashvili, G., *et al.* Trichomoniasis and its treatment. *Exp. Rev. Anti Infect. Ther.* 2006; **4**: 125–135.

第 25 章

外阴水肿

Peter J. Lynch

水肿是指皮肤深层和（或）皮下组织异常的液体潴留。引起水肿的液体通常是血浆（“血管性水肿”）或淋巴液（“淋巴水肿”）。血管性水肿往往是毛细血管扩张和过多的血浆渗漏至外周组织所致，这一现象常出现于急性炎症过程中，尤其是炎症早期，可以是一过性和间断发生的。淋巴水肿是由于淋巴通路的缺失、损毁或受阻使组织液回流障碍所致。当引起血管水肿的炎症转为慢性时，淋巴管也受损，随着炎症进展，将同时发生血管水肿和淋巴水肿。

这两种类型的水肿的临床表现非常相似。在急性过程中，水肿处较软（“凹陷性水肿”），且常常是一过性表现。而在慢性过程中，水肿处较坚韧，用指尖下压不产生凹陷。两种水肿的外观非常相像，表现为面积大小不同，呈肤色或略微发红，边界不清，表面光滑，区域性皮肤肿胀。水肿多为肤色，较红色常见，混有红色的液体也可见于血管扩张，是机体固有的病理生理改变。水肿易发生于较疏松且皮肤具有延展性的组织，多见于唇、眼睑和生殖器。除急性的皮肤膨胀偶尔引发疼痛外，水肿往往是无症状的；由过敏反应引发的水肿也可能出现瘙痒等症状。

急性外阴水肿

急性血管性水肿发生于数分钟至数小时内，持续一至数天，吸收消退后可完全恢复至正常皮肤。其多由过敏反应引发（如药物过敏反应、接触性过敏等），也可由其他少见的原因导致（如遗传性血管性水肿和应用血管紧张素转换酶抑制剂所致的水肿等）。

过敏性外阴水肿

外阴血管性水肿常为全身过敏性反应的局部表现，但患者往往并非以外阴肿胀为最初的主诉而就诊。有时，女性可发生仅仅局限于外阴的急性水肿（图 25.1），常为接触性过敏反应所致。乳胶和精液是两种重要的抗原，均可诱发由免疫球蛋白 E（IgE）介导的免疫应答，从而产生过敏反应。由这两种抗原引发过敏反应的患者多表现为特应性反应，而非可预见的。

乳胶过敏的发生率在普通人群中约为 1%，在医护人员中上升至 4%[1]。由此可见，存在相当数量的妇女可能对避孕套、阴道隔膜和戴手套的检查者手指发生过敏反应。目前尚无确切数据表明乳胶反应引发外阴水肿的几率，但一项针对 92 名妇女是否存在外阴接触性过敏反应的调查显示，有 3 名妇女皮肤试验呈阳性，表明乳胶接触性过敏通常是被忽视的诊断之一[2]。

据报道，约有 80 名妇女对其配偶的精液产生过敏反应[3]。但这似乎低估了这一情况的发生率，在一项调查中，对疑有外阴过敏反应的 92 名妇女进行了试验，发现 2 人对精液呈皮肤试验阳性[2]。

尚有不少患者发生外阴水肿是由于对润滑剂、杀精剂或药物过敏，外阴水肿是接触性过敏性皮炎的部分表现。这类患者局部发生的是 T 细胞介导的Ⅳ型过敏反应，而非 IgE 介导的Ⅰ型过敏反应，其引发的炎症较后者更为严重，皮损常呈现湿疹样形态，详见第 18 章。

治疗急性过敏性外阴水肿需使用全身性抗组胺药，如氯雷他定、羟嗪或苯海拉明。预防复发有赖于识别并去除过敏原。

非过敏性急性外阴水肿

急性外阴水肿也可发生于存在多种外阴阴道感染时，尤其是念珠菌病（图 25.2）。发生急性外阴水肿的患者如同时出现全身乏力、发热和寒战，可能是即将发生坏死性筋膜炎的最早期征象，需紧急治疗[4]。

慢性外阴水肿

慢性外阴水肿表明存在某种原因，往往是治疗产

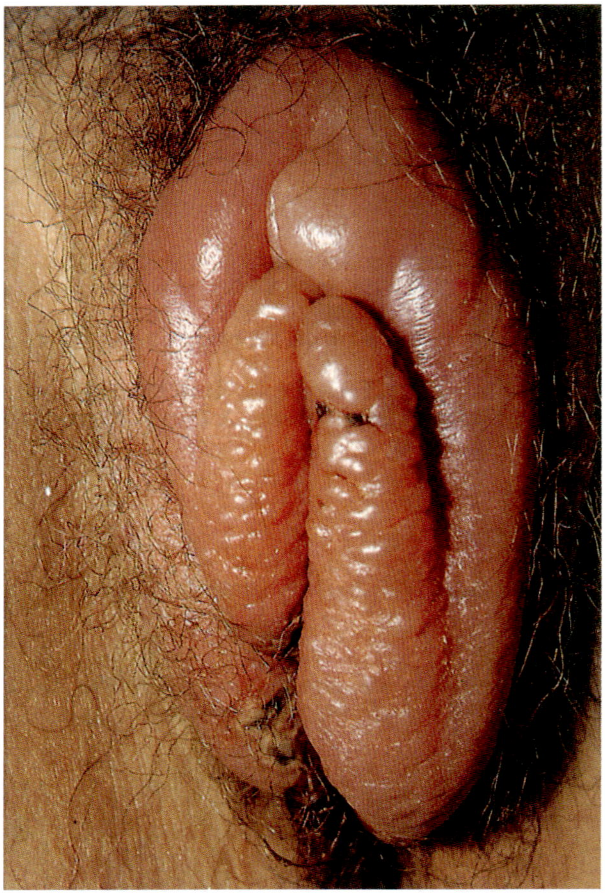

图 25.1 显著的急性过敏性水肿，2 周后自然消退。（Reproduced from P. J. Lynch and L. Edwards *Genital Dermatology* (Fig. 10-14)，Churchill Livingstone.）

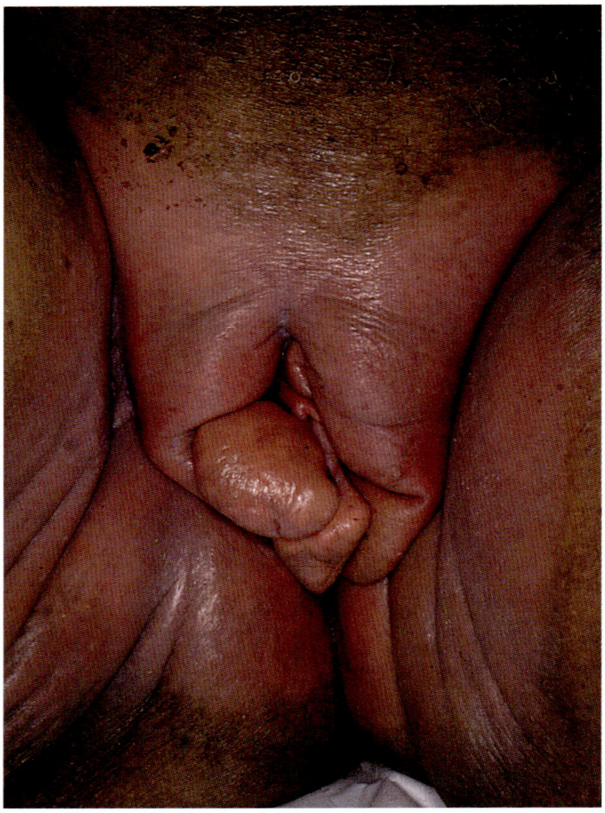

图 25.2 小型私人医院的一位患者发生的水肿是由多种因素所引起：尿道刺激性接触性皮炎、继发性皮肤褶皱念珠菌病和久坐引起的血液淤滞。

生的问题所致，且存在数种严重的并发症，如病变区域常发生感染，这可能是由于淋巴水肿部位存在慢性淋巴回流受阻，从而影响在机体免疫应答中起重要作用的朗格汉斯细胞和淋巴细胞的运输所致。

获得性淋巴管瘤（淋巴管扩张）是慢性外阴水肿的少见并发症之一。血管肉瘤可发生于发生慢性淋巴水肿的非生殖器处，但至今尚未在慢性外阴淋巴水肿中发现。

治疗慢性淋巴水肿的主要方法是通过挤压减少体液的积聚。目前有针对外阴的压力服，但是不舒适且难于脱穿，因此，患者一般很难坚持使用。非生殖器部位的淋巴水肿可通过按摩减轻，以此推测，这一方法或许对外阴淋巴水肿也有效，但至今尚无有关按摩对慢性外阴水肿效果的报道。抗生素治疗用于某些存在反复感染因素的患者，包括治疗所有潜在的感染或炎性疾病。特殊类型的慢性外阴水肿将在以下的段落中具体讲述。

外阴、盆腔和腹股沟手术

所有包括外阴的手术都可能损伤部分引流阴唇的淋巴管，但这并不经常引起慢性水肿。由于外阴淋巴通过腹股沟淋巴结回流，因而，切除较多的腹股沟浅淋巴结和（或）腹股沟深淋巴结通常会引起持续时间长且较为严重的阴唇水肿。同样，由于腹股沟淋巴结的淋巴液回流至髂淋巴管和髂淋巴结，如果盆腔手术损伤了髂淋巴管或去除了髂淋巴结，则可能引起慢性外阴水肿（图 25.3）。但与此同时，盆腔淋巴管富于彼此之间的交叉连接，因此，发生较多淋巴液的渗漏并引起明显的外阴水肿比较少见。放疗联合手术治疗较易引发淋巴水肿。

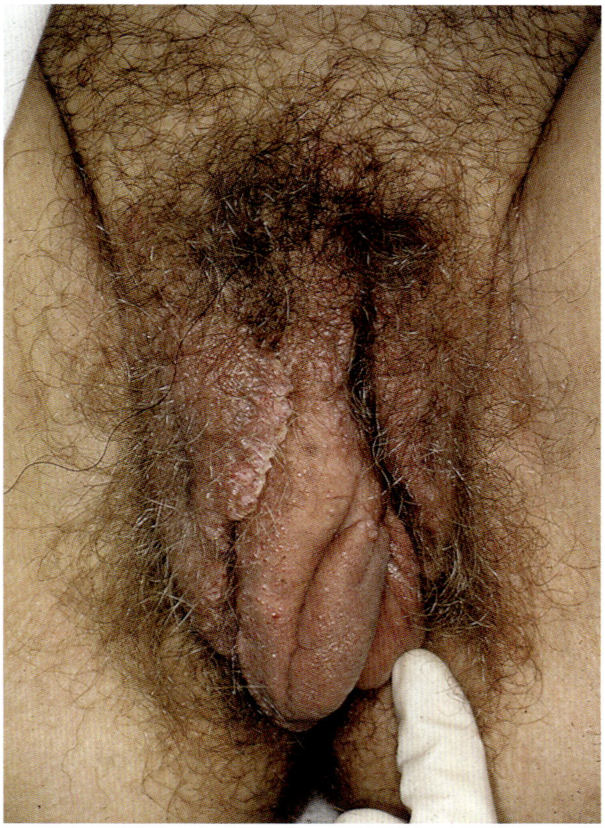

图 25.3 任何引起深部淋巴回流受阻的因素均可导致慢性外阴水肿，包括手术、恶性疾病和放射治疗。

复发的蜂窝织炎

如上所述，淋巴水肿处的组织较易发生感染，因此，淋巴水肿可以被看做是“最小抵抗部”，而每次发生感染都会使淋巴系统进一步受损并导致淋巴水肿的加重，这样的过程周而复始地自发进行，并不需要通过其他形式的损伤而再次引发。在急性期，淋巴水肿的组织可发红，但有时这种现象极不明显，患者可伴有或不伴有低热和全身乏力。这种复发性蜂窝织炎(丹毒）常为链球菌感染所致，而非葡萄球菌感染所致。因目前尚未获得细菌培养的可靠方法，所以难以证实存在的感染，但此类蜂窝织炎对标准的抗生素治疗反应良好，而此治疗反应可协助进行临床诊断。由于感染导致淋巴系统的进一步受损，因此，每次感染都将使淋巴水肿加重，正因为此，大多数临床医生赞同进行预防性抗生素治疗[5]，可口服头孢菌素类药物或青霉素，每月肌注 1 ～ 2 次苄星青霉素也很有效。这样的预防性抗生素治疗不会导致细菌耐药的产生。

炎性肠病

Crohn 病和程度较轻的溃疡性结肠炎可通过两种途径影响外阴：(1) 直接形成自肠管延伸至外阴的瘘管；(2) 形成分散的肉芽肿[6]。慢性外阴淋巴水肿可以其中一种形式发生，当炎性肠病发生于结肠和直肠时甚至可于没有任何肉眼可见的外阴病损时发生（图 25.4）。外阴水肿组织活检可存在或不存在肉芽肿样改变。在大多数报道的病例中，炎性肠病发生于外阴水肿和特异性外阴病损出现之前，但这也可能仅是一

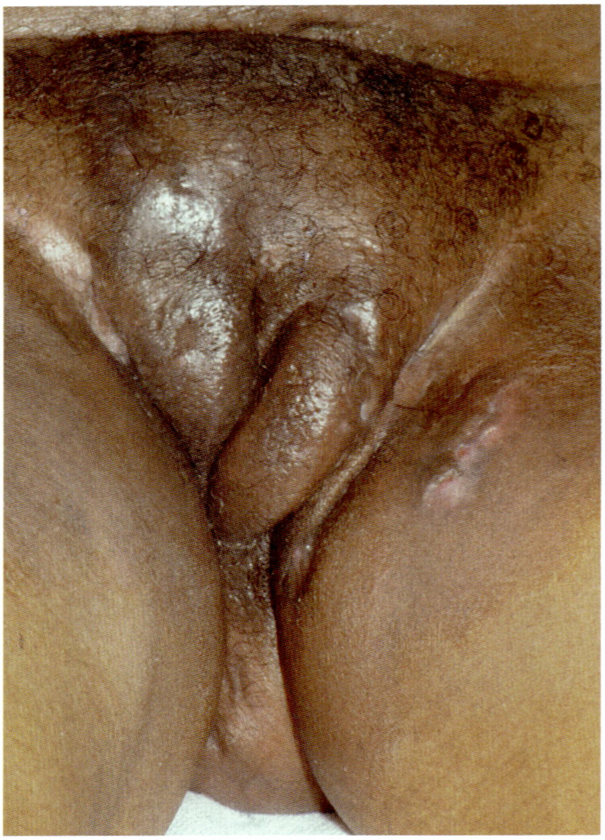

图 25.4 一位 24 岁患有严重皮肤和肠道 Crohn 病的女性由于外阴存在广泛散在的肉芽肿性改变而发生水肿，通过肛周瘘管可诊断 Crohn 病是引起水肿的原因。

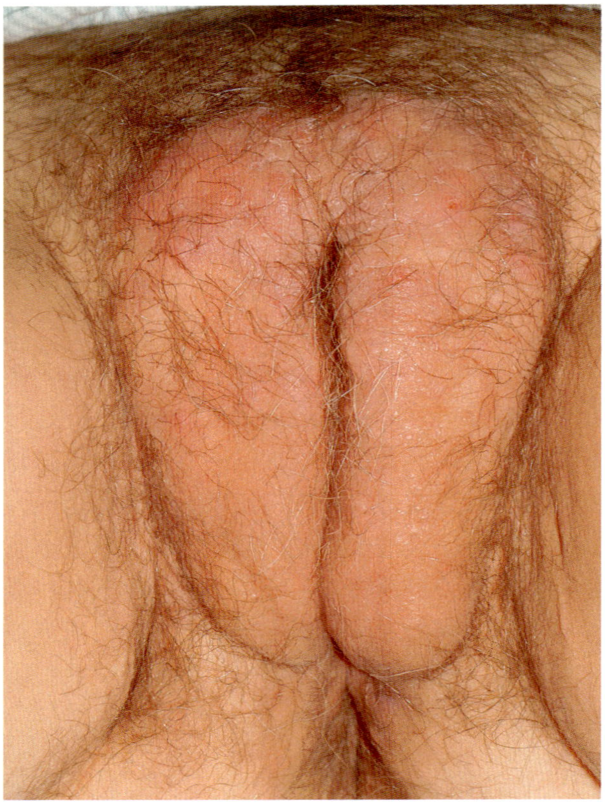

图 25.5 化脓性汗腺炎形成的严重瘢痕导致该妇女产生水肿。

种假象，因为外阴水肿的患者常无任何症状，而且难以对胃肠道症状进行全面彻底的评估（详见第 21 章 Crohn 病部分）。

化脓性汗腺炎

化脓性汗腺炎是一种非感染性的、顶浆分泌腺相关滤泡的痤疮样炎症。这些炎性滤泡的破裂可导致滤泡内容物渗漏至相邻真皮，并在此诱发显著的炎症反应。由于这些滤泡主要产生于乳线，所以常发生外阴受累。外阴化脓性汗腺炎常伴发慢性外阴水肿，主要是由于炎症损伤外阴淋巴管后形成瘢痕所致（图 25.5 和 25.6）。通常，因其临床病变特征显著，常累及腋窝和乳腺，并具有特征性的“孪生”黑头粉刺，由化脓性汗腺炎引发的外阴水肿易于识别。但在某些病例，病变局限于肛门生殖区，与 Crohn 病鉴别相对困难，甚至通过组织活检都难以判断（见第 19 章化脓性汗腺炎部分）。

Melkersson-rosenthal综合征

Melkersson-Rosenthal 综合征（口面部肉芽肿病）最初报道于 100 多年前。该综合征包括面神经麻痹、裂纹舌和唇肿胀，活检可见不同程度的肉芽肿性炎症。仅有唇部受累而无其余两项特征的病变被称为“Miescher 唇炎性肉芽肿病”。类似的肉芽肿样改变也可见于其他软组织，如眼周组织和生殖器部位。据文献报道，仅有不到 20 例外阴病变，但据临床经验，其发生率远高于报道的。外阴受累的最初表现为非炎症性、无症状的单侧或双侧大阴唇肿胀[7]，通过对已形成的病变进行活检发现，病灶呈肉芽肿样改变，与 Crohn 病和结节病非常相似。从而产生了一种假说，即 Melkersson-Rosenthal 综合征是一种前驱症状，它可以进展为结节病或 Crohn 病。然而，大多数患者在经历很长时间后并未出现上述任何一种疾病。对此病最好的初始治疗是于病变内应用类固醇激素，其他治疗方法包括全身性激素治疗和全身性非激素抗炎治疗[8]。

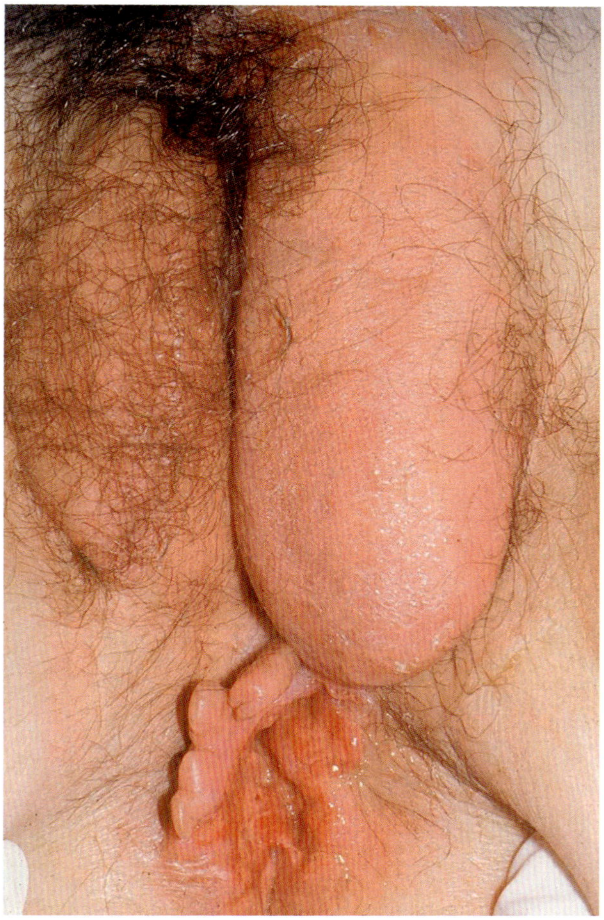

图 25.6 化脓性汗腺炎导致附近引流淋巴结产生弥漫而严重的炎症，引起该患者水肿，并随纤维化进展而逐渐加重。

其他疾病

在第三世界国家，最常引起男性外生殖器水肿的原因是感染班氏吴策线虫所致的丝虫病，但这种感染却几乎不引起慢性外阴淋巴水肿。过去，慢性生殖器淋巴水肿通常与两种性传播性疾病密切相关：性病性淋巴肉芽肿和腹股沟肉芽肿[9]。这些疾病在西方国家都非常罕见，因此，对于本书的读者而言，是最少见的引起外阴水肿的原因。

据报道，慢性外阴水肿组织活检有时可见结节病性上皮样肉芽肿，因此，推测结节病可能引起慢性外阴水肿（参见此前讨论的 Melkersson-Rosenthal 综合征）。但是，在大多数考虑为结节病的病例中，却并未发现此类改变，而可见存在于 Crohn 病中的肉芽肿。

先天性淋巴水肿（Milroy 病）会引起广泛的下肢水肿，而很少见生殖器水肿，且男性发生率高于女性发生率。有少数病例报道，在发生卵巢过度刺激综合征的女性可见外阴水肿。最近一则报道描述了慢性自行车座损伤引起的外阴水肿。此外，妊娠过程中也可发生外阴水肿，且多见于患有先兆子痫的孕妇。

参考文献

1. Bousquet, J., Flahault, A., Vandenplass, O., *et al.* Natural rubber latex allergy among health care workers: a systematic review of the literature. *Allergy Clin. Immunol.* 2006; **118**: 447–454.
2. Nardelli, A., Degreef, H., and Goossens, A. Contact allergic reactions of the vulva: a 14-year review. *Dermatitis* 2004; **15**: 131–136.
3. Weidinger, S., Ring, J., and Kohn, F. M. IgE-mediated allergy against human seminal plasma. *Chem. Immunol. Allergy* 2005; **88**: 128–138.
4. Cabrera, H., Skoczdopole, L., Marini, M., *et al.* Necrotizing gangrene of the genitalia and perineum. *Int. J. Dermatol.* 2002; **41**: 847–851.
5. Vignes, S. and Dupuy, A. Recurrence of lymphedema-associated cellulitis (erysipelas) under prophylactic antibiotherapy: a retrospective cohort study. *J. Eur. Acad. Dermatol. Venereol.* 2006; **20**: 818–822.
6. Feller, E. R., Ribaudo, S., and Jackson, N. D. Gynecologic aspects of Crohn's disease. *Am. Fam. Physician* 2001; **64**: 1725–1728.
7. Sbano, P., Rubegni, P., Risulo, M., *et al.* A case of idiopathic granulomatous cheilitis and vulvitis. *Int. J. Dermatol.* 2007; **46**: 720–721.
8. Sciubba, J. J. and Said-Al-Naief, N. Orofacila granulomatosis: presentation, pathology and management of 13 cases. *J. Oral Pathol. Med.* 2003; **32**: 576–585.
9. Gupta, S., Ajith, C., Kanwar, A. J., *et al.* Genital elephantiasis and sexually transmitted infections – revisited. *Int. J. STD AIDS* 2006; **17**: 157–165.

延伸阅读

Cueni, L. N. and Detmar, M. New insights into the molecular control of the lymphatic vascular system and its role in disease. *J. Invest. Dermatol.* 2006; **126**: 2167–2177.

第 26 章

儿童外阴疾病

Lynette J. Margesson

引言

儿童外阴疾病包括一个很宽的疾病谱，从先天性畸形到感染，再到皮肤病和肿瘤。妇产科医生和儿科医生对于非皮肤病性疾病十分熟悉，对此本书不进行详细描述。本章讨论的许多疾病也可以发生于成人，这些疾病的主要内容通常在本书的其他部分讨论。为了减少不必要的重复，本章均为简要介绍。

先天性外阴异常

女性生殖器发育异常很罕见，可以仅累及外生殖器或整个生殖道（表 26.1 和 26.2）。

两性畸形

出现这种情况时，患儿出生时外生殖器不能明确是男性还是女性，因此出现性别模糊。80% 的两性畸形是由于女性胎儿男性化而出现的女性假两性畸形。这种胎儿表现为：仅有扩大的阴茎原基或伴有一定程度的阴唇阴囊融合，这是由于隐性先天性肾上腺类固醇激素生物合成的酶缺陷所致。最常见的原因是：21- 羟化酶缺乏所致的皮质醇和雄激素过度产生，使胎儿女性外生殖器获得次要男性特征。偶尔本病可以由于 11- 羟化酶缺陷所致。来源于母亲产雄激素性肿瘤的分泌或母体注射雄激素的外源性激素也能使女性胎儿获得次要男性特征。

男性假两性畸形明显较少，仅占所有两性畸形的 15%。在这些婴儿中，在发育过程中出现了部分或全部男性化过程受阻，这可能是由于缺乏促性腺激素（一种睾酮生物合成酶的缺陷）或是由于雄激素依赖性靶组织反应缺陷（如雄激素受体缺陷或 5α 还原酶缺乏）。临床上这些患者表现

表 26.1 外生殖器两性畸形

临床表现	诊断	病因
阴蒂肥大或不同程度的伴有腹侧裂的阴茎原基形成；阴唇形成，伴有开口或阴囊形成	女性假两性畸形先天性肾上腺肥大	酶缺乏（隐性）21-羟化酶或11-羟化酶缺乏（少见）
	外源性激素	母体产雄激素性肿瘤
		外源性雄激素暴露
	男性假两性畸形	缺乏促性腺激素
		睾酮合成过程的酶缺陷
		靶组织雄激素受体缺陷

表 26.2 外生殖器异常

疾病	临床表现	治疗
阴唇肥厚	小阴唇变长	外科手术
处女膜异常	不同程度的处女膜开口或完全闭合	外科手术
血管瘤	红色到紫红色血管性斑片、结节或斑块，伴有或不伴有糜烂或溃疡	安慰；如果皮疹广泛或有溃疡，可以使用激光治疗
胎记	小到大的色素性斑片或斑块	如果是非典型的，必须进行活检；密切观察随访。

为不同程度的阴茎原基形成、阴囊形成和不同程度的生殖器孔（图 26.1 和 26.2）[1-3]。

先天性阴唇肥厚

这种相对常见的发育异常见于青春期。阴唇肥厚的定义是从小阴唇的基底到边缘之间最大的距离超过 4cm。罕见情况下，这种情况是由于淋巴淤滞或阴唇慢性物理性牵拉所致。患者诉外阴难以清洁或体育活动和性交时有局部刺激感。这种问题可以是单侧性的也可以使双侧性的（图 26.3）。治疗主要是手术复位。

阴唇愈着

小阴唇的浅表性融合发生于 1% ～ 3% 的青春期前女孩，它从后面开始出现皮疹，并且通常累及小阴唇的后 2/3。罕见情况下出现整个阴唇粘着。这是一种获得性疾病，多数见于 2 ～ 3 岁的儿童[4]。致病原因不清楚，但局部刺激、不良卫生习惯、生殖器创伤和缺乏雌激素可能起到一定的作用[5]。结果是：出现炎症和皮肤与阴唇的任何一侧发生粘连，导致外阴呈现一种扁平的外观。局限性后融合通常是小范围且无症状的。尽管这种情况随着青春期雌激素化而自发性吸收，但是广泛的融合可导致仅有一个小孔开放，而可以导致尿潴留、尿路感染、生殖器刺激状态和烧灼感。一线治疗，如果需要，为局部外用雌激素软膏，每日 2 ～ 3 次，并轻度牵拉外阴，持续治疗 2 ～ 3 周[6]。如果皮疹广泛，则需要进行外科治疗[1,7-10]。

处女膜异常

处女膜是阴道入口处的、由结缔组织构成的薄膜，通常是圆形或新月形的。处女膜上可以有很多的微孔，形成一种筛状的或镰状的处女膜外观，也可以完全没有开口（处女膜闭锁）。当处女膜仅部分开放时，会导致分泌物滞留和感染的发生。处女膜闭锁可以表现为原发性闭经，并伴有下腹不适感，最后进展为周期性下腹部疼痛（图 26.4 和 26.5）。治疗为外科手术[4,11,12]。

血管瘤

血管瘤是最常见的血管性皮损，累及 5% 的新生儿，且多见于女性（男女比率为 1:3）。这种良性的肿瘤以内皮细胞过度增生为特征，表现为躯干粉红色到淡红色的丘疹或斑块。通常在出生数天以后出现扁平的红色斑片，并逐渐扩大。快速增长时期持续 8 ～ 9 个月，然后皮疹稳定一段时间。2 岁左右开始出现减退，并且这些皮疹多数在 9 岁左右消退变，平成一个白色瘢痕。症状取决于皮疹大小：大型肿物可以产生明显不适感，并出现溃疡、糜烂和出血（图 26.6 和 26.7）。治疗取决于受累程度，无症状的皮疹可以任其自己吸收减退。皮质类固醇可以用于治疗症状性血管瘤，小的损害可以进行皮损内注射治疗，大的可以系统口服激素治疗。出血性或溃疡性血管瘤对早期激

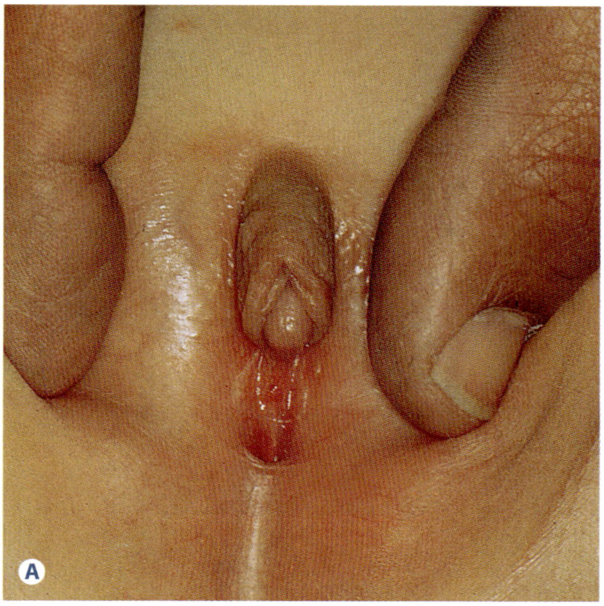

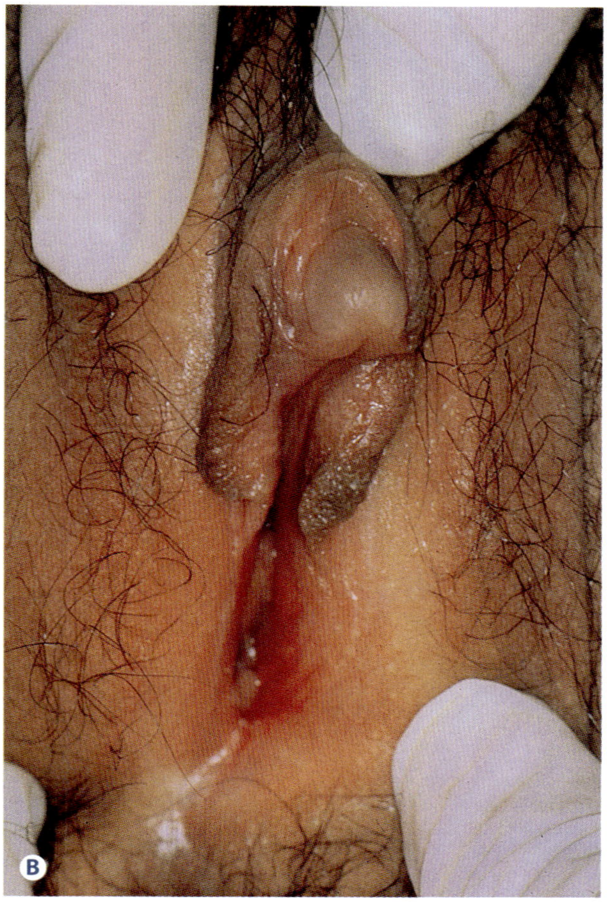

图 26.1A 先天性肾上腺增生患者的阴蒂增大伴后阴唇融合。女性假两性畸形的一个例子。（Reproduced from B. K. Fisher and L. J. Margesson (eds) *Genital Skin Disorders: Diagnosis and Treatment.* Mosby, St Louis, 1998.）

图 26.1B 女性假两性畸形。一位 11 岁女孩由于 21- 羟化酶缺乏而出现逐渐加重的面部多毛、阴部多毛、正常阴道和阴蒂肥大。（Courtesy of Dr. G. D. Oliver, Hospital for Sick Children, University of Toronto, Toronto, Canada.）（Reproduced from B. K. Fisher and L. J. Margesson (eds) *Genital Skin Disorders: Diagnosis and Treatment.* Mosby, St Louis, 1998.）

光治疗反应良好。对于严重的病例，建议与儿科医生共同治疗[13-18]。

色素痣

先天性色素痣（“痦子”）通常不发生在外阴部位。这些黑素细胞性错构瘤可以出生时即有，伴有不同程度的色素沉着。随着患者年龄增长，不同黑色程度的扁平的黄褐色斑疹或丘疹的颜色逐渐加深。出生时出现的巨大性色素痣（图 26.8）通常更容易转化为恶性肿瘤。尽管已有少量青春期前女性外阴恶性黑素瘤的病例报道，但多数色素痣恶变的可能性极小。目前共计报道了 13 例小于 16 岁的女性患者，其中 5 例伴有硬化性苔藓[19-21]。色素痣的治疗为观察并对可疑部位进行活检。

外阴皮肤病

雌激素化的外阴为粉红色且富有弹性，许多儿童外阴疾病均与雌激素缺乏有关(表 26.3)。在外阴皮肤，雌激素在对刺激物和感染的应答中扮演重要角色。雌激素存在于出生后前 3 个月和初潮前 2 ～ 3 年并发挥效力。在这两个时间点间期，外阴的雌激素相对缺乏。在这种情况下，小阴唇和外阴上皮菲薄，以至于可以见到毛细血管网，表皮屏障功能减弱，并且组织对于刺激物更加敏感，但是对于念珠菌的抵抗力增强。雌激素化的外阴为粉红色，富有弹性，小阴唇丰满且外

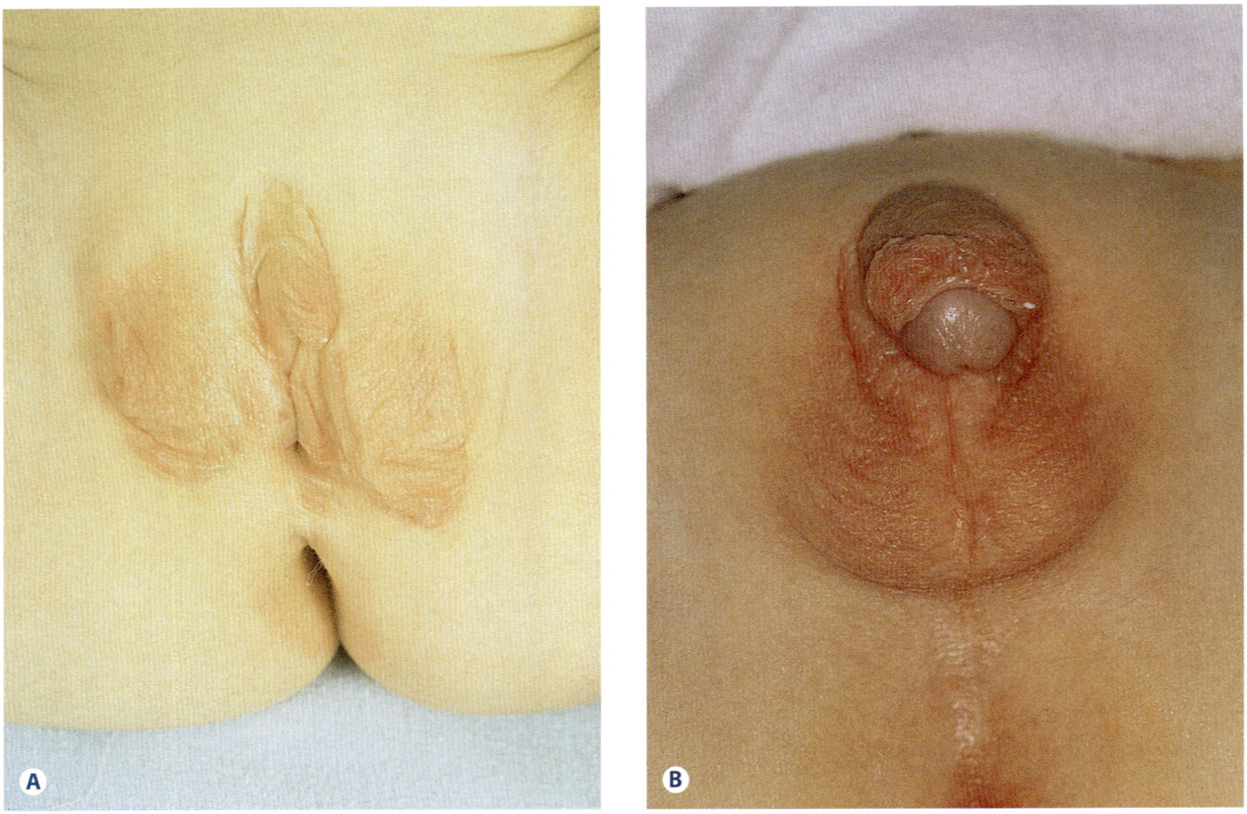

图 26.2A 男性假两性畸形，由于雄激素部分不敏感所致。一位有 XY 核型的儿童的两性生殖器，最后发展为女性外生殖器。(Reproduced from B. K. Fisher and L. J. Margesson (eds) Genital Skin Disorders: Diagnosis and Treatment. Mosby，St Louis, 1998.)

图 26.2B 一位有 XY 核型的儿童由于雄激素部分不敏感而导致两性生殖器。(Courtesy of Dr. G. D. Oliver, Hospital for Sick Children, University of Toronto, Toronto, Canada.)(Reproduced from B. K. Fisher and L. J. Margesson (eds) Genital Skin Disorders: Diagnosis and Treatment. Mosby, St Louis, 1998.)

阴黏膜上皮湿润。这种情况可以增加外阴对化学物品和物理刺激的抵抗性，但是对念珠菌却增加了易感性。

接触性皮炎

接触性皮炎是一种由于外界物体刺激或过敏导致的急性（水疱、瘙痒、渗出）、亚急性（皲裂和裂化）或慢性（表皮肥厚伴有不同程度的鳞屑）皮肤炎症。原发性刺激性接触性皮炎是由于重复或长时间暴露于刺激性物品所致，如肥皂、洗涤剂或尿液。该过程没有免疫反应，而是由接触物质的腐蚀性或物理刺激性导致的。过敏性接触性皮炎是由于患者对一小部分化学物质的特异性过敏反应所致，如香水、苯唑卡因、新霉素或有毒常青藤。

刺激反应是最常见的引起外阴接触性皮炎的原因，特别是对于异位性皮炎患者。尿布、不良的卫生习惯、使用腐蚀性肥皂过度清洁或“擦拭”以及刺激性软膏都可以引起反应[22]。

尿布皮炎

这个名词意味着任何发生于尿布区域的皮炎，通常是由于尿液、粪便和摩擦行为的反复接触刺激所致。这是婴儿最常见的皮肤问题，发病率为 7% ～ 35%。7 ～ 12 个月的婴儿最容易受累。皮肤表现为粉红色到红色，摩擦区域伴有光泽和皲裂。典型表现为阴阜、大阴唇和臀部的凸起部位出现刺激反应，而皮肤皱褶部位通常不累及（图 26.9）。异位性皮炎或有银屑病倾向的儿童更为容易发病。一段时间以后，由于继发细菌和念珠菌感染可出现混合性疾病模式。皱褶部位和凸起部位皮肤表面可能同时出现红色、皲裂和糜烂，伴有散在的卫星灶性脓疱或鳞屑性丘疹，严重时，还

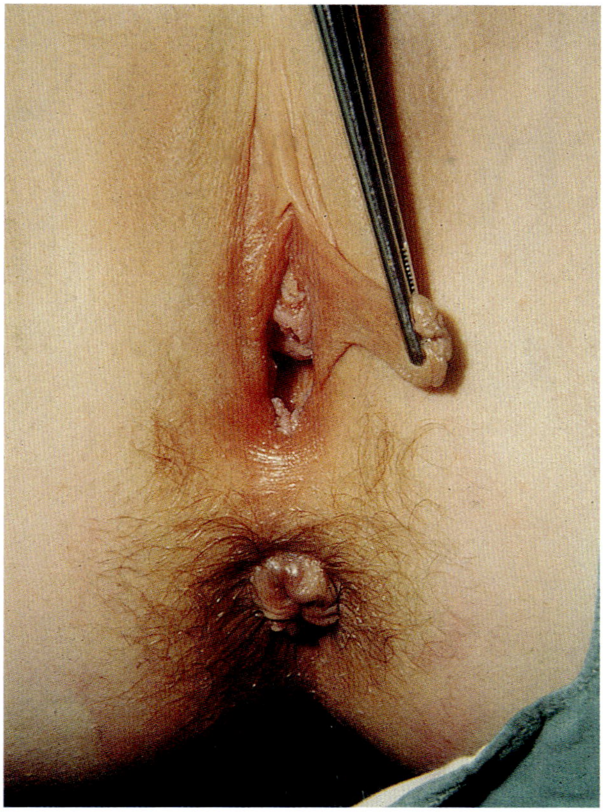

图 26.3 狭长的左侧小阴唇。(Courtesy of Dr P. Bryson, Kingston General Hospital, Queen's University, Kingston, Canada.)(Reproduced from B. K. Fisher and L. J. Margesson (eds) Genital Skin Disorders: Diagnosis and Treatment. Mosby, St Louis, 1998.)

可以出现开放性溃疡。治疗方法为去除刺激物，经常更换尿布，如有可能，不用尿布。含有特级吸收物的一次性尿布可以降低皮肤的刺激反应。常规清洁应使用无皂基的清洁剂（丝塔芙、无香味的多芬肥皂或多脂皂），徒手或带有乙烯基的手套进行彻底清洁，然后外用 1% 的氢化可的松软膏。不在家中换用尿布时，应使用纯净水或轻质矿物油并用软质材料或棉球清洁[23-29]。最好避免使用婴儿“擦拭布”。

刺激性皮炎

反复暴露于腐蚀性或刺激性物品可以导致阴唇和会阴的红斑、瘙痒和烧灼痛，如常见的肥皂、清洁剂或“擦拭布”。出现这种问题的儿童通常伴有异位性皮炎病史，后者可以增加儿童皮肤的敏感性和易激惹性。多数儿童的外阴接触性皮炎是由于刺激物所致。不良

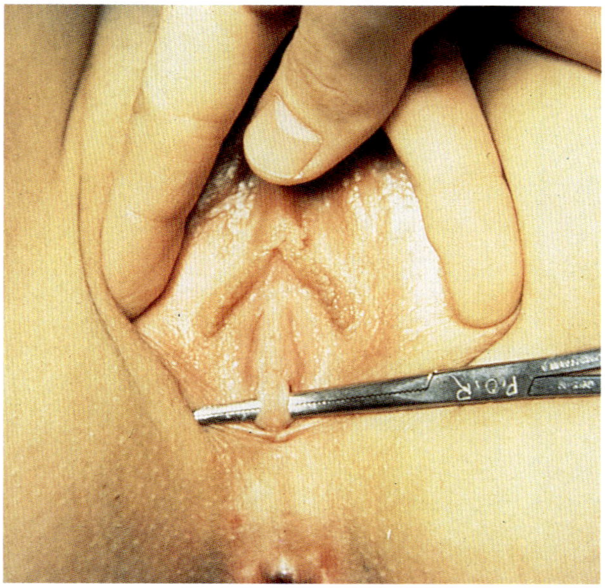

图 26.4 中隔处女膜。(Courtesy of Dr. G. D. Oliver, Hospital for Sick Children, University of Toronto, Toronto, Canada.)(Reproduced from B. K. Fisher and L. J. Margesson (eds) Genital Skin Disorders: Diagnosis and Treatment. Mosby, St Louis, 1998.)

的外阴卫生习惯（特别是粪便涂抹于外阴部位）、过多暴露于肥皂、香波和潮湿的衣物均可导致刺激反应。详细询问病史对于发现很小的刺激性物品很有帮助。必须明确刺激性物品，停止接触，同时局部外用氢化可的松软膏治疗。

过敏性接触性皮炎

本病在儿童并不少见，约占 20% 的皮炎病例，但很少发生于外阴。典型的过敏性接触性皮炎的发生率随着年龄增长而增高，任何伴有持续性湿疹性皮疹的儿童都应该寻找过敏原。最常见的过敏原是金属镍、新霉素、硫柳汞、芳香剂或羊毛脂醇。皮疹可以是急性的水疱性皮疹，也可以是慢性的红斑和鳞屑外观。其他部位也可以出现皮疹，如果也接触了过敏原。斑贴试验可以明确诊断。去除过敏原后，2 ~ 3 周以后皮疹可以好转。对于严重的反应，需要局部外用皮质类固醇软膏，如 0.1% 的曲安西龙软膏。如果出现水疱，可以系统使用泼尼松治疗，开始为每天 1mg/kg，持续 4 ~ 5 天，然后在 10 天内逐渐减量[30-34]。

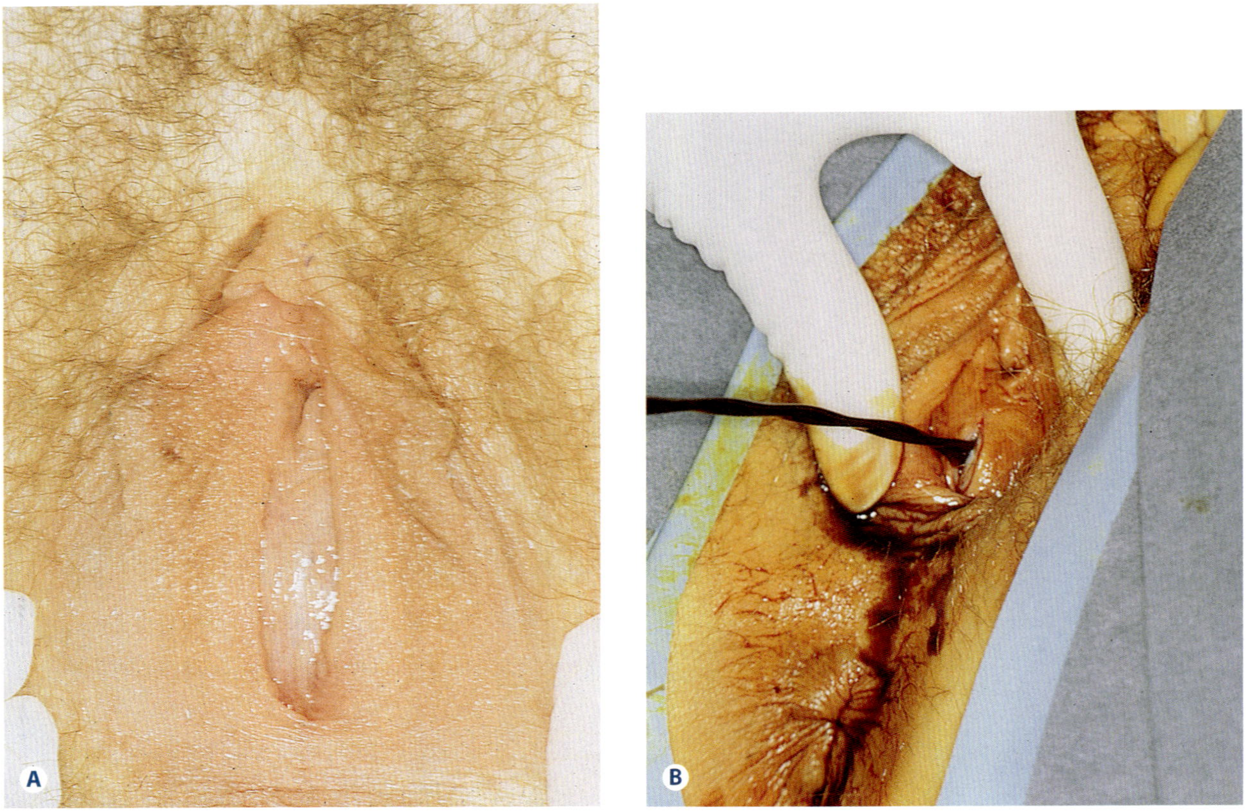

图 26.5A 一位 13 岁女孩的处女膜闭锁伴急腹症。(Courtesy of Dr. G. D. Oliver, Hospital for Sick Children, University of Toronto, Toronto, Canada.) (Reproduced from B. K. Fisher and L. J. Margesson (eds) Genital Skin Disorders: Diagnosis and Treatment. Mosby, St Louis, 1998.)

图 26.5B 该患者闭锁的处女膜被切开，陈旧性血液流出。(Courtesy of Dr. G. D. Oliver, Hospital for Sick Children, University of Toronto, Toronto, Canada.) (Reproduced from B. K. Fisher and L. J. Margesson (eds) Genital Skin Disorders: Diagnosis and Treatment. Mosby, St Louis, 1998.)

脂溢性皮炎

本病表现为外阴和阴唇股部皱褶部位的红斑和淡黄色油腻性鳞屑。在出生后 3 个月以内通常表现为头皮、耳廓周围、面中部和腋窝部位的油腻性头皮屑样的皮疹。刺激反应是由于对马拉色菌（一种亲油脂的酵母菌，主要在皮脂腺部位大量繁殖）产生的免疫反应所致，这种免疫反应在出生以前就被母体和胎盘激素所激活。治疗方法是进行柔和的无皂基的清洗，同时外用咪唑类药物，如含有 1% 的氢化可的松的克霉唑软膏。

银屑病

银屑病是一种常见的遗传性皮肤红斑鳞屑性疾病。本病在婴儿可以表现为慢性的、位于阴阜、大阴唇、会阴并通常累及臀裂的鲜红色、境界清楚的斑块型尿布皮炎，伴有不同程度的皲裂，有时伴有瘙痒。在幼小的婴儿中通常表现为难以治疗的尿布皮炎。银屑病的典型白色鳞屑表现并不见于皮肤皱褶部位，但是可以发生于肘部、膝盖或头皮。家族中其他成员的阳性银屑病史有助于明确诊断[37-39]。

治疗包括减少创伤，如减少使用刺激性肥皂和洗剂，并保持皮肤的凉爽和干燥。使用温和的产品进行清洁，如丝塔芙洁肤乳、无香味的多芬皂和多脂皂。开始可以使用弱效皮质类固醇软膏（2.5% 的氢化可的松，0.05% 的地奈德），每日 2 次，好转后逐渐减至 1% 的氢化可的松软膏。较为严重的患者可以先外用 1 ~ 2 周的中效或强效皮质类固醇软膏，并改为长时间间断使用低剂量氢化可的松软膏维持治疗。对于并发继发性感染者，可以局部使用抗酵母菌药物克霉唑软膏或抗细菌药物莫匹罗星软膏。局部外用钙调磷酸酶抑制

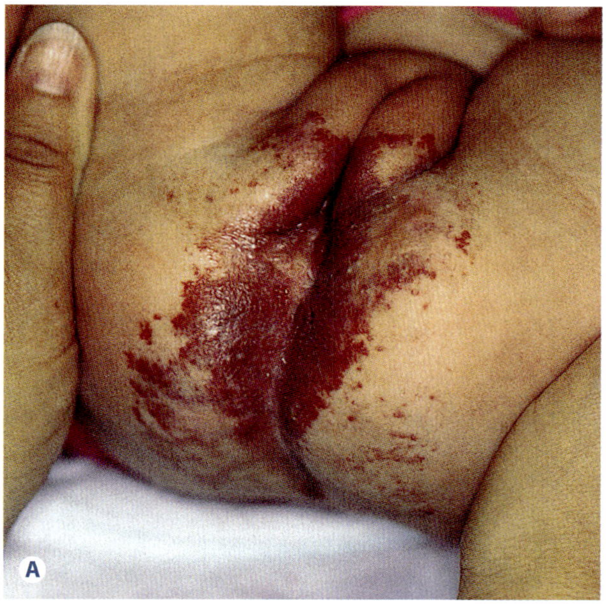

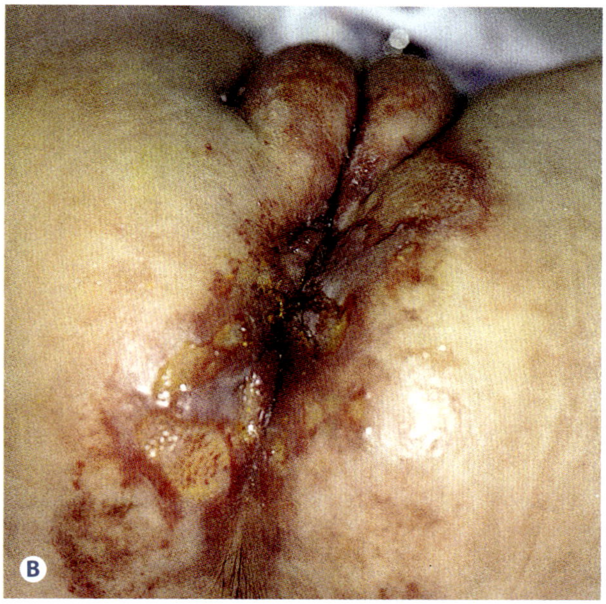

图 26.6A 一位 1 个月大的婴儿的快速生长的会阴毛细血管瘤。(Reproduced from B. K. Fisher and L. J. Margesson (eds) Genital Skin Disorders: Diagnosis and Treatment. Mosby, St Louis, 1998.)

图 26.6B 毛细血管瘤。第二次脉冲染料激光治疗后 10 天出现的会阴侵蚀性溃疡，第一次脉冲染料激光治疗在 1 个月大的时候，第二次在 2 个月大的时候。在激光治疗以后，溃疡在 3 周后消退，图 26.6A 和图 26.6B 之间的间隔为 6 周。(Reproduced from B. K. Fisher and L. J. Margesson (eds) Genital Skin Disorders: Diagnosis and Treatment. Mosby, St Louis, 1998.)

剂可以作为减少使用皮质类固醇的替代药物。该药可以间断性每日 2 次外用治疗银屑病和异位性皮炎（见下文）[40-42]。

异位性皮炎

本病表现为干燥性瘙痒性皮疹，患者通常有个人或家族中一到多种异位性病史，如哮喘、过敏性鼻炎（“花粉症”）或湿疹。异位性皮炎婴儿可以表现为面部和四肢伸侧的皲裂性红色皮肤。大一点的儿童出现肘窝和膝盖后面受累。尽管典型的临床表现皮疹不累及外阴，然而有异位性皮炎病史的儿童更容易出现刺激性皮肤病，如出现刺激性皮炎或尿布皮炎。治疗包括避免接触粗糙的刺激性肥皂和清洁剂，治疗任何继发性感染。同尿布皮炎治疗一样，外用弱效的皮质类固醇，或同银屑病治疗一样，外用钙调磷酸酶抑制剂，如吡美莫司乳膏或他克莫司软膏，以减少皮质类固醇的外用量[43,44]。这些药物在 2 岁以上的儿童短期间断性使用是安全的。长时间使用的安全性问题尚不确定，并且有争议[45-47]。

硬化性苔藓

本病是一种慢性生殖器皮肤疾病，表现为明显的色素减退、皮肤变薄和瘢痕化（图 26.10 和 26.11）。10% ～ 15% 的病例发生于小孩，最早为 1 ～ 2 岁开始发病，但平均发病年龄为 5 岁。最常见的症状为瘙痒和酸痛，但也可以出现排尿困难，在顽固性便秘的患者可出现排便时疼痛[48]。10% 的患者无症状。典型的皮疹为白色小丘疹，并逐渐融合成斑块，出现羊皮纸样外观。外阴、会阴和肛周的皮疹可以融合成斑片或形成“8 字形”模式。随着时间推移，可以出现萎缩，伴有阴唇缺失、瘢痕化和阴蒂缺失。搔抓可以引起紫癜、糜烂和表皮剥蚀，甚至出血，这与性虐待患者可能发生混淆，尽管这两种情况也可能同时发生[49-51]。硬化性苔藓的症状在青春期可以得到改善，但皮疹通常无法自行消退[52]。治疗方法为外用皮质类固醇[53-55]。由于本病有伴发鳞状细胞癌的风险，因此对患者应该定期进行随访。成人患者有发生鳞状细胞癌的风险。

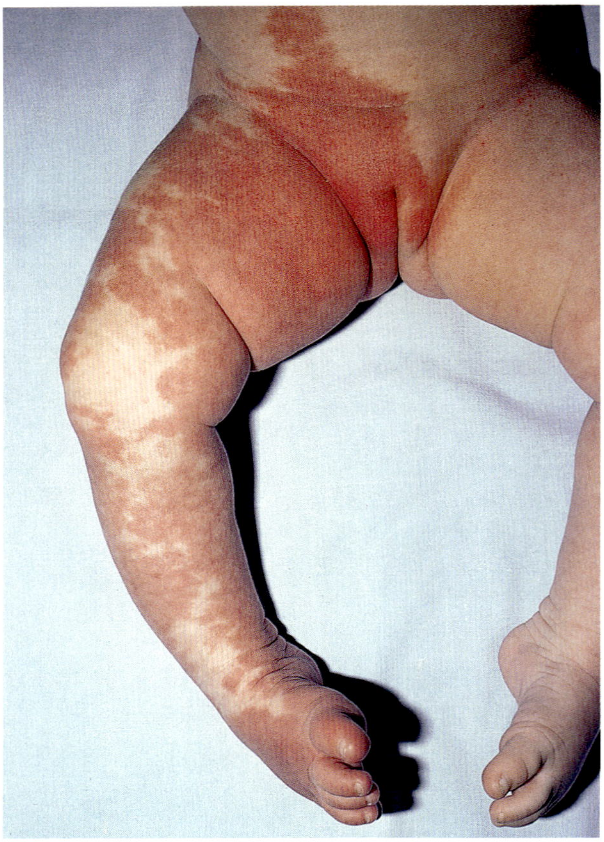

图 26.7 伴骨肥大静脉曲张综合征的 2 个月大的婴儿腹部、外阴和右腿的广泛毛细血管瘤。(Reproduced from B. K. Fisher and L. J. Margesson (eds) Genital Skin Disorders: Diagnosis and Treatment. Mosby, St Louis, 1998.)

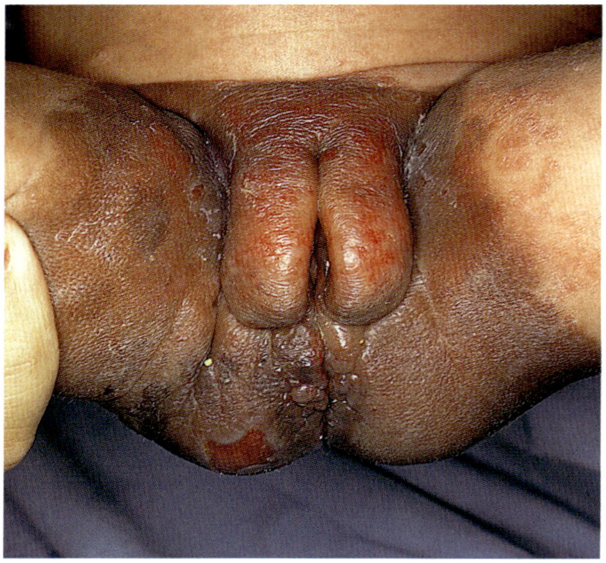

图 26.8 伴侵蚀性尿布疹的婴儿的外阴、大腿、臀部的巨大色素痣。(Repro-duced from B. K. Fisher and L. J. Margesson (eds) Genital Skin Disorders: Diagnosis and Treatment. Mosby, St Louis, 1998.)

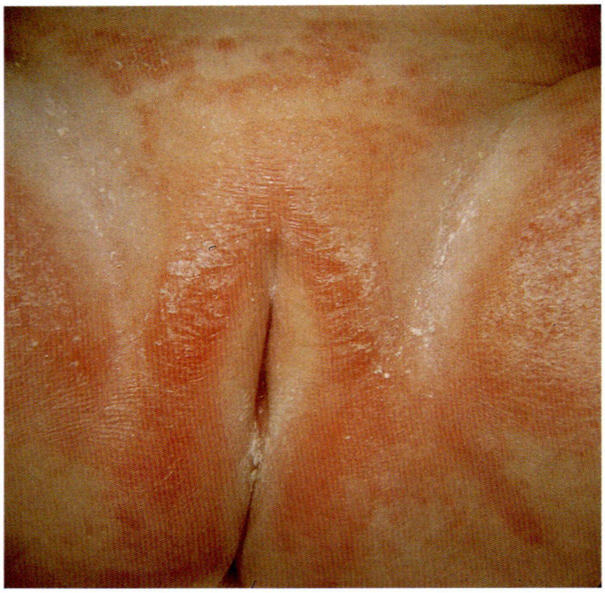

图 26.9 6 个月大的女婴的阴阜、大阴唇突起面和大腿部的广泛性尿布皮炎，表现为红斑、鳞屑和结痂。注意皱褶部位未受累，继发性念珠菌感染和阴阜部位卫星灶脓疱。

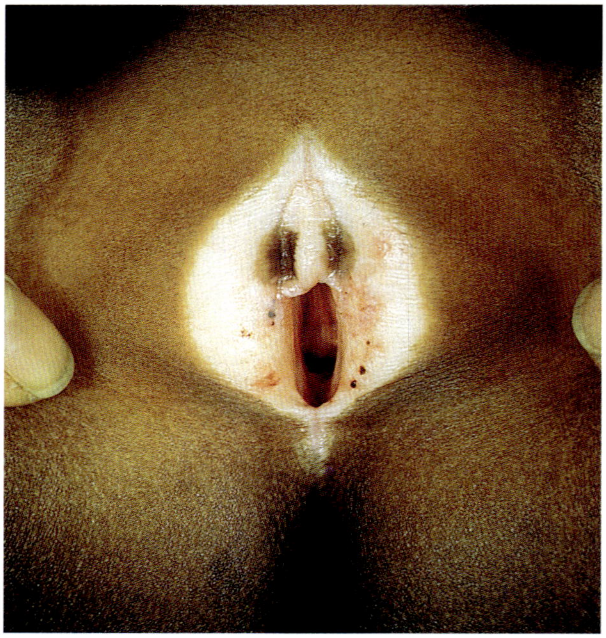

图 26.10 硬化性苔藓的色素减退。(Cour-tesy of Dr B. Krafchik, Hospital for Sick Children, University of Toronto, Toronto, Canada.) (Reproduced from B. K. Fisher and L. J. Margesson (eds) Genital Skin Disorders: Diagnosis and Treatment. Mosby, St Louis, 1998.)

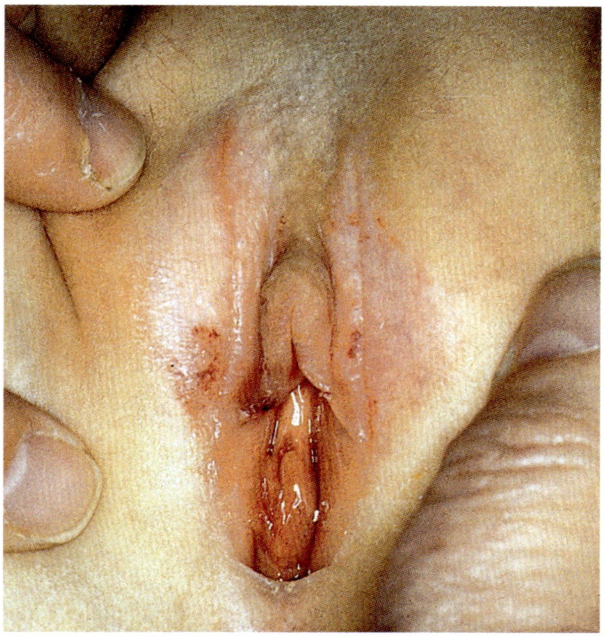

图 26.11 硬化性苔藓。瘢痕和轻度紫癜。（Reproduced from B. K. Fisher and L. J. Margesson (eds) Genital Skin Disorders: Diagnosis and Treatment. Mosby, St Louis, 1998.）

白癜风

这是一种获得性自身免疫缺陷性色素脱失性疾病，尽管任何年龄都可以发病，但通常发生于儿童。不规则的色素减退性斑片刻发生于腔口周围（眼睛、鼻部、口腔、阴道）和身体的伸侧，通常发生于创伤部位，如手背、膝盖和身体皱褶部位。除了色素脱失，皮肤表面通常没有其他改变。累及外阴部位的白癜风通常没有治疗方法可以推荐[38,56]。

感染

脓疱疮

金黄色葡萄球菌感染可以发生于身体任何部位。本病在幼小儿童可以累及外阴和会阴部位，产生易破的水疱，并迅速进展为红色、圆形的脱屑性糜烂面。如伴有链球菌感染，可以出现蜜黄色的干燥性或柔软湿润性结痂。本病推荐使用口服抗生素治疗：双氯西林、头孢菌素或红霉素。对于限局性皮损，可以局部使用莫匹罗星或瑞他莫林（retapamulin）软膏[57,58,58a]。

链球菌感染

链球菌（A 组 β 链球菌）可以在 6 个月到 10 岁的儿童引起外阴炎和（或）肛周皮炎。临床上表现为烧灼性鲜红色皮疹，环状围绕在肛周区域，并伴有肛周皲裂和排便疼痛。发生于外阴较为少见的情况为急性病程，伴有外阴疼痛性红色肿胀和少量黏膜状分泌物。诊断主要通过皮肤的细菌培养。治疗方法为口服青霉素或红霉素，以及局部外用莫匹罗星或瑞他莫林软膏。本病有可能被误诊为慢性酵母菌感染、湿疹、银屑病、蛲虫或性虐待[59-61a]。

单纯疱疹病毒（HSV）

尽管单纯疱疹病毒感染通常仅见于性活跃的青春期和成人人群，但是有时婴儿或儿童也可以见到本病。HSV 多数是由看护者传染而来，但也不能完全除外性虐待的情况。在初次发病时，通常表现为多发的、广泛的小水疱或脓疱，周围红斑和水肿（图 26.12）。这些水疱快速破溃，出现压痛性糜烂面，最长可以持续 2 周。复发很常见。复发性皮疹比较局限，水疱较少，而且皮疹更容易形成集簇状，同时皮疹持续时间较短且肿胀较轻。若临床怀疑疱疹病毒感染，证实需要进行 HSV 的体外培养。在一些国家中已经可使用 PCR 方法检测 HSV（比培养更加敏感）。亚型特异性的 HSV 血清学检测对于明确诊断十分有帮助。在初次感染的患者，早期血清学检查由于血清转化现象，在 3 个月以后可能会出现阴性反应（考虑到 5% 的假阴性反应）。如果是 HSV Ⅰ型感染所致，复发几率会比较小。HSV Ⅱ型感染复发率可高达 95%。治疗药物为阿昔洛韦、泛昔洛韦或伐昔洛韦。在伴有湿疹的儿童患者，单纯性疱疹病毒可以全身蔓延，出现严重的感染状态，称为“疱疹性湿疹”。

传染性软疣

这种常见的痘病毒感染的皮肤病表现为不连续的、坚固的、1 ~ 3mm 的、肤色的、伴有脐凹的丘疹，可以出现于全身任何部位（图 26.13）。本病通常通过自身接种或污染物传播，发生于儿童和年轻人。少数

表 26.3 儿童外阴皮肤病

疾病	临床表现	病因	其他部位 / 因素	诊断	治疗
皮肤病					
尿布皮炎	摩擦部位红色、皲裂改变，不累及皮肤皱褶部位	尿液和粪便所致的湿气；可以合并念珠菌感染	倾向于发生湿疹或银屑病	临床类型；继发感染可以进行培养明确	去除刺激物；改善卫生习惯，1% 的氢化可的松软膏和咪唑类乳膏
刺激性皮炎	摩擦部位炎症性皲裂性红色皮疹	清洁剂、肥皂、婴儿擦拭布	其他使用刺激物的皮肤部位	临床类型；银屑病或异位性疾病家族史	去除刺激物，氢化可的松软膏
过敏性接触性皮炎	过敏性接触部位的红色瘙痒性皮疹	过敏原：新霉素、苯唑卡因、香水	其他接触过敏源的皮肤部位	详细询问病史，斑贴试验	去除过敏源，0.1% 的曲安西龙软膏
脂溢性皮炎	皱褶部位的油腻性、红色 - 橙色皮疹	马拉色菌	头皮、面部、耳后和身体其他皱褶部位，注意继发性感染	临床类型	1% 的氢化可的松和咪唑类乳膏
银屑病	弥漫性或斑片状红色皮疹，累及皱褶部位	皮肤的家族性缺陷，摩擦和受潮后加重	头皮、耳廓、肘部、膝盖和其他躯干皱褶部位，臀裂；甲凹点	临床类型和家族史	2.5% 的氢化可的松软膏；短期使用强效类固醇外用；治疗继发感染
异位性皮炎	大阴唇和臀部的皮肤斑片状、红色、皲裂性皮疹	家族性异位性病史，包括湿疹、枯草热和哮喘	面部瘙痒性红色斑片，婴儿伸面部位；成年儿童的肘窝、腘窝	临床类型；注意家族异位性病史	去除刺激物；弱效到中效的皮质类固醇软膏
硬化性苔藓	位于外阴、会阴的白色丘疹和斑块，形成 8 字形；紫癜	自身免疫	20% 的患者发生其他部位病变	临床类型；活检	强效到超强效类固醇软膏治疗 6 ~ 12 周，然后维持每周 2 ~ 3 次治疗；密切随访，慢性病程
白癜风	腹股沟的白色皮疹	自身免疫	在皮肤皱褶部位、面部、手部、肘部和膝盖	临床类型；活检	局部外用弱效皮质类固醇；观察
感染					
细菌性					
脓疱疮	浅表性糜烂和剥脱性红斑	金黄色葡萄球菌，有时是化脓性链球菌	可能是限局性的、原发性、继发性或泛发性	微生物培养阳性	双氯西林、头孢菌素、红霉素
链球菌感染	外阴或肛周的急性、烧灼性糜烂性皮疹	化脓性链球菌		链球菌培养	青霉素
病毒性					
单纯疱疹	急性发作的集簇性水疱、脓疱和糜烂面，伴有烧灼感；反复发作	单纯疱疹病毒	原发性或继发性	HSV 病毒培养	伐昔洛韦、泛昔洛韦

续表 26.3　儿童外阴皮肤病

疾病	临床表现	病因	其他部位 / 因素	诊断	治疗
病毒性					
软疣	瘙痒性的、肤色的带有脐凹的丘疹，可以单发，也可以呈群集性	传染性软疣病毒	散在于身体其他部位	临床表现；涂片镜检	局部破坏或去除（如冷冻）
生殖器疣	疣状丘疹或菜花状皮疹	人乳头瘤病毒（HPV）	可能在手上或其他部位发生疣	临床表现	观察或局部毁坏
真菌性					
念珠菌	瘙痒性、烧灼性红色的、水肿性斑片，伴有卫星灶性脓疱	白色念珠菌	通常伴有尿布皮炎	KOH；培养	局部外用咪唑类软膏
癣	生殖器边缘的环状、红色皮疹	红色毛癣菌或须癣毛癣菌	父母第 4 ~ 5 趾间鳞屑或兄弟姐妹中有癣病	KOH；培养	局部外用咪唑或特比萘芬软膏
侵染					
疥疮	分散性、剧烈瘙痒的丘疹或结节；寻找隧道	疥螨	指间隧道；其他家族成员瘙痒	刮除鳞屑进行 KOH 检查	5% 的扑灭司林软膏；婴儿使用 6% 的硫黄软膏
蛲虫	夜间搔抓，伴有肛周或外阴瘙痒	蛲虫	其他兄弟姐妹瘙痒	检查：肛周透明胶带法取虫卵	口服甲苯达唑，双羟萘酸噻嘧啶
异物性阴道炎	外阴的红色、瘙痒性皮疹，伴疼痛和分泌物	异物、坚果、手纸	无	确定异物位置	去除异物，治疗继发感染
性虐待	红色的、疼痛性外阴，伴有或不伴有分泌物；阴道开口处或肛周撕裂伤或变形	典型的原因为男性侵犯女孩，不一定是父亲	急性病例可能会有轻度的擦伤，慢性病例可以出现精神问题	如果医生怀疑该诊断，则需要研究团队的配合	去除家庭中的侵犯者，或从这种环境中脱离；心理咨询
大疱性疾病					
线状 IgA 病	大的、紧张性水疱成环形斑块，排列在腹股沟	自身免疫	口周，可能泛发	活检，免疫荧光	氨苯砜
多形红斑	水疱和糜烂	对感染（如 HSV）或药物（如磺胺）过敏反应	黏膜、口腔、眼睛；可能泛发全身	临床类型；活检	轻症疾病——不用治疗；较多的水疱——早期使用环孢素
其他疾病					
肠病性肢端皮炎	腹股沟部位的边缘锐利的水疱、脓疱或糜烂	锌缺乏	口周、鼻部、眼睛、屈侧部位；头发脱失，易激惹；腹泻	血清锌缺乏	口服锌

续表 26.3 儿童外阴皮肤病

疾病	临床表现	病因	其他部位 / 因素	诊断	治疗
朗格汉斯细胞组织细胞增生症	尿布区域和臀部的油腻性黄色鳞屑性丘疹，有时出现溃疡和紫癜	大量的组织细胞过度增生	在婴儿，棕色的结痂区域，头皮、耳廓、口周；发热、贫血等；糜烂性丘疹伴外阴溃疡；伴有尿崩症		化疗
阴唇愈着	不同程度的小阴唇融合	局部炎症	无	临床表现	局部外用雌激素

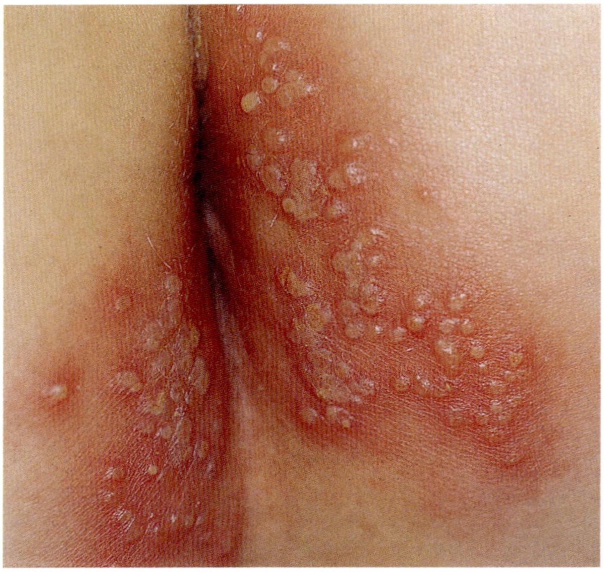

图 26.12 会阴和臀部的原发性单纯性疱疹，伴有群集性水疱。(Reproduced from B. K. Fisher and L. J. Margesson (eds) Genital Skin Disorders: Diagnosis and Treatment. Mosby, St Louis, 1998.)

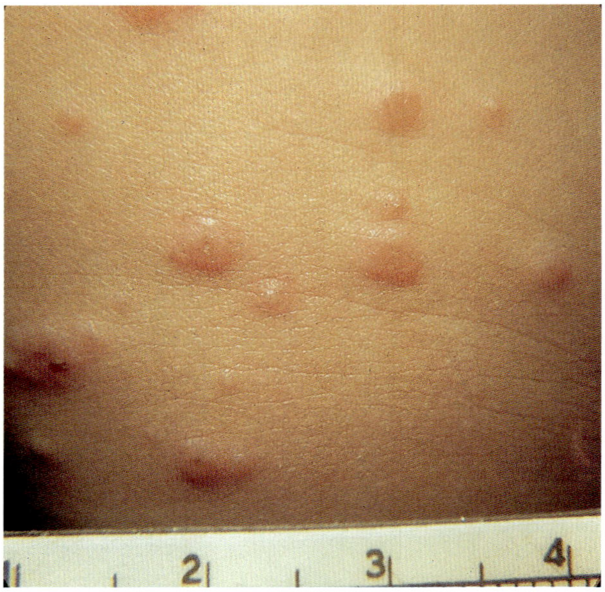

图 26.13 传染性软疣，多发性圆顶红色丘疹。

早期的丘疹很容易通过搔抓被传播。本病作为部分或更加广泛的皮疹形式常见于外阴部位。诊断通常通过临床诊断，若进行皮疹内白色物质的涂片检查，可以明确诊断。儿童传染性软疣通常在 6 ~ 12 个月自行消退，因此可以不用治疗。然而，考虑到传染性问题，通常需要使用液氮、刮除术或角质分离剂进行治疗[65-67]。

生殖器疣

生殖器疣通常是由于人类乳头瘤病毒（HPV）感染所致。最常见的 HPV 血清分型为 6 和 11 型，这两种亚型伴有较低的致癌风险。随着尖锐湿疣在成人中的发病率上升，儿童感染的发病率也随之上升。婴儿可以因产道传播而出现口腔或喉部皮疹。病毒感染通常来源于感染的医护人员或由于患者手部的疣体而自身接种。在美国，HPV 是最为常见的性传播性疾病。由于 30% ~ 40% 的儿童患者是由于性虐待所致，这种情况必须除外（见下文）。这些儿童应该到当地相关专家处进行性虐待筛查[68]。患者通常出现对称性针头大小的丘疹，后者可增大形成丝状丘疹或斑块。这些皮疹可以是小的也可以是大的，肤色或红色，并且可以融合成菜花状簇状皮疹。最常见的部位是肛周。诊断基于临床表现。

没有一种方法可以确保 HPV 感染能治愈。在幼年儿童，可以仅单纯进行观察。如果出现瘙痒、烧灼感、影响外观的皮疹或出血时，则应进行治疗。治疗成人患者通常推荐的腐蚀性药物对于小孩并不合适。如果需要治疗，可以考虑局麻情况下进行电切除或激光手术。目前对儿童正在进行咪喹莫特治疗研究[69-72]。采用直接针对 HPV 6、11、16 和 18 亚型的多价疫苗可以明显降低发病率。

EB病毒

EB 病毒偶尔可以引起青少年和年轻人的外阴溃疡。本病可以引起不同的前驱症状，包括发热、乏力、咽痛、口腔溃疡和颈部淋巴结肿大。患者小阴唇可以出现深在性、疼痛性、凿除状溃疡。皮疹为单发或多发的、不规则的浅灰色溃疡基底，伴有红斑环绕和血清性或脓性分泌物(图 26.14)。鉴别诊断包括单纯疱疹、阿弗他溃疡、梅毒、HIV 感染和白塞病。诊断需要通过血清学检查，若出现抗病毒衣壳蛋白抗原的 IgM 抗体，则提示 EB 病毒感染。这些抗体在疾病发生以后 1 ～ 2 周出现。传染性单核细胞增多症检测试剂盒（MonoSpot）检查可能是阴性的[73,74]。治疗主要是对症治疗。皮疹可以在 2 周以后消退[75,76]。

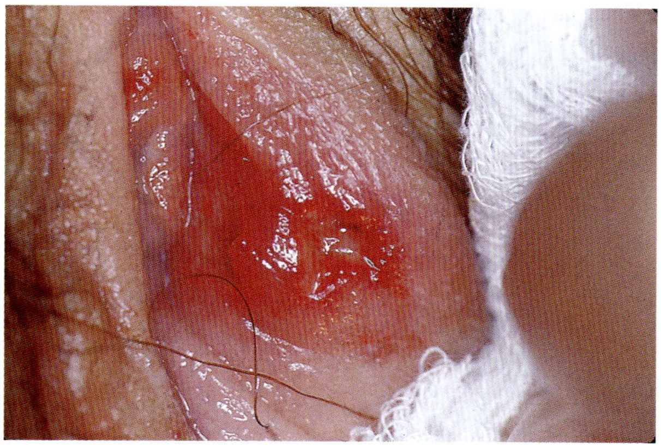

图 26.14 EB 病毒感染。15 岁女孩，伴红色边缘的疼痛性凿除状溃疡。

念珠菌属

大多数 2 岁以下的女童感染的念珠菌为白色念珠菌。念珠菌病通常伴有尿布皮炎出现。白色念珠菌感染是一种激素依赖性疾病，因此通常过了“尿布年龄”以后就不会再发生，除非患者伴有糖尿病或口服系统性抗生素。发生念珠菌感染须同时寻找其他伴发疾病，如尿布皮炎、其他慢性潮湿性皮疹或任何对于局部外用皮质类固醇治疗效果不好的外阴皮炎。念珠菌性外阴炎可以出现红斑、肿胀和瘙痒，通常伴有卫星灶性脓疱（图 26.15）、干燥性围领状脱屑或皲裂。诊断主要通过培养或氢氧化钾处理的涂片寻找发芽酵母菌和（或）假菌丝。较常用的治疗为局部咪唑类乳膏，如咪康唑或克霉唑。如果伴有阴道炎(通常这个年龄少见)，则应口服氟康唑治疗。

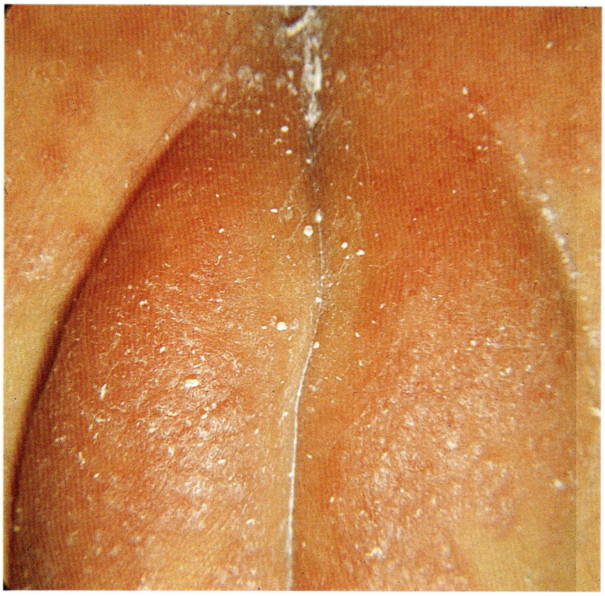

图 26.15 念珠菌感染。一位 3 个月大婴儿出现的大阴唇红色肿胀，上面布满念珠菌感染所致的红色丘疹、脓疱和卫星灶。

癣

这种浅表性皮肤癣菌感染很少发生于婴儿或儿童。这种疾病，通常称为“金钱癣”，容易累及大腿上内侧，但也可以发生于身体其他部位。本病表现为圆形红色皮疹，中央消退而出现环状改变。若外用皮质类固醇软膏治疗，可以出现不典型的改变，即环状损害转变为边界不清的粉红色或红色斑片或快速进展的皮疹。诊断主要通过培养或氢氧化钾处理涂片检查寻找典型的真菌菌丝。治疗方法为外用咪唑类或特比萘芬乳膏[77]。偶尔需要口服特比萘芬治疗。

侵染

疥疮

这种高度传染性疾病主要是由疥螨感染所致。本病主要通过皮肤 - 皮肤的接触在儿童和年轻人中传播，也可以通过污染物传播。患者表现为夜间加重的剧烈瘙痒。本病通常累及皱褶部位，包括指蹼、腕部、腋窝和腹股沟。有时在指蹼或腹股沟可以发现线状的小隧道，但典型表现为表皮剥蚀和结痂性丘疹。在婴儿，可以出现阴阜、大腿、臀部、腋窝甚至是头部和头皮结节。诊断主要通过丘疹或隧道取样经氢氧化钾或液体石蜡处理镜检进行。2 个月以上的患儿可以使用局部外用 5% 的扑灭司林乳膏治疗。对于更小的婴儿，可以使用 6% 的硫软膏，每日 2 次，使用 2 天。所有家庭成员或与小孩接触的人均需要进行治疗，以防止这种高度传染性的螨虫的再感染[78-80]。

蛲虫

蛲虫的感染会导致夜间瘙痒，这是由于蛲虫会在夜间移行到肛门周围皮肤产卵。临床上可以表现为小皮疹，但是由于搔抓可能会导致外阴和会阴区域慢性皮肤改变。诊断可以于早晨通过透明胶带进行会阴部位取虫卵、氢氧化钾处理后镜检明确。整个家庭都需要口服甲苯达唑或双羟萘酸噻嘧啶治疗，隔 1 ～ 2 周以后再次进行一次治疗。

异物引起的阴道炎

插入阴道的异物可以引起慢性的阴道分泌物排出或外阴的刺激性接触性皮炎。整个阴道区域可能均出现肿胀或不同程度的烧灼感、瘙痒或疼痛感。排出物通常为脓性、淡血色，伴有恶臭味。治疗继发感染而不去除外来异物是不足的。最常见的异物是厕所卫生纸（图 26.16），但是也有坚果或其他小物品。在年轻人，未取出的止血棉塞可以引起大量的恶臭性分泌物，伴有继发性感染。治疗主要是去除异物[81]。

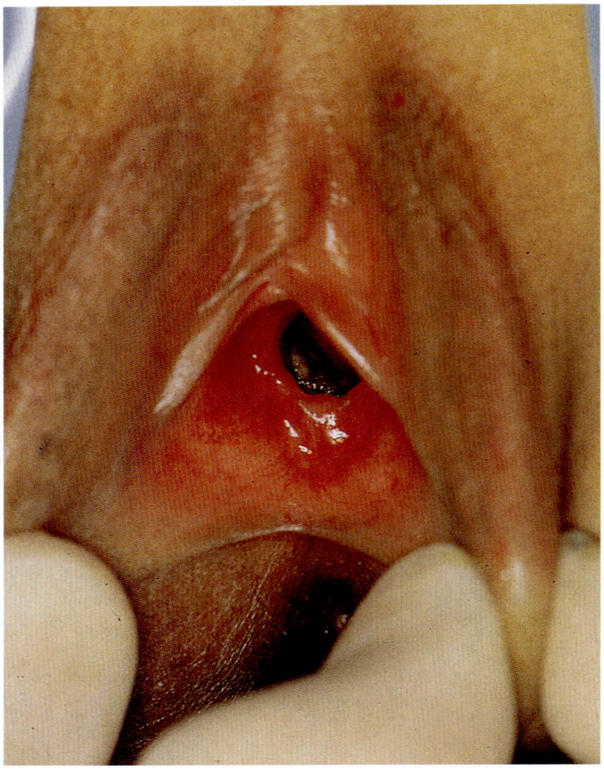

图 26.16 异物。一位 6 岁女孩表现为搔抓、疼痛出血和阴道分泌物排出，处女膜环缺损，伴有卫生纸外露于阴道开口处。(Courtesy of Dr. G. D. Oliver, Hospital for Sick Children, University of Toronto, Toronto, Canada.)(Reproduced from B. K. Fisher and L. J. Margesson (eds) Genital Skin Disorders: Diagnosis and Treatment. Mosby, St Louis, 1998.)

性虐待

性虐待是指年长者为了满足自己的性刺激或为了取悦于他人，而让未独立的、发育中的、不成熟的儿童参与到性活动、色情幻想和卖淫活动中。性虐待涉及年长者滥用权力和背叛儿童的信任。性活动包括口腔 - 生殖器的、生殖器 - 生殖器的和肛门 - 生殖器的接触，包括露阴癖、性亲吻、性爱抚、手淫、手指或物体进入阴道或肛管。

由于性虐待是一种常见的问题，因此当儿童出现感染（尖锐湿疣、单纯疱疹、淋病或其他性传播性疾病）或创伤时，包括搔抓、擦伤、血肿、撕裂或皲裂

（图 26.17）、瘢痕或肛管和阴道口扩张时，医生应该考虑到性虐待的情况。

性虐待的诊断很复杂。皮肤的一些疾病可以很像性虐待，包括表现为疼痛、溃疡、紫癜和瘢痕的硬化性苔藓。肿瘤性疾病，如溃疡性血管瘤或类似于生殖器疣的外阴表皮痣，可以表现得与“性虐待”极为类似。其他与性虐待类似的疾病包括：伴有疼痛和恶臭性排出物的异物刺激、水疱性疾病，如伴有疼痛性糜烂面的类天疱疮，由于跌落到自行车横杆上引起的创伤，以及伴有疼痛、肿胀和溃疡的外阴 Crohn 病。非常罕见的环状浆细胞性外阴炎也可能被误诊为性虐待[83-86]。还有就是既可以伴发于性虐待，也可以被误诊为性虐待的疾病，包括外阴接触性皮炎、HSV 或 HPV 感染。

受到性虐待的患儿和家庭伴有长时间的大的问题。需要有特殊谈话技巧的专职人员来获得明确的疾病发生病史。性虐待受害儿童往往孤僻甚或表现出来。有时他们很急于去取悦别人。

这些儿童的检查涉及特殊的当地法案。需要对患儿进行全面的体格检查，怀疑患性病时还要进行各种培养确认。儿童的处女膜多数为环状或新月形的，通常可以伴有一系列的凹痕和碰伤。创伤以后可以有一系列不同的处女膜改变。有时可以发现 4 点和 8 点位置的处女膜有横切性愈合痕（图 26.18）或部分处女膜缺失。由于性虐待可能不穿透或穿透后自行愈合，多数年轻女孩并没有处女膜的物理性损伤表现。如果有任何疑问，可以让儿童到当地相关部门咨询。治疗最好通过特殊团队来进行。

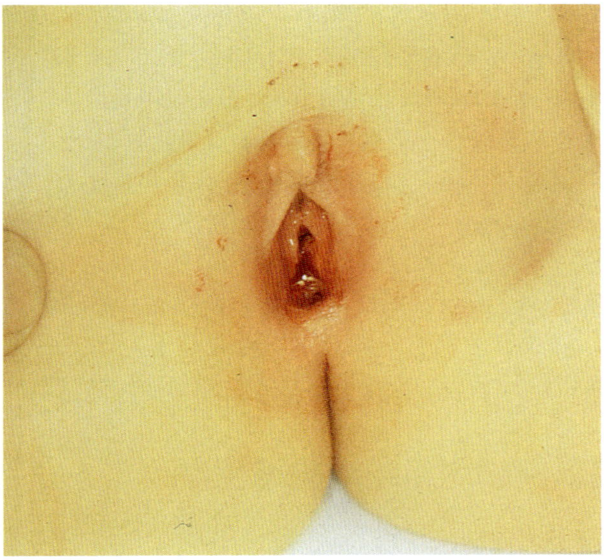

图 26.17 一位被强奸的女孩，处女膜至后窝部位会阴撕裂，伴有血肿和周围瘀伤。（Courtesy of Dr. G. D. Oliver, Hospital for Sick Children, University of Toronto, Toronto, Canada.）（Reproduced from B. K. Fisher and L. J. Margesson (eds) Genital Skin Disorders: Diagnosis and Treatment. Mosby, St Louis, 1998.）

大疱性疾病

线状IgA疾病

儿童线状 IgA 病是一种儿童的慢性大疱性疾病。本病表现为紧张性水疱和糜烂面，并于外阴和肛门周围区域形成环状排列，通常形成集簇状致密性水疱，伴有不同程度的糜烂和结痂。皮疹也可以广泛发生[87,88]。

多形红斑

多形红斑是一种皮肤对感染（在儿童中为单纯疱疹、葡萄球菌或支原体）和有时对药物（磺胺类、青霉素类和苯妥英）的过敏反应。在轻症患者中可以几乎没有症状，有成批出现的虹膜状或靶样的皮损（图 26.19），广泛分布于全身，特别是手部、足部、肘部、膝盖和会阴。这些皮疹可以在 2 ～ 4 周逐渐消失，无需治疗。较为严重的类型（Stevens-Johnson 综合征）表现为首先发生于口腔、眼部和肛门周围皮肤的广泛的水疱。这些疼痛性红斑和伴有水疱的糜烂（图 26.20）可以泛发全身，同时出现发热和全身乏力。

治疗主要是发现并控制基础疾病。局部护理包括浸泡、包扎和抗生素治疗。如果疾病在发生 72 小时之内被诊断出来，有人推荐使用系统性皮质类固醇或环孢素治疗，但是这种治疗方法有争议性。本病的一个少见的、严重情况为中毒性表皮坏死松解症（TEN），这种情况多数是由于药物反应所致。皮疹首先发生于腹股沟皮肤皱褶部位和颈部，伴有明显的全层表皮剥离。由于这种疾病是致命性的，需要在特殊的烧伤科病房进行早期的积极治疗。长期并发症包括阴道狭窄和外阴腺病[89-93]。

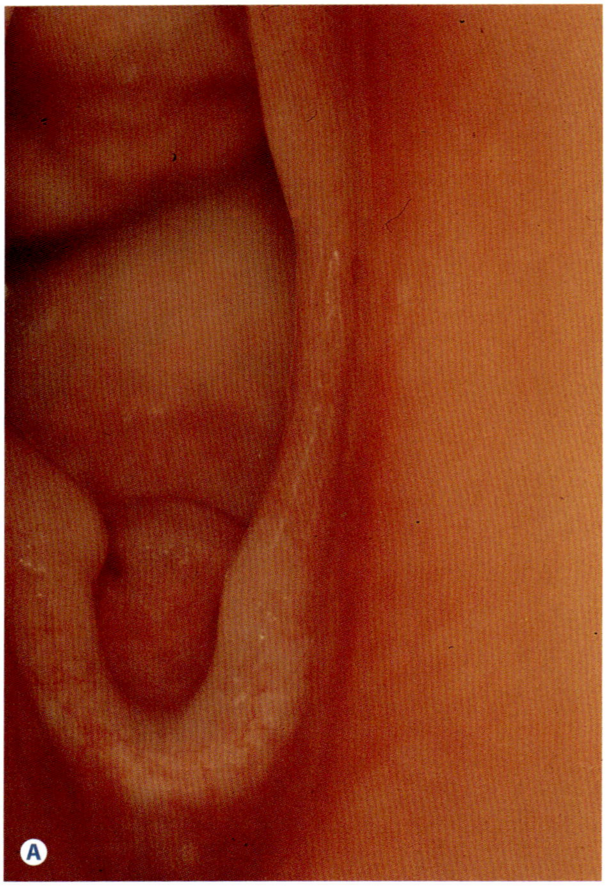

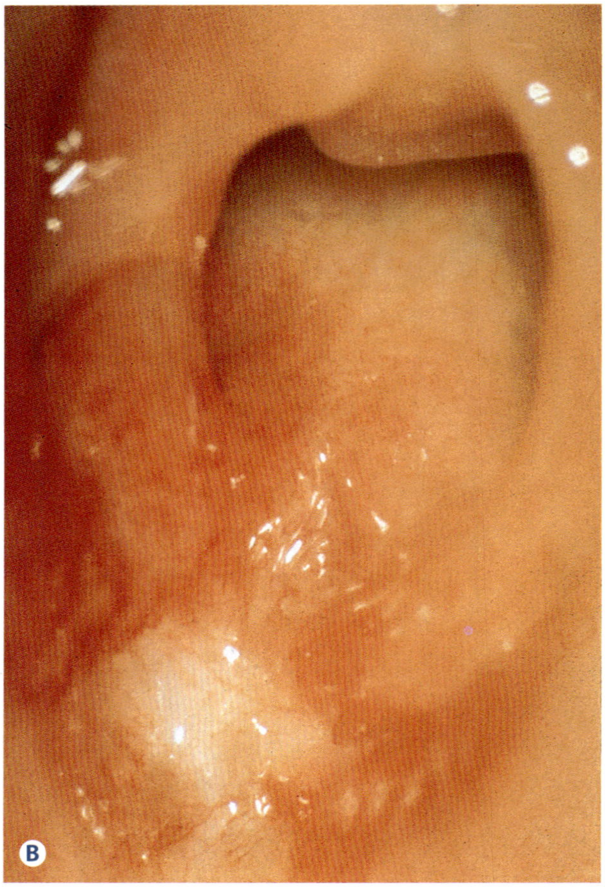

图 26.18A 性虐待。一位 5 岁女孩由于洞穿、撕裂伤和瘢痕形成，导致处女膜环出现位于 6 点位置的典型的键孔样畸形。(Courtesy of Dr. G. D. Oliver, Hospital for Sick Children, University of Toronto, Toronto, Canada.)(Reproduced from B. K. Fisher and L. J. Margesson (eds) Genital Skin Disorders: Diagnosis and Treatment. Mosby, St Louis, 1998.)

图 26.18B 性虐待。与图 26.18A 为同一女孩（仰卧位），2 年后于 6 点位置出现一个愈合性瘢痕。(Courtesy of Dr. G. D. Oliver, Hospital for Sick Children, University of Toronto, Toronto, Canada.) (Reproduced from B. K. Fisher and L. J. Margesson (eds) Genital Skin Disorders: Diagnosis and Treatment. Mosby, St Louis, 1998.)

其他疾病

肠病性肢端性皮炎

这是一种少见的疾病，主要是由于遗传性（常染色体隐性）锌吸收缺陷或摄入不足和吸收障碍所致的获得性锌缺乏所致。本病的获得性类型可以发生于锌缺乏的母乳喂养、胃肠外营养所致的锌缺乏，或伴有囊性纤维化的吸收不良、Crohn 病或迁延不愈的结肠炎的情况。临床三联征包括：(1) 肢端皮炎（鳞屑、红斑、刺激）；(2) 伴有腹泻；(3) 脱发。儿童可以出现难愈性腹泻和持续性“尿布皮疹”（图 26.21）。患者通常伴有不同程度的厌食症、脱发和易激惹性。血清锌水平降低，锌放射性物质检测显示锌吸收降低，加上临床表现可以确诊本病。治疗主要是口服葡萄糖酸锌[94-96]。

朗格汉斯细胞组织细胞增生症

这种表皮朗格汉斯细胞的肿瘤性增生可以导致儿童或成年人出现一系列疾病谱。在儿童，本病通常容易与脂溢性皮炎或慢性尿布性皮炎混淆。棕色的结痂性丘疹可以出现于尿布区域（图 26.22）和臀部，以及头皮、耳后甚至口周。在年长些的儿童，可以在大、小阴唇出现广泛的出血性丘疹，有时形成融合的片状和（或）境界清楚的溃疡。诊断主要通过组织学检查。治疗取决于病情，可包括泼尼松和（或）化学疗法。建议与儿科肿瘤医生一起进行治疗[97,98]。

Crohn病

Crohn 病是一种慢性的胃肠道肉芽肿型炎症性疾病，通常发生于 20 ~ 40 岁的成年人，大约 2% 的本病患者小于 10 岁，另外有 30% 的患者为 10 ~ 19 岁。目前报道的本病儿童患者少于 25 例。儿童患者更容易累及生殖器，而且大约已经报道了 17 例女性儿童生殖器 Crohn 病患者。偶见生殖器皮疹早于胃肠道疾病出现。

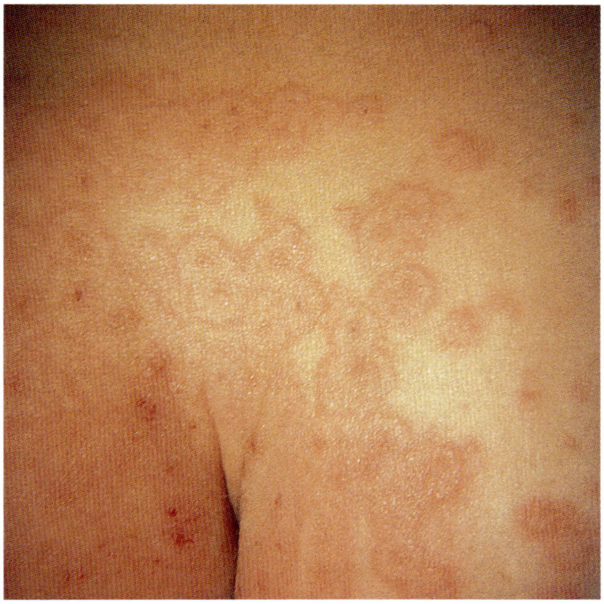

图 26.19　多形红斑。臀部虹膜样或靶样损害。(Reproduced from B. K. Fisher and L. J. Margesson (eds) Genital Skin Disorders: Diagnosis and Treatment. Mosby, St Louis, 1998.)

仅有 50% 的儿童出现典型的三联征，即腹泻、体重减轻和腹痛。主要症状为非典型性腹痛。儿童通常出现外阴、会阴和肛周的酸痛和不适感。较少见情况可以出现外阴压痛，会阴和肛周溃疡和皲裂（包括典型的“刀砍样”改变）和肛周皮赘。还可以见到外阴肿胀（单侧或双侧）。非生殖器的口腔皮疹包括：口腔阿弗他溃疡、肿胀、唇炎和牙龈增生。皮肤可以出现脓肿、红色丘疹、斑块和反应性皮疹，包括结节性红斑、多形红斑、获得性表皮松解症和血管炎（图 26.23）。

系统性表现为体重减轻、发育迟缓、贫血甚至关节炎。诊断主要通过组织活检，表现为肉芽肿性浸润。治疗应联合儿童胃肠道疾病医生进行[99-102]。

阿弗他溃疡

外阴阿弗他溃疡不像口腔阿弗他溃疡那样常见于儿童，病因不清。多数为特发性的，而且不伴有任何

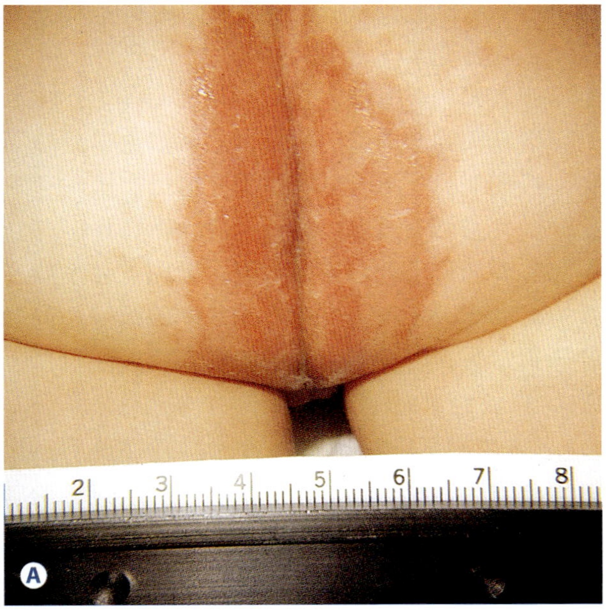

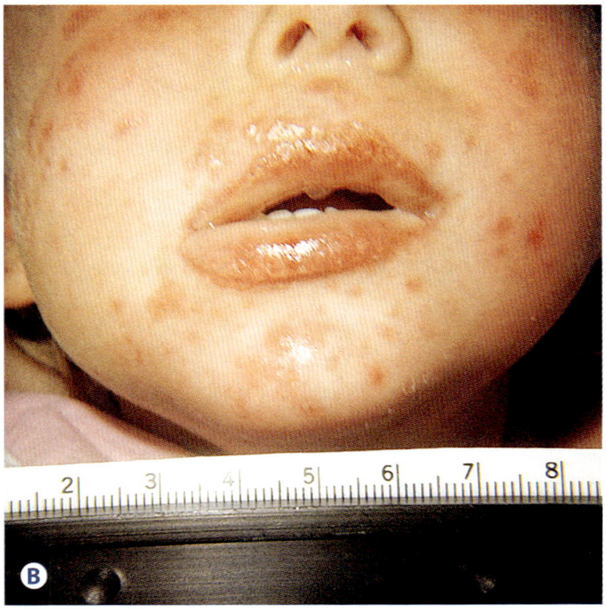

图 26.20A　多形红斑。肛周至外阴部位疼痛性红斑和糜烂。(Repro-duced from B. K. Fisher and L. J. Margesson (eds) Genital Skin Disorders: Diagnosis and Treatment. Mosby, St Louis, 1998.)

图 26.20B　多形红斑。与图 26.20A 为同一个小孩，表现为脸部和唇部水疱和糜烂面。(Reproduced from B. K. Fisher and L. J. Margesson (eds) Genital Skin Disorders: Diagnosis and Treatment. Mosby, St Louis, 1998.)

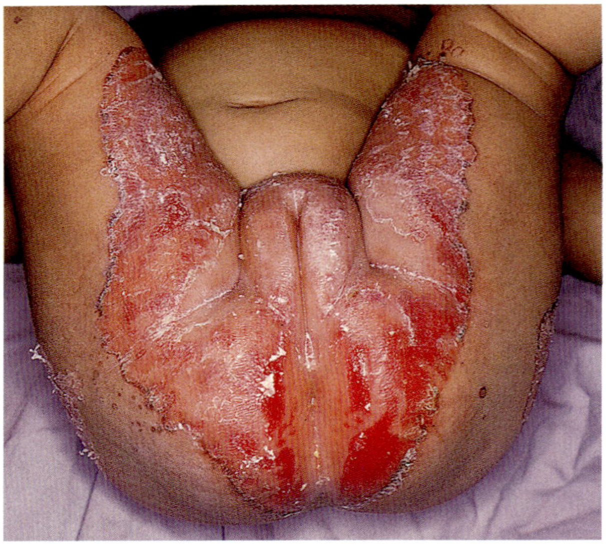

图 26.21 肠病性肢端皮炎。整个尿布区域境界清楚的鳞屑性斑块，伴有糜烂和肛周出血。(Reproduced from B. K. Fisher and L. J. Margesson (eds) Genital Skin Disorders: Diagnosis and Treatment. Mosby, St Louis, 1998.)

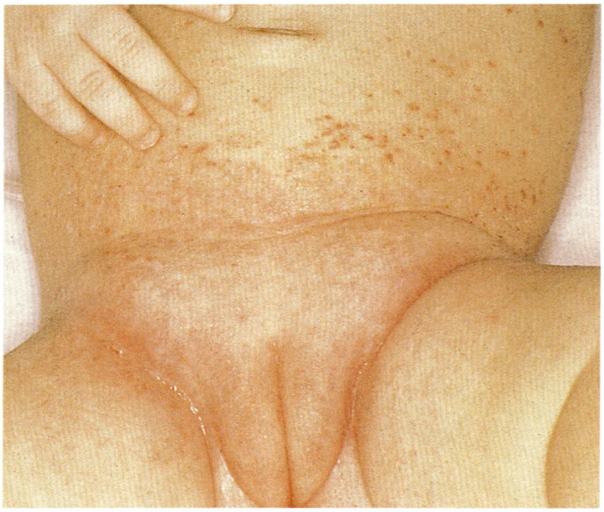

图 26.22 朗格汉斯组织细胞增生症。一位婴儿下腹部、外阴和大腿内侧的广泛性红色斑块，伴腹股沟皱褶部位瘀斑和糜烂面。(Reproduced from B. K. Fisher and L. J. Margesson (eds) Genital Skin Disorders: Diagnosis and Treatment. Mosby, St Louis, 1998.)

其他基础疾病。然而，一小部分患者伴有其他疾病，如炎症性肠病和感染，如 HIV 感染或副伤寒病毒感染。其他少见伴随问题包括药物、血液疾病、白塞病和少见的综合征，如口腔溃疡、生殖器溃疡、炎症性软骨病（MAGIC 综合征）和发热、阿弗他病、咽炎和淋巴结炎（FAPA）综合征。复杂性阿弗他病是指复发性口腔和生殖器溃疡。

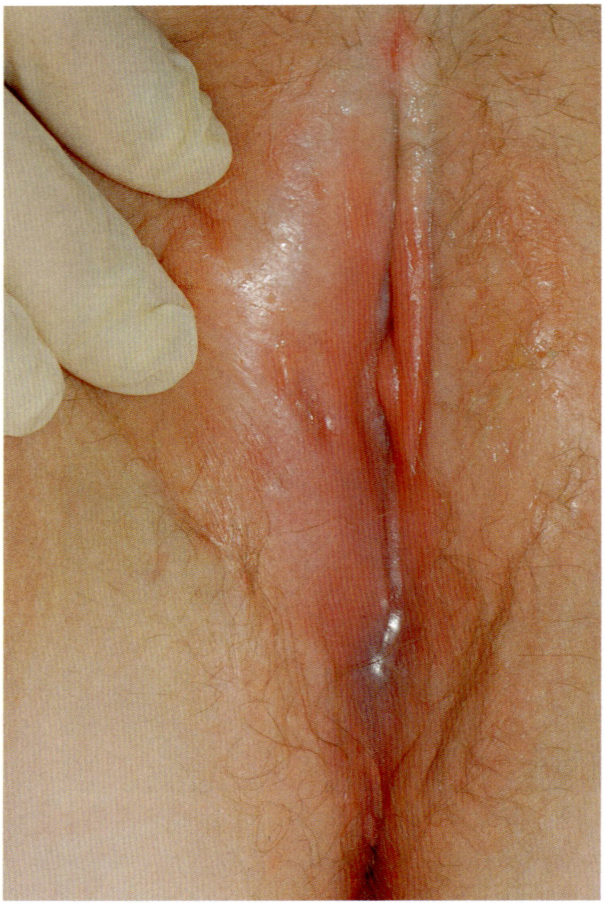

图 26.23 Crohn 病。一位 16 岁 Crohn 病患者从肠部至右小阴唇的窦道。

儿童患者可以伴有或不伴有口腔溃疡病史。临床表现为突然发病的、单发的或多发的、凿除状或疼痛性溃疡，持续 1 ~ 3 周。疼痛和排尿困难是最常见的临床症状。大多数皮疹发生于小阴唇或外阴三角区，但会阴和肛周部位也可以累及。溃疡可以是表浅的或凿除状的，也可以外观上表现为疱疹样的改变。大多数患者伴有发热、全身乏力、头痛和胃肠道症状。大约 50% 的患者伴有上呼吸道症状，如咳嗽、咽痛，1/3 的患者出现口腔溃疡[103,104]。诊断是排除性的。培养和组织活检对诊断并无帮助。在非性活跃的青少年中出现疼痛性外阴溃疡，要考虑 HSV 感染、特发性阿弗他溃疡、EB 病毒感染、固定药疹和多形红斑的诊断。外阴阿弗他溃疡可以反复发作。短期使用口服泼尼松是最有效的治疗方法。局部外用皮质类固醇能起到一定的效果。长期治疗包括使用氨苯砜、秋水仙碱或二者联合（图 26.24 和 26.25）。

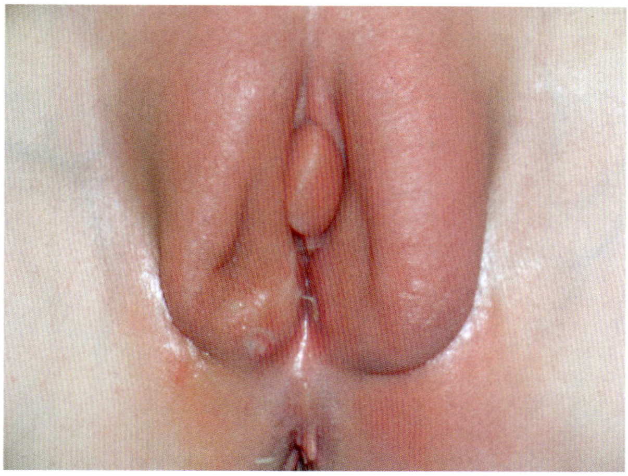

图 26.24 Crohn 病和阿弗他溃疡。该婴儿外阴 Crohn 病伴有阿弗他溃疡、肛周皮赘和大阴唇广泛受累。

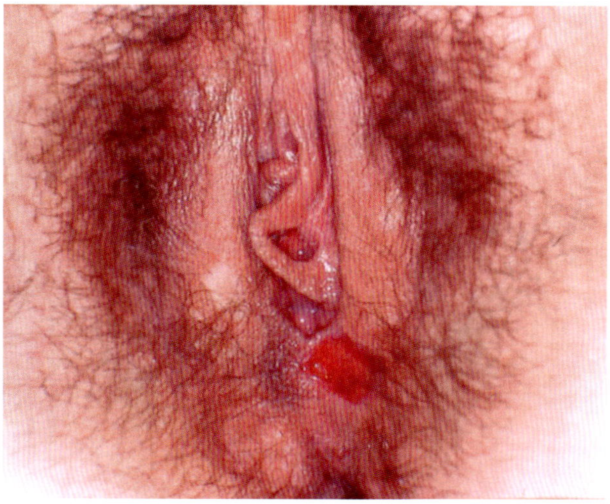

图 26.25 阿弗他溃疡。一位 17 岁伴严重复发性外阴阿弗他溃疡的患者，左侧小阴唇穿孔和会阴部活动性溃疡。

参考文献

1. Hewitt, J., Pelisse, M., and Paniel, B. J. Congenital malformations of the vulva. In Hewitt, J., Pelisse, M., and Paniel, B. J. (eds) *Diseases of the Vulva*, pp 64–71. McGraw-Hill, London, 1991.
2. Margesson, L. J. Congenital malformations of the vulva. In Fisher, B. K. and Margesson, L. J. (eds) *Genital Skin Disorders: Diagnosis and Treatment*, pp.108–114.Mosby, St. Louis, 1998.
3. Ridley, C. M. and Neill, S. M. Embryology and congenital abnormalities of the vulva. In Ridley, C. M. and Neill, S. M. (eds) *The Vulva*, 2nd edn, pp. 1–36. Blackwell Scientific, Oxford, 1999.
4. Heard, M. J. and Malinak, L. R. Developmental anomalies of the vulva and vagina. In Kaufman, R. H., Faro, S. and Brown, D. (eds) *Benign Diseases of the Vulva and Vagina*, 5th edn, pp. 21–45. Elsevier Mosby, Philadelphia, 2005.
5. Kumar, R. K., Sonika, A., Charu, C., *et al*. Labial adhesions in pubertal girls. *Arch. Gynecol. Obstet*. 2006; **273**: 243–245.
6. Leung, A. K., Robson, W. L., Kao, C. P., *et al*. Treatment of labial fusion with topical estrogen therapy. *Clin. Pediatr. (Phila.)* 2005; **44**: 245–247.
7. Bacon, J. L. Prepubertal labial adhesions: evaluation of a referral population. *Am. J. Obstet. Gynecol*. 2002; **187**: 327–331.
8. Capraro, V. J. and Greenberg, H. Adhesions of the labia minora. A study of 50 patients. *Obstet. Gynecol*. 1972; **39**: 65–69.
9. Jenkinson, S. D. and MacKinnon, A. E. Spontaneous separation of fused labia minora in prepubertal girls. *Br. Med. J. (Clin. Res. Ed.)* 1984; **289**: 160–161.
10. Nurzia, M. J., Eickhorst, K. M., Ankem, M. K., *et al*. The surgical treatment of labial adhesions in pre-pubertal girls. *J. Pediatr. Adolesc. Gynecol*. 2003; **16**: 21–23.
11. Anania, C. and Malinak, L. R. Developmental anomalies of the vulva and vagina. In Kaufman, R. H. and Faro, S. (eds) *Benign Diseases of the Vulva and Vagina*, 4th edn, pp. 23–46. Mosby, St. Louis, 1994.
12. Pokorny, S. F. Pediatric vulvovaginitis. In Kaufman, R. H. and Faro, S. (eds) *Benign Diseases of the Vulva and Vagina*. 4th edn, pp. 47–61. Mosby,St. Louis, 1994.
13. Astner, S. and Anderson, R. R. Treating vascular lesions. *Dermatol.Ther*. 2005; **18**: 267–281.
14. Drolet, B. A., Esterly, N. B., and Frieden, I. J. Hemangiomas in children. *N. Engl. J. Med*. 1999; **341**: 173–181.
15. Gampper, T. J. and Morgan, R. F. Vascular anomalies: hemangiomas. *Plast. Reconstr. Surg*. 2002; **110**: 572–585.
16. Miller, T. and Frieden, I. J. Hemangiomas: new insights and classification. *Pediatr. Ann*. 2005; **34**: 179–187.
17. Powell, J. L., Zwirek, S. J., and Sankey, H. Z. Hemangioma of the cervix managed with the Nd:YAG laser. *Obstet. Gynecol*. 1991; **78**: 962–964.
18. Richards, K. A. and Garden, J. M. The pulsed dye laser for cutaneous vascular and nonvascular lesions. *Semin. Cutan. Med. Surg*. 2000; **19**: 276–286.
19. Hassanein, A. M., Mrstik, M. E., Hardt, N. S., *et al*. Malignant melanoma associated with lichen sclerosus in the vulva of a 10-year-old. *Pediatr. Dermatol*. 2004; **21**: 473–476.
20. Rosamilia, L. L., Schwartz, J. L., Lowe, L., *et al*. Vulvar melanoma in a 10-year-old girl in association with lichen sclerosus. *J. Am. Acad. Dermatol*. 2006; **54**(Suppl): S52–S53.
21. Wechter, M. E., Gruber, S. B., Haefner, H. K., *et al*. Vulvar melanoma: a report of 20 cases and review of the literature. *J. Am. Acad. Dermatol*. 2004; **50**: 554–562.
22. Margesson, L. J. Contact dermatitis of the vulva. *Dermatol. Ther*. 2004; **17**: 20–27.
23. Atherton, D. J. The aetiology and management of irritant diaper dermatitis. *J. Eur. Acad. Dermatol. Venereol*. 2001; **15**(Suppl 1): 1–4.
24. Atherton, D. J. A review of the pathophysiology, prevention and treatment of irritant diaper dermatitis. *Curr. Med. Res. Opin*. 2004; **20**: 645–649.
25. Boiko, S. Treatment of diaper dermatitis. *Dermatol. Clin*. 1999; **17**: 235–240.
26. Gupta, A. K. and Skinner, A. R. Management of diaper dermatitis. *Int. J. Dermatol*. 2004; **43**: 830–834.
27. Hayakawa, R. and Matsunaga, K. Common conditions and factors associated with diaper dermatitis. *Pediatrician* 1987; **14**(Suppl 1): 18–20.
28. Singalavanija, S. and Frieden, I. J. Diaper dermatitis. *Pediatr. Rev*. 1995; **16**: 142–147.

29. Sires, U. I. and Mallory, S. B. Diaper dermatitis. How to treat and prevent. *Postgrad. Med.* 1995; **98**: 79–84, 86.
30. Clayton, T. H., Wilkinson, S. M., Rawcliffe, C., *et al.* Allergic contact dermatitis in children: should pattern of dermatitis determine referral? A retrospective study of 500 children tested between 1995 and 2004 in one U.K. centre. *Br. J. Dermatol.* 2006; **154**: 114–117.
31. Fernandez Vozmediano, J. M. and Armario Hita, J. C. Allergic contact dermatitis in children. *J. Eur. Acad. Dermatol. Venereol.* 2005; **19**: 42–46.
32. Lynch, P. J. and Edwards. L. Red plaques with erythematous features. In Lynch, P. J. and Edwards, L. (eds) *Genital Dermatology*, pp. 27–55. Churchill Livingstone, New York, 1994.
33. Marren, P., Wojnarowska, F., and Powell, S. Allergic contact dermatitis and vulvar dermatoses. *Br. J. Dermatol.* 1992; **126**: 52–56.
34. Seidenari, S., Giusti, F., Pepe, P., *et al.* Contact sensitization in 1094 children undergoing patch testing over a 7-year period. *Pediatr. Dermatol.* 2005; **22**: 1–5.
35. Heng, M. C., Henderson, C. L., Barker, D. C., *et al.* Correlation of *Pityosporum ovale* density with clinical severity of seborrheic dermatitis as assessed by a simplified technique. *J. Am. Acad. Dermatol.* 1990; **23**: 82–86.
36. Skinner, R. B., Jr., Noah, P. W., Zanolli, M. D., *et al.* The pathogenic role of microbes in seborrheic dermatitis. *Arch. Dermatol.* 1986; **122**: 16–17.
37. Farber, E. M. and Nall, L. Childhood psoriasis. *Cutis* 1999; **64**: 309–314.
38. Janniger, C. K., Schwartz, R. A., Musumeci, M. L., *et al.* Infantile psoriasis. *Cutis* 2005; **76**: 173–177.
39. Rogers, M. Childhood psoriasis. *Curr. Opin. Pediatr.* 2002; **14**: 404–409.
40. Carroll, C. L. and Fleischer, A. B., Jr. Tacrolimus ointment: the treatment of atopic dermatitis and other inflammatory cutaneous disease. *Exp. Opin. Pharmacother.* 2004; **5**: 2127–2137.
41. Gisondi, P., Ellis, C. N., and Girolomoni, G. Pimecrolimus in dermatology: atopic dermatitis and beyond. *Int. J. Clin. Pract.* 2005; **59**: 969–974.
42. Steele, J. A., Choi, C., and Kwong, P. C. Topical tacrolimus in the treatment of inverse psoriasis in children. *J. Am. Acad. Dermatol.* 2005; **53**: 713–716.
43. Boerio, M., Brooker, J., Freese, L., *et al.* Pediatric dermatology: that itchy scaly rash. *Nurs. Clin. North Am.* 2000; **35**: 147–157.
44. Wuthrich, B. Clinical aspects, epidemiology, and prognosis of atopic dermatitis. *Ann. Allergy Asthma Immunol.* 1999; **83**: 464–470.
45. Beck, L A. The efficacy and safety of tacrolimus ointment: a clinical review. *J. Am. Acad. Dermatol.* 2005; **53**(Suppl 2): S165–S170.
46. Breuer, K., Werfel, T., and Kapp, A. Safety and efficacy of topical calcineurin inhibitors in the treatment of childhood atopic dermatitis. *Am. J. Clin. Dermatol.* 2005; **6**: 65–77.
47. Hultsch, T., Kapp, A., and Spergel, J. Immunomodulation and safety of topical calcineurin inhibitors for the treatment of atopic dermatitis. *Dermatology* 2005; **211**: 174–187.
48. Maronn, M. L., and Esterly, N. B. Constipation as a feature of anogenital lichen sclerosus in children. *Pediatrics* 2005; **115**: e230–e232.
49. McLelland, J. Lichen sclerosus in children. *J. Obstet. Gynaecol.* 2004; **24**: 733–735.
50. Powell, J. and Wojnarowska, F. Childhood vulval lichen sclerosus and sexual abuse are not mutually exclusive diagnoses. *Br. Med. J.* 2000; **320**: 311.
51. Powell, J. and Wojnarowska, F. Childhood vulvar lichen sclerosus: an increasingly common problem. *J. Am. Acad. Dermatol.* 2001; **44**: 803–806.
52. Powell, J, and Wojnarowska, F. Childhood vulvar lichen sclerosus. The course after puberty. *J. Reprod. Med.* 2002; **47**: 706–709.
53. Fischer, G. and Rogers, M. Treatment of childhood vulvar lichen sclerosus with potent topical corticosteroid. *Pediatr. Dermatol.* 1997; **14**: 235–238.
54. Meffert, J. J., Davis, B. M., and Grimwood, R. E. Lichen sclerosus. *J. Am. Acad. Dermatol.* 1995; **32**: 393–416.
55. Ridley, C. M. Genital lichen sclerosus (lichen sclerosus et atrophicus) in childhood and adolescence. *J.R. Soc. Med.* 1993; **86**: 69–75.
56. Halder, R. M. Childhood vitiligo. *Clin. Dermatol.* 1997; **15**: 899–906.
57. Darmstadt, G. L. and Lane, A. T. Impetigo: an overview. *Pediatr. Dermatol.* 1994; **11**: 293–303.
58. Hogan, P. Paediatric dermatology. *Impetigo. Aust. Fam. Physician.* 1998; **27**: 735–736.
58a. Oranje, A. P., Chosidow, O., Sacchidanand, S., *et al;* Toc100224 Study Team. Topical retapamulin ointment, 1%, versus sodium fusidate ointment, 2%, for impetigo: a randomized, observer-blinded, noninferiority study. *Dermatology.* 2007; **215**: 331–340.
59. Herbst, R. A. Perineal streptococcal dermatitis/disease. *Am. J. Clin. Dermatol.* 2003; **4**: 555–560.
60. Kokx, N. P., Comstock, J. A., and Facklam, R. R. Streptococcal perianal disease in children. *Pediatrics* 1987; **80**: 659–663.
61. Krol, A. L. Perianal streptococcal dermatitis. *Pediatr. Dermatol.* 1990; **7**: 97–100.
61a. Jones, R. N., Fritsche, T. R., Sader, H. S., *et al.* Activity of retapamulin (SB-275833), a novel pleuromutilin, against selected restraint gram-positive cocci. *Antimicrob. Agents Chemother.* 2006; **50**: 2583–2586.
62. Annunziato, P. W. and Gershon, A. Herpes simplex virus infections. *Pediatr. Rev.* 1996; **17**: 415–423.
63. Hornor, G. Ano-genital herpes in children. *J. Pediatr. Health Care.* 2006; **20**: 106–114.
64. Whitley, R. J. Herpes simplex virus infection. *Semin. Pediatr. Infect. Dis.* 2002; **13**: 6–11.
65. Dohil, M. A., Lin, P., Lee, J., *et al.* The epidemiology of molluscum contagiosum in children. *J. Am. Acad. Dermatol.* 2006; **54**: 47–54.
66. Smith, K. J., Yeager, J., and Skelton, H. Molluscum contagiosum: its clinical, histopathologic, and immunohistochemical spectrum. *Int. J. Dermatol.* 1999; **38**: 664–672.
67. van der Wouden, J. C., Menke, J., Gajadin, S., *et al.* Interventions for cutaneous molluscum contagiosum. *Cochrane Database Syst Rev 2006;* (2): CD004767.
68. Hornor, G. Ano-genital warts in children: sexual abuse or not? *J. Pediatr. Health Care* 2004; **18**: 165–170.
69. Armstrong, D. K. and Handley, J. M. Anogenital warts in prepubertal children: pathogenesis, HPV typing and management. *Int. J. STD AIDS* 1997; **8**: 78–81.
70. Fiorillo, L. Therapy of pediatric genital diseases. *Dermatol. Ther.* 2004; **17**: 117–128.
71. Moscicki, A. B. Human papillomavirus infection in adolescents. *Pediatr. Clin. North Am.* 1999; **46**: 783–807.
72. Obalek, S., Jablonska, S., and Orth, G. Anogenital warts in children. *Clin. Dermatol.* 1997; **15**: 369–376.
73. Sisson, B. A. and Glick, L. Genital ulceration as a presenting manifestation of infectious mononucleosis. *J. Pediatr. Adolesc. Gynecol.* 1998; **11**: 185–187.
74. Taylor, S., Drake, S. M., Dedicoat, M., *et al.* Genital ulcers associated with acute Epstein–Barr virus infection. *Sex. Transm. Infect.* 1998; **74**: 296–297.
75. Cheng, S. X., Chapman, M. S., Margesson, L. J., *et al.* Genital ulcers caused by Epstein–Barr virus. *J. Am. Acad. Dermatol.* 2004; **51**: 824–826.

76. Lorenzo, C. V. and Robertson, W. S. Genital ulcerations as presenting symptom of infectious mononucleosis. *J. Am. Board Fam. Pract.* 2005; **18**: 67–68.
77. Rudy, S. J. Superficial fungal infections in children and adolescents. *Nurse Pract. Forum.* 1999; **10**: 56–66.
78. Chosidow, O. Scabies and pediculosis. *Lancet* 2000; **355**: 819–826.
79. Karthikeyan, K. Treatment of scabies: newer perspectives. *Postgrad. Med.* J. 2005; **81**: 7–11.
80. Peterson, C. M. and Eichenfield, L. F. Scabies. *Pediatr. Ann.* 1996; **25**: 97–100.
81. Pokorny, S. F. Long-term intravaginal presence of foreign bodies in children. A preliminary study. *J. Reprod. Med.* 1994; **39**: 931–935.
82. Kaufman, R. H. and Faro, S. Traumatic lesions of the vulva and vagina. In Kaufman, R. H. and Faro, S. (eds) *Benign Diseases of the Vulva and Vagina*. 4th edn. pp. 389–399. Mosby, St. Louis, 1994.
83. Al-Khenaizan, S., Almuneef, M., and Kentab, O. Lichen sclerosus mistaken for child sexual abuse. *Int. J. Dermatol.* 2005; **44**: 317–320.
84. Albers, S. E., Taylor, G., Huyer, D., *et al.* Vulvitis circumscripta plasmacellularis mimicking child abuse. *J. Am. Acad. Dermatol.* 2000; **42**: 1078–1080.
85. Harth, W. and Linse, R. Dermatological symptoms and sexual abuse: a review and case reports. *J. Eur. Acad. Dermatol. Venereol.* 2000; **14**: 489–494.
86. Porzionato, A., Alaggio, R., and Aprile, A. Perianal and vulvar Crohn's disease presenting as suspected abuse. *Forensic Sci. Int.* 2005; **155**: 24–27.
87. Kulthanan, K., Akaraphanth, R., Piamphongsant, T., *et al.* Linear IgA bullous dermatosis of childhood: a long-term study. *J. Med. Assoc. Thai* 1999; **82**: 707–712.
88. Rabinowitz, L. G. and Esterly, N. B. Inflammatory bullous diseases in children. *Dermatol. Clin.* 1993; **11**: 565–581.
89. Pereira, F. A., Mudgil, A. V., and Rosmarin, D. M. Toxic epidermal necrolysis. *J. Am. Acad. Dermatol.* 2007; **56**: 181–200.
90. Sheridan, R. L., Schulz, J. T., Ryan, C. M., *et al.* Long-term consequences of toxic epidermal necrolysis in children. *Pediatrics.* 2002; **109**: 74–78.
91. Arevalo, J. M., Lorente, J. A., Gonzalez-Herrada, C., *et al.* Treatment of toxic epidermal necrolysis with cyclosporin A. *J. Trauma.* 2000; **48**: 473–478.
92. Martin Mateos, M. A., Roldan, R. A., and Munoz-Lopez, F. Erythema multiforme: a review of twenty cases. *Allergol. Immunopathol. (Madr.)* 1998; **26**: 283–287.
93. Weston, W. L. What is erythema multiforme? *Pediatr. Ann.* 1996; **25**: 106–109.
94. Kumar, S., Sehgal, V. N., and Sharma, R. C. Acrodermatitis enteropathica. *J. Dermatol.* 1997; **24**: 135–136.
95. Perafan-Riveros, C., Franca, L. F., Alves, A. C., *et al.* Acrodermatitis enteropathica: case report and review of the literature. *Pediatr. Dermatol.* 2002; **19**: 426–431.
96. Piela, Z., Szuber, M., Mach, B., *et al.* Zinc deficiency in exclusively breast-fed infants. *Cutis.* 1998; **61**: 197–200.
97. Howarth, D. M., Gilchrist, G. S., Mullan, B. P., *et al.* Langerhans cell histiocytosis: diagnosis, natural history, management, and outcome. *Cancer* 1999; **85**: 2278–2290.
98. Huang, F. and Arceci, R. The histiocytoses of infancy. *Semin. Perinatol.* 1999; **23**: 319–331.
99. Diefenbach, K. A. and Breuer, C. K. Pediatric inflammatory bowel disease. *World J. Gastroenterol.* 2006; **12**: 3204–3212.
100. Dinulos, J. G., Darmstadt, G. L., Len, M. K., *et al.* Infantile Crohn disease presenting with diarrhea and pyoderma gangrenosum. *Pediatr. Dermatol.* 2006; **23**: 43–48.
101. Feller, E. R., Ribaudo, S., and Jackson, N. D. Gynecologic aspects of Crohn's disease. *Am. Fam. Physcian* 2001; **64**: 1725–1728.
102. Ploysangam, T., Heubi, J. E., Eisen, D., *et al.* Cutaneous Crohn's disease in children. *J. Am. Acad. Dermatol.* 1997; **36**: 697–704.
103. Deitch, H. R., Huppert, J., and Hillard, P. J. Unusual vulvar ulcerations in young adolescent females. *J. Pediatr. Adolesc. Gynecol.* 2004; **17**: 13–16.
104. Huppert, J. S., Gerber, M. A., Deitch, H. R., *et al.* Vulvar ulcers in young females: a manifestation of aphthosis. *J. Pediatr. Adolesc. Gynecol.* 2006; **19**: 195–204.
105. Letsinger, J. A., McCarty, M. A., and Jorizzo, J. L. Complex aphthosis: a large case series with evaluation algorithm and therapeutic ladder from topicals to thalidomide. *J. Am. Acad. Dermatol.* 2005; **52**: 500–508.
106. McCarty, M. A., Garton, R. A., and Jorizzo, J. L. Complex aphthosis and Behcet's disease. *Dermatol. Clin.* 2003; **21**: 41–48, vi.
107. Rogers, R. S., Complex aphthosis. *Adv. Exp. Med. Biol.* 2003; **528**: 311–316.

第 27 章

外阴痛

Libby Edwards

外阴痛定义为外阴部的慢性烧灼性、针刺感、刺激性、痛心性、刺骨、刺痛或其他痛性感觉，但无临床或实验室检查异常。瘙痒不是典型症状。

流行病学和临床表现

外阴痛是一种非常普遍的情况。多项调查报道，有 10% ～ 16% 的女性在一生中的某个时间经历过不明原因的外阴痛，4% ～ 7% 的女性在接受调查的同时存在外阴不适[1-3]。外阴痛的发病率在高加索和黑人女性中相同，但在西班牙血统的女性中可能增高[1]。亚洲人的发病率未知。本病一般发生在十几岁以后。

患者的典型表现为性交痛。大多数女性表示任何对外阴的接触或压迫都可导致疼痛，包括紧身衣裤、擦拭、卫生棉条和性行为。有些女性仅在接触后疼痛，其他女性不接触时也有疼痛，接触后加重。有的患者的疼痛与接触或压迫无关。疼痛的程度可从轻微、令人烦恼的不适到干扰正常生活的严重疼痛，包括运动、性行为、甚至影响就坐。

大多数患者认为慢性真菌感染或细菌性阴道病是烧灼感的原因。尽管这些感染可能同时发生，但也几乎都是巧合，而患者的症状不会因治疗而得到哪怕是暂时的缓解。因此，一些女性深信她们患有顽固的感染，并且认为自身免疫力低下。

根据本病定义，外阴痛的女性体检没有可导致疼痛的异常。有时可见轻度的红斑，且患者常表示外阴前庭是最严重的不适部位。然而很多女性表示疼痛范围时常超过前庭，一些患者表示不适的部位包括大阴唇，甚至会阴和肛周皮肤。

用棉签压迫外阴常可引发前庭的疼痛，有时疼痛可扩散并超越该区域。有 1 例患者表示经棉签压迫后未出现疼痛，但其外阴的烧灼感或疼痛是持续的。

患有外阴痛的女性常常恰好合并一些疾病，如白色念珠菌感染、接触性皮炎、细菌性阴道病或其他疾病，但这些疾病都不足以引发这种程度的不适。当这些疾病治愈时，不适仍持续存在，则外阴痛的诊断可以确定。

外阴痛可根据疼痛的部位不同和自发性疼痛与接触或刺激后疼痛分类。分类的意义在于：用不同的病因来解释不同的表现方式；规范术语以便研究评估可能的人群；手术治疗仅限于外阴痛局限时。外阴阴道病国际协会的研究已重新定义了外阴痛的分类和术语[4]。这种新分类把疼痛的原因分为特异性疾病和外阴痛，并进一步将外阴痛按部位和疼痛是否由接触、摩擦、压迫、尿液或其他非疼痛性刺激导致进行了分类（框 27.1）。

从实践角度看，外阴痛患者主要有以下两种表现方式。第一种，也是最常见的，为阴道前庭痛（曾称为外阴前庭炎、外阴前庭综合征、前庭腺炎、前庭小腺感染）。这些患者多为绝经前女性并表示前庭接触后疼痛，包括性行为、紧身着装、用内置型卫生棉条和骑自行车。有时可见前庭非特异性红斑（图 27.1）。另一种，为非特异性外阴痛，这种不适无特异性，是可移动的，一般与接触无关。遗憾的是，很少有研究对此进行详细分类，而学者们认为分类较困难[5,6]。大多数患者的症状在一定范围内，之间有明显的重叠，提示阴道前庭痛和非特异性外阴痛是同一疾病的不同表现。

患者常常有伴发疾病，包括间质性膀胱炎、慢性便秘或肠易激综合征、纤维肌痛、头痛、颞下颌关节综合征、腰背痛、抑郁、焦虑、经期前综合征、睡眠障碍、多种药物“过敏”和情绪低落[7]。

框 27.1 外阴痛的术语和分类

A. 特异性疾病（皮肤病、感染、肿瘤、神经性疾病）
　外阴痛
B. 分布广泛或转移性
　由接触或其他刺激引发
　　自发性
　　混合性（外界引发和自发性）
　严格局限在同一区域
　　由接触或其他刺激引发（前庭痛、阴蒂痛）
　　自发性
　　混合性（外界引发和自发性）

Adapted from: Moyal-Barracco, M. and Lynch, P. J. 2003 ISSVD terminology and classifi cation of vulvodynia: a historical perspective. J. Reprod. Med. 2004; 49 : 772 – 777.

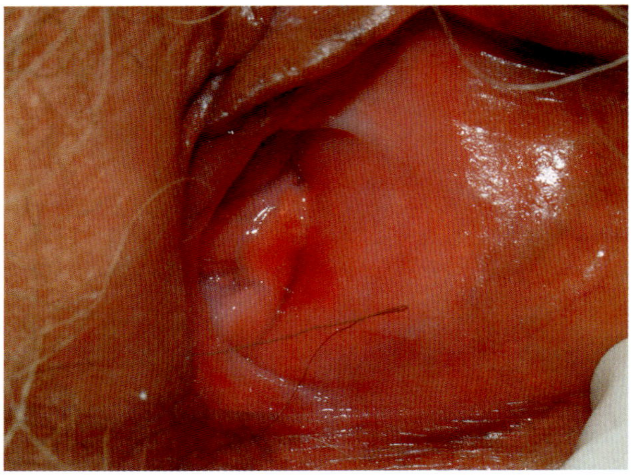

图 27.1 前庭性疼痛（外阴前庭炎）的典型表现为前庭触痛，有时伴有前庭腺开口处皮肤发红。

诊断和鉴别诊断

外阴痛的鉴别诊断包括可以造成外阴阴道痛的所有原因。外阴疼痛可由感染、皮肤病和许多特殊神经性疾病造成，如阴部神经痛或疱疹后神经痛。这些因素常常可以通过病史和仔细的查体发现。大多数普通感染不会造成慢性疼痛；细菌性阴道病常导致分泌物增多和异味，而白色念珠菌感染则常常导致瘙痒。然而，更多不同类型或特殊的皮肤感染需要除外。细菌性阴道病（链球菌或葡萄球菌）和非白色念珠菌感染（如光滑念珠菌或克柔念珠菌）偶尔也会导致外阴阴道痛。可以导致糜烂或溃疡的特异性皮肤病最常见的是扁平苔藓、继发抓伤或糜烂性硬化性苔藓和神经性皮炎。其他隐性阴道上皮皮肤病可以导致阴道分泌物异常，从而刺激前庭引起炎症。这些皮肤病包括脱屑炎症性阴道炎和糜烂性皮肤病，如扁平苔藓和不常见的良性黏膜类天疱疮和寻常型天疱疮。

特异性神经痛综合征与外阴痛类似：糖尿病性神经病、疱疹后神经痛（发生在带状疱疹病毒感染后而不是单纯疱疹病毒感染）和阴部神经痛[8]。有时，椎间盘突出造成的神经根压迫或中枢神经疾病也可造成疼痛，如多发性硬化，但这种疼痛一般不会局限在外阴。

外阴痛的诊断主要根据病史，大部分女性自诉为慢性烧灼感或疼痛，最终接受了外阴痛这样一个诊断[9]。然而，为了防止误诊，需要对患者进行详细的体格检查、常规阴道分泌物培养和阴道分泌物感染性病原体和炎症检测，以除外易纠正疼痛原因的患者。神经痛综合征较难除外，病史和包含局部神经查体的检查可以帮助确定疼痛的神经因素。

即使异常被确定和纠正，如白色念珠菌感染，刺激性接触性皮炎和轻度的阴道炎症常常被发现仅仅是一种巧合而不是疼痛的原因。

实验室检查和组织学

外阴痛的患者无实验室检验异常，尽管对阴道分泌物进行培养后常有些轻微的病原体感染或增殖。对患处皮肤的活检显示非特异性的轻度慢性血管周围炎浸润，常伴有棘层增厚和角化过度。这是外阴的正常组织学表现。

发病机制

外阴痛的发病机制是多因素的。外阴痛是一种症状而并非一种疾病，因此不同的患者可能有不同的致病因素。这些因素包括神经异常、盆底功能障碍、刺激性皮炎、雌激素不足和性心理异常（框 27.2）。

大多数妇科医生认为外阴痛的主要发病因素为生殖神经痛综合征而并非某种特异性的神经病[10]。一些患者的外阴痛可能是外周神经病的表现[11,12]。而其他患者的外阴痛为复杂的局部疼痛综合征（交感神经反射失调）或由外伤和其他损伤导致的疼痛[13]。还有一些患者的外阴不适为中枢神经系统疾病的表现，即正常的接触在中枢反应为疼痛感觉[14,15]。这可能有助于解释外阴痛和一些伴发症状。

盆底在外阴痛的发病中起作用。大多数患者的表面肌电图显示静止电压增高，盆底肌肉兴奋性增高，但功能减弱[16]。运动或物理疗法可使盆底肌肉逐渐恢复正常，在大多数患者可明显改善症状[17]。

外阴痛的重要发病因素常常是多次的经验性治疗，包括对感染和皮肤病的局部治疗和频繁彻底的清洗和干燥。对疣和恶性疾病的破坏性治疗有时也可导致疼痛。

多项研究显示，患有外阴痛的女性外阴部雌激素受体减少，而雌激素缺乏可造成局部神经密度增高[18]。同时，一些临床医生对局部应用雌激素取得的良好效果进行了描述，甚至运用湿片法对绝经前女性进行检验，也显示效果较好。这表明在一些患者中雌激素缺乏是发病的因素。

框 27.2　外阴痛

诊断

病史
- 烧灼感、针刺感、刺骨、刺激性、疼痛、刺痛、撕裂感
- 无特异性神经性疾病病史，包括糖尿病神经病或疱疹后神经痛

临床查体显示皮肤正常或红斑

阴道分泌物培养和湿片法结果阴性

鉴别诊断

感染（尤其是非念珠菌感染、细菌性阴道病、普通疱疹病毒感染）

糜烂性皮肤病（扁平苔藓、神经性皮炎、硬化性苔藓）

萎缩性阴道炎

剥脱性炎性阴道病和非感染性炎性阴道病

神经性疾病：疱疹后神经痛、糖尿病神经病、多发性硬化

几乎所有外阴痛患者都有抑郁和性心理障碍[7,19,20]。一些临床医生认为，外阴痛是性心理异常的表现[21]，然而大多数妇科医生认为，外阴痛有其特异性，尽管其表现多样而其生理学基础常常是未知的，抑郁和性心理异常是一种潜在的、促使病情恶化的因素。大多数临床医生认为，心理因素在一些患者的发病中起重要作用，而在另一些患者中作用不大。

治疗和预后

对外阴痛的治疗需要时间、交流、药物治疗神经痛和咨询（框 27.3）。许多患者可从盆底训练和物理治疗中受益，有一位特殊的患者需要行外科手术切除疼痛区域。由多学科有经验的妇科医生编写的外阴痛治疗指南描述了当前应用的治疗[22]。

外阴痛治疗的中心是对患者的教育和咨询。尽管发病很普遍，但外阴痛并没有得到广泛的重视，获得国家外阴痛协会（www.NVA.org）的支持和信息意义重大。患者手册也很重要，因为对大多数女性来说外阴痛是一种陌生的疾病；这些信息可令患者感觉外阴痛确实是一种疾病，她们并不孤独。

对于一些患者，每天对患病部位进行的局部非特异性护理有效，包括减轻疼痛和局部应用不会引起过敏的麻醉药可用于缓解疼痛，如 2% 的利多卡因（塞罗卡因）凝胶，并可在性行为前 20 分钟应用。

框 27.3 外阴痛的治疗——诊疗流程

非特异性——但很重要——治疗
- 对患者以书面材料进行外阴痛宣教；加入国家外阴痛协会咨询
- 减少刺激和不必要的局部用药
- 2% 的利多卡因凝胶 /5% 的药膏

阿密曲替林 / 加巴喷丁 / 文拉法辛 / 度洛西汀 / 普加巴林
盆底治疗
手术（仅用于药物治疗无效的前庭痛）

特异性局部治疗

一个病例报道描述将 5% 的利多卡因药膏涂于前庭和以棉球填塞过夜有效，并且该研究团队认为，在利多卡因药膏中加入雌激素软膏可获得更好的效果[23]。阿密替林和巴氯芬混合软膏和局部硝酸甘油在临床都有所应用[22]。

特异性口服药物治疗

外阴痛的特异性治疗的中心是口服药物治疗神经痛。这些口服药物常常有较多的不良反应，如嗜睡、头晕、口干、眼干和体重增加，并且起效较慢。然而，如果患者可以耐受这些不良反应，则可明显改善症状。目前没有适当的双盲、安慰剂对照试验来评估治疗外阴痛的药物的长远疗效。总之，目前没有开放性试验或一定的病例数来得出结论；这种治疗是根据无对照的个案病例描述而不是根据对照研究进行的。

三环类药物是一线治疗药物，如阿密替林和地昔帕明，对可耐受患者常常是有效的[24,25]。这些药物从较低的剂量开始服用，如睡前 1 小时或 2 小时服用 5 ～ 10mg，可逐渐增加到 150mg，直到疼痛缓解或不良反应不可耐受。

二线治疗药物为加巴喷丁（镇顽癫），起始剂量为每天 100mg，可以增加到 3200mg，分 3 次服用，直到疼痛缓解或不良反应不可耐受[26]。文拉法辛(郁复伸)和度洛西汀（欣百达）是新一代抗抑郁药，可抑制去甲肾上腺素再摄取，可减轻神经痛。文拉法辛的起始剂量为 37.5mgXR（缓释）并可增加到 150mgXR。主要不良反应为恶心、嗜睡、失眠、头晕和口干。突然的戒断有时可导致不适和恶心。度洛西汀起始剂量为每天 20mg，可增加至 60mg。不良反应包括恶心、口干、便秘、食欲缺乏、失眠和疲劳。

最近普加巴林（利痛抑）已经通过美国食品和药物管理局批准用于治疗糖尿病神经病和疱疹后神经痛。同样，目前没有临床试验评估普加巴林对外阴痛的疗效，不过，作者已经有几位患者通过用药获得显著改善。起始剂量为 50mg 或 75mg，如有需要，可增加到 300mg，每日 2 次。不良反应包括嗜睡、疲劳和下肢水肿。

根据经验，阿片类止痛药对外阴痛效果不佳。

病灶内治疗

目前外阴痛的病灶内治疗还很有限。有一位患者表现为疼痛存在触发点。在疼痛部位注射 10mg/ml 的曲安奈德（康宁乐 10）0.1 ～ 0.3ml 可显著缓解不适。许多患者可在 3 ～ 6 周后进行第二次注射，因为这种皮质醇在体内代谢的时间大约为 1 个月。

曾报道，α- 干扰素前庭局部注射对前庭疼痛有效，但经验证是无效的。肉毒素 A（Botox）曾用于治疗多种疼痛综合征，也有一些报道是治疗外阴痛的[27]。

盆底治疗

对于神经痛经过药物治疗效果不理想的患者，需要进行盆底评估，主要有两种方法。最常用的方法是物理治疗，可以对内部进行按摩以松弛痉挛，同时也可以做运动放松、强健盆底[28]。目前没有试验来对物理治疗进行观察，但许多妇科医生报道物理治疗很多患者可从中受益。

另一种方法是应用表面肌电图来对盆底肌肉的功能障碍进行评估，如有需要，患者应在家进行锻炼。这种锻炼是利用一个传感器来感知生物反馈，同时消除盆底肌肉的兴奋性，并强健这些肌肉。临床试验显示，80% ～ 95% 的患有外阴痛的女性具有较高的盆底静止电压和兴奋性，当盆底功能恢复正常后，其临床症状可得到明显改善[29]。

手术治疗

对于外阴痛局限在前庭并主要由接触引发的患者，手术治疗效果较好。许多独立试验报道，对于符合适应证的患者，在进行前庭切除术后，85% ～ 93% 的患者症状得到了明显改善或治愈[30-32]。手术应由有经验的外科医生完成，手术同时有轻微的加重疼痛的风险。在患者麻醉之前，应用棉签对疼痛区域进行标记。切除部位应包括处女膜肉阜：处女膜破坏后遮盖缺损。手术区域缩回阴道，可使外阴外观无异。切除处女膜肉阜后，即使是妇科医生体检时也不易察觉，体现了手术的效果。手术后疼痛的患者往往是在手术未切除的前庭部位出现疼痛。为了防止这种情况发生，许多外科医生选择同时切除不疼痛的前庭部位。另外，最常见的手术失败原因为：患者的疼痛区域超越前庭或疼痛部位具有强烈的烧灼感。

二氧化碳激光手术已明确证实无效，应避免。这是一种产生和加重疼痛的触发因素。

咨询

个人以及和同性伴侣一起咨询，以及性疗法在外阴痛的治疗中具有格外重要的作用。研究表明，与其他慢性疼痛相同，外阴痛与抑郁有关，而这种疼痛又与性行为中断的压力增加有关。然而，有一小部分临床医生认为外阴痛完全是由性心理障碍造成的，认为性心理因素在这种多因素疾病中占有重要地位。对该因素的关注需要最大限度地提高患者的生活质量和尽快改善症状，不论是性心理障碍引起外阴痛还是外阴痛引起性心理障碍。咨询对重建性生活和恢复性欲很有帮助[33,34]。

对于用药物控制症状的患者，一项研究显示，约有一半可在一年后停药[23]。然而，患者应被告知目前对外阴痛仍无确切的治愈方式。治疗目的是为了有效治疗控制外阴的烧灼感和不适，使疼痛减少，无性交不适，消除心理恐惧、孤独感和恢复性欲。

参考文献

1. Harlow, B. L. and Stewart, E. G. A population-based assessment of chronic unexplained vulvar pain: have we underestimated the prevalence of vulvodynia? *J. Am. Med. Womens Assoc.* 2003; **58**: 82–88.
2. Arnold, L. D., Bachmann, G. A., Rosen, R., *et al.* Assessment of vulvodynia symptoms in a sample of US women: a prevalence survey with a nested case control study. *Am. J. Obstet. Gynecol.* 2007; **196**: 128el–128.e6.
3. Lavy, R. J., Hynan, L. S., and Haley, R. W. Prevalence of vulvar pain in an urban, minority population. *J. Reprod. Med.* 2007; **52**: 59–62.
4. Moyal-Barracco, M. and Lynch, P. J. 2003 ISSVD terminology and classification of vulvodynia: a historical perspective. *J. Reprod. Med.* 2004; **49**: 772–777.
5. Edwards, L. Subsets of vulvodynia: overlapping characteristics. *J. Reprod. Med.* 2004; **49**: 883–887.
6. Masheb, R. M. and Lozano, C. On the reliability and validity of physician ratings for vulvodynia and the discriminant validity of its subtypes. *Pain Med.* 2004; **5**: 349–358.
7. Arnold, L. D., Bachmann, G. A., Rosen, R., *et al.* Vulvodynia: characteristics and associations with comorbidities and quality of life. *Obstet. Gynecol.* 2006; **107**: 617–624.
8. Beco, J., Climov, D., and Bex, M. Pudendal nerve decompresson in perineology: a case series. *BMC Surg.* 2004; **4**: 15.
9. Reed, B. D., Haefner, H. K., Harlow, S. D., *et al.* Reliability and validity of self-reported symptoms for predicting vulvodynia. *Obstet. Gynecol.* 2006; **108**: 906–913.
10. Wesselmann, U., Burnett, A. L., and Heinberg, L. J. The urogenital and rectal pain syndromes. *Pain.* 1997; **73**: 269–294.
11. Tympanidis, P., Casula, M. A., Yiangou, Y., *et al.* Increased vanilloid receptor VR1 innervation in vulvodynia. *Eur. J. Pain.* 2004; **8**: 129–133.
12. Tympanidis, P., Terenghi, G., and Dowd, P. Increased innervation of the vulval vestibule in patients with vulvodynia. *Br. J. Dermatol.* 2003; **148**: 1021–1027.
13. Tschanz, C., Salomon, D., Skaria, A., *et al.* Vulvodynia after CO_2 laser treatment of the female genital mucosa. *Dermatology* 2001; **202**: 371–372.
14. Foster, D. C., Dworkin, R. H., and Wood, R. W. Effects of intradermal foot and forearm capsaicin injectons in normal and vulvodynia-afflicted women. *Pain* 2005; **117**: 128–136.
15. Giesecke, J., Reed, B. D., Haefner, H. K., *et al.* Quantitative sensory testing in vulvodynia patients and increased peripheral pressure pain sensitivity. *Obstet. Gynecol.* 2004; **104**: 126–133.
16. Reissing, E. D., Brown, C., Lord, M. J., *et al.* Pelvic floor muscle functioning in women with vulvar vestibulitis syndrome. *J. Psychosom. Obstet. Gynaecol.* 2005; **26**: 107–113.
17. McKay, E., Kaufman, R. H., Doctor, U., *et al.* Treating vulvar vestibulitis with electromyographic biofeedback of pelvic floor musculature. *J. Reprod. Med.* 2001; **46**: 337–342.
18. Ting, A. Y., Blacklock, A. D., and Smith, P. G. Estrogen regulates vaginal sensory and autonomic nerve density in the rat. *Biol. Reprod.* 2004; **71**: 397–404.
19. Jantos, M., Burns, N. R. and Vulvodynia. Development of a psychosexual profile. *J. Reprod. Med.* 2007; **52**: 63–71.
20. Wylie, K., Hallam-Jones, R., and Harrington, C. Psychological difficulties within a group of patients with vulvodynia. *Psychosom. Obstet. Gynaecol.* 2004; **25**: 257–265.
21. Mascherpa, F., Bogliatto, F., Lynch, P. J., *et al.* Vulvodynia as a possible somatization disorder. More than just an opinion. *J. Reprod. Med.* 2007; **52**: 107–110.
22. Haefner, H. K., Collins, M. E., Davis, G. D., *et al.* The vulvodynia guideline. *J. Low. Genit Tract Dis.* 2005; **9**: 40–51.
23. Zolnoun, D. A., Hartmann, K. E., and Steege, J. F. Overnight 5% lidocaine ointment for treatment of vulvar vestibulitis. *Obstet. Gynecol.* 2003; **102**: 84–87.
24. McKay, M. Dysesthetic ("essential") vulvodynia. Treatment with amitriptyline. *J. Reprod. Med.* 1993; **38**: 9–13.
25. Reed, B. D., Caron, A. M., Gorenflo, D. W., *et al.* Treatment of vulvodynia with tricyclic antidepressants: efficacy and associated factors. *J. Low. Genit. Tract Dis.* 2006; **10**: 245–251.
26. Scheinfeld, N. The role of gabapentin in treating diseases with cutaneous manifestations and pain. *Int. J. Dermatol.* 2003; **42**: 491–495.
27. Yoon, H., Chung, W. S., and Shim, B. S. Botulinum toxin A for the management of vulvodynia. *Int. J. Impot. Res.* 2007; **19**: 84–87.
28. Hartmann, D., Strauhal, M. J., and Nelson, C. A. Treatment of women in the United States with localized, provoked vulvo-

dynia: practice survey of women's health physical therapists. *J. Reprod. Med.* 2007; **52**: 48–52.
29. Danielsson, I., Torstensson, T., Brodda-Jansen, G., *et al.* EMG biofeedback versus topical lidocaine gel: a randomized study for the treatment of women with vulvar vestibulitis. *Acta Obstet. Gynecol. Scand.* 2006; **85**: 1360–1367.
30. Goldstein, A. T., Klingman, D., Christopher, K., *et al.* Surgical treatment of vulvar vestibulitis syndrome: outcome assessment derived from a postoperative questionnaire. *J. Sex Med.* 2006; **3**: 923–931.
31. Lavy, Y., Lev-Sagie, A., Hamani, Y., *et al.* Modified vulvar vestibulectomy: simple and effective surgery for the treatment of vulvar vestibulitis. *Eur. J. Obstet. Gynecol. Reprod. Biol.* 2005; **120**: 91–95.
32. Gaunt, G., Good, A., and Stanhope, C. R. Vestibulectomy for vulvar vestibulitis. *J. Reprod. Med.* 2003; **48**: 591–595.
33. Munday, P., Buchan, A., Ravenhill, G., *et al.* A qualitative study of women with vulvodynia: II. Response to a multidisciplinary approach to management. *J. Reprod. Med.* 2007; **52**: 19–22.
34. Slowinski, J. Multimodal sex therapy for the treatment of vulvodynia: a clinician's view. *Sex Marital Ther.* 2001; **27**: 607–613.

延伸阅读

Brachmann, G. A., Rosen, R., Pinn, V. W., *et al.* Vulvodynia: a state-of-the-art consensus on definitions, diagnosis and management. *J. Reprod. Med.* 2006; **51**: 447–456.

Edwards, L. New concept in vulvodynia. *Am. J. Obstet. Gynecol.* 2003; **189**(3 suppl): S24–S30.

Haefner, H. K., Collins, M. E., Davis, G. C., *et al.* The vulvodynia guideline. *J. Low. Genit. Tract Dis.* 2005; **9**: 40–51.

Lotery, H. E., McClure, N., Galask, R. P. Vulvodynia. *Lancet* 2004; **363**: 1058–1060.

Reed, B. D. Vulvodynia: diagnosis and management. *Am. Fam. Physicians* 2006; **73**: 1231–1238.

Smart, O. C. MacLean, A. B. Vulvodynia. *Curr. Opin. Obstet. Gynecol.* 2003; **15**: 497–500.

附 录

附录1

外阴疾病的国际阴道疾病分类研究协会

Peter J. Lynch

外阴疾病患者通常是由不同专业的临床医生来诊治的，每一专业都有其以前惯用的外阴疾病专业术语和分类。而且，在每个专业领域中，专业术语也因国家而异。这种命名上的差异造成了显而易见的混乱和沟通上的巨大困难。在一定程度上，基于这个原因，35 年前成立了国际外阴疾病研究协会（ISSVD）。该组织由多国妇科医生、皮肤病医生、病理医生和参与女性外阴和阴道疾病诊治的其他专业人员组成。ISSVD 的成立宣言称：该组织的主要目标之一是制定和发布为所有国家的所有专科医生接受的统一的专业术语和分类。在 20 世纪 70 年代中期，该组织发布了第一个分类法，随后又不时发布了其修订版。最近有三篇文献回顾了该组织的努力过程，其中概括了当前 ISSVD 关于外阴疼痛、外阴鳞状细胞上皮内瘤与外阴皮肤病的分类[1-3]，此附录总结了其中的分类和专业术语。然而，我们想要强调的是：为了充分理解其中的基本原理，回顾原始文件中包含的说明材料是非常重要的。

外阴疼痛

外阴疼痛可以分为两类：(1) 继发于某种特异性、可识别的潜在疾病的疼痛；(2) 无相关的可识别的潜在疾病的"原发性"疼痛。第二类原发性疼痛最初被称为"外阴烧灼综合征"，但是随后被更名为"外阴疼痛"，这是由本书上一版的编者 Marilynne McKay 创造的一个专业术语。不久前，"外阴感觉迟钝"一度取代了它，但是现在，又选择了"外阴疼痛"一词来命名。

在 20 世纪 80 年代中期，Eduard Friedrich 和另一些人发现了原发性外阴疼痛患者的一个单独亚类。这些患者的疼痛仅限于外阴前庭，且伴有插入性交困难。查体前庭有不同程度的红肿。这些患者被认为患有所谓的"外阴前庭炎"。随后研究表明：外阴红肿并不是炎症所致，而是正常范围内的颜色。因此，ISSVD 建议取消"前庭炎"这一术语并用"阴道前庭痛"来替代。当前关于外阴疼痛的专业术语和分类（表 A1.1）是 2003 年制定

表 A1.1 国际外阴疾病研究协会（ISSVD）关于外阴疼痛的专业术语和分类（2003）

A. 与特定疾病相关的外阴疼痛
1. 感染（如念珠菌病、疱疹等）
2. 炎症（如扁平苔藓、免疫性水疱疾病等）
3. 肿瘤（如 Paget 病、鳞状细胞癌等）
4. 神经系统疾病（如疱疹神经痛、脊椎神经压迫等）
A. 外阴疼痛
1. 广泛 （a）诱发的（性交、非性交、二者均有） （b）无端发作 （c）混合型（诱发和无端）
2. 局部（阴道前庭痛、阴蒂痛、半外阴痛） （a）诱发的（性交、非性交、二者均有） （b）无诱因发作 （c）混合型（诱发和无诱因）

定义及注解

“外阴疼痛”的定义是外阴不适，通常被描述为灼烧样疼痛，出现于无相关明显发现情况下或有某种特异性、临床可识别的神经系统疾病情况下。特别需要注意根据是否存在相关的症状（如括约肌功能障碍、下肢无力或触觉变化，如不适区域感觉消退或麻木）来排除外周神经病变（如与带状疱疹或单纯疱疹有关）。在国际疼痛研究协会的分类中，外阴疼痛出现在“外阴疼痛综合征”术语项下。

“相关”考虑了以下几种情形：(1)弥漫性红斑和前庭红斑(即双侧、通常对称，红斑位于 Bartholin 腺体开口处四周，细微的上皮凹陷)是较为常见表现，因此与外阴不适无关；(2) 在外阴可能会出现一些不适，如生殖器疣、痣和囊肿 ，但是与之无关（即并不是导致外阴不适的原因）。

“广泛性”特指涉及整个外阴，而“局部”则特指涉及外阴的一部分，如前庭（前庭痛）、阴蒂（阴蒂痛）和半外阴（半外阴痛）。

“无端”是指在没有特异性生理触发的情况下自发出现的不适；“诱发”是指该不适是由于物理接触所引发的。这样的接触可以是性交、非性交或二者皆而有之。如性交插入、衣服压力、棉球插入、涂药棉头压力、指尖压力等。

因单词的后缀（-itis ）暗示存在着炎症，故已经将“前庭炎”从 ISSVD 的专业术语中删除。现在，术语“前庭炎”已经被“诱发性前庭疼痛”所取代，其定义为插入（阴道口性交困难）、衣服压力、棉球插入、涂药棉头压力、指尖压力 等引起的不适。

Adapted with permission of the publisher from Moyal-Barracco, M., Lynch, P. J. 2003. ISSVD terminology and classifi cation of vulvodynia: a historical perspective. J. Reprod. Med . 2004; 49: 772-777.

的并一直沿用到现在。ISSVD 的一些成员现在认为：局部和广泛外阴疼痛之间的差异很小（如果存在），因而没有必要将它们分为两类。

外阴鳞状细胞上皮内瘤样病变

ISSVD 一直致力于删除用于描述鳞状细胞外阴上皮内瘤样病变（vulvar intraepithelial neoplasia，VIN）的一些术语，诸如“红斑增生病”、“鲍温病”和“鲍温样丘疹病”。与宫颈上皮内瘤（cervical intraepithelial neoplasia，CIN）类似，1986 年 ISSVD 将 VIN 分为三类：VIN 1、VIN 2 和 VIN 3。但是现在已知：在 VIN 和 CIN 之间存在着显著的差异，因此，这种类比性分类是不适宜的。第一：与 CIN 不同，并没有证据表明 VIN 1 是发展为恶性的必要前兆。第二，子宫颈鳞状细胞癌只有一个病因，即人乳头状瘤病毒（human papillomavirus，HPV）感染，而 VIN 则包括两个亚类，一个 HPV 相关，另外一个非 HPV 相关。第三，CIN 的病程一致，而 VIN 病程依是否与 HPV 有关差异非常大。

考虑到这些研究发现，在 2004 年，ISSVD 成员同意了肿瘤学委员会关于建议对早期分类进行较大改动的报告。修订后的分类（表 A1.2）有若干变更。第一，删除了“VIN 1”。第二，原先定义为 VIN 1 的组织生物学变化现在被称为“HPV 作用”。第三，VIN 2 和 VIN 3 被合并在一个组，并简称为“VIN”。第四，VIN 被分为两类，“VIN，常见型”和“VIN，分化型”。

表 A1.2　鳞状细胞外阴上皮内瘤（VIN）：国际外阴疾病研究协会（ISSVD）2004 年修订后的专业术语

VIN，常见型 (a) VIN，疣型 (b) VIN，基底细胞型 (c) VIN，混合（疣 / 基底细胞）型
VIN，分化型

注解：偶尔，不能被划分到以上 VIN 的任何一个类别中（常见性或分化型）的 VIN 样本可以划分为 VIN，未分类型。极少数 Paget 样网状细胞增多类型的 VIN 可以被划分或放置在本类别中。

Adapted with permission of the publisher from Sideri, M., Jones, R. W., Wilkinson, E. J., et al . Squamous vulvar intraepithelial neoplasia. 2004 modi-fi ed terminology, ISSVD vulvar oncology subcommittee. J. Reproductive Med . 2005; 50: 807-810.

这两种亚型在几个重要的方面存在着差异。“VIN，常见型”通常与 HPV 有关，多为多病灶、进展缓慢、多发于年轻妇女。相反，“VIN，分化型”则与 HPV 无关，多为单病灶、进展迅速，并发于潜在的炎症疾病，且多发于老年妇女。

外阴皮肤病

三十年前，ISSVD 将非感染性、非瘤型“白色”病变（先前称之为白斑）、白斑外阴炎、黏膜白斑病、增生性外阴炎和外阴干皱分为一类，称为“外阴营养不良”。该术语由于消除了“这种疾病始终是恶性病变的前兆”的含义，且减少了用来治疗它们的外阴切除术的数量，因而发挥了重要作用。但是，这个专业术语“营养不良”并不是每个人都熟知的，主要因为它并没有实际的临床或组织学含义。随后，在 1987 年，这些疾病被重新分类为“非瘤性上皮异常”。尽管该命名保留了长达 20 年，但是受到了越来越多的批判，尤其是受到了来自皮肤科医生和皮肤病理医生的批判。考虑到这些问题，2003 年 ISSVD 指派了一个多国委员会（由两名妇科专家、两名皮肤病专家和一名病理专家组成）来指导审核、可能推荐、修订这些分类。

该委员会认识到：大部分非肿瘤性上皮疾病是人们所熟知的皮肤病。因此，该委员会建议将该类别的名称从“非瘤性上皮疾病”更改为“外阴皮肤病”。当讨论何种疾病可归类为外阴皮肤病时，委员会最终考虑仅列出疾病的标准皮肤病名称。但是很快意识到：在应将哪种疾病及其哪种别名列于其中的问题上不能达成一致。此外他们认为，当面对不认识的病症时，这样的一个列表对于非皮肤病医生毫无帮助。随后，委员会考虑根据病因或发病机制来进行分类，但是感觉到这些领域的知识并不完善，且进展太快不利于得到一个长久的分类。另外，他们再次意识到：这样的分类并不能帮助临床医生来鉴别一个他们所不熟悉的病症。

最后，根据病变的形态进行分类显然是一种更好的方法。遗憾的是，由于不同国家的不同专业人员使用了多种疾病名称，采用临床形态学也被证明是不可行的。另外，多数疾病可能出现不同类型的形态，也会使分类变得非常繁琐。最后，委员会最终选定组织形态学（病理学亚类及其临床相关性）作为分类的基础。这一决定很大程度上是建立在这样一个事实基础上的，即不同国家之间，组织学术语相当规范；且无论临床医生的专业背景如何，他们都接受这些术语。有人可能在想：这样的分类对遇到一个未知病症的临床医生有何用处。对于这个问题，委员会声称，在这种情况下，临床医生毫无疑问会进行组织活检，病理医生会给出一个特异性诊断（在这种情况下，问题就已经得到解决）；或者，当不能确诊时，总可以明确展现出病理模式，进而通过临床病理学相关性得出一个特异性诊断。就这一点而言，临床医生可以根据临床病理相关性使用新的组织学分类。根据该方法而建立的分类（表 A1.3）已经在 2006 年得到了 ISSVD 成员的批准。

表 A1.3 2006 年国际外阴疾病研究协会（ISSVD）关于外阴皮肤病的分类：病理学亚型及其临床相关性

棘细胞层水肿
异位性皮炎
过敏性接触性皮炎
刺激性接触性皮炎
棘皮状（以前称为鳞状细胞增生）
银屑病
慢性单纯性苔藓
原发性（特发性）
继发性（在硬化性苔藓、扁平苔藓或其他外阴疾病基础上发展而来的）
苔藓状
硬化性苔藓
扁平苔藓
皮肤均匀化 / 硬化状
硬化性苔藓
大小疱状
类天疱疮，瘢痕类型
线性免疫球蛋白 A 病
棘状
家族性慢性良性天疱疮
Darier 病
丘疹棘层松解性皮病
肉芽肿状
Crohns 病
Melkersson-Rosenthal 综合征
血管病变状
阿弗他溃疡
白塞病
浆细胞性外阴炎

注解：我们纳入到各个类别中的组织学特征一般都已得到病理医生的接受和广泛使用。但是，我们认为，对于临床医生而言，如果简化分类中这些组织学特征的定义和使用指南，能更好地阐述说明而获得更大的成功。我们制定的组织学特征的定义大部分参考了广泛使用和高度认可的、Weedon 和 McKee 编著的皮肤病理学教科书。请参见完整的原书以了解其定义。我们也考虑在组织学特征中纳入一些临床疾病的定义，但是实际上并没有选择这么做，原因是：在标准的皮肤病和外阴学教科书中，临床医生可以非常容易地找到这些定义。

Adapted with permission of the publisher from Lynch, P. J., Moyal- Barracco, M., Bogliatto, F., et al . 2006 ISSVD classifi cation of vulvar dermatoses: pathological subsets and their clinical correlates. J. Reprod. Med . 2007; 52: 3-9.

参考文献

1. Moyal-Barracco, M. and Lynch, P. J. 2003 ISSVD terminology and classification of vulvodynia: a historical perspective. *J. Reprod. Med.* 2004; **49**: 772–777.
2. Sideri, M., Jones, R. W., Wilkinson, E. J., *et al.* Squamous vulvar intraepithelial neoplasia. 2004 modified terminology, ISSVD Vulvar Oncology Subcommittee. *J. Reprod. Med.* 2005; **50**: 807–810.
3. Lynch, P. J., Moyal-Barracco, M., Bogliatto, F., *et al.* 2006 ISSVD classification of vulvar dermatoses: pathological subsets and their clinical correlates. *J. Reprod. Med.* 2007; **52**: 3–9.

附录2

外阴阴道疾病的评估

Libby Edwards

慢性阴道疾病的评估与出现在皮肤表面的皮肤病存在着一些不同之处。了解皮肤病或阴道皮肤症状诊断和评估的一些原则有利于更好的临床诊治（表 A2.1）。

正常变异通常与皮肤病相类似。小阴唇的形状、大小和对称性存在着很大的差异，有些妇女的小阴唇很小，而另一些妇女的小阴唇大而冗长。小阴唇有时不对称，有时则一直延伸到阴唇的下方。小阴唇的开口有时是裂开的，起源于阴蒂系带以及阴蒂包皮或内侧大阴唇边缘（图 A2.1）。

大多数无症状的绝经前妇女黏膜改变出现红斑，而且在肤色较浅的女性中，红肿显得更为明显。这是黏膜改变出现的正常红斑，常被患者和检查者误认为是炎症（图 A2.2）。

外阴乳头状瘤病有时会被误诊为生殖器疣。这些小管状突起的特征是：顶尖部为圆形，且对称分布。簇集的皮损看起来乳头与基底分离，而乳头状瘤病毒感染所导致的生殖器疣则表现为乳头与基底融合。外阴乳头状瘤通常出现在前庭，但是在任何改变后的黏膜表面上均可见（图 A2.3-2.5）。前庭腺开口一般出现在处女膜阜的外部，但是有时在外阴的其他地方也能观察到（图 2.6）。这些开口从几个到很多个不等，通常是对称的。Fordyce 斑是由增大的皮脂腺构成，表现为分叶状，色素退化成为黄色的丘疹，大多数可在阴唇内侧观察到，但是也可以出现在外阴（前庭除外）改变后黏膜的任何部位（图 A2.7）。尽管 Fordyce 斑的大小和数量不同，但是在绝经前妇女是正常表现，不会产生任何症状。

非常微小的外阴阴道异常偶尔也会产生明显症状，因此应该在良好的光线下，让患者以马镫的姿势，仔细检查外阴和阴道。为了进行充分评估，可能需要低倍放大观察，但是并不需要采用阴道镜。细微的异常不应被忽略，但不意味着一定要治疗，因为它们可能是也可能不是症状的原因。

从形态学上看，外阴与褶皱部位的皮肤疾病与干燥、角质化皮肤上的表现不同。在临床和组织学检查中，炎性疾病和糜烂性疾病通常都会表现出非特异性炎症。例如，银屑病常常表现为边缘清晰的红色斑块，伴有严重的、银色鳞屑；而外阴银屑病却表现为潮湿红色斑块，鳞屑不明显或细小，且每个斑块的界限不清晰；溃疡通常具有非特异性外观，所以当溃疡

表 A2.1 评估有慢性外阴阴道症状患者的相关问题

正常变异可能导致混淆
细微的异常有时能导致显著的症状
外阴阴道症状通常是多因素的
医源性疾病较常见
疾病的形态学表现似乎是非特异性的
许多炎症性疾病可导致瘢痕

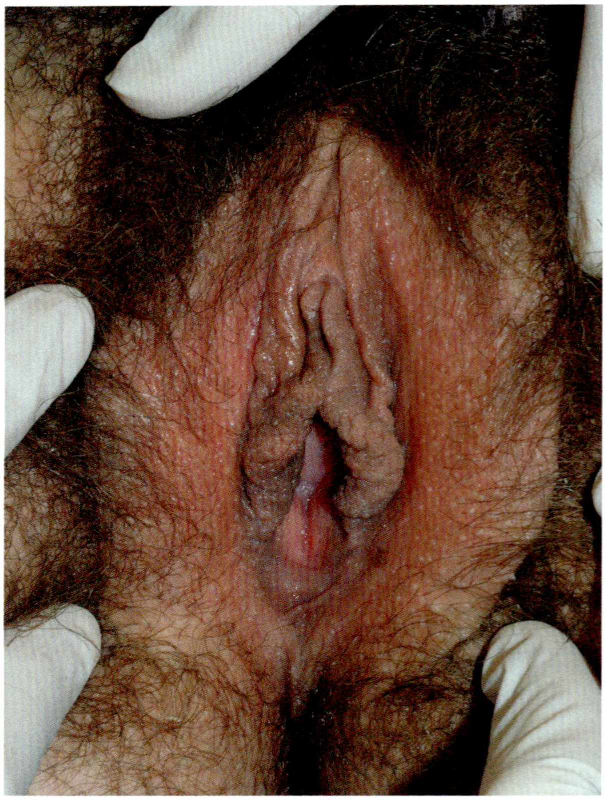

图 A2.1 外阴上改变的黏膜上的红斑不一定是炎症症状。

具有所谓某种疾病的经典表现时，其实其形成过程与该病发展并不直接相关。

与其他部位皮肤病相比，外阴皮肤病的形态学外观不仅不典型，而且其侵蚀性和严重的炎症疾病常常产生瘢痕和正常结构的吸收。小阴唇粘连、阴蒂包皮与阴蒂粘连是硬化性苔藓、扁平苔藓、瘢痕性类天疱疮、寻常性天疱疮的特征（图 A2.8）。即使是单个短期存在的大疱性多形性红斑（Stevens-Johnson 综合征、中毒性表皮坏死松解），也会导致小阴唇受损。任何慢性炎症，包括银屑病，偶尔也会导致外阴结构吸收。

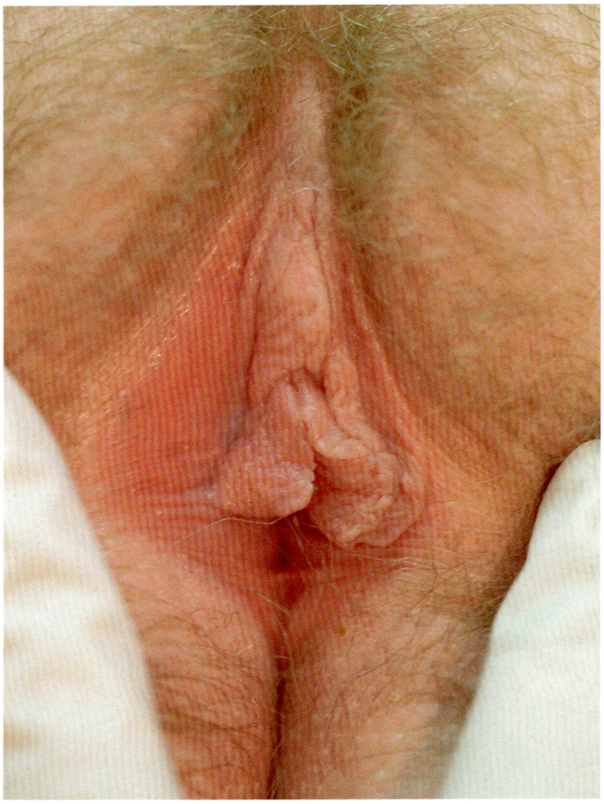

图 A2.2 小阴唇通常是不对称的，且开口处可以是双分裂的。

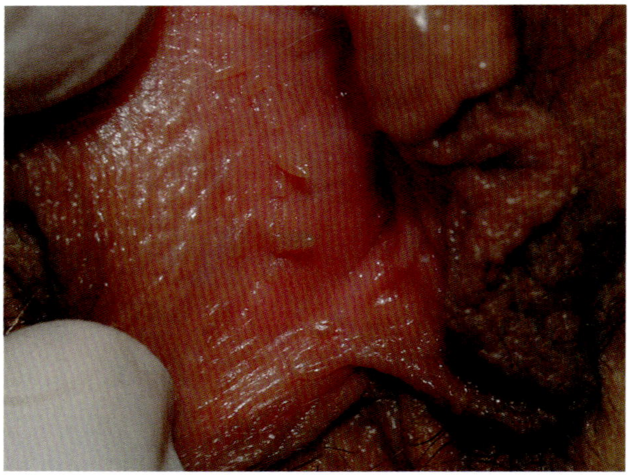

图 A2.3 前庭乳头状瘤是个常见的发现，主要由双侧对称的离散小管状或圆顶状丘疹组成。

通常，慢性外阴症状不止是由一种异常所致。例如，银屑病和慢性单纯性苔藓常常伴有阴道念珠菌病，且慢性单纯性苔藓通常继发于硬化性苔藓、接触性皮炎或银屑病（图 A2.9）。许多患有慢性外阴阴道综合

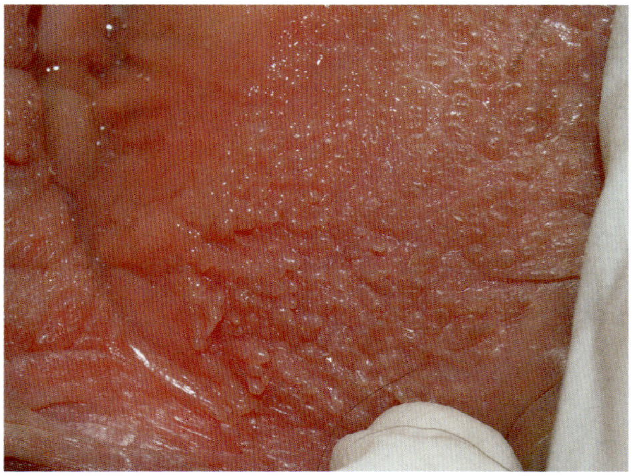

图 A2.4 通常，外阴乳头状瘤病是由一系列紧密相连的形态一致的丘疹构成，表面呈鹅卵石样，有时与人乳头状瘤病毒感染混淆。

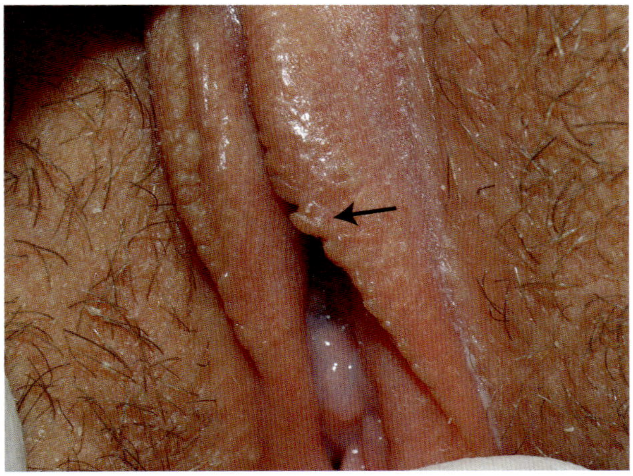

图 A2.5 外阴乳头不仅可见于前庭部位，有时也出现在小阴唇。

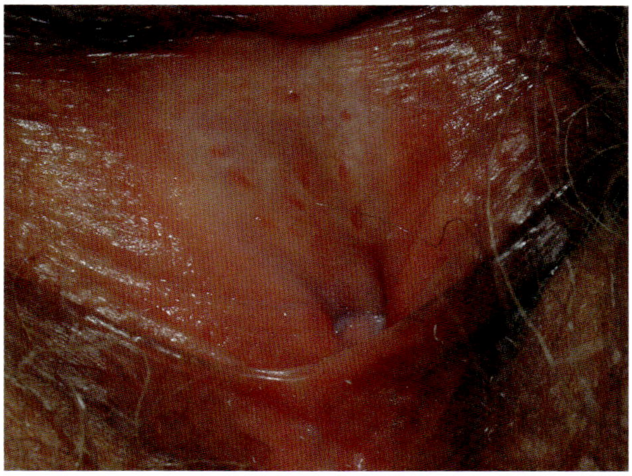

图 A2.6 有时前庭腺的开口较为明显，为红色或皮肤色的凹点。

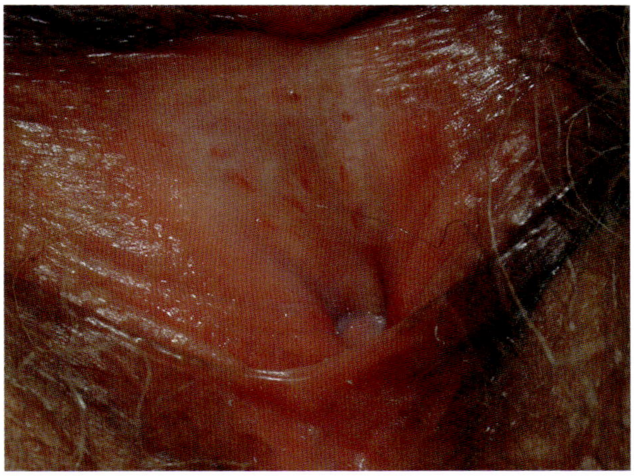

图 A2.7 Fordyce 斑为异位性皮脂腺，又是非常明显并呈分叶状，与生殖器疣或囊肿类似。

征的妇女需要用抗菌肥皂频繁冲洗，并用非处方药物来治疗症状。有时，这些行为会导致继发性刺激性或过敏性接触性皮炎。

如果不对阴道上皮细胞进行评估并对阴道分泌物进行显微镜下检查，就不能充分评估外阴症状。有些皮肤疾病出现在阴道内，尤其是扁平苔藓和剥脱性阴道炎。由于阴道的炎性及糜烂性皮肤病的特征化脓性分泌物可导致刺激性接触性皮炎，这些疾病可导致外阴或阴道口症状。应涂片检查，寻找萎缩性阴道炎的迹象，察看炎性阴道分泌物是否与阴道皮肤病相符，是否存在典型和不常见感染，包括非白色念珠菌感染和细菌性阴道炎（除了细菌性阴道病以外）。

从技术角度讲，湿涂片和真菌涂片存在细小的个体差异。一种简单的方法是将棉签末端触及子宫颈下方或分泌物聚集的凹陷处。棉签不要与阴道壁摩擦。将一小滴阴道液体分别滴加于两个玻片上，往其中一个中加入一滴生理盐水，另外一个加入一滴 10% 氢氧化钾溶液。然后将一个盖玻片放置在分泌物 / 生理盐水和分泌物 / 氢氧化钾混合物上面。首先放大 10 倍进行观察，评估真菌涂片是否存在菌丝 / 伪菌丝，生理盐水涂片是否存在白细胞、未成熟上皮细胞、线索细胞和菌丝 / 伪菌丝。然后，放大 40 倍观察涂片，评估是否存在芽殖酵母和细菌的种类和数量。

如果是慢性症状，常规的阴道培养有助于除外轻

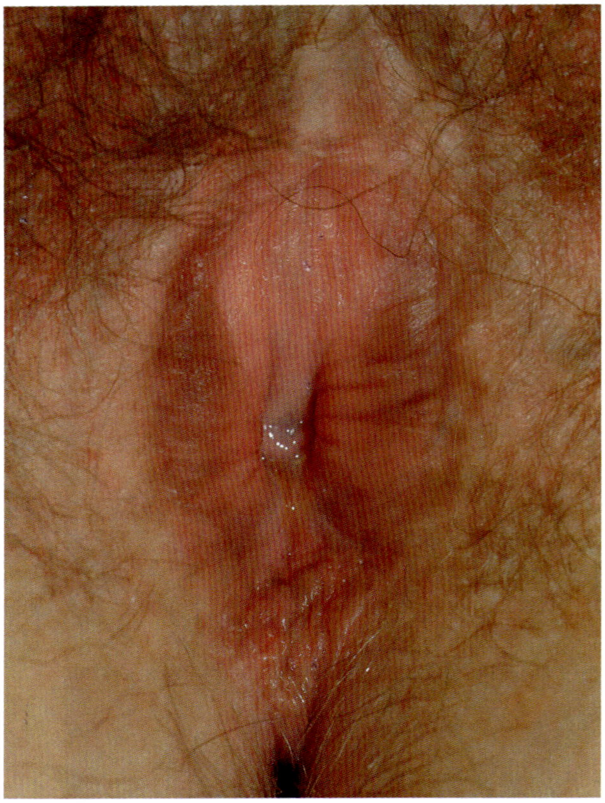

图 A2.8 外阴的瘢痕和片状色素沉着为非特异性损害，可见于一系列疾病中，包括扁平苔藓、硬化性苔藓和瘢痕性类天疱疮。如果没有生殖器或口腔的特异性、活动病变，患者可能永远得不到正确诊断。

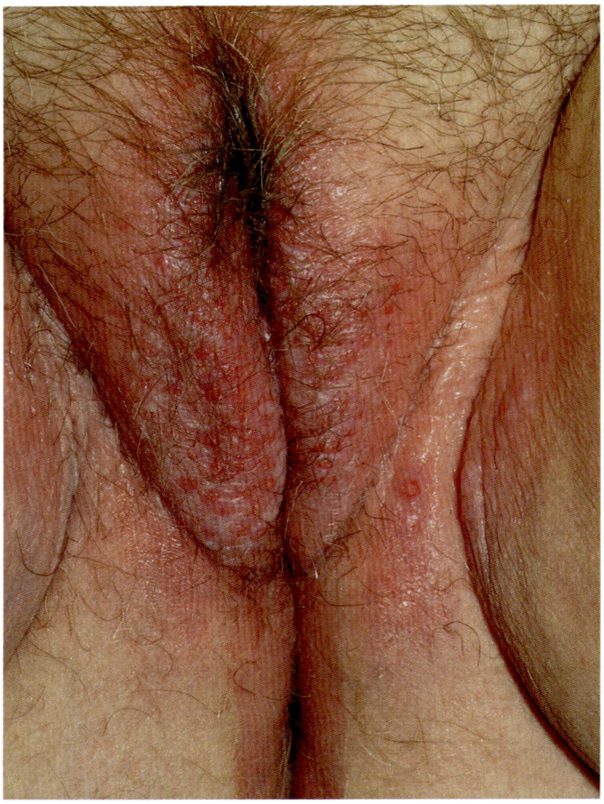

图 A2.9 慢性单纯性苔藓，继发于金黄色葡萄球菌皮肤感染以及苯佐卡因所致的接触性皮炎，提示多因素疾病十分普遍。

微却顽固的感染，如光滑念珠菌和克柔念珠菌感染，这两者偶尔会导致或加剧外阴阴道症状，但是多数情况下被证明是巧合的，并不重要。

作出诊断

由于改变后的黏膜皮肤病表现通常是非特异性的，且为多因素导致，故很难做出一个确切的诊断。检查其他部位皮肤表面或口腔黏膜可能非常有帮助。同一种皮肤病发生在外阴部位时表现不典型，但发生于口腔或非生殖器部位时会表现非常特异（图 A2.10）。

对于诊断困难的患者，组织活检有时非常有用。因为非特异性红斑的组织活检常常会得到一个非特异性组织学描述（而不是一个诊断结果），故只应活检特异性病变的样本。如果可能，取材应选择白色上皮部位，或从正常皮肤向侵蚀区域过度的区域的边缘取材，这些部位都是很好的采样点。

作者首先确定采样区域，然后用 1% 的利多卡因和用碳酸氢钠缓冲的肾上腺素进行麻醉，或事先根据患者的喜好进行或不进行表现麻醉（图 A2.11）。在肾上腺素的收缩血管作用起效后，即等待 10 分钟后，再采集活检样本，这样能最大限度地减少出血和血肿形成。

可以用打孔、刮或切割的方法对外阴进行组织活检（表 A2.2）。活检技术的选择取决于病变的部位、病变的种类以及手术医生的个人喜好。由于当活检深度浅于脂肪层时，能最大限度地减少黏膜和改变后的黏膜的出血，因此对于许多皮肤病变而言，相对较深的刮除活检是一项较好的技术。外阴皮肤薄而光滑的特征使传统的刮除技术变得较为困难，但是可以通过缝合线栓系来进行固定，而不是用镊子夹住的方式，后者会撕碎组织（图 A2.12）。当需要在较厚且角质化的皮肤上进行活检时，刮除和环钻活检技术都可以采

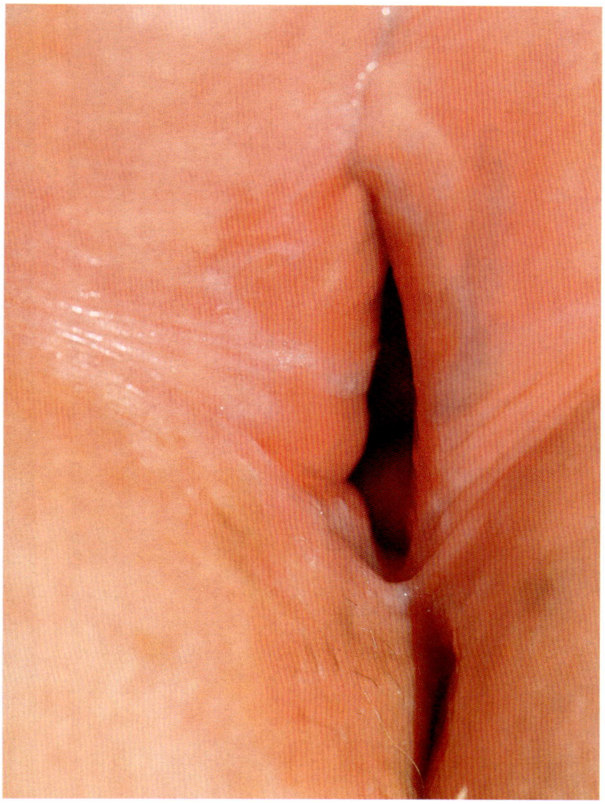

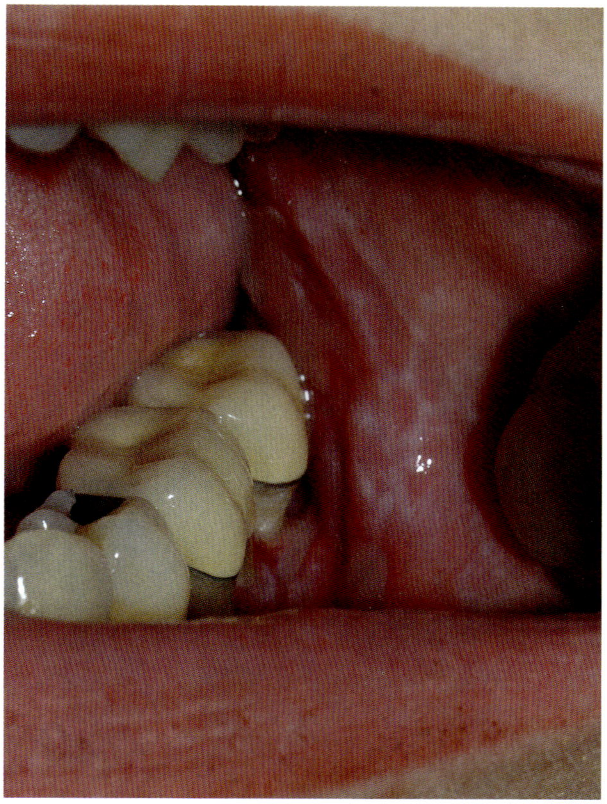

图 A2.10a 外阴的非特异性瘢痕形成和不规则的角化过度。
图 A2.10b 口腔检查表现特殊形态的花边状边缘、扁平苔藓的白色病变，能够该诊断。

表 A2.2 外阴活检选择

建议刮除活检
糜烂性
水疱
建议穿刺活检
可能是恶性病变，尤其是黑素瘤
硬结病变
角化病变
切割活检
用于切除而非仅出于采样目的

用。对于怀疑恶性黑素瘤的色素性病变，最好采用环钻活检或切割的方法来取样，以确保组织学上可以观察到病变的基底部位（图 A2.13）。

患有糜烂性和大疱性疾病的患者若初始活检无法确诊，可以从病变周围皮肤进行直接免疫荧光（DIF）检查，该检查有时对诊断很有帮助。如果是免疫性大疱性疾病，如瘢痕性类天疱疮或寻常性天疱疮，DIF检查通常表现出特征性具有诊断意义的变化（如抗体沉积部位）。用于 DIF 的样本应该放置在特定的转运介质中进行递送，如 Michele 中，而不是常规活检所用的福尔马林溶液。

应将皮肤疾病活检标本提交给对炎症性皮肤疾病具有独到见解的皮肤病理医生或一名妇科病理医生。应同时提供可能的不同的诊断结果，以帮助病理医生。

很多情况下并不能得出一个特异性诊断。一旦排除了感染和肿瘤，大多数疾病可以通过患者教育、仔细的护理以及外用皮质类固醇来治疗。有时，持续的随防有助于明确诊断生殖器或生殖器外病变。

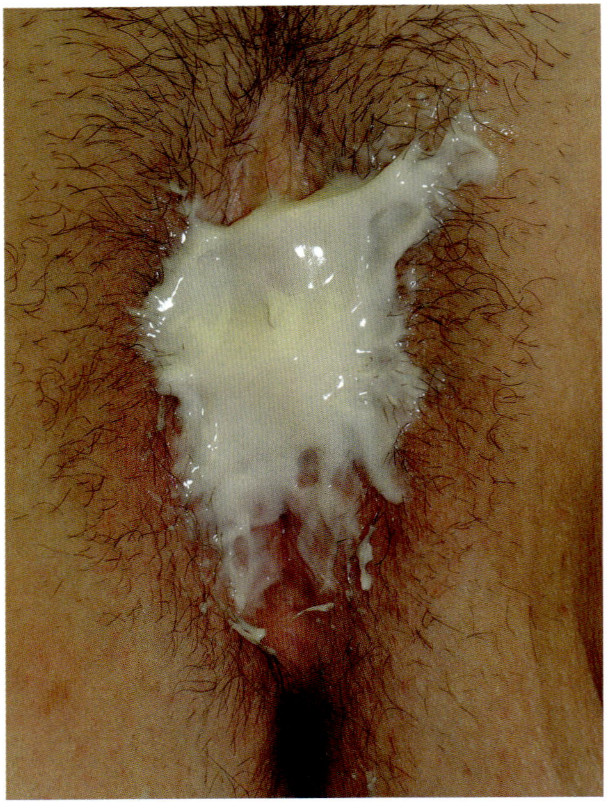

图 A2.11 皮损内注射利多卡因前，进行表面麻醉需要给予很大的剂量，持续至少 30 分钟。

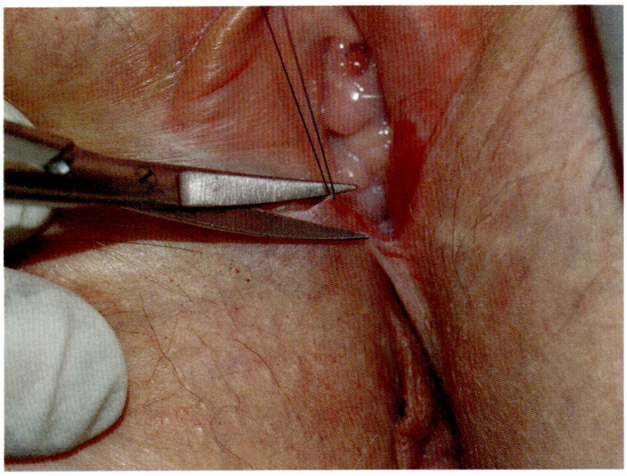

图 A2.12 外阴皮肤菲薄、脆弱，特别是伴有炎症时，如捏抓容易弄碎组织。活检时可用缝合线固定组织以减少损伤，并有利于控制样本的深度和直径。

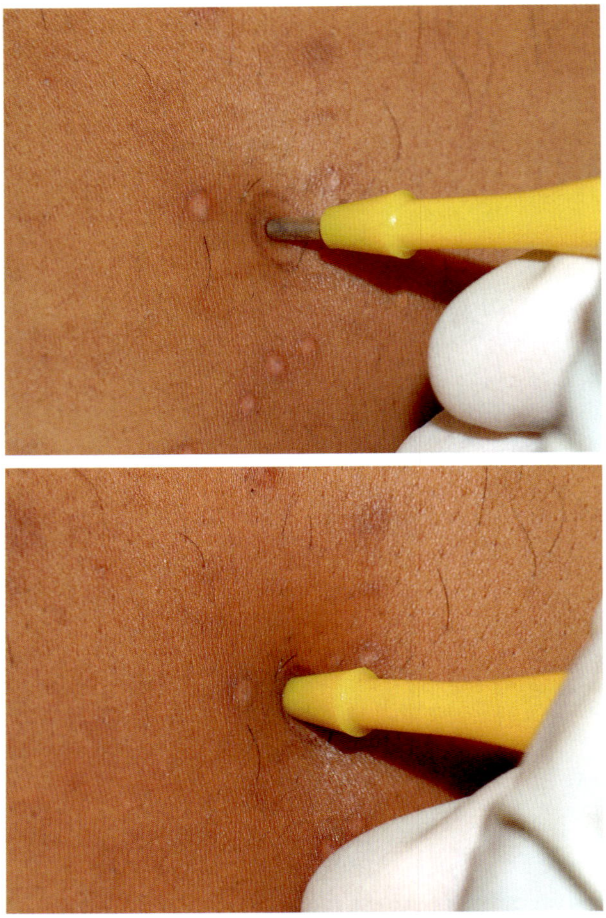

图 A2.13a,b 环钻活检要考虑到深度因素，一方面可以检查皮肤疾病较深层面，但同时也增加了出血的并发症和伤口愈合缓慢；环钻活检必须深入到底部，以确保取样能深达脂肪组织。

参考文献

1. Albert, S., Neill, S., Derrick, E. K., *et al*. Psoriasis associated with vulval scarring. *Clin. Exp. Dermatol*. 2004; **29**: 354–356.
2. Kugler K, Brinkmeier, T, Frosch PJ, *et al*. [Anogenital dermatoses – allergenic and irritative causitive factors. Analysis of IVDK data and review of the literature.] *J. Dtsch Dermatol. Ges*. 2005; 3: 979–986.

延伸阅读

Edwards, L. Dermatologic therapy of chronic genital disease. *Dermatol. Ther*. 2004; **17**: 1–7.Pathogenesis

附录3

外阴阴道疾病的治疗原则

Libby Edwards

患有慢性外阴阴道疾病的妇女需要应用多种方式去治疗。一般，妇科医生习惯去治愈他们的患者，而女性患者也期望妇科医生能够治愈她们的疾病。然而，慢性外阴阴道的症状多由慢性皮肤病或疼痛综合征产生，不容易快速、彻底地治疗。此外，控制和改善这些症状有时需要多种的干预措施。治疗失败较常见的原因包括：不合理的期望、治疗效力或疗程不足和对继发因素的忽略。

非特异性措施

对有慢性外阴阴道症状的女性患者来说，几种非特异性的措施在获得最佳疗效上非常重要（表 A3.1）。忽视这些措施可能会妨碍正确合理的特异性治疗的实施。

患者教育

有慢性外阴阴道症状的女性患者需要接受疾病性质、治疗方式、预期的缓解速度和预期的疗程等相关教育。患者应当了解他们的疾病、病因和治疗选择。患者往往不了解造成慢性外阴阴道症状的情形，因此书面信息对于病情理解及成功的治疗来说是非常重要的。患者常见疾病的宣传资料

表 A3.1　非特异性措施
患者教育
关注抑郁、焦虑、性心理功能异常
减少刺激物
控制继发感染
雌激素不足时行替代治疗
重新评估突发情况

见附件4。部分患者教育可以避免性传播性疾病、不育不孕、恶性肿瘤风险、人类免疫缺陷病毒（HIV）或其他危险性伴随疾病。

对性心理问题的关注

患者经常性的焦虑、抑郁及性心理问题是处理慢性外阴阴道症状时最重要的影响因素。通常，慢性疼痛或瘙痒会导致焦虑和抑郁，而这种心理障碍会加重症状。由于对性传性播疾病、不孕不育和恶变的担忧，有慢性外阴阴道症状的患者特别容易焦虑。自尊、性功能和与性伴的亲密关系都会因症状存在而受到影响甚至是恶化。忽视外阴阴道疾病的性心理问题会妨碍治疗的最佳效果。

为了使症状得到尽可能大的改善，除了安慰，抗抑郁治疗、性心理咨询，包括夫妻共同咨询、进行性治疗，相当重要。

避免刺激物

肛门生殖器皮肤的局部环境会诱发相关问题。慢性症状通常是多因素的。汗液、尿液和正常以及不正常的阴道分泌物过度湿润、皮肤皱褶摩擦和湿热增加了间断发生的但恼人的感染、正常微生物过度聚集和刺激性接触性皮炎的风险。临床医生应评估外阴以及阴道内的任何发病因素。尤其要评估过度清洗造成的接触性皮炎以及雌激素缺乏而导致的阴道萎缩和继发感染。宣传手册应明确列出应避免的刺激活动，这对于那些心理上难以接受习惯上有较大改变的患者来说是极其有益的（表A3.2）。很多女性关注她们的外阴阴道症状，她们的所有生活、活动、饮食和衣着常根据生殖器症状安排。因此，最大限度地降低日常关注往往也有助于缓解焦虑。对于有孤立性外阴阴道症状的女性来说，洗涤剂和纤维软化剂的选择并不重要。重复洗涤内衣裤没有意义。内裤的颜色和纤维并不重要，除非患者发现某些类型的内衣不舒服。低酵母菌饮食、避免糖分和食用酵母菌乳或乳酸杆菌或使用它们进行洗涤并不会提供实质的益处。

不仅仅是过度的用药和卫生措施会加重症状，有时临床医生的疗法也会引起或加重症状。例如，抗生素或类固醇激素加速念珠菌的产生，使用含有乙醇和防腐剂的乳霜会导致疼痛并促发刺激性皮肤炎。因此，软膏剂型常常优于乳霜。为了避免这些问题，与局部药物相比，我们更偏爱口服治疗。接受阴道皮质醇激素、阴道雌激素或抗生素治疗的患者，尤其是那些接受联合用药的患者，是继发念珠菌感染的高危人群。一开始就使用预防药物对患者有益处，通常每周使用氟康唑150mg。

症状加重的患者应重新评估。它常常是由新发问题所导致，仅以电话诊断是不够的。

急性症状的初治和复发

因为炎症、发红、糜烂、溃疡、表皮脱落或感染而发生严重瘙痒或灼烧感的患者在等待特异性治疗时，常常需要立即进行初治以减轻症状（表A3.3）。除了安慰和患者教育，非特异治疗能够在短期内改善症状。

首先要强调的是间发感染的可能性。女性不应当接受经验性治疗，应该只有在确定感染时接受治疗。如果怀疑指数较高，但是缺少微生物证据时，患者应行培养检查。

用温热或凉自来水浸泡往往有助于缓解瘙痒和疼痛。可以在温度适宜的浴盆中浸泡10～15分钟，每日2～3次。有些女性不能用浴桶，可以在浅盘中坐浴。效果差一些的选择是在病变区域用毛巾湿敷。有裂隙、糜烂或溃疡的妇女，皮肤第一次接触水时，可能会感到刺痛。然而这种情况持续时间较短，浸泡可带来一定程度的舒适，这是由于表皮细胞含水后肿胀，使裂隙和裂沟短暂闭合，减少了刺激感。浸泡只能短时间实施，因为长期频繁的浸泡会溶化天然油脂使皮肤干

表A3.2 常见刺激物

洗涤过于频繁
用肥皂洗
内裤内衬
外用药物 苯佐卡因 抗真菌药物 所有乳膏
吹发器
指甲
润滑剂（KY）

燥，也能使正常潮湿的部位浸软。

浸泡后，轻拍皮肤，立即使用温和的柔润剂（凡士林啫喱）锁住水分。尽管历史上妇科专家尽量避免使用，但仍有一些评估睾酮作用的研究显示，凡士林对于疼痛和刺激是有益处的。凡士林是一种既经济又有效的柔润剂，不含刺激物、致敏原、防腐剂或稳定剂。失禁或有腹泻的患者使用屏障糊是有益处的，屏障糊可以保护周围的皮肤。尽管不整洁，但是足量规律使用氧化锌糊或 Desitin 能够保护皮肤免受碱性尿液的损害，尤其是液体排泄物的损害。

冷能改善瘙痒和疼痛。冰袋或用软毛巾包裹粉碎冰渣外敷于外阴部位常常能够提供短暂舒适。外阴部不能直接使用冰块，因为有引起冻疮的风险。

局部麻醉对某些患者有用。苯佐卡因（Vagisil）是一种非常有效的麻醉剂，但过敏原性很强，常常混有刺激物，如间苯二酚，能加重皮肤炎性疾病。2% 利多卡因凡士林能够缓解症状，且持续有效。5% 利多卡因软膏更为有效，且同样安全，但是常常会导致烧伤。处方药 4% 利多卡因乳膏（ElaMax）或 Emla（含有丙胺卡因的利多卡因）效力更强，然而在大部分患者中可引起发红和烧灼感。一些非处方麻醉剂（Summer's Eve 抗瘙痒凝胶）中含丙吗卡因，非常安全，但是疗效欠佳。

没有抗瘙痒的特异性口服药物。面对多种因素所导致的瘙痒，经常开具处方的抗组胺药物只能改善组胺介导的瘙痒，如荨麻疹，而对于念珠菌病、硬化性苔藓或单纯性慢性苔藓的瘙痒无效。然而夜间镇静药物可以通过促进睡眠而缓解瘙痒，促进睡眠进而避免搔抓的镇静药最终可减少夜间摩擦和搔抓所致的炎症。因此，苯海拉明（Benadryl）和盐酸羟嗪（Atarax）是夜间合理的治疗。不过这些药物只引起浅睡眠，很多患者睡着后还会搔抓。阿米替林（Elavil）或多塞平（Sinequan）更好，因为三环类抗组胺药最初针对抑郁研发，可引起更深的睡眠，半衰期更长，能减少夜间搔抓和摩擦。抗抑郁药的不良反应也相对易被接受。

表 A3.3 急救首要措施

用肥皂洗
软化剂
冰
局部用麻醉药
夜间镇静药

局部治疗原则

通常局部治疗是皮肤疾病的主要治疗方法，因为外用药物能直接作用于病变器官，与其他药物无明显的相互作用，无全身不良反应。

但是，如果在潮湿或增厚的皮肤上过度使用，外用治疗通常会产生刺激性或变应性接触性皮炎，其次为软化。如上所述，软膏优于乳霜，因为软膏里有以乙醇、防腐剂和稳定剂形式存在的刺激物，过敏原较少，可能的话，可以选择口服抗真菌治疗和抗生素以避免这些危险。

特异性药物

皮质类固醇（可的松、类固醇、糖皮质激素）

皮质类固醇发挥若干种作用。第一，抗炎作用，这也是最著名的作用。第二，免疫抑制作用，这是治疗疾病的作用机制和感染风险增高因素。第三，皮质类固醇长期使用让皮肤变薄，这是最常见的不良反应，但在皮肤增厚性疾病中，如银屑病、单纯慢性苔藓、硬化性苔藓及在女性中，则是有益的。

局部皮质类固醇

多数临床医生被教育强效外用型皮质类固醇药物不能在皮肤皱褶中使用，其中包括肛门生殖处皮肤。然而，我们现在知道改变后的外阴皮肤黏膜对皮质类固醇相对耐药，对超强效制剂反应最佳，如氯倍他索（Temovate）、二丙酸倍他米松（Diprolene）、丙酸卤倍他索（Ultravate）和双氟拉松（Psorcon）。可以治疗硬化性苔藓的药物不仅仅有这些强效类固醇，但是对于皮质类固醇治疗有效的皮肤病来说，皮质类固醇药物是治疗口腔黏膜或黏膜皮肤改变的一线药物。然而，覆有毛发的大阴唇、下肢褶皱、近端和中部股部及肛门周围的皮肤极易发生外用皮质类固醇源性不良反应（表 A3.4）。这些区域常被使用低效药物，如曲安奈德或地奈德（表 A3.5）。

表 A3.4 皮质类固醇的不良反应

继发感染 念珠菌病 扩大疣
类固醇性皮炎 / 酒渣鼻
萎缩 / 细沟
表皮囊肿
全身吸收（只从阴道）

表 A3.5 局部皮质类固醇的 Stoughton 效价尺度

超强效
氯倍他索二丙酸盐（Temovate、Embelline、Cormax）
卤贝他索（Ultravate）
在最佳载体上的二丙酸倍他米松（Diprolene）
双乙酸二氟拉松（Psorcon、Apexicon）
高效
醋酸氟轻松（Lidex）
哈希奈德（Halog）
二丙酸倍他米松（Diprosone）
中效
曲安奈德（Kenalog、Aristocort）
二丙酸倍他米松（Valisone）
低效
氢化可的松
地奈德（Tridesilon）
丁酸酯氢化可的松（Westcort）

病变部位的皮肤只需使用极少量的皮质类固醇软膏；所需甚少，这样避免了药物不慎蔓延到易发生不良反应的区域。豌豆大小的量即可以覆盖整个外阴和肛门周围区域。开具处方时只开具最小剂型的包装，这样的药量就能持续使用数月，不要再重复处方。见附件 4 的患者宣传资料。

另外，患者应当通过镜子确定用药部位以及使用量（图 A3.1）。也可以选择照相，在相片上用一个标记指出治疗区域。

每日应用强效皮质类固醇的患者应每月评估用药

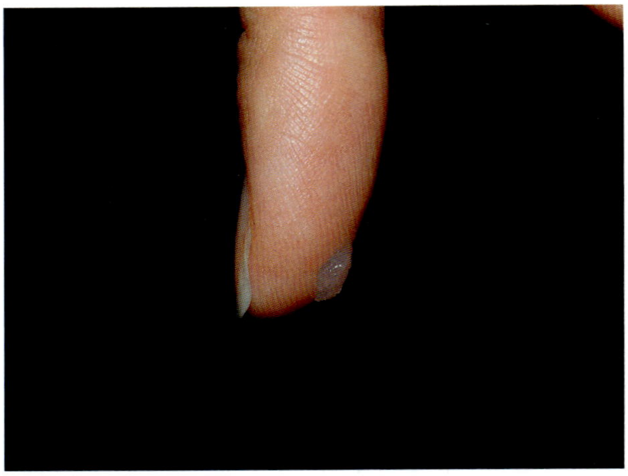

图 A3.1 当患者得知治疗外阴所需局部皮质醇量非常少时，感到很惊讶。

的益处和不良反应，直至疾病得到控制。此外，减少使用频率或改用低效制剂可以减少激素效能。长期每周使用三次超强效皮质类固醇通常是安全的，患者不需要每月随访评估不良反应。

处方外用皮质类固醇激素的常见错误是在误导下提前中断治疗以避免不良反应。很多皮质类固醇激素敏感的皮肤病瘙痒，搔抓是主要的症状续存因子。如果皮肤痊愈前提终止治疗，那么轻微的瘙痒进而引发的搔抓会阻碍最终的痊愈。因此，在皮肤恢复前，应该尽量保证持续使用皮质类固醇，逐渐降低使用频率至能够控制疾病的最低频率。

没有真正的阴道用皮质类固醇制剂。因此，未经过临床试验证实的皮质类固醇制剂包括醋酸氢化可的松直肠栓剂 25mg，混合醋酸氢化可的松栓剂 500mg，或皮肤外用剂型，如氯倍他索，于夜间用涂器插入，全身吸收程度不明。使用这些药物的患者应当被严格监测，夜间插入频率应尽可能快地逐渐减少。使用阴道内皮质类固醇与继发阴道念珠菌病的高风险有关，但是在以下疾病过程受到控制前，可定期使用氟康唑片每周 150mg 或局部插入抗真菌药物抑制念珠菌。

皮损内治疗

因为皮肤清晰可见且容易接触，所以当外用药治疗不充分时，皮损内治疗是一种较好的用药模式（图 A3.2）。

在两种情况下可皮损内应用皮质类固醇。第一，限局、较深的顽固炎症，外用皮质类固醇渗透性不足，

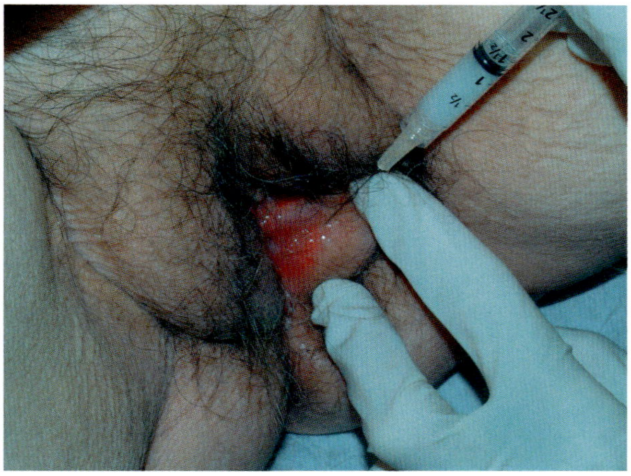

图A3.2 皮损内使用皮质类固醇有时非常有用；3.3mg/ml 的曲安西龙直接注入浆细胞性外阴炎的红色中，可减少局部用皮质类固醇诱发不良反应的必然性和可能性。

如化脓性汗腺炎的炎性囊肿。第二，是以薄化增厚的皮肤为目的，如治疗非常局限的苔藓样变或增厚的瘢痕。

当应用抗炎效应作用时，常用制剂是曲安奈德 10mg/ml（Kenalog 10），使用注射盐水稀释到约 3.3mg/ml（比例为：一份曲安西龙和两份盐水）。一般囊肿使用 30 号针头注射 0.2 ～ 0.4ml 药物。通常在 24 小时内，疼痛的炎性囊肿症状会缓解很多。

薄化增厚的皮肤或瘢痕时，应用 10mg/ml 曲安奈德，无需稀释，用 30 号针头反复注入极少量。皮肤逐渐吸收皮质类固醇激素，激素效应在 1 个月内持续释放，所以患者在接下来的数周内无需在皮损上继续使用外用皮质类固醇激素。在 4 ～ 6 周内要重新评估经过治疗的增厚区域，以确定是否需要重新治疗。注入过多药物或不慎累注入到周围皮肤会导致萎缩和色素减退。

系统用皮质类固醇

尽管大部分患者使用外用皮质类固醇的治疗效果令人满意，但是有显著糜烂性疾病或严重炎症的患者从初期就开始系统应用皮质类固醇会得到很大益处，这样做可以促使疾病愈合，使外用皮质类固醇激素的应用更为舒适有效。短期口服或肌内注射皮质类固醇通常能够被很好地耐受。

泼尼松是最常见的使用药物。药品包装中包含自动减药程序的说明没有必要，也没有用处。最好是每次减药时给予患者新的处方说明。每天早晨顿服 40 ～ 60mg 通常都会产生较好的效果。7 ～ 10 天后需要再做患者评估，决定是否停药或变为隔日用药。外用皮质类固醇能够防止全身用药停药后反弹。短期可能的不良反应包括不寐、焦虑、食欲增加和数日后发生的依赖性水肿。5 ～ 7 天后会发生免疫抑制。治疗时间小于 2 周者无需为了避免肾上腺抑制致并发症的发生而渐减量。

另外，可采用肌内注射曲安奈德治疗，临床医生可非常精确地控制剂量并在 1 月内自动减量。60 ～ 80mg 肌内注射对于单纯性慢性苔藓 / 湿疹所致的慢性瘙痒患者非常有效。

钙调神经磷酸酶抑制剂

他克莫司（Protopic）和吡美莫司（Elidel）是美国食品和药品监督管理局（FDA）批准的治疗湿疹的外用非甾体抗炎药。作为外用免疫抑制剂，已在很多炎症性疾病上显示出益处，包括扁平苔藓、银屑病和硬化性苔藓。他克莫司是唯一的可以使用的软膏，吡美莫司则是乳膏。他克莫司易引起灼伤，限制了其应用。它属于中效药物，应用数周后才起效。

最近，FDA 已经将这些药物标记为有发生恶性肿瘤风险的药物。这主要是因为口服他克莫司用于移植患者抗排斥时会使皮肤癌和淋巴瘤的晚发风险升高。这是长期使用免疫抑制剂的不良反应。幸运的是，外用他克莫司和吡美莫司时全身吸收很少，所以大部分临床医生不认同这种风险。然而硬化性苔藓和扁平苔藓与鳞状细胞癌风险性升高有关。如果使用这些药物的患者发生恶性肿瘤，那么开具处方的临床医生则有承担医疗事故的危险。

抗真菌治疗

因为念珠菌病会引起生殖器部位瘙痒，所以抗真菌药物是最常用的外阴阴道症状治疗药物之一。大部分外阴阴道疾病使用抗真菌的唑类药物，其治疗范围涵盖了引起股癣的白色念珠菌和皮肤真菌。

局部抗真菌治疗

阴道乳膏中防腐剂作为刺激物易于刺痛炎症皮肤，但是大部分唑类药物不能使用软膏载体。唑类阴道药片和栓剂比较舒适，但是不能治疗外阴症状。减少念珠菌的外用药物大多为多烯类、制霉菌素软膏（也可作为阴道用片剂），但是此药不提供涂抹器，要另外获取。

所有三唑类和制菌霉素对白色念珠菌和热带念珠菌都非常有效。非白色念珠菌感染通常对治疗耐受，包括特康唑和布康唑，虽然根据体外研究，特康唑和布康唑可能对这些非白色念珠菌感染更为有效，但无临床试验验证这些说法。作者尚未找到治疗非白色念珠菌感染更为有效的三环类药物。药物的选择取决于价格、方便性以及能否防止乳膏接触到炎症皮肤。制菌霉素、硼酸复合制剂 600mg 胶囊（一天一次或两次，插入阴道）、复合氟胞嘧啶乳膏、甲紫和复合两性霉素阴道栓剂用于抗药性非白色念珠菌感染。

局部用特比萘芬（Lamisil）只在乳膏剂中使用，无阴道用制剂。它对皮肤白色念珠菌的覆盖率相当好，对皮肤癣菌的覆盖率优良。

全身抗真菌治疗

氟康唑是唯一被批准用于外阴阴道念珠菌的药物，每次 150mg。当然其他三唑类药物也有效，但氟康唑是经济有效且方便实用的一线治疗。药物相互作用有限。有非常明显外阴疾病的女性多需用多种药物或增加皮肤外用药治疗。偶见头痛和味觉障碍的不良反应。

据记载，复发型念珠菌病女性患者能够获益于连续数月每周使用氟康唑，以阻断此循环。念珠菌高危女性患者使用抗生素时，也可以使用氟康唑，每周一次。

抗生素治疗

抗生素有抗炎和抗菌作用。迄今为止，治疗外阴阴道疾病最常用的抗生素为甲硝唑（细菌性阴道病和毛滴虫属）、克林霉素（细菌性阴道病、B 组链球菌疾病和脱屑性炎症性阴道炎）和青霉素类（B 组链球菌病）。

局部用抗生素治疗

局部用甲硝唑凝胶（Metrogel）和克林霉素乳膏（Cleocin）用于细菌性阴道病。克林霉素乳胶也有利于减少 B 组链球菌病（表 A3.6）。局部用克林霉素是脱屑性阴道炎的治疗选择。此病可能是非感染性阴道皮肤病。抗炎时长期或反复使用是有必要的，通常需要数周才能获益。因为是控制，而非治愈，所以常见复发。受益报告主要研究了克林霉素乳膏，它能够被很好地耐受，也有阴道用片剂可以使用。在一些患者中，抗生素诱发念珠菌感染，这些患者每周使用氟康唑能够防止继发性念珠菌病。阴道内局部使用克林霉素而导致艰难梭状芽胞杆菌感染的报道很少。

表 A3.6 治疗外阴阴道疾病的局部用抗生素

用于感染
甲硝唑凝胶
克林霉素阴道乳膏 / 栓
用于炎症
克林霉素阴道乳膏 / 栓

局部用抗生素，如莫匹罗星、新霉素 / 多黏菌素 B（Neosporin）和杆菌肽，治疗外阴感染的价值很小，仅仅增加了刺激物或变应原的可能性。因此，毛囊炎、疖疮和脓疱病等情况时，尤其是存在大量能够导致感染的社区获得性甲氧西林耐药性葡萄球菌时，应当进行细菌培养，根据确定的微生物和敏感性来给予口服用药。

全身性抗生素治疗

口服抗生素往往有利于症状性外阴阴道感染和外阴刺激患者，要避免刺激物与局部治疗相互反应。口服甲硝唑是滴虫病的治疗选择，对于细菌性阴道炎也有效，与口服克林霉素相同。应根据培养结果治疗细菌性阴道炎。

雌激素

目前，绝经后妇女不再常规系统性应用雌激素。阴道萎缩即为发生症状的常见原因，既是主要因素，也是加剧原因。幸运的是，局部雌激素替代治疗非常有效且起效迅速，通常都能够被很好地耐受。

0.01% 雌二醇乳膏（Estrace）是最舒适的局部用雌激素软膏。孕马结合雌激素（Premarin）乳膏花费较少，但是有时能够刺激预先存在的显著症状或皮肤疾病。两者用法均为每次 1 g，每周 3 次，阴道内使用。每周三次的用法几乎不会导致全身循环吸收，但是能在 2 ~ 3 周内使阴道上皮恢复正常。

有些患者使用雌激素乳膏时会感觉到刺激。这些患者可以使用雌二醇阴道用片剂（Vagifern）,3 次 / 周。此产品肯定不会引起刺激。第三种选择是惰性的弹性环，能够在 3 个月内释放治疗剂量的雌二醇。因为某种原因而不能使用这些制剂的患者可以使用凡士林复合雌二醇制剂，这种制剂通常能被很好地耐受。

阴道用雌激素有升高念珠菌的风险。有些人认为初始局部雌激素正常化特别有可能加重外阴阴道念珠菌病。而发病第一个月每周使用氟康唑可减少这种风险。

精神活性药物

影响中枢神经系统的药物在治疗慢性外阴阴道症状时是必不可少的。目的主要有三。

精神调节药物的第一个功能是夜间镇静，如在“急救”中所讨论，这主要针对瘙痒患者。

精神活性药物的第二个用处是治疗抑郁，而这种情况几乎在所有慢性瘙痒或疼痛患者中都存在。有外阴阴道症状的妇女，因为性功能问题和关注恶性肿瘤及生育力的妇女更是如此。最好的抗抑郁药是临床医师最熟悉的药物。这些药物应当给予咨询指导。

精神调节药物的第三个主要目的是缓解疼痛综合征引起的不适（外阴痛，痛觉丧失）。用于主目的的药物主要由三环类抗抑郁药（阿米替林，地昔帕明）、加巴喷丁（Neurontin）、文拉法辛（Effexor）、度洛西汀（Cymbalta）和普加巴林（Lyrica）。这些药物的使用主要在第 27 章讨论。

外阴阴道疾病的治疗不仅仅需要开具处方。大部分慢性症状患者都需要同时使用多种足量、足疗程的伴随药物，以最大可能地控制症状。患者教育、突发随访和随着症状改变而调整用药类型和剂量、支持和精神疗法都非常重要。

参考文献

1. Sideri, M., Origoni, M., Spinaci, L., *et al*. Topical testosterone in the treatment of vulvar lichen sclerosis. *Int. J. Gynaecol. Obstet*. 1994; **46**: 53–56.

附录4

患者信息

Libby Edwards

宣传资料对于有慢性外阴阴道症状的患者非常重要。大部分患者认为，所有外阴阴道症状都是由念珠菌感染、细菌性阴道炎或性传播性疾病引起的，对其他情况并不熟悉。

此附件包括有关引起慢性症状的常见原因，以及局部用皮质类固醇和阿米替林的宣传资料，还包括避免外阴刺激物的宣传手册。这些资料可以用于指导患者。

脱屑性炎症性阴道炎（DIV）

DIV 是一种阴道炎，有刺激性但无危险。DIV 并非由感染或性传播性疾病引起，而是未知因素造成的阴道炎症。

DIV 患者阴道分泌物呈黄色或绿色，有阴道开口处有刺激感或发红。大部分女性性交时会疼痛。除了阴道开口处发红和有黄绿色阴道分泌物外，检查无其他异常，培养和诊所检验显示无感染存在。

一线治疗为夜间阴道使用克林霉素（Cleocin）乳膏。虽然 DIV 不是感染，但是抗生素乳膏通常是有效的。克林霉素有减少非感染性炎症的作用（例如，克林霉素多年来用于治疗痤疮和其他非感染性皮肤疾病）。有时也可使用皮质类固醇（类固醇、可的松）栓剂或软膏。

DIV 通常不能治愈，但是治疗时症状会消失。大部分女性需要每周 1 次或 2 次使用克林霉素以维持疗效，也可以等到症状复发后再每夜治疗。偶尔即使炎症消退，一些女性仍有刺激感，有些刺激感是外阴痛引起的。

阴道B组链球菌

B 组链球菌是一种生长在很多女性阴道内的正常菌，阴道同时还生长着很多其他细菌，包括乳酸杆菌。从医学上来说，B 组链球菌只在妊娠的最后阶段值得非常重视，因为婴儿在通过含有 B 组链球菌的产道时会发生链球菌感染。

B组链球菌不同于引起脓毒性咽喉炎或“食肉性链球菌”。它不属于性传播性疾病，只会在新生儿中引起明显的症状，在其他情况下不会危害健康。

在过去几年中，一些临床医生已经发现，有时B组链球菌与外阴阴道刺激症状有关。因此，很多关注慢性外阴阴道刺激、烧灼或瘙痒的临床医生会为阴道B组链球菌培养阳性的患者开抗生素。这样做症状通常不会改善，因为链球菌只是同时存在，与致病无关。然而偶尔患者的症状会消失。

停用抗生素后，B组链球菌通常会迅速再生，所以抗生素治疗有效的患者往往需要治疗数周至数月，以持续抑制皮肤链球菌直至阴道上皮恢复。抗生素治疗无效的患者则没有必要进一步治疗，继续治疗毫无益处。

扁平苔藓

扁平苔藓是一种皮肤疾病，有时会累及外阴、阴道和口腔。

扁平苔藓表现为皮肤白斑或浅表溃疡。外阴白色部位常常发痒，而溃疡部位则会发痛。有时，患者同时有皮肤白斑和溃疡，同时伴有瘙痒或疼痛。

我们认为，扁平苔藓的发生原因是免疫系统过度活跃（自身免疫性疾病）。免疫系统是机体抵御感染机制的一部分。扁平苔藓是免疫系统过度活跃且误攻皮肤时发生的数种皮肤疾病之一。

扁平苔藓不能治愈，但是药物能改善症状并使患者感觉舒适。扁平苔藓的治疗会“欺骗”免疫系统，使其不要攻击皮肤。尽管有些药物，尤其是口服大量可的松（泼尼松）抑制整个免疫系统，能够治愈皮肤疾病，但是长期使用时会发生危险。因此，泼尼松只能暂时使用，如果有帮助，用其促进皮肤愈合。我们尝试使用外用皮质类固醇（类固醇、可的松）乳膏或软膏或其他不会抑制免疫系统导致危险的药物控制扁平苔藓。

存在开放性溃疡时，有时会发生微小感染。因此，如果症状突然恶化，患者应当通知他们的医生。

如果皮质类固醇软膏不能改善皮肤，就要增加其他治疗了。这些治疗包括局部或口服环孢素、外用他克莫司（普特彼）、甲氨蝶呤、硫唑嘌呤、伊那西普和其他能够部分抑制免疫系统的药物。目前尚不存在能够长期清除扁平苔藓的药物，所以人们尝试不同的治疗，希望能够发现有用的方法。

未治疗的或严重的扁平苔藓常常会导致瘢痕形成。阴道发生扁平苔藓时，阴道壁瘢痕挛缩在一起，可能使阴道闭合，最终阻碍性交。因此，除了阴道内用药，阴道扁平苔藓患者的性生活应当规律或每日插入阴道扩张器以防止瘢痕形成。

通常需要多次就诊和使用数种不同药物以控制扁平苔藓。瘙痒部位易于治疗，但是溃疡和疼痛处皮肤的治疗就比较困难了。然而，大部分女性经过治疗都会感到症状改善。

硬化性苔藓

硬化性苔藓是一种皮肤疾病，与其他身体部位相比，更多发生在外阴。病因未知。然而，很多临床医生认为，可能是机体防御感染的免疫系统变得过度活跃并攻击皮肤导致了硬化性苔藓。

硬化性苔藓常有瘙痒症状，晚期易擦伤、撕裂而疼痛。硬化性苔藓处的皮肤通常为白色，有时有细纹。如果未治疗，硬化性苔藓会引起瘢痕形成，导致阴道开口变窄。在大约30名未治疗的硬化性苔藓患者中，有1名患者罹患皮肤癌。

硬化性苔藓一般不会影响其他部位的皮肤，但是大约每10名患者中有1名患者会出现其他部位的散在白斑。其他部位的扁平苔藓几乎不引起瘙痒或其他症状。

以前使用睾酮软膏治疗硬化性苔藓，对大部分患者来说没有效果。幸运的是，最近的研究显示，有一种非常高效的可的松（类固醇、皮质醇）软膏往往能够使皮肤的正常颜色和质地恢复，但它不能逆转瘢痕。常用药物为氯倍他索、二氟拉松双乙酸、载体包裹的二丙酸倍他米松或卤贝他索，每日1次或2次。非处方药氢化可的松不能清除扁平苔藓。

大部分患者需要每日用强效皮质类固醇治疗3～5个月。患者每日采用该方案治疗时，需要每月进行检查，因为有时过多使用皮质类固醇会使皮肤变薄。皮肤恢复到正常质地后，可的松可以每周使用3次，以防止扁平苔藓复发。

从最初治疗的几周到皮肤恢复正常以前，皮肤轻微感染的发生率会有轻度升高。药物可能刺激一些患者的皮肤。因此，在治疗的第一个月或第二个月中皮损的短暂反复是正常的。硬化性苔藓患者最终都会恢复得很好。

硬化性苔藓得到控制以后，保健者需要每 6 个月随访一次患者。这是为了检查硬化性苔藓是否复发，或是否发生可的松的不良反应。保健者还要确保不会形成瘢痕，判断有无癌症早期指征。随着规律的检查和局部类固醇的使用，上述问题都可以得到解决。

单纯性慢性苔藓（特应性皮炎、湿疹）

单纯性慢性苔藓（LSC）、特应性皮炎、湿疹、神经性皮炎和皮炎是同一个问题的不同名字。LSC 是发生在皮肤敏感人群的瘙痒性皮疹。日常生活中的轻微刺激，如肥皂、水、出汗、压力和衣服摩擦，均能引起刺激。尽管有些人对刺激感觉为疼痛，但是 LSC 患者通常感觉到的是瘙痒。瘙痒时摩擦和搔抓通常能使患者感觉好些，但是这些行为会引起更严重的刺激，使皮肤更痒，最终摩擦和搔抓会导致皮肤发红变厚，即单纯慢性苔藓皮疹发生。

由于 LSC 患者的皮肤敏感、易发生瘙痒，所以 LSC 很难治愈。然而，避免刺激并使用皮质类固醇软膏往往能够控制。

治疗包括：

1. 谨慎的皮肤护理非常重要，以避免刺激。洗涤皮肤能够引起刺激，因为肥皂和水会溶解皮肤上的天然油脂，并造成细小的、不可见但刺激的裂口。因此，要避免热水和粗糙的香皂。不要用肥皂和女性卫生用品；每日使用清水清洁皮肤。

   粗糙的织品和紧身衣服会加重瘙痒。过热也会加重瘙痒，汗液刺激性很大，所以在凉爽的地方并穿宽松的轻质织品有助于缓解瘙痒。对于很多患者来说，内裤的内衬也是刺激物。

   患者应当避免冲洗、香料、除臭剂等非保健者建议的物品，因为它们可能是变应原或刺激物。
2. 皮质类固醇（类固醇、可的松）软膏在治疗 LSC 中非常重要。这些药物有助于缓解刺激和炎症，并且有助于缓解瘙痒。皮质类固醇用量要保守，只需用豌豆大小的量，更多的量并不会使效果更好。只在有鳞屑、发红或瘙痒部位涂抹软膏。要持续用药，直到皮肤摸上去感觉正常以后才能停药。如果瘙痒好转而非完全清除就停药，瘙痒通常会复发。
3. 夜间用药以促进睡眠避免搔抓最为重要。只要皮肤被搔抓或摩擦，就不会痊愈。患者可能在睡眠时搔抓或因瘙痒而醒来。夜间用药，如 Benadryl（苯海拉明）、Atarax（羟嗪）或阿米替林（Elavil），能够帮助患者进入睡眠，避免搔抓。瘙痒停止后可以停药。
4. 当存在渗出液、皮肤痂皮或阴道分泌物时，就有可能发生感染，所以在一些患者中，瘙痒控制前使用针对念珠菌的抗生素药物非常重要。

治疗湿疹需要进行大量工作。在瘙痒消失以前严格遵循这些说明很重要，其后要减少皮质类固醇和夜间用药的使用频率。如果压力或新的刺激使患者又开始瘙痒，不要气馁。下一次就知道应该如何控制了。

生理性（正常的）阴道排泄物

有时正常的阴道液被称为“生理性阴道排泄物”。正常的阴道分泌物由黏液、从阴道和宫颈脱落的坏死细胞、白细胞和多种正常菌群及其他蛋白质和液体构成。生理性（正常）阴道分泌物为白色、稀薄液体，或呈乳脂状，常常有气味，可轻可重。青春期以前或绝经后，因为雌激素水平较低，所以阴道非常干燥，只有少量阴道液。激素水平升高时，阴道皮肤变得更为厚重和牢固，分泌物量增多。除了正常的雌激素水平外，阴道内的感染和皮肤问题也会改变阴道分泌物的数量、颜色和质地。

阴道分泌物随月经周期、女性发育阶段、激素的使用和可能的其他治疗（如抗生素）的变化而变化。有时，阴道分泌物会突然增多，这可能与感染有关（大部分为细菌性阴道炎）。通过阴道分泌物培养和使用显微镜寻找异常，保健者能够排查引起分泌物改变的感染或皮肤疾病。

阴道分泌物增多常常不是由疾病导致的，而仅仅是体内的变化。当无感染或皮肤疾病时，排泄物就称为生理性阴道排泄物。

尽管它并不危险，且很少引起刺激或瘙痒，但是仍然让人讨厌。不幸的是，因为无引起排泄物的疾病，所以也没有好的治疗方法。治疗念珠菌或细菌性阴道炎的药物无助于缓解生理性排泄物增多。

外阴痛和前庭痛（外阴前庭炎综合征）

外阴痛和前庭痛是常见问题。检查正常，而外阴和阴道有烧灼感、生硬感、螫刺感、刺痛、疼痛或刺激感持续至少6周即可以确诊。这些症状并非是由感染、皮肤疾病或特异性神经问题引起。烧灼感或其他痛感从一处转移到另一处或遍及外阴称为泛发性疼痛。如果只有阴道开口处能够感觉到疼痛，而且接触此部位时会引起损伤，称为前庭痛（既往称为外阴阴道炎综合征）。很多患者二者皆有。有时检查有烧灼感或刺激感的患者时，医生会发现一些常见的问题，如念珠菌感染、雌激素低或过度洗涤导致的刺激感。如果问题处理完后不适感仍未消失，那么就可以确定外阴痛和阴道痛的诊断。目前尚无外阴痛/阴道痛方面的检查。患者有烧灼感、刺激感或疼痛，外阴和前庭皮肤看起来正常，培养排除了感染，显微镜下阴道分泌物正常，即为阴道痛/前庭痛。很多外阴痛患者皮肤有些发红，而且有肿胀感。

尽管外阴痛/前庭痛通常不能治愈，但是能够通过口服药物、乳膏和运动联合控制疼痛。疗效显现较慢，有时需要联合使用几种不同的治疗方法。偶尔疼痛和烧灼感会完全消失。

前庭痛/阴道痛最可能由神经异常（神经炎、神经痛）、盆底肌肉无力和易激惹、既往治疗和过度洗涤的刺激和焦虑/抑郁引起。有些患者患有其他疼痛综合征，如头痛、肠易激惹综合征、间质性膀胱炎、纤维肌痛和颞下颌关节综合征。外阴痛/前庭痛的治疗也有助于其他疼痛综合征。

前庭痛/外阴痛与癌症、性传播性疾病和（或）任何性伴侣间之间反复传播的感染无关。外阴痛/前庭痛与获得性免疫缺陷综合征（AIDS）无关。前庭痛/外阴痛不会影响生育能力或妊娠及正常分娩的能力。前庭痛/外阴痛不是全身健康受到影响的早期指征。无证据表明这是一种身心疾病，但是外阴痛/阴道痛必然会引起巨大的精神压力，而压力会加重疾病症状。外阴痛导致的焦虑和抑郁、女性自尊和性别身份的心理损伤和对性伴侣关系的损害也是破坏性的。

因为前庭痛的治疗要针对几种不同的病因，所以治疗通常同时包含几种不同的治疗。

第一，应当停止所有可能刺激皮肤的行为。避免使用肥皂、内裤内衬、治疗感染的乳膏、苯佐卡因或苯海拉明等麻醉皮肤的药物和大部分市售的阴道润滑剂（KY凡士林）。2%利多卡因凡士林是一种缓和安全的麻醉性凡士林，在烧灼痛时可以使用，性活动前15～30分钟使用可以避免疼痛。

第二，神经性疼痛药物为一线治疗，包括最初用于治疗抑郁的药物，因为它对神经源性疼痛有特殊的作用。它们是阿米替林（Elavil）、地昔帕明、文拉法辛（Effexor）和度洛西汀（Cymbalta）。其他著名的抗抑郁药物对疼痛无独立作用。治疗癫痫的药物也用于神经性疼痛。最常用的药物是加巴喷丁（Neurontin）和普加巴林（Lyrica）。

第三，大部分患者能够从强化盆底肌肉的治疗中获益。物理治疗或研究非常完善（但不是很多）的家庭生物反馈运动方案能够获得疗效。

第四，有些患者可以局部治疗，这取决于很多因素，包括疼痛部位、年龄和对其他治疗的反应。措施包括夜间规律使用5%利多卡因软膏、雌激素、硝酸甘油和阿米替林/巴氯芬软膏。

少数临床医生使用有较多经验的治疗，包括Botox（肉毒杆菌毒素）注射、针灸和催眠。偶尔会使用柠檬酸钙低草酸盐饮食。

对前庭痛患者还有其他的治疗选择。疼痛部位可以通过手术切除消除，这是唯一的治疗前庭痛的最佳方法。但是，前庭切除术能否成功取决于疼痛部位。很多临床医生发现，曾经给予口服药物治疗和盆底治疗的患者手术治疗效果更佳。

最后是心理咨询和性治疗。即使心理原因不是前庭痛/外阴痛的主要原因，疼痛和烧灼感仍会干扰患者的性生活和亲密接触。大部分患者的会经历抑郁、愤怒、焦虑、内疚、自尊丧失、性欲丧失和女性性别感丢失。他们的伴侣常常经受相同的感觉。女性避免性活动，很多也避免其他类型的身体接触（如拥抱和亲吻）或不想性交，因为担心任何形式的接触都会加重疼痛。随后，很多患者的会感觉到身体和精神上的孤独和寂寞。疼痛有时也会干扰衣着选择、饮食和活动，如锻炼、久坐，进而影响所有的生活领域。伴侣咨询对于成功治疗外阴痛/前庭痛和帮助患者及其伴侣解决此类难题是非常重要的。

可以登陆美国外阴痛协会网站（www.NVA.org）获取更多的信息和定期的实时信息。该组织提供的信息有助于女性认识到她们并不孤独，这只是一种常见问题，相关的研究也很活跃。

阿米替林（elavil）

阿米替林最初为抗抑郁药物，但是经验显示其对神经性疼痛有独立的作用，而且是促进睡眠的良药。尽管阿米替林是优秀的抗抑郁药物，但其主要的不良反应——困倦——使更新研制的新药更多用于治疗抑制。阿米替林也有强效的抗组胺作用，尤其适用于有夜间瘙痒的患者。

用于治疗瘙痒时，合适的剂量约为 20 ～ 30mg（但有时更高），这样可诱发深睡眠，而不会延长晨间困倦。

用于治疗疼痛时，通常需要 125 ～ 150mg 的临界剂量来缓解症状。阿米替林开始使用时剂量要极低，这样患者的身体可以逐渐适应，而且次日不会有“宿醉未醒”的感觉。开始时，患者应当使用每片 10mg 的最小可用量，根据耐受情况每晚增加半片或一整片。通常，最好在睡觉前 1 或 2 小时服用阿米替林，因为困倦作用会持续约 10 小时。在患者感到舒适或到达 150mg 时，停止升高剂量。

当药物用完时，应咨询医生以获取更有效的药片，晚上不应当服用数种药片。阿米替林片剂规格包括：10mg、25mg、50mg、75mg、100mg 和 150mg。

不良反应

尽管多数患者服用阿米替林后的不良反应非常少，但是有些患者可能有更为严重的问题。幸运的是，如果起始剂量很低，机体通常能够适应药物，然后，可以逐渐升高剂量直到有效量。

睡意是常见的不良反应，所以应当在睡觉前 1 到 2 小时服用。如果早晨感觉到“摇晃”，可尝试晚间早点服药。升高剂量需要更为缓慢。有些人可以每晚增加 5mg 的剂量，但是多数人只能每周增加一次。如果仍然存在睡意，那么咨询医生，因为可能需要改变用药。

眼干和嘴干是所有抗组胺药的共同作用，包括阿米替林。通常，此作用轻微，而且最终会消失。吮吸发酵苹果或无柠檬酸的硬糖和使用人工眼泪会有所帮助。

有些人会感到食欲增加，尤其是对甜食的食欲。为了防止体重增加，在确定食欲增加并非由不良反应引起之前，要计算热量。如果发现食欲增加或体重增高很明显，应咨询医生。便秘常见，尤其是在已经有便秘问题的患者中。要确保进食高纤维食物，如每餐含有 10 ～ 14g 纤维的谷类，同时饮用足量水以控制不良反应（如果发生的话）。快速心率或神经过敏并不常见，但时有发生。

局部用皮质类固醇（可的松、皮质醇）

皮质类固醇乳膏和软膏，也称为可的松和皮质醇，通过减少使用部位的炎症和抑制免疫系统而治疗皮肤疾病。如果谨慎使用的话，这些药物通常有效也非常安全。外用皮质类固醇可用于湿疹、银屑病、硬化性苔藓和几种其他的皮肤问题。外用皮质类固醇通常不能治愈皮肤疾病，但能够控制或有助于控制。这意味着需要慢性或间断性使用以保持舒适。

外用皮质类固醇通常在一周内显现疗效，太快停药会导致皮肤疾病复发。

过度使用皮质类固醇能引起若干种不良反应，其中最常见的是皮肤变薄。开始表现为皮肤非常光滑有光泽，如果停药或减少使用，最终会出现伸展斑纹。其他不良反应为出现细小的、明显的、断裂的血管和小囊肿。当在阴道内涂抹药物时，一些药物能够被吸收入血，这样就会发生与可的松（泼尼松）系统应用相同的不良反应，包括体重增加、其他部位的皮肤变薄、免疫系统抑制、高血压、糖尿病、双下肢水肿和肌肉无力。因此，一旦症状改善，要减少阴道内用药的频率。

因为这些不良反应，医疗辅助人员不能给患者自行再用极高效的皮质类固醇。大部分情况下，重新用药之前，患者需要返回诊室以重新评估皮肤获益和不良反应情况。只有多次就诊且明确不良反应未引起不适时，才可以重新使用。

一般来说，过快停用可的松比过量使用外用皮质类固醇引起的问题更多。经常需要长期使用皮质类固醇，只要有合适的监测，就是安全的。

外阴皮肤护理要点

一般情况下，患者清洗外阴避免感染存在一定问题，因为她们可能误做加重瘙痒和刺激的事情。此处我们有一些建议可以帮助患者缓解症状并防止进一步的刺激。尽管大部分女性使用肥皂、内裤内衬和女性卫生用品，但是皮肤敏感、瘙痒或易刺激的女性要特别小心。在症状得到控制以后，应当努力重新开始对个人非常重要的卫生习惯。

- 清洗外阴不要超过每天一次，只需用水；不要使用毛巾，只用柔软的指尖。
- 避免在此部位使用肥皂、冲洗液、洗衣粉、非处方药物（尤其是 Vagisil 或苯佐卡因）。
- 如果开具的局部用药物产生烧灼感，停止使用，并告知保健者。
- 不要使用内裤内衬，尤其不能常用。
- 如果可能的话，使用棉塞替代护垫。
- 增加纤维饮食，预防便秘；每餐进食含 8 ~ 14g 纤维的高纤维谷类，同时至少饮用一大杯液体。必要的话，每日使用欧车前产品如美达施（Metamucil）和数杯液体。
- 有时寒冷有助于缓解烧灼感或瘙痒。包裹在软毛巾中的冰、冷冻豌豆或冷冻蓝色凝胶冰袋（午餐盒大小）能够缓解症状。但是注意不要过度使用，因为的确有可能发生冻疮。
- 在性交时使用润滑剂。有阴道症状的女性阴道内往往干燥。艾丝兰 (Astroglide)、Slippery Stuff 润滑剂 (www.slipperystuff.com) 和植物油（非 K-Y）均为较好的润滑作用。
- 如果性交感到疼痛，试着在性交开始前 30 分钟大量使用局部麻醉药（利多卡因——非 Vagisil）。
- 避孕膏或杀精子药和橡胶避孕套能够引起刺激。

如果已经了解了全部要点，请告知我们，这样我们可以进行其他患者教育！